JN041414

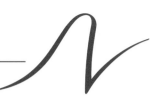

系統看護学講座

専門分野

基礎看護技術 I

基礎看護学 2

有田　清子　湘南鎌倉医療大学教授

井川　順子　京都大学医学部附属病院看護部長

今井　宏美　千葉県立保健医療大学准教授

内山　孝子　神戸市看護大学准教授

榎本　麻里　聖徳大学教授

坂下　貴子　淑徳大学教授

茂野香おる　淑徳大学教授

實方　由美　千葉県がんセンター副看護局長

任　　和子　京都大学大学院教授

医学書院

発行履歴

1968 年 3 月 25 日 　第 1 版第 1 刷	1992 年 2 月 1 日 　第 10 版第 4 刷
1969 年 8 月 1 日 　第 1 版第 4 刷	1993 年 1 月 6 日 　第 11 版第 1 刷
1970 年 1 月 1 日 　第 2 版第 1 刷	1996 年 2 月 1 日 　第 11 版第 5 刷
1971 年 1 月 1 日 　第 3 版第 1 刷	1997 年 2 月 1 日 　第 12 版第 1 刷
1973 年 10 月 1 日 　第 3 版第 6 刷	2001 年 2 月 1 日 　第 12 版第 5 刷
1975 年 2 月 1 日 　第 4 版第 1 刷	2002 年 1 月 6 日 　第 13 版第 1 刷
1977 年 2 月 1 日 　第 4 版第 4 刷	2005 年 2 月 1 日 　第 13 版第 5 刷
1978 年 2 月 1 日 　第 5 版第 1 刷	2006 年 3 月 15 日 　第 14 版第 1 刷
1979 年 2 月 1 日 　第 5 版第 2 刷	2010 年 5 月 1 日 　第 14 版第 10 刷
1980 年 2 月 1 日 　第 6 版第 1 刷	2011 年 1 月 20 日 　第 15 版第 1 刷
1982 年 2 月 1 日 　第 6 版第 3 刷	2014 年 5 月 1 日 　第 15 版第 5 刷
1983 年 1 月 6 日 　第 7 版第 1 刷	2015 年 1 月 6 日 　第 16 版第 1 刷
1985 年 2 月 1 日 　第 7 版第 3 刷	2018 年 2 月 1 日 　第 16 版第 4 刷
1986 年 1 月 6 日 　第 8 版第 1 刷	2019 年 1 月 6 日 　第 17 版第 1 刷
1987 年 1 月 6 日 　第 9 版第 1 刷	2020 年 2 月 1 日 　第 17 版第 2 刷
1989 年 2 月 1 日 　第 9 版第 3 刷	2021 年 1 月 6 日 　第 18 版第 1 刷
1990 年 1 月 6 日 　第 10 版第 1 刷	2022 年 2 月 1 日 　第 18 版第 2 刷

系統看護学講座　専門分野

基礎看護学[2]　基礎看護技術 I

発　　　行	2023 年 1 月 15 日 　第 19 版第 1 刷©
	2024 年 2 月 1 日 　第 19 版第 2 刷
著者代表	茂野香おる
発 行 者	株式会社　医学書院
	代表取締役　金原　俊
	〒113-8719　東京都文京区本郷 1-28-23
	電話　03-3817-5600(社内案内)
	03-3817-5657(販売部)
印刷・製本	アイワード

本書の複製権・翻訳権・上映権・譲渡権・貸与権・公衆送信権(送信可能化権を含む)は株式会社医学書院が保有します.

ISBN978-4-260-04992-4

本書を無断で複製する行為(複写, スキャン, デジタルデータ化など)は, 「私的使用のための複製」など著作権法上の限られた例外を除き禁じられています. 大学, 病院, 診療所, 企業などにおいて, 業務上使用する目的(診療, 研究活動を含む)で上記の行為を行うことは, その使用範囲が内部的であっても, 私的使用には該当せず, 違法です. また私的使用に該当する場合であっても, 代行業者等の第三者に依頼して上記の行為を行うことは違法となります.

JCOPY 〈出版者著作権管理機構 委託出版物〉
本書の無断複製は著作権法上での例外を除き禁じられています. 複製される場合は, そのつど事前に, 出版者著作権管理機構(電話 03-5244-5088, FAX 03-5244-5089, info@jcopy.or.jp)の許諾を得てください.

＊「系統看護学講座／系看」は株式会社医学書院の登録商標です.

はしがき

少子高齢化や疾病構造の変化，医療の高度化など，医療・看護を取り巻く社会の状況は著しく変化しつづけ，保健・医療・福祉のいずれの現場においても看護師への役割期待がますます大きくなっている。看護師が役割を果たすために必要な能力とは，どのようなものだろうか。臨床で出会うさまざまな患者さんの個別の状況をアセスメントし，患者さん1人ひとりに対応したオーダーメイドの看護を提供できることが最低の条件であろう。そのためには，アセスメント力にみがきをかけることや，さまざまな看護ケアを工夫できる応用力を身につけることが求められる。

ある程度の能力を身につけたとしても，発展しつづける医療技術に対応していくためには，生涯にわたって学びつづけていく必要がある。看護師は，学ぶ意志さえあれば，学ぶことができる環境に恵まれた職種である。それは，「看護師等の人材確保の促進に関する法律」によって保障されている。同法第5条では，病院などの開設者に対し「看護師等が自ら研修を受ける機会を確保できるようにするために必要な配慮その他の措置を講ずるよう努めなければならない」と明記されている。一方で，看護師にも，みずから進んで能力の開発・向上をはかるように求められている（同法第6条）。看護学生である皆さんは，生涯続く「学び」の道に一歩足を踏み入れたところであり，まずは学びつづけていくために必要となる基本的な学習姿勢を身につけてほしい。

このように，看護師は学習しつづける使命を負った職業であるが，ここで重要なのは「みずから学ぶ」ことである。学ぶということは，けっして誰かに言われて行うものではない。自己の関心や，そのときどきの状況を考えながら学習の内容と方法を自分で判断・選択できてこそ，有意義な学びが可能となる。

「保健師助産師看護師学校養成所指定規則」の改正によりカリキュラム改定が行われ，2022年4月から新しい看護基礎教育がスタートしている。基礎看護学領域では，1単位増となり，コミュニケーションおよびフィジカルアセスメントといった，看護実践能力のいわば土台をなす部分を強化することが求められている。本書は，そういった教育内容強化を意識した，十分な内容を盛り込んでいる。

本書で扱っているのは，人間関係を形成するための「コミュニケーション」の技術（第1章），あらゆる看護技術の前提となる「感染予防」の技術（第2章）および「医療安全」の技術（第3章），看護を計画的に展開し，実施する際につねに必要とされるフィジカルアセスメントを網羅した「ヘルスアセスメント」の技術（第4章），アセスメントに基づく情報を活用して看護を計画的に展開するための思考方法を含む「看護過程展開の技術」（第5章），さらには対象者の意思決定や治療への主体的な参画を支援する「学習支援」の技術（第6章），である。

第19版への改訂では，第1章「コミュニケーション」において，近年，医療の場でも急速に広がっているオンラインコミュニケーションの節を新たに設けた。第6章「学習支援」では，読者が初学者であることを考慮した記述に刷新し，また，第5章「看護過程展開の技術」と共通の事例を用いてわかりやすく解説した。「事例等に対して，安全に看護

技術を適用する方法の基礎を学ぶ内容」さらに，第2章「感染予防」および第3章「医療安全」では，あらゆる看護技術を支える要素として学ぶ必要があることの理由を冒頭に配し，授業での導入，学習の動機づけに活用できるようにするとともに，「根拠とポイント」を充実させた。

また本書では，とくに「考え方」や「向き合い方」を大事にしている。看護過程展開の技術を例にとれば，クリティカルシンキングやリフレクション（みずからの行為をふり返り，学びとすること）などの考え方の基本をはじめとし，「実際におきていること（情報）の関連性の見出し方」「情報を解釈する方法」「知識の使い方」などを詳細かつ具体的に解説し，初学者が考え方を学ぶ筋道を理解できるように配慮した。

ともすると，マニュアル的な手順を追い求めたくなる看護技術であるが，本書を用いることによって，読者の皆さんが，みずから学び，考えることのできる学習者になっていただけるよう願っている。

2022年11月

著者を代表して

茂野香おる

目次

序章 看護技術を学ぶにあたって

茂野香おる

第1章 コミュニケーション

茂野香おる・今井宏美

第2章　感染防止の技術

井川順子

_第 5 _章 看護過程展開の技術

坂下貴子・茂野香おる

第6章 学習支援

内山孝子

◉図4-73　対光反射の観察
対象者の視線の外側から，すばやく光を差し入れる。

調整されるが，網膜剝離や眼底出血では片眼からの光刺激が入らないために左右差が生じる。瞳孔不同は，脳出血・脳梗塞や腫瘍などにより動眼神経が圧迫された場合にも生じるため，危険な状態を示しているときがある。また瞳孔不同は，脳浮腫により頭蓋内圧が亢進しているときにもみられる。進行すると小脳扁桃ヘルニアによって延髄の呼吸中枢が圧迫され，呼吸停止にいたる危険性もある観察項目である。

▶ポイント　瞳孔不同は，脳卒中や頭部外傷の急性期では重要な観察事項である。

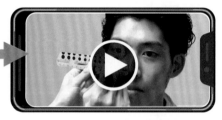

本文中または，巻末の動画一覧のQRコードから動画を視聴することができます

序 章

看護技術を学ぶにあたって

A 技術とはなにか

看護技術を学ぶにあたり，まず「技術とはなにか」について考えてみよう。

1 行為を可能にする原理としての技術

● **手段体系説と意識的適用説**　わが国の技術に関するとらえ方の歴史をみると，第二次世界大戦前は「技術というものはつねに手段が大切である」という考えが基本であった[1]。この考えは，1920年代の旧ソビエト連邦の理論家であるブハーリン Bukharin, N. I. が，「技術とは労働手段の体系である」と定義した**手段体系説**の流れを受けており，わが国でも広く取り入れられていた。また，「技術は行為のかたちである」と規定されており，手段（機械や道具）や結果といった目に見えるもの（現象）が重視されていた。

しかし戦後になると，武谷がこれに対し，「技術は実体概念でつかむべきものではなく，本質概念によって把握せねばならない」としたように[2]，手段体系説の考え方では技術の本質はとらえられないと指摘されるようになった。また，武谷は「技術は行為を可能にする原理である」と述べ，最終的に「技術とは人間実践（生産実践）における客観的法則性の意識的適用である」という**意識的適用説**をとなえた。

● **看護技術における意識的適用説**　意識的適用説における重要な主張は，技術について考えるとき，技術者や生産された物を使う人といった人間の存在を念頭におき，人間の主体性や判断を組み込んでいかなければならないとしていることである。この考え方は，技術を物や手段の存在のみについて強調するという手段体系説とは対照的なものである。

看護技術は人に対して実践するものである。そのため，人間の存在をしっかりと念頭においている意識的適用説は，看護技術を考えるうえで重要な理論であり，発表されて50年以上の年月を経た現代でも，いや科学技術の発展によりさまざまな物や手段が開発された現代だからこそ，重要な意味をもつ。

また，意識的適用説は，「行為を可能にする原理」として，行為のかたちや手順，また知識・理論に終始しないものとして技術をとらえており，つねに行為（実践）につながるものであることを示している点で，看護技術に重要な示唆を与えてくれる。

2 技術適用と倫理的側面

現代社会において「技術」を語るとき，技術は科学技術の意味として扱わ

1）坂本賢三：技術概念を問い直す，看護技術論，p.77-80，メヂカルフレンド社，1977.
2）武谷三男：弁証法の諸問題，p.132，勁草書房，1968.

れることが多い。実際，私たちの生活には，コンピュータ，通信，各種の発電システム，航空機・新幹線等の交通機関など，多くの高度な科学技術の成果物が欠かせない。これらの科学技術の成果が人間に与える影響は，その人の立場やおかれた状況によりまったく異なるものとなる。ある人にはたいへんな恩恵（効率的な作業が行える，速く移動できる，大きなエネルギーを得られるなど）をもたらすものが，別のある人には，環境破壊や騒音問題などの悪影響をもたらす可能性もある。

　そのため，ある技術を適用すべきかどうかを決定する際には，その技術をその人（集団）に適用したときのメリット・デメリットや，直接的な対象ではないが影響をこうむる人の存在とその影響の内容など，さまざまな側面を考慮する必要がある。これは技術適用に関する倫理的側面の問題であり，技術開発（物や手段の開発）や技能を備えること（道具を使いこなせるようになることなど）とは異なる次元で考慮すべきことがらである。

B　看護技術の特徴

　前項で考えた技術のとらえ方をふまえて，看護技術にはどのような特徴があるかをみていこう（●図 a）。

1　全人的なかかわりが求められる

　看護技術とは，先端科学技術のように形のある物を直接的につくり出したり，便利な手段を開発したりすることに終始するものではなく，対象となる人々に対して安全・安楽に人間的で健康な生活を送ることができるように援助することであり，心身ともに健康である状態を維持するため，あるいはそれに近づけていくために介入を行うものである。

　看護技術の特殊性として，**技術の対象が人間である**点があげられる。人間の心身は切り離せないものであり，また身体的側面も諸器官が関連し合って

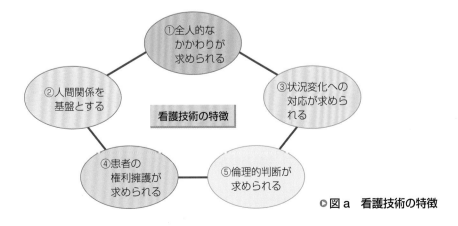

●図 a　看護技術の特徴

機能している。そのため，看護職者は，人間である対象者を，全体としてとらえる必要があることを忘れてはならない。けっして心身を分割したり，身体の一部分だけをみたりしてはいけない。また，看護技術を患者に適用しようとするとき，看護技術を施す最中，あるいは実施後に結果・効果を判断するとき，いずれの過程においても，その技術を受ける人の反応全体をとらえなければならない。

2　人間関係を基盤とする

　看護実践においては，看護技術を提供する看護職者も，技術を受ける患者も人間であり，人間と人間の間に看護技術を介したかかわり合いが生まれるという特徴がある。すなわち，看護技術は，技術を提供し，それを受けてなんらかの変化がおこるという相互の関係性を基盤としている。そのため，看護技術の実践では**人間関係の構築**が前提となる。看護職者は，良好で十分なコミュニケーションをとるために，みずから対象となる人に近づき，その人を理解するように努力をしつづける必要がある。

3　状況変化への対応が求められる

　看護を行う状況はさまざまな面で状況が変化するため，そのときどきの患者の状態や，周囲の状況（人的・物理的条件）を瞬時に判断し，それに応じて看護の目的やその方法について考えていかなければならない。看護技術とは，いかなる状況にも適用できる普遍的・絶対的方法が存在するものではない。使う物品や介入を行う順序がかわったり，途中で一部の手順を省略したりするなど，そのときどきの状況によって最適な，あるいは必要な方法・手順がさまざまに変化するものである。看護職者にはいかなる状況にも対応できる判断力と創造力が求められる。

●**患者による変化**　患者のニーズは疾患や症状によっても異なるが，年齢や性別，その人の背景❶や身体・知的能力などによっても大きく変化する。疾患の種類だけで患者の問題をとらえたり，理解能力に著しい差があることを考慮せずに説明を行っただけで介入を決定したり，反応をみないまま実施したりすると，介入の効果が得られないばかりか逆効果となることもある。

●**経過による変化**　同じ1人の患者であっても，その心身の状況は刻一刻と変化するものである。治療においては，多くの場合は標準的な経過をたどって回復していくため，クリティカルパス（◉317ページ）のように疾患によって決められたプロトコル（手順）がある場合もある。しかし，すべての人が同じ経過をたどるわけではなく，ときには予測しない事態がおきることもある。患者の状態はつねに変化するものであり，その変化の内容や度合いもさまざまであるということを認識し，不測の変化にも冷静かつ客観的に対応できるようにしておくべきである。

●**環境による変化**　看護職者と患者が存在する環境によっても，適した方

□NOTE
❶**患者のもつ背景**
　成育歴や職業，家族構成や親しい家族員・友人といった重要他者の存在，社会的サポートなどさまざまな要件がある。

法・手順や目的そのものが変化する。たとえば洗髪の技術を例に，入院中に病院内で行う場合と在宅療養中に家庭で行う場合を考えてみよう。病棟のベッドと自宅のふとんの違い，洗髪車と簡易洗髪器の違い，ピッチャーと水差し（プラスチックボトルなど）の違いなど，さまざまな異なる点がある。さらに簡易洗髪器は家庭用のものが市販されているが，新聞紙とビニール袋で代用する場合もある。

4　患者の権利擁護が求められる

　看護技術を適用する際には，患者のもつあらゆる権利を擁護しなければならない。このことについて，医療職者が知っておくべき基本として，1981年に世界医師会総会で採択された**患者の権利に関する世界医師会リスボン宣言（リスボン宣言）**がある。そこでは，医療を受ける人・受けようとする人すべては，良質の医療を受ける権利，選択の自由の権利，自己決定の権利などのさまざまな権利をもつことがうたわれており，医療職者は各権利を理解し，擁護に努める義務を負うとされている。

●**看護ケアと情報の提供**　患者の権利としては，まず，医療・看護ケアの提供に関して，人は差別されることなく，適切で一貫性をもったケアを継続して受ける権利をもつことがあげられる。また，患者の**自己決定権**も保障されなくてはならず，そのためには，十分な情報提供が欠かせない。患者が検査・治療・看護ケアについて自己決定を行うとき，その目的，もたらされる結果，拒否した場合に予測される事態を患者が明確に理解できるだけの十分な情報提供が必要である。情報提供が不十分なままに，自己決定だけを迫るような状況では自己決定権を擁護したことにならない。

　リスボン宣言では，すべての患者は**健康教育を受ける権利**，つまり十分な情報（知識）や考え方を提供される権利を有しているとされており，医療職者はこれを擁護する義務を負っている。もし，患者が意識障害を有していたり，子どもだったりした場合でも，看護ケアの提供に関してはリスボン宣言に準じて扱う必要がある。子どもであっても意思決定に参加できるように，患者の発達段階に合わせてわかりやすく説明する必要がある。

　これらのケアを提供するためには，医療職者どうしが協力し合う必要がある。

●**個人の尊厳**　次に，**尊厳に対する権利**について考えてみよう。医療場面においては，プライバシー（尊厳の一部）を侵害しやすい状況が多くみられる。患者の療養の場所が病院や施設となる場合，生活の場の変更を余儀なくされ，多床室では他人と共同療養生活を送ることになり，それだけでもプライバシーを失うようなものである。さらに，医療職者が患者の生活の場に直接に立ち入ることにもなる。療養の場が自宅であれば，訪問看護師がいるときには直接生活の場に立ち入られることになる。

　また，医療・看護処置においては，身体の一部（あるいは大部分）を露出したり，排泄の援助などでは家族にもさらすことのない部分を医療職者の前に

さらけ出したりと，患者個人のプライバシーが侵害されやすい状況がそろっている。すなわち，医療・看護を受けること自体がプライバシーを制限されることにつながるといえる。

さらには，必要な医療・看護を決定する場合や，患者が健康的な生活を送るための指導を行う場合など，その人の経済的状況や家族背景，あるいは住居環境などの個人の情報を正確に知らなければ十分な指導ができない。患者の生活の実情を赤裸々に語ってもらわなければ，正確なアセスメントや適切な助言ができないのである。

このように，医療職者は患者のデリケートな部分にふみ込むことになるため，患者の心理に配慮し，個人の人権をまもろうとする姿勢や態度を備えていなければならない。中途半端な情報だけでは質の高い実践を成立させることはできないが，一方で，患者のプライバシーに深入りしすぎたり，必要のない情報を興味本位に収集したりすることは避けなければならない。また，業務において知り得た情報の扱いにも細心の注意が必要である。「保健師助産師看護師法」には**守秘義務**（第42条の2）が規定されているが，法律に違反しないという消極的な姿勢で実践にのぞむのではなく，患者の権利を擁護する積極的な姿勢を忘れてはならない。

5　倫理的判断が求められる

技術適用において倫理的配慮が必要となることについては，最先端の科学技術を例として先に述べたが，これは看護技術においても言うまでもなく必須である。その技術を提供することが患者にとってどのような意味をもつのかを考え，技術適用により期待されるメリット，あるいはおきうるリスクについて，その内容・程度・出現可能性などを吟味（ぎんみ）したうえで，実施する価値があると判断できるときに計画・実施するべきである。看護職者自身の興味（学習したことを試す，自分の力量をはかるといった個人的な都合）を優先して実施してはならない。

C　看護技術の範囲

「保健師助産師看護師法」では，看護師の業務の2本の柱として「療養上の世話」と「診療の補助」が掲げられている。これらの用語は，この法律が最初に制定された時代（1948年）に制定されたものであり，その後変更されることなく現在にいたっている。

● **療養上の世話の意味するもの**　時代とともに生活様式は変化し，また高齢化が進んで疾病構造や療養の場所が多様化している。そのため，1948年当時の「療養上の世話」と現代における「療養上の世話」の内容・方法は，さまざまな面で変化している。しかし，人が生活していくのに必要な，食べる，排泄する，活動・休息するといった日常生活行動や，適切な環境と身体

の清潔・衣生活といった安全で人間らしい生活を営みたいという欲求は変化しない。また、そのような人間の欲求を満たすための看護援助の本質も同様である。昔もいまも、看護の対象となる人々の1人ひとり異なる生活行動のありように即して必要な援助を見きわめていく必要性は変化しない。

● **診療の補助の意味するもの**　もう1つの柱である「診療の補助」についても、日進月歩の医療技術の進歩により、その内容は著しく変貌している。とくに、与薬や症状・生体機能管理技術については、数多く開発される薬剤や検査・診断機器の目ざましい変化に対応していくため、たえまない学習が必要となる。

　現在の医療現場の状況に即した看護技術の範囲は、文部科学省「看護学教育の在り方に関する検討会報告書(2004年)」の「看護基本技術」の学習項目を基本として整理することができる(**○表a**)。あわせて、厚生労働省「新人看護職員研修ガイドライン、改訂版(2014年)」についても加味し、看護技術の具体的項目として掲げた。これらについては、本書および『系統看護

○**表a** 「看護基本技術」の学習項目

技術項目	学習を支える知識・技術
環境調整技術	療養生活環境調整(温・湿度、換気、採光、臭気・騒音、病室整備)、ベッドメーキング(臥床患者など)、リネン交換
食事援助技術	食事介助、経管栄養法、栄養状態・体液・電解質バランスの査定、食生活支援
排泄援助技術	自然排尿・排便援助、便器・尿器の使い方(可能な限りおむつを用いない援助)、摘便、おむつ交換、失禁ケア、膀胱内留置カテーテル法、浣腸、導尿、排尿困難時の援助、ストーマ造設者のケア
活動・休息援助技術	歩行介助・移動の介助・移送、関節可動域訓練・廃用症候群予防、体位変換、入眠・睡眠の援助、安静、体動・移動に注意が必要な患者への援助
清潔・衣生活援助技術	入浴介助、部分浴、おむつ交換、陰部ケア、清拭、洗髪、口腔ケア、整容、寝衣交換など衣生活支援
呼吸・循環を整える技術	酸素吸入療法、吸引、気道内加湿法、体位ドレナージ、体温調整
創傷管理技術	包帯法、創傷処置、褥瘡予防ケア
与薬の技術	薬理作用、薬物療法、経口・外用薬の与薬方法、皮下・皮内・筋肉内注射、静脈内注射、点滴静脈内注射、中心静脈内注射の管理、輸血の管理、薬物などの管理
救命救急処置技術	救急法、意識レベル把握、気道確保、人工呼吸、救命救急の技術、閉鎖式心マッサージ、止血
症状・生体機能管理技術	バイタルサインの観察、身体計測、症状・病態の観察、検体の採取(採血、採尿・尿検査、血糖測定)と扱い方、検査時の援助(心電図モニター・パルスオキシメーター・スパイロメーターの使用、胃カメラ、気管支鏡、腰椎穿刺)
感染予防の技術	スタンダードプリコーション(標準予防策)、洗浄・消毒・滅菌、無菌操作、医療廃棄物の取り扱い、職業感染防止対策
安全確保の技術	療養生活の安全確保、転倒・転落・外傷予防、誤薬防止、患者誤認防止、リスクマネジメント
苦痛緩和・安楽確保の技術	体位保持、罨法などの身体安楽促進ケア、リラクセーション、指圧、マッサージ、精神的安寧を保つ看護ケア
死亡時のケアに関する技術	死後のケア

学講座　基礎看護学　基礎看護技術Ⅱ』の2冊で網羅している。

　先述したように，看護技術の実施にあたっては，個々の状況に応じて変化させる柔軟性が求められるが，まずは各看護技術の基礎的な知識と標準的な方法を修得する必要がある。そのうえで，臨地実習において患者の個別的な状況に応じた方法の選択，工夫の仕方を学んでいく。

　「感染予防の技術」「安全確保の技術」の概念は，すべての看護技術の根底にあるものであり，本書の第2章と第3章の学習項目として個別に取り上げられている。また，「苦痛緩和・安楽確保の技術」もすべての看護技術に共通するものであるが，温罨法・冷罨法やリラクセーションなどといった安楽促進に特化した技術も含まれる。さらに，嚥下機能の回復を目ざした嚥下リハビリテーションとしての口腔ケアのように，症状の緩和や身体の賦活化（活性化すること）を目ざした積極的な治療的要素を含むものもあることを念頭におきたい。

D　看護技術を適切に実践するための要素

　看護技術を適用するときには，実施の内容・方法を考え，患者に説明し，準備・実施し，評価するといったように段階をふんでいく。ここでは，文部科学省「看護学教育の在り方に関する検討会報告書」に掲げられた「看護基本技術を支える態度や行為の構成要素（2002年）」の考え方を参考に，さまざまな看護技術を実施する際に共通して含まれるべき要素について考えていく（●表b）。

1　看護技術の目的を把握する

　看護技術を実施する目的は1つに限定されたものではなく，さまざまであることが多い。

　たとえば清拭について考えてみると，分類としては清潔援助技術に属しているが，実施した結果として期待できる効果は，清潔をはかる（よごれを落とし生理学的に皮膚の代謝を促す）ことだけではない。清拭は，それを通して爽快感をもたらし，安堵感に浸ることができるというリラックス効果の高いケアであり，安楽をもたらすケアと考えることもでき，また，実施中に必要となる体位変換や関節運動によって，褥瘡予防や関節拘縮予防，呼吸器感染予防などの効果も期待できる。さらには，患者への説明や実施中の反応を確認するためにコミュニケーションをとることにより，患者・看護職者間の関係性を築くことができるという副次的効果もあるだろう。

　このように，1つの看護技術には多種多様な効果があり，患者の状態によってねらいとする目的が変化していく。看護技術を提供しようとするとき，患者にどのような影響をもたらそうとしているのか，副次的効果も含めてその目的をつねに明確にしておく必要がある。

◐表 b　「看護基本技術」を支える態度や行為の構成要素

態度・行為の要素	説明
知識と判断	・技術に関する目的・必要性，実施方法に関する正確な知識をもっている。 ・対象者の症状と他看護職者が実施している行為を見たとき，既習知識との関連で理解する。 ・対象者に対する技術適用の意義と必要性を的確に判断をする。 ・対象者の気持ち・考え・思いや要望を把握し，それを考慮した方法を考える。
実施と評価	・準備，施行，あとしまつの各段階を基本的な法則に基づいて正確に実行する。 ・対象者の反応を見ながら，技術の実行方法を調整する。 ・実施した成果・影響を客観的に評価する。
対象者への説明	・技術施行の目的，必要性，期待される効果および事後の影響につき，対象者の理解状況に合わせた方法で説明する。
安全・安楽確保	・技術施行過程における安全確保対策について判断し，実行する。 ・対象者にとって安楽な方法を判断し，それを実現しながら，技術を施行する。
プライバシーの保護	・全過程でプライバシーを考慮しながら，その技術を施行する。
指示確認，報告・記録	・必要な指示かどうかの判断と指示の確認を実行する。 ・報告の時期・相手を適切に選び，実行する。
個別性への応用	・対象者の個別性(年齢・性別，病状，習慣・嗜好，心理状態)に応じた方法で実行する。
家族相談・助言	・必要に応じ，家族の意思や心情を考慮しながら説明する。 ・必要に応じ，対象者のセルフケアや家族ケアのための相談・助言・指導を行う。

(文部科学省：看護学教育の在り方に関する検討会報告書「大学における看護実践能力の育成の充実に向けて」．2002 による)

2　正確な方法を熟知する

　看護技術には準備・施行・あとしまつといった段階があり，各段階において，基本原則を遵守し，正確に実行することが重要である。方法(原理原則)を確認せずに行ったり，自己判断で方法を変更したりすることは，患者の安全をおびやかし，生命の危険に直結するような事態につながりかねない。

　とくに与薬の技術や感染予防の技術，無菌操作を必要とする技術，身体内部に直接的になんらかの器具・器械(注射針やカテーテルなど)を挿入する技術では，基本原則に基づいて細心の注意をはらいつつ実行しなければならない。見よう見まねで行うことは，行為のかたちだけは似ているものの，実際には患者の身体に重大な傷害を負わせる危険性が高い。

　注射を例にとれば，針を穿刺するという一瞬の行為であっても，神経や血管の走行を熟知したうえで，針の刺入により神経や血管を損傷させる危険性の高い部位と比較的安全な部位の区別をし，また神経を損傷してしまった場合にどのような事態が生じるのか，神経損傷の可能性を示すサインはどのようなものか，といったさまざまな知識を総動員して実施しなければならない。

　また，医師から受けた指示であっても，それが患者にとってどのような意味があるのかを理解し，指示を確認することも不可欠である。たとえば，注射は医師の指示を受けて行うものであるが，看護職者は準備や実施の段階において，用いる薬剤の作用や使用適正量，そのとき・その患者に投与する目

的などを把握しなければならない。実施後も，薬剤の作用・副作用の発現を観察するにあたって，薬剤の知識とともに観察技術(フィジカルアセスメント技術に通じる)も必要となる。

3　看護技術の根拠を考える

前述の正確な方法の熟知にもつながるが，看護技術を実践する際には「なぜそうするのか」をつねに考えて行うことが大切である。看護技術を修得する際にも，行為としての手順を覚えるだけでなく，どのような根拠でそれを行うのかを意識しながらトレーニングするなど，考えつつ行為することを習慣化する。また，ある1つの看護技術を修得し，自然と身体が動いてスムーズに実践できるようになった場合であっても，つねに「なぜそうするのか」「本当にこれが最良の方法か」といった疑問をもちつづける姿勢が重要である。

看護技術には，いつでもそのようにしなければならないという絶対的な方法がないものも多く，看護職者によって方法が異なり，自由裁量が許される場合もある。なかには複数の方法があり，その効果について十分に検証されていないこともある。

このような十分に検証されていない看護技術を行うなかで，看護研究の基礎となる研究的疑問が生まれることもあるだろう。そして看護研究の取り組みによって，現行の根拠よりさらに科学的で客観的な根拠が確立する可能性もある。つねに「なぜ？」という疑問をもつ姿勢や，最良を求める態度が，看護の発展に寄与していくこととなる。

4　患者への適用意義と個別性を考慮する

● **クリティカルシンキング**　看護を実践するにあたっては，患者がどのような看護を必要としているのかを的確にとらえ，判断する能力が求められる。看護技術とは，看護実践の過程のなかにあるものであり，けっして方法論だけが追究されるべきものではない。つねに患者の状況を把握し，正しくアセスメントを行い，どのような状態に対してどのような看護が適切なのかを考えていかなければならない。

このような患者に看護を実践する(看護技術を適用する)ときに看護職者に求められる考え方や態度が，**クリティカルシンキング**(●280ページ)の考え方である。看護におけるクリティカルシンキングは，ものごと(必要な看護)を判断していくときに，証拠となるデータ(患者の状況)を適切に収集し，収集された確実なデータをもとに論理的に思考していく姿勢であり，思考するための知識・技術である。

1つの技術をある患者に適用しようとするときには，適用することの意味はなにか，期待される効果はどのようなものか，効果を最大限にするための方策はなにか，また，実施に伴うリスクやそれを最小限にするための方策は

ないか，などについて判断していく必要がある。また，患者の個別性（年齢・性別，病状，習慣・嗜好，心理状態など）に応じた方法を選択することも重要である。

● **患者の自立を促す**　患者個々に必要な生活援助技術を考えるときの原則は，患者の自立を促す方向に向いているかどうかである。むやみに患者の自立を阻害する援助内容になっていないか，またセルフケア能力の向上につながる援助となっているかを，つねに考える必要がある。

● **看護職者の価値観による影響**　患者にとっての看護技術の意義を看護職者がとらえようとしたとき，そこには看護職者の価値観が影響してくる。たとえば，脳血管疾患などによる片麻痺状態となり生活行動を再構築している患者から，着がえなどの生活行動について「できないからかわりにやってほしい」という要望があった場合を考えてみよう。

看護は患者の自立を優先して実施すべきものであり，つねに患者が自立できるように支援することが重要であると考える看護職者であれば，「もう少しがんばってみましょう」と伝え，時間がかかっても，あるいは患者自身が少しいらだちをおぼえたとしても，じっくりと見まもるという援助策をとるであろう。それに対し，看護とは患者の希望をかなえることが第一義であり，患者の意思を優先するべきである，と考える看護職者であれば，患者の希望どおりに全面介助するであろう。

どちらの看護職者の対応がよいのかを判断するには，患者の状況を的確にとらえなければならない。もし患者がもうすでに何回も何時間も試みていて，できないことに対して激しい怒りを感じている場合には，それ以上自力で行うことを強要してはならない。しかし，患者の依存的傾向が強く，試みもせずに看護職者に依頼してくる状況であれば，「もう少しがんばりましょう」と励ますのが妥当だろう。

それぞれの患者，そのときどきの状況に対して最も適切な援助を考えるように心がけていくことが必要である。

⑤　患者自身の決定を支援する

どのような技術であっても，行う目的と必要性，期待される効果とその他の影響（好ましくない場合もある）などについて，患者の理解に合わせて説明していくことが大切である。どのような意図があってその技術を実施しようとしているのか，それによってもたらされる効果はなにかを患者が十分に理解したうえで，それを受けるかどうかの選択，あるいは複数の提案のなかからの選択について，患者自身が決定できるように支援していかなければならない。

看護職者の考えのみで援助計画を立案し，それを受け入れてもらうための説明をするのではなく，計画立案の前に患者の考えや要望について把握し，それを考慮しながら患者とともに援助方法を考えるなど，はじめの段階から患者に主体的に参加してもらうことが重要である。

6　安全・安楽を確保する

● **リスク管理**　それぞれの看護技術は，程度の差こそあれ危険性（リスク）を伴うものである。身体をふく（清拭）という，健常な人にとっては危険性など想像もできない日常的な営みですら，循環動態が不安定な患者では突然に血圧が低下したり，強い摩擦により皮膚損傷を生じさせたりするなど，さまざまなリスクをはらんでいる。

　看護職者には，このようなリスクが最小となるように努める責務がある。リスクを最小にすることは，まずリスク自体を認識することから始まる。リスクを認識したうえで，それを予防して安全を確保するための方策を講じて準備し，実施中も発生しうる危険性を念頭において行うことが重要である。

　日常生活行動のなかにもリスクはひそんでおり，十分な対策をとる必要がある。リスクの高さは患者の心身の状態や療養環境によって変化するため，リスク予測には的確な状況のアセスメントが欠かせない。たとえば，不穏状態にある人や運動麻痺のある人は転倒・転落のリスクが高まっており，とくに尿意や便意をもよおしたときに転倒・転落事故が多く発生するといったように，いま，その状況におけるその患者のリスクを予測して対応することが重要である。

● **安全と安楽**　安全・安楽は，すべての看護技術において確保されなければならない。「看護基本技術」の学習項目（●7ページ，表a）では，「安全確保」「感染予防」「苦痛緩和・安楽確保」の技術は独立した項目として掲げられているが，これらはあらゆる看護技術に共通した原則である。

　「感染予防」の技術は，あらゆる看護技術の根底にあるものである。とくに診療補助技術（与薬，創傷管理，呼吸・循環を整える技術など）においては，厳密な無菌操作が要求されるものも多いため，感染予防の知識と技術の修得なしにはどのような技術も遂行することはできない。感染予防は各看護技術の必要要件であり，また安全確保の技術の一手段であるとも考えられる。

　「苦痛緩和・安楽確保」の技術においては，体位保持や罨法，指圧，マッサージなどの独立した技術として取り上げられるものもある。しかし，人にとっての安楽性を考えたときには，安全性が保証されなければ安楽とはいえない。一方で，看護実践においては，安全だけを追究してしまうことのないよう注意しなければならない。転倒を予防するための身体拘束など，いきすぎた安全確保は患者の安楽を阻害してしまうだけでなく，人間としての尊厳を奪ってしまうことにもなりかねない。

　安全と安楽は車の両輪であり，両者がそろってこそ看護技術が成立するということをつねに念頭においてほしい。たとえば，注射や導尿，浣腸，吸引などといった身体侵襲を伴う技術は，それ自体は苦痛を伴うものである。しかし，苦痛を最小限にする技術であるという点で，安楽性を追究できると考えられる。

⑦　プライバシーを保護する

　看護技術の全過程において，プライバシーへの配慮は必須のことである。先述のとおり，看護技術を実施すること自体がプライバシーに抵触することもあるため，看護職者自身が実施することに慣れすぎてしまい，患者の心情に配慮できなくなるような事態は避けなければならない。いつも患者の立場から考え，自分がその援助を受けるとしたらどのようにしてほしいか，という視点をもちつづけるように心がける。

⑧　患者の状態や反応を確認しながら実施する

　看護技術の実施中は，患者の反応を観察し，状況に応じて対処することが求められる。実施前のインフォームドコンセントと同様に，つねに患者に声をかけ，次の手順(行為)について説明して了解を得るとともに，その際の反応から患者自身が援助をどのように受けとめているかを判断する。そして，患者の表情や声の調子などから，苦痛はないか，がまんしている様子はないかなどを把握していく。なんらかの不具合の訴えがあったり，看護職者の観察によってなんらかの異変に気づいた場合には，患者とともに考えて方法を変更したり，場合によっては中止したりすることも必要である。

●**リフレクション**　適切な看護援助を提供するためには，そのときどきでさまざまに変化する状況を見きわめ，そのつど解決していく過程が重要である。このように，看護技術提供の最中であっても，なんらかの問題が生じた場合は，臨機応変に対応していく必要がある。たとえば，実施中に患者の表情が曇っていくのを察知したら，なんらかの不具合が生じていることを察知し，どのような問題が生じているのか，それは一時的で避けようのないものなのか，あるいは患者によっては悪影響を及ぼす危険性のあるものなのかなど，問題の本質をつかみ，それから回避するための措置を講じ，場合によっては中止の判断を行う。

　このような**行為のなかで行うリフレクション** reflection in action をしつつ，実施後にはさらに，患者に目的とした変化をもたらすことができたのか，その過程において改善すべきことはないのか，**行為全体のふり返り** reflection on action を行う。詳しくは看護過程展開の技術において述べる(●289ページ)。

⑨　実施後の客観的評価と主観的評価

　実施中と同様に，実施後にも患者の反応を確認し，技術適用の成果・影響を客観的に評価する。患者の状態に変化がないかを，バイタルサインなどを観察するとともに顔色や活気の変化なども観察してとらえていく。たとえば，清潔援助(とくに入浴)は，温熱や静水圧などの作用によって循環動態が変動し，脈拍や血圧などのバイタルサインに変化をもたらす可能性がある。また，

血行を改善し，気分を爽快にする効果もあるので，血色のよい皮膚へと変化し，表情にも快活さがあらわれることが多い。

　また，患者に看護技術を受けたことに対する感想を求め，その主観的評価を得ることも1つの方法である。さらに，単に実施して終わらせるのではなく，看護の実践をふり返ること（行為全体のふり返り）が重要である。体験したことを評価し，意味づけていく作業を通すことで，看護の経験が蓄積され，看護職者としての成長につながっていくのである。

E　看護技術の発展と修得のために

1　技能と技術

　先述した武谷の技術論（◉2ページ）は，技能的側面と技術的実践を分離して考えていた。これは，「技能」は主観的・心理的・個人的なもので熟練によって獲得されるのに対し，「技術」は客観的であるゆえに組織的・社会的なものであり，知識のかたちで個人から個人へと伝承することができ，社会の進展に伴ってしだいに豊富になっていくという考え方である。

　武谷は，熟練工の養成を例にとり，「熟練工になる（技能を身につける）ためには単に手先の訓練のみによって得るというのではなく，同時に知識的な訓練を要し，これは技能ではなく技術である。技術と技能の統一において労働が実現する（一定の技術には一定の技能が必然的に存在して労働が実現する）」と述べている[1]。

2　技能から技術へ

　前述のように技術と技能を区別することによって，個人的・主観的であった看護のわざを，看護の先人たちがより社会的・客観的な看護技術へと築き上げてきたプロセスを説明することができる。根拠は明確ではないがこれをするとうまくいく，といったような個人の内面に秘められていたわざや，従来から経験的に効果があると言い伝えられてきたわざについて，それらを言語化し（技術化の第一歩である），社会的に共有する努力がたえまなくなされることによって，現在では科学的根拠も含めた伝承可能な知識，つまり技術として確立されてきている。本書（『系統看護学講座　基礎看護学　基礎看護技術Ⅰ』および『基礎看護技術Ⅱ』）は，知識として確立された技術の集大成であるといってよい。

　看護技術には，特定の個人だけが把握していた主観的なわざから出発し，看護研究者によりその効果や作用機序が科学的に解明されてきたものも多

1）武谷三男：前掲書，p.138.

い❶。しかし，「こうするとよい」という共通認識はある程度あるものの，その効果が科学的に立証されていない部分を含んだ技術もまだ多い。このような技術について科学的根拠を検証していく仕事も，看護職者の役割として大切である。経験だけに基づいた看護から，厳密な方法で行われた研究成果や，すでに明確なものとして確立されている知識に裏づけられた確かな看護，すなわち**科学的根拠に基づく看護** evidence-based nursing（**EBN**）への転換が強く求められているのである。

　EBN に先だっては，根拠に基づく医療 evidence-based medicine（EBM）の考え方がある。EBM の定義として，「入手可能で最良の科学的根拠を把握したうえで，個々の患者に特有の臨床状況と価値観に配慮した医療を行うための一連の行動指針」[1] などがある。また，ディセンソ DiCenso, A. らは根拠に基づく臨床の意思決定モデルとして，①研究成果，②臨床の専門的知識，③対象者の意思，④資源の 4 要素をあげている。いずれも，科学的に明らかにされた根拠（研究結果）を用いることは必須要件である。

　今後は，看護技術（ケア）の効果を科学的に検証したり，異なるケア方法の間に生じる影響の差について検討したりするなど，臨床においても看護技術の根拠を科学的にさぐる研究活動が一層活発になっていくことと思われる。

③ 技術を技能へ──良質な看護実践者になるために

　先に，患者の権利擁護を第一に考えるということについて述べたが，患者が良質な医療・看護を受ける権利を保障するためには，看護職者 1 人ひとりが看護技術の基本を修得しておく必要がある。個人の技術修得をどのように行っていけばよいかを考えるときには，技術と技能を区別する先述の考え方が参考になる。

　看護技術の適用の際には，さまざまな状況に応じて方法の変更や工夫が必要となる。ただし，それぞれの看護技術には技術の根底をなす基本があり，まずはそれを学ぶ必要がある。基礎教育を受けている期間には，この基本を修得するように努力してほしい。本書には初学者に必要な知識を盛り込んであり，技術修得の第一歩としてまずはこれらの知識を身につけることが必要である。しかし，教科書などで知識を身につけただけでは技術修得をすることはできず，同時に技能的側面も自身の努力によって養っていかなければならない。知識を十分に活用しながら，手先を動かし，身体全体を使い，同時に反復した実技訓練を行うことで「技術（言語化された客観的なもの）」を自分の身体内部に取り込んで「技能」へと変化させてこそ，技術修得が可能となるのである。

　知識の獲得と技能への変化をあわせもってはじめて「技術修得」となることを念頭に授業や演習にのぞむとともに，自己練習を繰り返して自身の技能をみがいてほしい。自己練習の場でも本書が活用されることを願っている。

1) 福井次矢編：EBM 実践ガイド，p.2，医学書院，1999.

◻️**NOTE**

❶こうしたらうまくいくという個人的感覚から発し，その効果について研究が進められ，確固たる科学的根拠をもつ看護技術に発展した例として，腰背部温罨法がある。本書では熱布バックケアとして『系統看護学講座　基礎看護技術Ⅱ』に記載している。

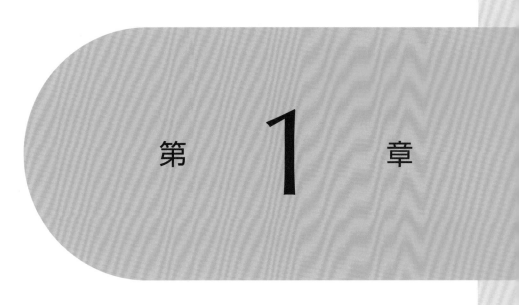

第 1 章

コミュニケーション

本章の目標
　□ コミュニケーションの特徴と，医療におけるコミュニケーションの重要性を理解する。

　□ コミュニケーションの構成要素と成立過程を理解し，ミスコミュニケーションを避け，適切なメッセージを伝える方法を学ぶ。

　□ コミュニケーションの基本的な方法について学び，それを実践する。

　□ コミュニケーション障害がある人の特徴と効果的な対応を学ぶ。

A　コミュニケーションの意義と目的

1　コミュニケーションとは

1　コミュニケーションの意味

● **情報・意味・感情を分かち合い，共有すること**　コミュニケーション communication という言葉は，一般的にはなんらかのメッセージのやりとりなどと，とらえられることが多い。しかし，この言葉は，ラテン語の「communicatio」「communicare」に由来しており，「分かち合うこと」「共有すること」という意味も含んでいる。また，齋藤が「情報だけでなく意味や感情もコミュニケーションの中心にある」と述べたように[1]，コミュニケーションでやりとりするメッセージは，単なる情報だけにとどまらない。

　つまり，コミュニケーションとは，送り手の発したメッセージ（情報・意味・感情）を，送り手と受け手で分かち合う・共有する過程であるといえる。医療・看護の提供者とその対象者のコミュニケーションにおいても，症状や治療についての情報だけでは不十分であり，その意味や感情を合わせてやりとりすることは，とても重要である。

● **双方向的な相互作用を生むこと**　メッセージのやりとりによっておこる現象は，大きく2つに分けられる（▶図1-1）。1つは，メッセージを送り手から受け手へと与える**一方通行的な作用**であり，マスコミによる一般市民への情報伝達に代表される。もう1つは，送り手と受け手が相互に役割をかえ，連続してメッセージを交換するもので，これは**双方向的な相互作用**である。

　社会学者のロジャーズ Rogers, E. M. は，双方向的な相互作用に注目し，コミュニケーションを「相互理解のために参画者が互いに情報をつくり分かち合う過程」と定義した。すなわち，コミュニケーションとは，2人以上の間で情報を共有する相互的・循環的なプロセスであることを示し，収束を目標として相互に情報変換をしつつ，意味を与えていくものであることを説明し

1）齋藤孝：コミュニケーション力．岩波新書，2004．

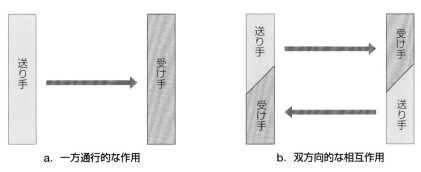

a. 一方通行的な作用　　　　　　　**b. 双方向的な相互作用**

◎**図1-1　コミュニケーションによっておこる現象**

たのである[1]●。

　看護実践の場でも，情報・意味・感情を共有する過程においては，ロジャーズが述べたような送り手と受け手の相互作用が重要であり，相互にかかわり合うことなしにコミュニケーションは成立しない。そのため，本書で学ぶコミュニケーションとは，双方向的な相互作用を生むものであり，また共有するものは単なる情報だけではなく，意味や感情を含むものとして考えていく。

2 人間のコミュニケーションの特徴

　人間は社会的動物ともいわれ，他者とかかわることなく生きていくことはできない。私たち1人ひとりは，家庭，学校・職場，地域コミュニティ，趣味を通じた仲間といった多様な社会につねに属しており，それぞれの社会における役割をもち，その役割を果たしている。

　社会が形成され，維持されていくためには，コミュニケーションが必要である。身体動作(しぐさ)や鳴き声などを媒体(手段)とすることができる動物ではそれらによってコミュニケーションが成立するが，言語を用いることはない。人間は言語を用いることができる唯一の存在であり，これは人間のコミュニケーションにおける最大の特徴である。言語を用いることで相手の気持ちに接近し，それを理解することで相手をわかることができ，相互にわかり合う・共感し合うことで両者の距離が近づき，親密になれるのである。

　しかし，人間は生まれたときからすぐに言葉を用いることができるわけではない。生まれてすぐの新生児は，泣くという行為で意思表示をする。子どもは，養育にかかわる人たちが多くの言葉を用いて話しかけ，感情のゆたかさを伝えることによって徐々に発達し，感情表現や言葉を覚えていく。また，子どもは一度にたくさんの言葉を理解することはできないので，少しずつ言葉を覚えていくことによって情報の伝達が可能となる。このように，必要とされる知識が多いために教育に長い期間が必要となることも，人間のコミュニケーションにおける大きな特徴である。

1）ロジャーズ，E. M.著，安田寿明訳：コミュニケーションの科学——マルチメディア社会の基礎理論．p.211-214，共立出版，1992．

□NOTE
●ロジャーズによるコミュニケーションについてのこの説明は，「コミュニケーションの螺旋収束モデル」として知られている。

2 看護・医療におけるコミュニケーション

1 看護・医療におけるコミュニケーションの目的

● **信頼関係の構築**　看護場面において行われるコミュニケーションの最終的な目的は、看護・医療の提供者とその受け手である患者が、両者にとって満足度の高い看護・医療を提供し、享受することである。相互に満足のいく看護活動を展開するためには、信頼関係を築くことが前提条件となる。すなわち、コミュニケーションをとることが目的なのではなく、コミュニケーションを手段として、相互の発するメッセージの意味や感情の理解を深め、相互に信頼できる関係性を築くことが目的なのである。

そのためには、患者についてよく知ることが必要となる。単に言葉をかわせたこと、長く会話を継続できたことに満足してはならない。病気や障害をもつ患者の状態やそれによる苦痛、療養生活を支援する家族の状況やそのときどきの心情をいかに理解できるかが重要である。

● **患者の主体的な参加への支援**　実際の看護場面では、患者自身が主体的に看護・治療計画に参加できるように情報提供を行っていく。このプロセスでは良好なコミュニケーションが不可欠である。患者の背景にあるさまざまな事情に耳を傾け、患者の思いをくみとりながら、患者自身が最良の選択を行えるように支援していかなければならない。

このことは治療方針を決定する際にも同様で、必要な情報を患者側から引き出すこと（情報収集）だけに終始せず、患者みずからが思いや考えを表出できるように配慮し、疑問や不安を解決しつつ、患者自身の意思決定を支援することが重要である。このプロセスには、看護職者がかかわることも多い。

2 看護・医療におけるコミュニケーションの特徴

ノートハウス Northouse, P. G. らは、医療の場における健康問題をめぐる関係者の交流をヘルスコミュニケーションモデルであらわした[1]（●図1-2）。この図では、医療の場での人間関係が、①医療職者と患者、②医療職者と医療職者、③医療職者と重要他者（患者にとっての）、④患者と重要他者とい

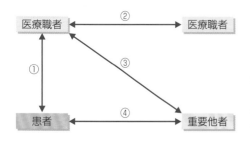

●**図1-2　ヘルスコミュニケーションモデル**
それぞれの人間関係はほかの関係にも影響する。

1）ノートハウス, P. G.・ノートハウス, L. L. 著、信友浩一・萩原明人訳：ヘルス・コミュニケーション——これからの医療者の必須技術．p.18-21，九州大学出版会，1998.

う4者間における4つの型のいずれかにあてはまり，それぞれの人間関係が
ほかの人間関係に影響し合うことが示されている。このように，患者の周囲
には，さまざまな人どうしの多方向のコミュニケーションが存在し，それぞ
れに良好な人間関係が成立してこそ，医療は成立する。

3　看護・医療におけるコミュニケーションの重要性

◆ 患者との信頼関係を築く

　ウィーデンバック Wiedenbach, E. とフォールズ Falls, C. E. は，患者と看護職
者間の信頼関係について「お互いに密接な間がらにあり，しかも相手の正直
さ・誠実さ・信頼感および責任感について，かたい信念をもっている2人の
人物の間に存在する結びつきのことである。これは，効果的な看護がうちた
てられる基盤となるものであり，それを確立し維持しつづける責任はひとえ
に看護師にある」と述べている[1]。

　この結びつきと対象者との関係構築における責任は，看護職者だけでなく，
医療にかかわるすべての職種（医師，薬剤師，理学療法士，作業療法士，言
語聴覚士，管理栄養士などの専門職者，そして事務職も含む）においても同
様である。

　なかでも，24時間ベッドサイドで患者と接し，患者のさまざまな背景や
心情にふれる機会が多い看護職者は，医療職者と患者との結びつきを確立し
ていくうえで重要な役割をもつことになる。患者が自立していけるように生
活行動援助を行うなかで，看護職者はたえず患者とコミュニケーションをと
ることが可能であり，それによって患者と看護職者の関係性が深まれば，患
者が自分の心情について語ってくれるようになるだろう。

　コミュニケーションだけをとろうとするのは困難であるが，看護ケアを行
いながら，あるいはバイタルサインの測定や全身状態の観察を行いながら，
それらをきっかけとしてコミュニケーションをとることは容易である。患者
の信頼を得るためには，会話の場面だけではなく，ケア実践の場面を患者と
共有することが重要である。

◆ 患者の療養・治療への主体的参加を支援する

　わが国の医療では，20年ほど前まで医師の主導で治療方針が決定され，
受療者側も「おまかせします」という意識をもつ人が主流であった。近年は，
前述のリスボン宣言にある患者の権利擁護，とくに患者の自己決定に関する
考え方が浸透しつつあり，治療方針の決定は患者自身にゆだねられる。また，
治療と同じく看護計画の立案に際しても，患者とともに看護方針を決定する
など，医療・看護の提供スタイルが患者との共同作業のかたちに変化してき
ている。しかしながら，十分理解が得られないまま，あるいは十分な情報

1）ウィーデンバック, E.・フォールズ, C.著，池田明子訳：コミュニケーション——効果的な看護を展開する鍵．日本看護協会
出版会，2007．

提供がされないままに自己決定だけをゆだねられた場合，患者はなにをもとに判断していいのかわからず混乱してしまう。このような状況を避けるためにも，情報提供の際には，一方的な情報伝達にならないよう，説明を受けた患者の理解度の確認もあわせて行う必要がある。

　したがって，十分なコミュニケーションなくしては，患者への情報提供・共有，患者の意思決定への援助など，医療・看護の提供が成立しなくなっている。計画立案に有用な情報を収集する，説明を受けた患者がそれをどのように受けとめたのかを確認する，あるいは患者が悩んでいるときに相談にのるなど，さまざまな場面において良好なコミュニケーションが必要となっている。

● **キーパーソンへの支援**　患者が自己決定をする際には，患者を支援すると同時に，患者に協力して一緒に考える立場となる家族などの**キーパーソン**（**患者側責任者**）への支援も医療職者の役割である。高齢になるほど医療上の自己決定に慣れない人が多く，わかりやすい情報提供とキーパーソンを交えた自己決定の支援が不可欠となる。患者とキーパーソンとの関係性を見きわめつつ，必要に応じて仲介するなど，直接的・間接的なかかわりが必要である。

◆ 患者やキーパーソンと良好な関係を築く

　近年，メディアを通して多くの医療事故に関する報道がなされるようになり，また，インターネットによって医療情報に容易にアクセスできるようになった。このような背景により，近年は，患者の権利意識の高まりも相まって，医療におけるトラブルが医療訴訟にまで発展するケースも多い。元が同じようなトラブルであっても，医療職者に対して不満がある場合や，医療職者と患者の関係がうまくいっていない場合には，訴訟にいたるケースが多いといわれている[1,2]。

　良好な関係を構築するための基本はコミュニケーションである。健全なコミュニケーションがなければ良好な関係は築けず，医療職者に対する不満がつのり，不満がつのればますますコミュニケーションをとるのが困難になるという悪循環に陥ってしまう。

　したがって，患者やキーパーソンと良好な関係を構築するため，医療職者は基本的なコミュニケーション技能を身につけておく必要がある。

◆ 医療職者どうしの連携をはかり良質な医療を提供する

　医療事故やヒヤリ・ハット（●104ページ）の分析では，コミュニケーション不足に起因する事故が数多く報告されている[3]。たとえば，注射や与薬の指示を誤って伝達したり，聞き間違えたり，あるいは指示が伝達されなかっ

1）松村真司・箕輪良行編：コミュニケーションスキル・トレーニング——患者満足度の向上と効果的な診療のために．医学書院，2007.
2）町田いづみ・保坂隆：医療コミュニケーション入門——コミュニケーション・スキル・トレーニング．星和書店，2001.
3）嶋森好子・福留はるみほか：コミュニケーションエラーによる事故事例の収集分析——看護現場におけるエラー事例の分析からエラー発生要因を探る．p.13-28，2001年度厚生労働科学研究報告書．

たり，受けた指示に対する確認がなされなかったりするなどの例がある。医療はチームで行うものであり，前述したようなさまざまなコミュニケーション不足によって，重大な結果が引きおこされるおそれがある。このことを逆に考えると，チーム内およびチーム間で健全なコミュニケーションをとることによって，医療の質が向上するともいえる。

B コミュニケーションの構成要素と成立過程

1 コミュニケーション手段

　コミュニケーション手段，すなわちメッセージを表現するための装置は，所属する社会やそのときどきの状況によりまったく異なる。

　たとえば，会社と会社の間で取引を成立させるためには，直接的な交渉のほか，電話や電子メール，あるいは内容を説明するための資料（テキスト），多くの関係者に理解してもらうためのプレゼンテーション，あるいは具体的な交渉段階での綿密な打ち合わせ（会議）など，何通りものコミュニケーション方法を組み合わせ，何段階ものコミュニケーションを経る必要があるだろう。また，野球の試合中には，監督が身体の動きを用いたサインで選手への指示を行い，また選手もそれへの返答を身体で示し，さらにはこのサインが試合のたびに変化することもある。

　これらは，状況や目的に応じた伝達方法や経路をうまく使い分け，相互に理解し合える方法を組み合わせることによってコミュニケーションをとっている例である。

2 構成要素と成立過程

　コミュニケーション科学においては，シャノン Shannon, C. E. とウィーバー Weaver, W. による通信モデルが，その後のコミュニケーション理論の構築に大きく貢献しており，重要な位置を占めている。通信モデルでは，コミュニケーションを，情報源の中から選び出されたメッセージを伝達者が信号に変換して通信チャンネルに送り出し，これを受け取った受信者が信号を復号変換してもとのメッセージに戻すというプロセスとして説明している。

　通信モデルの考え方は看護領域にも影響をあたえ，前述したアメリカの看護理論家のウィーデンバックは，コミュニケーションの基本的構成要素として，**刺激** stimulus，**送り手** sender，**メッセージ** message，**伝達経路** channel，**受け手** receiver の5つをあげ，これらの構成要素は思考・感情が加わることによって互いに関連づけられ，意味づけされ，コミュニケーションの効果が決定されるとした。

　これらの考え方をふまえた，コミュニケーションの構成要素と成立過程を

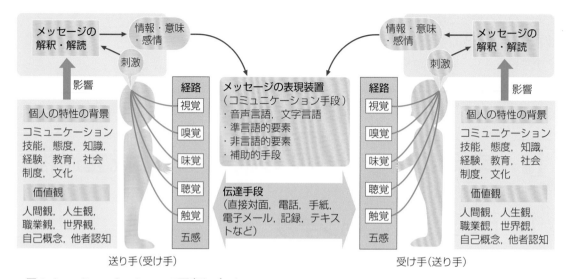

○**図1-3　コミュニケーションの要素とプロセス**

(ロジャーズ, E. M. 著, 安田寿明訳：コミュニケーションの科学——マルチメディア社会の基礎理論. p.90-97, 共立出版, 1992, およびウィーデンバック E.・フォールズ, C. E. 著, 池田明子訳：コミュニケーション——効果的な看護を展開する鍵. 日本看護協会出版会, 2007 を参考に作成)

○図1-3 に示す。

● **送り手の要素**　まず, 送り手がなにかに刺激を受け, メッセージ(情報・意味・感情)をなんらかの**表現装置(メディア)**におきかえ, さまざまな形(**記号**)として表現する。

　表現装置は, **言語的要素(音声言語・文字言語・準言語的要素)**および**非言語的要素**を含む本来的手段と補助的手段からなる(○表1-1)。これらは, いずれもコミュニケーション手段となりうる。声の大きさや口調といった準言語的要素, 外見や身体動作などの非言語的要素は, 本来的手段の一部である。標識やオブジェ, 食べ物, 花などのように視覚・味覚・嗅覚を刺激する物質などはコミュニケーションの補助的手段となる。

　口調などの準言語的要素は言葉よりもメッセージ性が強いことも多い。たとえば「いいよ」という言葉も, やさしい口調, 怒ったような口調, ぶっきらぼうな口調などではその意味に大きな開きがある。また, しばらく留守にしたあと帰った部屋に花をいけてあることに気づいたとき, 私たちは花をいけた人の「お帰りなさい」のメッセージを感じとることができる。このように, メッセージはさまざまな伝達方法によって受け手へと届けられる。

　また, 一緒に食事することにより親密性が増すといったことは多くの人が経験するが, これは, いい匂いのするおいしい食べものによりコミュニケーションが促進された結果であるといえるだろう。

● **受け手の要素**　受け手側は五感(視覚, 嗅覚, 味覚, 聴覚, 触覚)を通して, 受け取ったメッセージの意味を解釈・解読する。メッセージの解釈・解読においては, その人がもつ知識やコミュニケーション技能, 社会的・文化的背景が影響する。

○**表1-1　メッセージの表現装置としてのさまざまなコミュニケーション手段**

本来的手段		補助的手段
言語的要素	非言語的要素（非言語的メッセージ※）	
音声言語 •話し言葉 •対面での会話 •電話での会話 •会議 •報告 文字言語 •手紙 •FAX •電子メール 準言語的要素（音声言語と同時に発せられる） •声の大きさ •調子 •速さ •イントネーション •方言	身体言語 •外見：体格，顔貌，髪，服装，装飾品など •身体動作：ジェスチャー，姿勢・ポーズ・くせ，表情・視線行動，拍手 •生理的変化：赤面する，呼吸・脈拍の変化，涙を流す •感覚へのはたらきかけ：触れる，味わう，においをかぐ 音声行動 •発声：相づち（あー，うん，へーなど），笑い声，うめき声など •間と沈黙 スキンシップ（接触） 空間 •テリトリー •パーソナルスペース	文字の示し方 　書体，文字の大きさ・ていねいさなど 物質 　絵，オブジェ，装飾物 　贈り物 　食べ物など 生物 　花や植物 　動物など 演劇

（※非言語的メッセージについては，リッチモンド，V. P.・マクロスキー，J. C.著，山下耕二編訳：非言語行動の心理学──対人関係とコミュニケーションの理解のために．北大路書房，2006を参考に作成）

3　ミスコミュニケーション

1　ミスコミュニケーションが生じる理由

　前述のような複雑な過程を進むなかで，送り手の意図と受け手の解釈が異なる**ミスコミュニケーション**が生じることがある。1つのメッセージが送り手から受け手へ伝わるまでには，送り手の「伝えたいメッセージ」がさまざまな記号に変換される過程，伝達経路を伝わる過程，受け手が五感をはたらかせてメッセージを受け取る過程，さらに受け取ったメッセージが解釈・解読される過程と，いくつもの段階を経る。そのため，送り手が伝えたいメッセージが，少しのひずみもなく受け手に伝わるとは限らない。

　また，受け手が受信したメッセージを解釈し，これを意味として認識する段階でも，受け手の背景が複雑にからむ（●24ページ，図1-3）。送り手と受け手が同じ感覚・同じ知識をもち，さらに同じ社会的・文化的背景にあることはまずないといってよい。言語だけではなくさまざまな要素を含むメッセージは，この記号化と解釈・解読の段階を経ることで送り手の意図とはまったくかけ離れた意味にとらえられることがある。コミュニケーションを交わす相手に，意味の表現手段や解釈の相違があることを念頭においたうえで，メッセージを発信することも重要である。

2　ミスコミュニケーションを避けるための心構え

◆ 相互に理解し合う

　先述のように，医療におけるコミュニケーションにおいてとくに重要となるのは，双方向性の相互作用を生むコミュニケーションである。送り手と受け手が相互に入れかわり連続してメッセージを交換し，相互に理解し合うことが重要である。そのためには，コミュニケーションの成立過程を理解して，それを意識するとともに，受け取ったメッセージの意味を必要に応じて確認するなど，ミスコミュニケーションを避けるための工夫を行う必要がある。

◆ メッセージを正しく表現する

　言葉で表現されたメッセージと，身振りによって表現されたメッセージが異なることもある（矛盾した非言語的メッセージの使用）。この場合，非言語メッセージがあらわす意味のほうが，言語的メッセージがあらわす意味よりも強く相手に伝わることが多い。

　たとえば「○○様，○○様」と窓口から患者を呼び出し，窓口に来た患者に「おそれいりますが，このカルテをお持ちになって検査室まで行っていただけますか」と話したとしよう。話の内容だけみれば，ていねいな言葉づかいであり不快な印象はまったくない。ところが，この言葉を端末で作業しながら視線も合わさずに投げかけたとしたら，どのようなメッセージが患者に

---

column　ベッド上なら動けます

　急性心筋梗塞の76歳男性Aさん。救急車で緊急入院後，カテーテル治療によって冠状動脈は開通したが，カテーテル挿入部（鼠径部）の止血のために自力で寝返りをうつことも制限された。その後，鼠径部の止血が確認されたため心臓リハビリテーションプログラムが開始されることになり，下肢を動かすこと，自力で体位変換することが許可された。

　看護職者は「Aさん，ベッドの上なら動けるようになりますからね」と説明した。その説明の1時間後，看護職者が病床を訪れたところ，Aさんがベッドの上に立ち上がり，足元がゆらゆらと不安定な状況で膝の屈伸運動をしているのを発見した。あわてて制止した看護職者は，緊急入院による精神的ショックや環境の変化で不穏状態に陥ったのかと思った。しかし，Aさんはいたって冷静に「動けるって聞いたものだから少し体操しなきゃと思って。筋力が落ちると家に帰れませんから」と言った。その後，看護職者はインシデント報告を書きながらも「またあんなことをしてベッド

から転落でもしたらたいへん。それにしても体操をしてしまうとはすごいパワーだわ」とヒヤリ体験のことで頭がいっぱいだった。

　なぜこのようなインシデントがおきたのだろうか。コミュニケーションの成立過程について理解していれば，看護職者が説明した「動ける」という意味と，Aさんが受け取った「動ける」では意味が異なることに気がつくはずである。Aさんは毎日畑に出て農業を営む元気な高齢者であり，彼にとって「動く」ことは，足腰をきたえ，つねに農作業に耐えうる身体を維持するということをさす。一方，看護職者にとって「ベッド上で動く」ことは，全面介助でしか許されていなかった体位変換を自分で行うことである。

　その人の背景や生活習慣によって，言葉の意味や常識と考えることはまったく異なる。この例におけるインシデントの原因は患者の知識・認識不足ではなく，看護職者の説明不十分によるミスコミュニケーションなのである。

伝わるだろうか。言葉は明快でていねいであるが，「端末で作業しながら」という非言語的要素が加わることで，「説明するのがめんどう」や「ほかのことで忙しいからあなたにはかまっていられない」などといったメッセージが伝わってしまう。

　このように，メッセージを伝える際には言語的要素と非言語的要素の両方が大切であり，伝えられる意味はどちらか一方の要素ではなく，2つの要素の組み合わせで伝えられるものである。発せられる言葉だけでなく，言いまわしや声の大きさ・調子，話の速度といった準言語的要素と，姿勢や表情，ジェスチャーといった非言語的要素などが複雑にからみ合って，伝わる意味・内容がかわってくる。このことを念頭におき，自分が表現するメッセージがどのように伝わるのかを意識しなければならない。

◆ 適切な伝え方を選択する

　メッセージの伝達経路・手段は，直接対面で伝える以外にも，手紙，電話，FAX，電子メール，SNS（ソーシャルネットワークサービス），記録や日誌，メモなどさまざまである。これらを臨機応変に使い分け，そのときどきで最も適切な手段を選択することが重要である。

　たとえば，友人との待ち合わせ時間を変更する際にはSNSや電子メール等の手段が便利であるが，年上の人になにかを依頼したいと思った場合には，電子メールを用いるのでは礼を欠くおそれがあるだけでなく，自分の意図や意思が十分に伝わらないため不適切である。

　このように，相手との関係や伝達内容などにより，適切な伝達経路・手段を選択する必要がある。

---

column　患者様

　ひと昔前，診療所や病院において入院・外来を問わず，受療者のことを「患者様（個人を特定しない場合）」，「○○様（個人を特定する場合）」と，「さん」ではなく「様」をつけて呼ぼうという風潮が高まった時代があった。しかし残念ながら，「○○様」とは呼ぶものの，忙しさのためか早口で何回も呼び，まるで呼びつけているような状況もみられた。なぜこのような事態が生じたのか考えてみたい。

　まず，「様づけで呼ぶ」というかたちが先行してしまったことが理由の1つとして考えられる。「患者様運動」は，受療者に対して上から目線で見るのではなく，へりくだって対応しようという意図だったと考えられるが，上記のような現場では「様」をつけて呼ぶことだけが先行してしまい，その本質がおざきりにされてしまったのである。言語要素である「様」は受療者を尊重しているようだが，呼び方やその際の態度といった準言語的あるいは非言語要素が伴わない場合，とても不自然なものになってしまう。

　また，医療の提供者が受療者に対してへりくだることの不自然さも，理由として考えられる。本来であれば，医療提供者と受療者の対等な立場を心がけ，両者の信頼関係を築きあげていくべきところを，いきなりへりくだるところまで立場を変化させようとしたことに無理があったのではないだろうか。

　以上のような反省からか，最近では再び「患者さん」「○○さん」と呼ぶようになっている。「様」と呼ぶことに意義があるのではなく，呼び方はどうあれ，医療提供者と受療者が対等な立場にあることを忘れず，いかにして受療者からの信頼を得るかを考えつつ行動したい。

4 看護専門職として備えるべき コミュニケーション能力向上のポイント

1 直接的看護行為を通して患者のコミュニケーション チャンネルを開く

　看護の場面におけるコミュニケーションを考えるとき，直接患者に触れる行為は，患者への気づかいやコミットメント（かかわり合い）をあらわすメッセージとしても重要である。

　たとえば，脈拍測定を目的とする短時間のかかわりであっても，身体に直接触れるという行為によって，看護職者と患者の距離は縮まる。また，熱布清拭（『系統看護学講座　基礎看護技術Ⅱ』を参照のこと）や手浴・足浴のようなここちよいケアの提供は，患者の回復を願う看護職者の心づかいとして患者に伝わる。

　さらに，看護の場面において患者と看護職者がともにいることで患者の緊張感がやわらいで安心感が生まれれば，患者のコミュニケーションチャンネルが開き，病気と向き合うなかで誰にも話せなかった心情を吐露する場面も多々ある。

　このように，看護職者によるケアはコミュニケーションを促進し，患者-看護職者関係の構築を容易にするものである。

2 看護専門職としての応答能力を高める

　看護専門職としての応答能力を高めるためには，患者との相互作用をふり返る作業（リフレクション，●288ページ）が重要であり，この際にしばしば用いられるのが**プロセスレコード** nursing process record である。プロセスレコードは，患者との相互作用の場面を，「患者の言動」「看護職者の反応（感じたこと・考えたこと）」「看護職者の言動」の3要素に分けて記述するものである。

　プロセスレコードは，患者の言動から，真のメッセージをくみとれているか，自分はそのときどのように考えて判断したのか，自分の対応は患者の意図にそうものだったのかなど，客観的に自己評価するための手段となる。また，「看護職者の反応」を ① 患者の行動の知覚，② 知覚によって生じる思考，③ 知覚や思考によって生じる感情に分けて記述することにより，相互作用の過程をより深く分析することもできる。

　記述形式はさまざまであるが，その一例を示すので参考にしてほしい（●図1-4）。

患者（Aさん）の言動	看護学生が感じた・考えたこと ① 患者の言動をどう知覚したか ② それによってなにを考えたか ③ どんな気持ちだったか	看護学生の言動	分析
ベッドの端に座り，窓の外をじっとながめている。	暇でなにもすることがないのだろうか。少し話をしてみよう。	今日はいい天気ですね。	Aさんがぼーっとして窓の外をながめているのを見て，Aさんが暇なのだと考えていた。実際にはなにか考えごとや心配ごとがあったのかもしれない。
「そうね」と返事があったが，無言で窓の外をながめたまま。	なにか話のきっかけはないだろうか。どうすれば話にのってくれるだろうか。そういえば今日は病状説明のために家族が来院する予定だ。	今日はご家族がいらっしゃるんですよね。	会話を盛り上げようとしたのにAさんが反応してくれなかったため，なんとかして話にのってほしいという気持ちとあせりが生じていたのだと思う。
「はい」とだけ，あとは無言。	ああ，どうしよう。なにも話してくれない。なにか話を続けなければ。	あの，ご家族とはどんなご関係ですか？	
…（以下省略）			

○ **図1-4　プロセスレコードの例**

C 関係構築のための コミュニケーションの基本

1 接近的コミュニケーションの原理

　二者間において認識された，ある一定の身体的・心理的な親密性のことを**接近性**という。メラビアン Mehrabian, A. は，接近性の概念について，「人は自分が好む人物や物に引き寄せられ，それを高く評価し，選択する。嫌いなものに対しては回避するか遠ざかり，否定的な評価をし，選ばない」と述べた。そして，人に対する肯定的な感情は人をより接近的にし，否定的な感情は接近性の低下をまねくと示唆し，心理・社会学的視点から接近性の原理について述べている。

　また，リッチモンド Richmond, V. P. とマクロスキー McCroskey, J. C. は「接近的行動の多い伝達者は，他者からの好意が増加し，高い評価を受け，選択される。そして，接近的行動が少ない伝達者は，他者から好まれず，低い評価を受け，選択されない」[1]とし，これを**接近的コミュニケーションの原理**とよんだ。

□ NOTE

❶ラポール

　接近性の類義語として，「信頼・親近感」をあらわす心理学用語の**ラポール**がある。看護の領域では，ラポールは看護職者と対象者との間に，信頼し合って感情の交流ができる関係が成立している状態をいう。そのため，ラポールを形成することは，看護活動を行うための前提条件となる。

---

1 ）リッチモンド, V. P.・マクロスキー, J. C. 著，山下耕二編訳：非言語行動の心理学——対人関係とコミュニケーション理解のために．p.165, 北大路書房，2006.

2 接近的コミュニケーションの前提となる基本的な態度

　接近的コミュニケーションは，看護職者が対象者の信頼を得るための最低条件となる。ここでは，接近的コミュニケーションの前提となる基本的な態度について学んでいこう。

● **医療現場の状況とコミュニケーション**　患者と看護職者のコミュニケーションを考えるにあたっては，医療現場の状況も考慮しなければならない。近年はプライバシーをまもろうとする意識が強くなったためか，入院の際に個室と同様の環境を好む患者が多く，多床室の患者は終日カーテンを閉めていることが多い。そのため，患者どうしで会話する場面が少なくなっている。また，個人情報の保護を徹底していかなければならない状況も相まって，患者がなにを感じ，どう考え，どのようなことに関心をもっているのかなどの情報が，医療職者に届きにくくなっている。

　このような医療現場の変化について，陣田は，「患者との会話の時間がそぎ落とされ，チームメンバーのコミュニケーションも少なくなり，忙しくなった医療現場，そこに流れているもの，漂っている大事なものの多くは目には見えてこないものである。関心がなければ見えてこないものである」[1]と述べている。

1 患者に寄り添う態度

　患者と看護職者のコミュニケーションにおいて，「患者に寄り添う態度」を示すことが重要である。患者に寄り添う態度とは，患者に対する深い関心をもち，さらに目に見えないものにも気づくために，そのとき・その場で一度限りのかかわりを大切にすることである。看護職者は「患者に寄り添う態度」を示すことによって，はじめて患者との関係性を深め，患者の思いを聴くことができるのである。

　ただし，患者と看護職者とのよい関係性とは，楽しく会話がはずむことでも，友だちのように接することでもない。患者に嫌われたくないからと「表面上のよい関係」をつくるのではなく，病をかかえ苦悩している患者に対して，看護職者として正面から向き合い，患者の思いを受けとめ，患者の心を理解し，ときには患者にとってつらいことや伝えづらいことも含めて話すことのできる関係をつくることが重要なのである。これは，言いかえれば「患者の心の窓」を開けることであろう。

　患者に寄り添う態度の前提をまとめた●**表1-2**を参考にしてほしい[2]。

1）柳田邦男ほか編：その先の看護を変える気づき──学びつづけるナースたち．p.73．医学書院，2011.
2）斎藤清二：はじめての医療面接──コミュニケーション技法とその学び方．医学書院，2000.

○**表1-2　患者に寄り添う態度の前提**

1. 感受性を鋭敏にする。言葉に対する感受性はもちろんのこと，表情や視線，しぐさや全体の雰囲気にも敏感にアンテナをはっていく。
2. 患者に深い関心をもつ。
3. あるがままの患者を受けとめようとする気持ちで接する。
4. 患者の思いを感じとろう，わかろうとする姿勢をとる。
5. 台本に書かれたような声のかけ方ではなく，自分自身の心からの声をかける。
6. ただ流 暢 に話を続けようとするのではなく，じっくり話を聴き，間や無言も会話の重要な一部ととらえる。

相手に関心をもちつづけていることを態度で示しながら沈黙をまもることは，相手の発言を促す効果がある。沈黙に耐えきれずに聴き手のほうから話しだしてしまうことで，相手の話をさえぎってしまうことも多いので注意したい。

2　患者をわかろうとする態度

　看護職者は，厳しい予後について宣告されたり，治癒する可能性が高くないなかで治療法の選択を迫られたりして，苦悩する患者と対峙しなければならない場面も多い。患者のことを大事に思い，関心を寄せ，患者自身が苦しい状況を受けとめるのをたすけようとすること，そして苦しむ患者と向き合うこと，すなわち「患者をわかろうとする態度」は，よい人間関係の構築につながる。

　「わかろうとする態度」について，佐藤は，「『相手のことをわかっていないからなにもできない』という態度では，みずから学ぶことを放棄することになる。大切なことは『わからない』から『わかろう』と挑戦することであり，相手との関係に飛び込むことでわかろうとすることである。このわかろうとする態度が相手に伝わるのであり，そこから互いの気持ちの動きが生じることになる」と述べている[1]。

　患者をわかろうとする看護職者の態度は，看護職者に対する信頼感にも直接的につながるだろう。もっと話したい，相談にのってもらいたい，一緒に考えてもらえそうだ，と患者に思ってもらえることが，患者の信頼を得る第一歩である[2]。

●**対象の理解**　このときに忘れてはならないのが，対象の理解である。これまで述べたとおり，医療現場におけるコミュニケーションは援助する側とされる側という関係を前提にしたものであり，その目的は患者のよい健康状態の維持や獲得である。そのため，ほかの関係性におけるコミュニケーションとは異なるものとなる。「患者に寄り添う」ことや，「患者をわかろう」とする深い関心とは，ただ思うこと・考えることだけではなく，いま患者がかかえている身体的な状態と症状，疾患や病態，病期，回復の過程，社会的背景を含めて「わかろう」とする対象にすることである。それにより，援助関係を前提にした関係構築を促進することができるようになる。

1）佐藤俊一：ケアの原点——愛する・信頼することへの挑戦. 学文社，2008.
2）佐伯晴子・日下隼人：話せる医療者——シミュレイテッド・ペイシェントに聞く. p.126，医学書院，2000.

3 患者のために相互に意思疎通をはかる態度

　ドイツの社会心理学者であるフロム Fromm, E. S. は，相互に能動的な関係を次のように述べている[1]。「あなたがわたしに語る話は，私に"何か"を聞かせることになります。その私が聞いた"何か"をあなたにお話しすると，それはあなたが私に実際に話していることや私に話そうと意図したこととはかなり違っています。今度は，私の応答にあなたがどのように応答するかを話してください。こうして，私たちはコミュニケーションを交わします。私はあなたに応答し，あなたは私の応答に応答します。そうして，我々はどこかに向かおうとしているのかが分かります」。すなわち，相互に能動的な関係には，繰り返される応答を通じて，共通の理解を得るという特徴がある。

　患者と看護職者はそれぞれ異なる知識や考え方，経験，感覚，価値観，能力をもっている。その両者が相互に能動的な関係を構築することによって，患者にとってのよい状態（健康の維持や回復，安寧であること）を共通の目標とした効果的な援助関係を成立させることができる。

● **早い段階での関係構築の重要性**　実習で患者を受けもった直後の学生からは，「まだ患者さんとの関係を築けていないので……」という発言をよく耳にする。確かに，多くの時間を患者のベッドサイドで過ごすことができれば，親密さが増し，関係を深めることができるだろう。しかし，接近的コミュニケーションをとるには，時間を経る必要があるとは限らない。初対面の場面においても「患者の思い」を聴き，すみやかに関係構築をはかることは可能である。入院期間の短縮がはかられている現在，早い段階で患者との信頼関係や援助関係の構築を促進することは重要である。

　本書では，看護職者と患者の初対面の場面におけるコミュニケーションの例を動画として掲載している（◉図 1-5）。本文の内容とあわせ，動画を参考にして学んでほしい。

▶**動画から学ぶ**　看護職者と患者の初対面の場面をイメージした◉図 1-5 の動画を見てほしい。登場する患者と看護職者の関係性から，なにがわかるだろうか。

　会話を進めるなかで，看護職者は電子カルテから離れ，「あなたの話を聞かせてください」という態度を示している。そのときの看護職者の態度は，思いやりや配慮といったあたたかみのある態度を示しているように感じられなかった

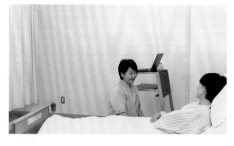

◉**図 1-5　看護職者と受け持ち患者の初対面におけるコミュニケーションの例**

MOVIE

1 ）フロム，E. 著，堀江宗正・松宮克昌訳：聴くということ．p.158-164，第三文明社，2012.

だろうか。患者は看護職者のこのような態度を受けて，話の途中で「もっと聞いてほしい」という気持ちをあらわすように，からだを少し起こして看護職者のほうへ向きなおるしぐさをしている。この初対面の場面は，はじめてのかかわりのなかで，患者と看護職者が接近的コミュニケーションをとることができているのである。

3 接近的行動と非接近的行動

　ここでは，コミュニケーションを円滑にし，心理的な親密さを増して人と人を近づけ，関係構築を促進させる接近的行動と，それとは逆の非接近的行動について具体的に考えてみよう（◉表1-3）。

　接近的行動に関連して，著者らは，看護学生が初対面の患者にあいさつして今後の予定を説明するという場面を設定し，模擬患者（中高年の女性）に接してもらい，彼女たちが学生の印象をどのような視点で評価するのかを調査した[1]。初対面であっても，援助関係・信頼関係を築いて患者に寄り添う態度と感じてもらえるポイントはどこにあるのか，以下のそれぞれの項目にお

◉表1-3　接近的行動・非接近的行動

カテゴリ	接近的行動	非接近的行動
言語的接近性	私たち	あなた
外見	清潔，こぎれい，適切な髪型	不潔，不適切な髪型
姿勢と動作	いきいきとした・自信のある様子，リラックスした姿勢，落ち着いた動作，調整的動作（会話の流れをコントロールするのに有効なジェスチャー）	閉じた姿勢（腕組み，身体をそらす），緊張した姿勢，神経質な動き，ジェスチャーを用いない
表情	喜びをあらわす（笑顔）	不満・不安な表情
視線	アイコンタクトをとる	目をそらす
音声（間合いや沈黙を含む）	短い休止（適切な沈黙），リラックスした・落ち着いた音声	長い沈黙，一本調子，耳ざわりな声色，退屈した・軽蔑するような声の調子
距離・位置関係	適切な対人距離（密接ゾーン，個体ゾーン，社会ゾーン），斜め45度の位置または並ぶ	離れて立つ（座る），身体をそらす，後ろにもたれる
スキンシップ（身体接触）	適度なスキンシップ	よそよそしい握手，相手を打つ・たたく・突く
におい	さわやかさ	香水，体臭
時間	応答までの迅速さ，その人にだけ時間を費やすという態度	応答までの長い時間，時間の約束を破る，時計を気にする様子
環境	あたたかさ，安全，快適性，やわらかい照明，可動式椅子	冷たく不快な部屋・環境，不快な色，明るすぎる照明
テリトリー	相手のテリトリーをまもる	相手のテリトリーを侵害する

（リッチモンド，V. P.・マクロスキー，J. C. 著，山下耕二編訳：非言語行動の心理学——対人関係とコミュニケーションの理解のために．p.184，北大路書房，2006 を参考に作成）

1）今井宏美ほか：入院経験のある女性が初対面の看護学生に抱く印象——アナログ患者の視点から．お茶の水看護学雑誌 6（1）：112-117，2012.

いて，「患者の評価のポイント」として模擬患者の女性が注目した点を付記するので参考にしてほしい。

1　自己紹介

　人間社会において，初対面の人どうしが協働作業を始めようとするとき，最初に互いの名前を名のるのは，最も初歩的で基本的な礼儀である。外来でも病棟でも，医療現場では患者取り違えなどの医療ミスを防止する視点から患者本人の確認は最重要事項であり，医療職者が初対面の患者にまず行うことは，氏名と本人の照合であることが多い。

　このように，医療職者側からは患者の氏名を容易に知り，名前を呼ぶことができる。しかし，医療職者は名札をつけているとはいえ，動きのある医療職者の名札の文字を読むのは困難であり，患者からは医療職者の名前は確認しにくい。したがって，医療職者は初対面の患者に氏名を名のったうえで自己紹介し，まず患者に安心してもらうことが重要である❶。

　医療職者が自己紹介しないままでは，自分の名前を呼ぶ目の前の医療職者がどのような立場の誰なのかを知らない状況でさまざまな質問や説明を受けることとなり，患者に不安や誤解を生じさせることになりかねない。ていねいに自己紹介をすることは「あなたと私は対等の立場にありますよ」ということを伝えるメッセージでもある。

2　外見・身だしなみ

　患者にとって看護職者は，専門職としての役割を少なからず期待する対象であり，それにふさわしい清潔感のある服装や身だしなみを心がける必要がある。身だしなみは相手に発する最初のメッセージであり，はでな服装や髪型，髪の色，さらに厚化粧や装飾品の着用などは，かりに本人がそうは思っていなくても，他者から見れば自己主張が強く，受容的ではないと思われることもあるだろう。

　自分らしさを表現するため，髪を染めたり，好きな髪型にしたり，念入りな化粧（とくにアイメイク）をしたりすることもあるだろうが，それを好ましく思わない人も多い。対象者のためを思って身なりを整えたつもりが，患者には「自分のことだけに一所懸命な人」としか受け取られない場合もある。

　看護職者としての身だしなみの基本は清潔感であり，すっきりまとまった髪型や薄化粧とする。不適切な髪型やアイメイクといった変化ひとつで清潔感が失われることもあり，それによって看護職者（看護学生）としての信頼を失うことにつながりかねないため，自分本位な髪型・化粧には注意する（◐図 1-6）❷。

　また，よごれやしわのある看護衣，男性であればひげや長いもみあげは，対象者に不潔な印象を与える大きな要因となるので注意する。

3　表情

　コミュニケーションにおいて，視覚的な情報は言語的な情報よりも伝わり

NOTE
❶患者の評価のポイント
　著者らの調査においても，「フルネームで名前を言ってくれた」ことや「実習生であることを伝えてくれた」ことは，模擬患者の看護学生に対するプラスの評価になっている。

NOTE
❷患者の評価のポイント
　調査によれば，模擬患者が看護学生の外見において注視したのは，化粧ではアイラインがはですぎないか，髪型では前髪の形が適切か，顔まわりにかからないすっきりした髪型となっているか，という点であった。

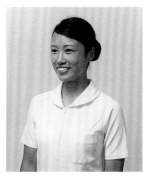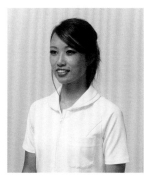

◉**図1-6　同一人物における印象の違い**
アイメイクや口紅などの厚化粧，はでな髪色・髪型とすることで，清潔感が失われたり，
相手に悪印象をもたれることもある。

やすいとされている。そして人がコミュニケーションをとるとき，表情に
よって，人格，関心，反応や感情に関する情報を伝達されていることが知ら
れている。また，表情は会話を開始するきっかけになると同時に，終了の
きっかけともなる。表情のなかでも笑顔は，接近的な態度を端的に伝える非
言語的メッセージの代表的なものである。笑顔は「歓迎しています」「好意
をもっています」という受容的なメッセージを伝えやすく，場合によっては
承認や安心のサインにもなり，かわいらしさ・やさしさを表現して相手を癒
すこともできる。

　コミュニケーションの場において，笑顔は努力して「出す」というよりも
自然に「出てくる」ものであるが，自然な笑顔は努力して身につけることも
できる。唇をかたくこわばらせていたり，ぽかんと口を開けていたりせず，
自然に口角を上げて，相手に対する関心と気配りを最大限にあらわす表情の
つくりかたを知っておくことは重要である。しかし，自分の感情が伴わない
と，その笑顔もわざとらしいものになり，相手に伝わってしまうため，注意
が必要である❶。

4 　視線

　視線も，重要な非言語的メッセージの1つである。相手の目を見て会話す
ることはあたり前であるが，相手が話している場合にも「あなたの話を聞い
ている」というメッセージを伝えることができる。だからといって会話して
いる間，ずっと相手を見つづける必要はない。アイコンタクトが多すぎると
居ごこちがわるくなるからである。しかし，少なすぎると拒絶感を与えやす
い。

　相手と視線を合わせるには，まずその状況をつくる必要がある。相手が
座っているとき，あるいは横になっているときには，相手の視線の高さに合
わせた姿勢をとる（◉図1-7-a）。また，相手の目の前でメモをとるなどの行
為は，相手によっては「無視されている」「メモに必死で気持ちをわかろう
としていない」などのようにわるい印象を与えてしまうので注意する（◉図

NOTE

❶患者の評価のポイント
　調査においても，模擬患
者の看護学生の第一印象と
しては，さわやかな笑顔や
にっこりとした笑顔が好ま
しい表情として受けとめら
れた。しかし，その場で無
理やりつくったような笑顔
では，「顔では笑っている
けれど，目が笑っていな
い」といったように，感情
が一瞬にして読みとられて
しまっていた。また，意味
なくニヤニヤしていると，
あまり好ましくない愛想笑
いや照れ笑いとしてとらえ
られていた。

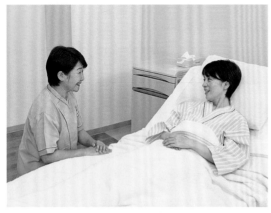

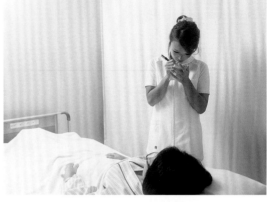

| a. 望ましい姿勢 | b. 悪印象を与える例 |

◉**図1-7　相手と視線を合わせる**

1-7-b)。

● **目の動き**　目の動きは感情を表現する。相手との会話の最中にきょろきょろした落ち着かない目の動きがあれば，相手には気持ちの不安定さが伝わるだろう。会話の相手が自分から視線を外して別のなにかを見ると，たいていの場合は自分もその方向を見ることになり，会話が途切れたり話の焦点がずれたりする。また，部屋を見まわすような視線があれば，相手は会話に関連したなにかをさがしているのだろうと感じる。忙しそうにしている看護職者が「ゆっくり話してください」と言いながらも時計をちらりと見るといった場合には，言語と動作が一致しておらず，相手はゆっくりと話すことはできないであろう。

このように視線は「意図の在所」を示し，表情は「意図の内実」を知らせる。まさに，目は口ほどにものを言うのである。

● **視線の高さ**　視線の高さについても気をつけなければならない。相手が動ける場合には，椅子に座って同じ視線の高さで会話できるようにしたほうがよい。椅子に座る行動自体も「あなたの話をゆっくり聞きます」という非言語的メッセージとなるからである。そのうえでうまく視線を合わせてアイコンタクトをとることができれば，それだけでコミュニケーションが円滑になるであろう。

ベッドに横たわる患者に対しては，患者の目の高さに合わせてしゃがんで会話することが望ましい(◉図1-7-a)❶。仰臥位の患者と立位の医療職者では，患者は相手の顔を見上げなければならず，まったく視線が合わない。だからといって患者の顔を上からのぞき込むような姿勢をとると，圧迫感や威圧感を与えることとなる。

5 相手との距離・身体の向き

● **相手との距離**　相手との距離(対人距離)にも意味がある。ホール Hall, E. T. は，2者間の距離を4段階に分類し，それぞれの意味を示している(◉表

▭ NOTE

❶**患者の評価のポイント**

　調査においても，「ベッドサイドで接する際に，かがみすぎて視線が合わない」「目を合わせてにっこりと笑ってくれた」など，視線を合わせてくれたかどうかが評価のポイントとなっている。

○表1-4　コミュニケーションにおいて2者間の距離がもたらす効果（意味）

距離帯		距離	意味
密接距離	近接相	〜15 cm	愛撫，格闘，なぐさめ，保護の距離。身体的接触の可能性が大きく，筋肉と皮膚がコミュニケーションを行う。
	遠方相	15〜45 cm	頭，太もも，腰などが容易に触れ合うことはないが，握手はできる。他者がこの距離にいると心理的不快感を感じることがある。相手のにおいや体温を感じることがある。
個体距離	近接相	45〜75 cm	部分的には自分の手足で他者になにかをしかけることができる。
	遠方相	75 cm〜1.2 m	手をのばして触れ合うことができる，身体的支配の限界。個人的な関心や関係を議論することができる。
社会距離	近接相	1.2〜2.1 m	特別な努力をしないと相手に触れることはできない，支配の限界。個人的でない要件を行う際にこの距離が用いられる（会社の同僚など）。
	遠方相	2.1〜3.6 m	業務や社交上の対話など形式ばった性格を有した距離。人を互いに隔離し，遮蔽する。
公衆距離	近接相	3.6〜7.6 m	痕跡的な，しかも無意識的な逃走反応にきっかけを与えることがある。語句の注意深い選択や文法的変化があらわれる。
	遠方相	7.6 m〜	公的機会に利用される距離。声やジェスチャーが変化する。

（ホール，E. T. 著，日高敏隆・佐藤信行訳：かくれた次元．p.163-181，みすず書房，1970 を参考に作成）

1-4）。たとえば，患者の身体の状態を問診する際，部屋の外からドアごしにたずねるのと患者のそばでたずねるのとでは，相手に与える印象がまったく異なる❶。部屋の広さ（ドアまでの距離）にもよるが，個室であったとしても部屋の外からでは，患者との距離は4 m以上あるだろう。患者にとってみれば「なにかのついでに聞いている」と感じるだろうし，距離があれば大声で話すことになり，プライバシーも保たれない。ただし，すべての関係性において，この空間的距離で接近性を感じられるわけではないことも知っておく必要がある（▶39ページ，「⑨テリトリー」）。

● **身体の向き**　身体の向きも重要な要素である。相手のほうに自分のからだを向けることは，相手への関心を示すことになる。齋藤は，2者が対面して会話するとき，最もリラックスできる位置は斜め45度の位置であるとしている[1]（▶図1-8）。これが正面に向き合うと緊張が高まってしまう。一方で，横並びは，恋人や親しい友人との会話時のように両者の関係が親密な場合にはより親密な感覚になれるが，医療の場面には適さないことが多い。

6 姿勢・動作

● **姿勢**　袖やポケットの中に手を突っ込む，腕組みをする，手を後ろにまわして組む，脚を組んで座る，背もたれにもたれてそり返って座るなどは，他者に対する物理的な壁をつくり，脅威を感じさせ，コミュニケーションを障害する。落ち着いて話を聞こうと思い脚を組んで座った場合にも，自分の意思とは無関係に，相手が異なる意味を読みとってしまう場合もあることを

📝NOTE
❶**患者の評価のポイント**
　調査においても，「ちょうどよい距離をとって話をしてくれた」など，距離感が評価の視点となっている。

1）齋藤孝：コミュニケーション力．岩波書店，2004．

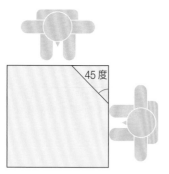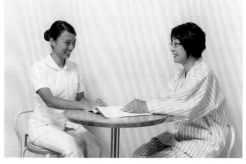

▶**図1-8　最も緊張の少ない斜め45度の位置関係**

理解しておく必要がある。

● **動作**　身体全体の動き，とくにその機敏さ，てきぱきとした迷いのない動作や落ち着いた動作は，その業務に対する能力の高さや自信を表現する。初心者にいきなり機敏さやむだのない動作を求めても限界はあるが，少なくとも姿勢を正すこと，むだな四肢の動きを省くことの2つを心がけたい❶。たとえば，会話中に髪をいじる，ペンをまわす，貧乏ゆすりをするなどといった四肢の動きは，自分が思う以上に相手にとって気にかかるものである。四肢や姿勢が定まらない様子は相手を不安にさせ，その状態から発せられる言語的メッセージをネガティブなものとして伝えてしまうこととなる。

● **言語的メッセージと非言語的メッセージの整合性**　言語的メッセージが患者に寄り添うものであったとしても，表情や姿勢，声のトーンや大きさなどの非言語的メッセージと整合性がない場合，患者は両者を共通性のない情報として得ることになる。反対のメッセージや混同されたメッセージには一貫性がなく，関係構築には寄与しない。また，急いでいる動作も，接近的なコミュニケーションを阻害する要因となる。急いでいるとき，私たちの感心は自分自身に向いているため，相手への関心は弱くなり，伝えられるメッセージは整合性のないものとなる。

7 ジェスチャー

　ジェスチャーは，最も明瞭な非言語的コミュニケーション手段の1つである。とくに手の動きは表現に富んでいる。手首を軽く背屈させ，手のひらを肩の高さで前に向ければ「久しぶり」「元気だった？」というような親しい間がらでのあいさつを意味し，肘をのばして相手に向かって手のひらを突き出せば，相手を拒絶したり距離をとったりするように求める意味になる。

　また，ジェスチャーには，伝達内容について視覚的に補足することで相手の理解を促進させる効果がある。たとえば患者に検査室までの道順を説明する際にエレベーターの方角を示したり，在宅で継続して行う医療処置の説明をする際に身振り手振りを交えたりなど，説明に加えて行うジェスチャーはとても重要なコミュニケーション手段となる❷。

　ほかにも，ジェスチャーは会話の流れを調節する役割をあわせもつ。会話

□**NOTE**

❶**患者の評価のポイント**

　調査においても，「手が落ち着かない」「手がぶらぶらしている」などが気になることとしてあげられている。

□**NOTE**

❷**患者の評価のポイント**

　調査においても，「わかりにくいことを手の動きなどで表現してくれた」など，ジェスチャーを効果的に用いることに対する好印象があった。一方で，「身振り手振りがうるさい」といったように，大げさなジェスチャーに対してはよくない印象ももたれた。会話の内容やその場の雰囲気に合わせて使い分ける必要がある。

中に首を縦に振る(うなずく)ことで，「どうぞもっと話をしてください」「もっとあなたの話を聞きたい」というメッセージが相手に伝わり，相手も話を続けやすくなる。逆に首をかしげるようなしぐさをすれば「あなたの話には疑問に思うことがあります」というメッセージを伝えることとなり，話の流れが変化していくこととなる。

8 スキンシップ

　人の心と身体は密接に関係している。緊張しているときには筋肉がこわばり，リラックスした気分のときは筋肉がゆるむ。メルロー＝ポンティ Merleau-Ponty, M. は，スキンシップにははたらきかける主体としての相と，はたらきかけられる対象としての相の二重の相があるとし，これを**二重感覚**とよんだ[1]。「触れる」行為は同時に「触れられる」ことになるのであり，これらが交互に交代するようなあいまいな感覚をもたらす。このような特質から，スキンシップによって自他の融合感覚が生まれ，自分と相手を隔てる境界線が一時的に解除される。スキンシップが共感を促進させ，患者をなぐさめ，安心させるとされる理由はここにあると考えられる。

　接近性を伝えるために一般的に用いられる行動としては，手・前腕・肩・背中上部に触れることがあげられる。これらの身体の部分に触れることは，思いやりや，やさしさを表現するものとして受け入れられることが多い。ただし，背中をなでる・さするといった行動は，接近性以外のほかの情報を伝えることにもなるので注意する。

　● **スキンシップにおける注意点**　スキンシップの方法や影響は，文化などの影響を大きく受ける。むやみに触れればよいというものではなく，触れられることに違和感をもつ人もいることを忘れてはならない。スキンシップの際に重要なのは，そのときの自分の考えや感情が，表情や行動と一致していることであり，また，それらが非言語的表現として用いられ，相手に伝わっていることを知っておくことである。さらに，共感的なスキンシップは自発的でなければならないこと，スキンシップに対する印象は個人差が大きいこと，後述するテリトリーやパーソナルスペースとの関連性があること，そして互いに違和感のないものでなくてはならないことも知っておくべきであろう。

9 テリトリー

　テリトリーとは，所有者の排他的な領域であるとされる。これがまもられる場合には同一感や安心感をおぼえ，逆に他人がテリトリーに侵入した場合には不安になり，その侵入を脅威に感じる。つまり，安心して会話ができるためには，自分のテリトリーがまもられている必要がある。

　しかし看護職者は，患者のテリトリーに容易に侵入してしまえる。それはたとえば，病室に入る場合や，多床室であれば患者のカーテンの内側に入る

1）メルロー‐ポンティ, M. 著，竹内芳郎・小木貞孝訳：知覚の現象学 第1．p.164-165，みすず書房，1967．

場合である。このとき，患者の許可を得ないまま入っていけば，患者は病院において唯一の生活の場，自分のテリトリーを侵害されたと感じ，身構えてしまう。こうなると，それ以上心理的に接近することはむずかしくなるだろう。

このように医療現場において患者は，非日常的な環境におかれており，容易にプライバシーやテリトリーを侵害される。看護職者は，患者のプライバシーをまもると同時に，テリトリーをまもることも意識して行動しなければならない❶。患者が安心できるテリトリーを確保できるよう，患者にドアやカーテン，窓の開閉，テーブルや椅子の位置を決定する権利をもたせる，などの工夫をするとよい。

10 におい

身体の一部分，あるいは全身から発せられるにおいもまた，本人がまったく意図しないメッセージを相手に伝えてしまう。たとえば，香水などのフレグランスは自分らしさを表現する手段として用いられ，華やかな社交の場などでは有効である。しかし，医療の場では「私はいまおしゃれを楽しんでいます」「自分を飾ることに一所懸命です」というようなメッセージとして伝わってしまう可能性もある。

メッセージの解釈は人によって異なるが，いずれにしても香水は医療の場においては不要のものであるだけでなく，鼻につくいやなにおいと感じさせてしまう場合が多い。とくに化学療法中の患者のように，吐きけがあったり，嗅覚が過敏になったりしている患者には，吐きけや気分不快を増強させてしまう。

このように，社交の場では好ましい香りであるはずの香水でさえ，医療の場ではうとましく思われるのである。ましてや悪臭が対象者への接近を妨げるものであることはいうまでもない。食べ物や歯周病による口臭，喫煙によるヤニ臭，体臭のしみついた白衣など，さまざまなにおいの発生源とならないように気をつけることが重要である。

11 声による表現

ボソボソと抑揚のないトーン（調子）で「楽しい」と言われても，楽しいようには感じられない。また，金切り声で「私は冷静です」と叫ばれても，緊張や興奮しているようにしか伝わらない。これに対し，やさしい口調や聞きとりやすいはっきりした発声，やや低めのトーンは，相手に自信や安心といった印象を与えることができる。また，声量も内的な感情を表現する。やわらかでおだやかな語調であれば大きな音量でもあたたかさやぬくもりを伝えられるが，耳ざわりなほど大きく強い語調ではそれらを伝えることはできない。

このように，声のトーンや声量などの準言語的メッセージは，非言語的メッセージと言語的メッセージの関係性を支配することがある。言語だけの情報では内容の7%程度しか相手に伝わらないが，声量や声のトーンなどの

NOTE

❶患者の評価のポイント
　調査においては，「中腰で対応されると，おおいかぶさられるようで不安になる」といったようなテリトリーをおかされることに対する抵抗感や，「まずはカーテンの外から声をかけて，きちんとあいさつしてから入ってきてほしい」のように，テリトリーに入るときに了解を得ることの重要性に関する注意点があげられた。

準言語的メッセージが加わると38％まで伝わるようになるとされている（メラビアンの法則）。患者の話は，自分の五感の感度を高め，感性をゆたかにして聞いてほしい。

●**声による表現のポイント**　声によって話の内容を表現するポイントには，速度，抑揚，イントネーション，卓立<ruby>（たくりつ）</ruby>，間<ruby>（ま）</ruby>の5つがあげられる[1]❶。

①**適当な速度**　相手に合ったわかりやすい速さである。若者は速いテンポの話し方を好み，高齢者や幼児はゆっくり話したほうが理解しやすい。アナウンサーがニュースを読む場合には，一般的に1分間に300字程度が適当な速度とされている。相手に心から関心を寄せ，おだやかな気持ちで接しているときには，自然とやわらかでおだやかな速度になるに違いない。

②**抑揚**　会話中に声をはったりゆるめたりすることで，会話に表情をつけるものである。これによって，相手に自分が興味をもっていると表現でき，それを相手に感じさせることができる。

③**イントネーション**　文末・句末の高低の変化によって，話し手の感情や意思を表現する。驚いたときや断定的な表現の場合には平調，問いかけや相手への心づかいの場合には昇調，肯定や命令時には降調を用いるのが一般的である。

④**卓立**　プロミネンスともいい，特定の言葉をきわだたせることである。伝えたい言葉を高く強く発音したり，ゆるやかに発音したりして，話し手の意思を明確にすることが可能となる。

⑤**間**　話し手の息継ぎや，文の区切りをあらわすためだけでなく，聞き手に期待をもたせたり，聞き手の理解を深めたりする表現の1つである。患者の話に間があったときは，なにか大事なことを伝えてくるのかもしれないと，価値のある沈黙として受けとめるべき場合もある。

沈黙は，受容を意味することもある。沈黙をおそれ，沈黙を避けようと無理に会話を続ける人もいるが，沈黙によって伝わることもある。「なにを言ってよいかわからないけれど，あなたのそばにいます」と感じているときの沈黙では，やさしい表情やまな差しをしているはずである。「なにを言うべきかわからず困っています」と感じているときの沈黙では，表情が曇り，手足に落ち着きがなく頻繁に位置をかえたり，あるいは直立不動の姿勢をとったりしているだろう。沈黙が受容を意味するかどうかは，発信者の態度によって異なるものである。

4　接近的コミュニケーションを成立させるための基盤

はじめて会う患者とコミュニケーションをとるとき，緊張してしまう人は多いだろう。そのようなとき，「うまく話したい，相手によく思われたい」と意識していないだろうか。医療現場におけるコミュニケーションの目的は

NOTE

❶**患者の評価のポイント**
調査においては，よい印象として「声が大きく，はっきりしていてよい」「言葉のつかい方がやわらかい」などが，わるい印象としては「うまく発声できていない」などがあげられていた。これらの準言語的メッセージも評価の対象となることがわかる。

1）竹山昭子：話し方コミュニケーション，新版. p.116-133，白桃書房，1995.

「患者にとって」のものであり，医療職者自身の利益や評価に目的があるわけではない。患者を「わかろう」とする思いをもちながら，ありままの自分を表現することが，信頼関係をつくっていく基盤になる。相手によいと思われるような言葉だけを並べても，接近的コミュニケーションは成立しない。

聾者である写真家の齋藤は，「目線とか，身振り，身だしなみ……。それって，ぼくらにとっては『言葉』よりも大事な『ことば』なんだよね。(中略)そんなちょびっとしかわからない『言葉』の内容よりも，筆談の筆跡とか，握手やハグしたときの体温とか，一瞬の表情とか，歩き方とか，好きな食べ物を一緒に食べたりとか，一緒に時間を過ごすことで伝わってくるそういうものを『ことば』として受け止めると，『言葉』だけではわからない相手の何かが伝わってきて，不思議に撮りやすくなるんだよね。」と述べている[1]。

自分のコミュニケーションをふり返るには，まず非言語的メッセージから確認するのもよい。そのときの自分の外見・身だしなみ，表情，視線，相手との距離・身体の向き，テリトリー，姿勢・動作，ジェスチャーが患者にはどのように見えていたかを想像し，その結果を次の機会にいかしていこう。

動画から学ぶ　 ●32 ページ図 1-5 の動画の音声を消して，もう一度見てみよう。言語情報がなくても，患者と看護職者の間に接近的コミュニケーションが成立していることがわかるだろう。音声がなくても，看護職者のぬくもり，あるいは患者を尊重する姿勢，共感する態度が感じられる。それは看護職者がその場でつくりあげた姿ではなく，看護職者の患者に対する感情が整合性のあるメッセージとして，ゆがめられることなくあらわされているからである。

D　効果的なコミュニケーションの実際

1　傾聴の技術

1　「きく」という行為

傾聴とは，「耳を傾けてきくこと」「熱心にきくこと」とされる。「きく」という行為は，聴覚からの刺激を受けて情報をキャッチすることであるが，文字で表現すると**聞く** hear と**聴く** listen の 2 種類がある。2 つの違いは，活動性によるものと考えられる。

「聞く」とは，人の話や外界の音を聞く，音が聞こえることである。本人の注意や意識の有無は問わないので，いわば身体器官(聴覚系)を中心とした活動である。一方の「聴く」は，注意して聴く，身を入れて聴く，熱心に聴く，聴きとるといったように，いわば心的活動である。

1）齋藤陽道：異なり記念日．p.142-143，医学書院，2018.

コミュニケーションにおける「きく」は単に身体的活動ではなく，心的活動である「聴く」であることは間違いない。ここでは，円滑なコミュニケーション活動の基本前提である「聴く」ことについて考えていきたい。

2 聴くことの利点・意味・効果

聴くことによってもたらされる効果について，聴き手側と話し手側の両者からみてみよう。

(1) 聴き手にとっては，話し手の情報を得ることで，相手の意図・考え，あるいは感じていることについて知り，相手に対する理解を深めることができる。

(2) 話し手に対してもよい影響を及ぼす。聴き手が「あなたの話を聴いています，注目しています」というメッセージを発することによって，話し手は注目や同情あるいは尊敬を得ているという肯定感を感じ，安心することができる。

(3) 話し手・聴き手の両方にとっての利点として，話し手・聴き手の相互関係を築き，また相互関係の安定性を増幅する効果があげられる。

3 看護における傾聴

傾聴は看護行為の1つであり，「相手の感情や思考にそって，相手の話に耳を傾けること」と定義されている[1]。看護介入としての傾聴に期待される成果には，① 相手が気持ちや考えを表出する，② 相手が「気持ちや考えが整理できた」と言う，③ 相手の感じるつらさが軽減する，という3点がある。看護における傾聴は，ただ耳を傾けることにとどまらず，患者が感じているつらさを軽減できる介入であり，またその人自身の気持ちや考えが整理できるように自然と導いていけるようなかかわり方なのである。

4 共感的理解

● **ロジャーズのカウンセリング論**　アメリカの心理療法（サイコセラピー）の研究者であるロジャーズ Rogers, C. R. は，悩み苦しんでいる人々に心理療法を実践するセラピストが，対象者（クライエント client）の人格（パーソナリティー）に建設的な変化をもたらすための必要条件として，①対象者に対して無条件の肯定的な配慮を経験していることと，②共感的理解を経験して，その経験を対象者に伝達するように努めることをあげている[2]。

無条件の肯定的配慮とは，対象者の体験のすべての側面（ポジティブな，成熟した，苦しい，恐怖の，防衛的な，異常な感情の表現も含む）を，対象者の一部としてあたたかく受容することであり，また対象者に心を配る care for ことである。セラピストはこのとき，対象者自身やその言葉に対して，是認も否認もせず，対象者の述べることに判断を下さないこととされる。

1）日本看護科学学会看護学学術用語検討委員会編：看護行為用語分類．p.198, 日本看護協会出版会，2005.
2）Rogers, C. R. 著，伊東博編訳：ロージァズ全集，第8巻──パーソナリティ理論．p.177-120, 岩崎学術出版社，1967.

　共感的理解 empathic understanding（**感情移入的理解**）とは，対象者がその瞬間に経験している感情や主体的な意味 personal meaning をセラピストが感じることをいう。共感とは，まったく私的な個人的意味をもつ対象者の内的世界を，あたかも自分のもののように感知し，この「あたかも自分のもののような」という特質 "as if" quality を失わないことである。そのとき，対象者の内的世界をセラピスト自身のもののように感じてはいても，セラピスト自身の不確かさ，おそれ，怒り，疑いなどをそのなかに結びつけてはいけないと忠告している。また，対象者がその感情や主体的意味をどのように思っているかを，セラピストがそのまま内側から感じることができるとき，またその理解を対象者にうまく伝えることができるとき，共感的理解ができたことになると述べている。

　ロジャーズは，外側からの評価的な理解は共感的理解とは異なるといい，分析したり判定したりするという意図をまったくもたずに，対象者が感じ，思っているそのままを理解できたときにだけ，共感的過程のなかで対象者に変化がおきるとしている。

●**医療現場での応用**　医療の現場では，患者がストレスを克服し，心理的重圧をのりこえ，医療職者や家族，ときには患者どうしでうまく付き合うのを手だすけする必要がある。そのなかで，上記のロジャーズの理論，とくに無条件の肯定的配慮と共感的理解の考え方は，コミュニケーションの基盤として応用できるだろう。

　専門的な援助を提供するなかで，患者からの相談を受けたり，悩みを聴いたりなど，患者の感情に最も触れやすい立場にあるのが看護職者である。深い悩みやコントロールしにくい感情がある場合には，専門家による心理カウンセリングが必要な場合もあるが，日常的な患者との対話のなかで共感的理解を経験し，それを患者に伝えることは可能である。

　たとえば，はじめての検査に不安をいだいていた患者が検査後に「思ったよりも痛くなくてたすかりました」と言った場合を考えてみよう。このとき「想像していた検査はとても強い痛みを伴うものであったが，実際検査を受けてみたら痛みが少なくてたすかった」という患者にとっての事実を受けとめ，また検査前にいだいていた痛みへの恐怖について患者の内的な世界を受けとめ，そして現在の安堵している気持ちを感じとって一緒に喜ぶなど，患者の感情に触れる場面で自分の真摯な態度を示すことにより，信頼関係を深めることができる。

5　聴くための条件を整えること

　人の話を聴く技術を向上させるためには，まずそのための条件を整えることが必要である。それは，話したいことがらを自由に話せる安心できる環境と，相手から批判されることなく，話す内容を受け入れてもらえると確信できる人間関係などである。これらを整えることによって，共感的なあたたかい雰囲気のなかで，心理的な問題や苦悩について率直に話し合い，成長促進や問題解決の効果を得ることができるようになる。

◆ 相手の話に集中して聴く（受容的態度）

　聴くための条件を整えるには，まず相手が話している間に別のことを考えたり（やり残したほかの患者への処置を考えながらとりあえず耳を貸すような状況），相手の話をさえぎって自分の意見を言ったり，自分の興味のある話題にかえたりしないよう，自分自身をコントロールすることが必要である。時計を気にするそぶりや，「手短にお願いします」などといった発言は，相手に時間の圧力を加えることになり，相手を受け入れる態度ではない。

　さらに，会話の内容に関して倫理的・道徳的判断を下すことのないように注意する。話し手が語る体験や考えに倫理的・道徳的問題があったとしても，話し手自身がそれを自覚していることが多く，だからこそ自分自身の考えを整理するために話したいと思っているのかもしれない。このような場合は，意見を求められたときに個人的意見として述べるにとどめておきたい。

　また，話し手の感情を否認することも避けるべきである。「そんなふうに感じるなんておかしいですよ」などのあからさまな表現だけでなく，話し手が感じている不安について具体的な内容を聴く前に「だいじょうぶ，気にしすぎないで」などと，根拠のない保証をすることも感情を否定するかかわり方である。

　聴き手は，最後まで聴き通すことを最優先にし，受容的な態度で接することが最も重要である。

◆ 話すきっかけを与える

　とくに医療の場では，患者は遠慮したり気後れしたりして，話したいことがあってもなかなか切り出せないことが多い。こんなことを話したら笑われるんじゃないか，おこられるんじゃないか，いまさら恥ずかしくて聞けない，などと自分自身の考えや感情，疑問などを内にかかえたまま過ごしている相手がいることを意識する必要がある。

　たとえば，ナースステーションをのぞいたり，看護職者の顔をちらちらうかがったりというようなそぶりが見られたら，なにか話したそうだなと直感的に読みとり，「お話をうかがいましょうか」と患者が話すきっかけを看護職者側からつくることが重要である。「なにか用ですか」などといった表現では患者が気後れして「いえ，なんでもありません」などと遠慮してしまい，結果として看護職者側が患者を追い返すようなことにつながる場合もあり，言い方には注意が必要である。

◆ 非言語的メッセージを読みとく

　非言語的表現として発せられるメッセージは，個人やその場の状況により内容が異なるが，表現方法もその人の個性や発達段階，生活環境や生育歴など，背景によって大きく変化するものである。

　言語的メッセージにおいて，準言語的要素（声の大きさ，調子，速さ，イントネーション，方言など）はとても重要な意味をもつ。たとえば，「おこっ

ていません」（言語的メッセージ）と言っていても，それが強い口調・大声である場合には，明らかにおこっていることがわかる。同様に，言葉によって表現された内容を額面どおりに受け取るのではなく，表情やしぐさなど，相手が発する非言語的メッセージのすべてを同時に読みとくことが重要である。

非言語的メッセージの分類には，身体言語，音声行動，スキンシップ，空間がある[1]（●25ページ，表1-1）。とくに音声行動は言葉であらわされたメッセージよりも強烈で重要なことがある。

医療の場でよくみられるのは，手術前の患者が「だいじょうぶです，こわくありません」と言いながら目が泳いでいるような場面である。そわそわと落ち着かない，手がぶるぶるとふるえている，ふだんよりも血圧や脈拍数が上昇しているなどの反応を示す場合もある。言葉とは裏腹に，手や目の動き，さらにバイタルサインまでが不安・緊張状態にあるというメッセージを発しているのである。

このようなときに「だいじょうぶ」という言葉を額面どおり受け取ると，アセスメントを誤ることになる。声色（準言語），表情，視線，手の動きなどといった言葉以外のメッセージがないかを注意深く観察し，発しているメッセージを正しく受け取るようにする。

6 話の聴き方

話す内容に対して聴き手が反応することは，話し手にはもちろん，聴き手にとっても利点がある。

最大の効果は，話し手が「わかってもらえた。自分は理解されている」と感じることであり，話してよかったという肯定的感情を得られることである。聴き手が特別なコメントを返さずとも，単に自分の話に対してうなずきとともに「そうだったの」「なるほどね」などと短い言葉（いわゆる相づち）を加えてもらうだけで，話し手は励まされ，元気づけられることもある。

聴き手にとっての利点としては，「あなたの話を聴いています」と言葉に出さなくても，話し手に「聴いています」というメッセージが伝わることや，自分が理解したことについて確認できることがあげられる。

◆ 身体を使って聴く

相手の話を聴く際には，耳だけで聞くのではなく，あなたの話をきちんと聴いていますというメッセージを全身から発せられるような行動をとることが求められる（●表1-5）。さまざまな非言語的メッセージがあるなかで，いずれか1つでも不適切であった場合，話し手は「きちんと聴いてもらえていない」と感じてしまうおそれがある。自分自身では聴いているつもりになっていても，身体の一部が不適切なメッセージを発していると，話し手からは信頼されなくなってしまう。つねに聴く姿勢を意識して行動したい。

1）リッチモンド，V. P.・マクロスキー，J. C. 著，山下耕二編訳：前掲書，p.11-13.

○表1-5　「あなたの話を聴いています」のメッセージが伝わる非言語的手段

非言語的手段	適切	不適切
距離	50〜150 cm	近すぎる・遠すぎる
からだの向き	相手のほうを向いている	相手のほうを向かない
顔(視線)の高さ	相手と同じ高さ	相手を見下ろす
視線	適度に見る	じろじろ見る,のぞきこむ,しつこく視線を外さない
姿勢	やや前傾	ふんぞり返る,弛緩しきった,緊張した
表情	内容に適応した表情	無表情,不必要な笑い
うなずき	「ええ」「なるほど」などの相づち(簡単な言語反応)を同時に用いる	うなずかない,過度にうなずく
スキンシップ	会話内容やその場の状況により適度に	べたべたと触る
手の動き	必要に応じて動かす程度	衣服や物品などをいじる,顔や頭髪を触る,腕組みをする
準言語的要素(声の大きさ,高さ,流暢さ,沈黙・間など)	聞きとりやすい声量,おだやかなトーン,明確な発音,適切な間のとり方	大声,どなり声,かん高い(裏返った)声,たどたどしい言葉,長すぎる沈黙,圧迫を与える沈黙

◆ 繰り返し(オウム返し)を使う

　「突然に入院って言われて,本当にびっくりしました」という患者の発言に対して「びっくりしたのですね」と反応するように,相手の発言の一部をそのまま再現する方法を**繰り返し(オウム返し)**という。繰り返された言葉を聞くことで,発言者が自分の言葉を反芻し,あらためて自分の感情を確認するなどの効果がある。しかしこれを単純に繰り返すだけでは単調になり,話し手は馬鹿にされたような気分になることさえあるので,不自然にならないようにさまざまな反応のなかに取り入れるようにする。

◆ 言いかえ

　「Aさんにはああ言われ,Bさんにはこう言われ,私はいったいどうすればいいんですか」と話す相手に対して,前述の繰り返しを使おうとすると「どうすればいいんだと思っているのですね」という表現になる。しかし,これではあまりにも失礼な内容となり,不適切である。この場合には,「2つの違う意見にとまどっていらっしゃるのですね」などのように言いかえてみる。それによって相手は,とまどいの原因となっているいまの状況について整理ができ,話しやすくなる。また,そうすることで「そうなんです。Aさんは○○と言うし,Bさんは△△と言うし。でも困るのは,両方とも意見だけ言っておきながら,あとはまかせると言って決断を私に託していることなん

です」などのように，困っている状況を具体的に表出するきっかけとなる。

◆ 要約する

　要約とは，前述の会話を例にとれば「つまり，AさんBさんが違う意見を言うなか，あなただけで決めなければならない状況にどう対処すべきか迷っていらっしゃるのですね」などと，これまで語られたこと全体について，端的に表現する方法である。これまでの話の流れを整理したり，その人が感じていることから，問題となっていることについて焦点化させたりして，話の中心を再確認するのに役だつ。

7 意味が理解できない(うまくメッセージを受け取れない)ときの対応

　話し手の話す内容の意味がわからない場合や，中心となる意味が取り出せない場合には，同じ内容を繰り返してもらったり，積極的に聞くために効果的な質問を投げかけたりするようにする。ただ受動的に聞くことだけでなく，能動的に話し手にはたらきかけ，聴き手自身が聴きやすい状況をつくっていくことも重要である。

2 情報収集の技術

1 必要な情報を得るための技術

　医療の場面における情報収集は，適切で効果的な治療・看護援助の内容を決定していくプロセスの最初の段階において，対象者の健康状態を把握する際に用いられる技術である。

　ここでは，健康歴の聴取や患者指導などの場面でよく用いられる「聞くこと(質問)」に重点をおいたコミュニケーションについて，適切な質問を行うための基本的技術について述べる。

　質問は，自分がわからないことを明らかにしようとするときに行われる。知りたい情報の的をしぼって収集したほうがよい場合もあるが，あまりにしぼりすぎてしまってその周辺にある重要事項に関心が向かず，その人の考えや生じている事実などの理解ができないこともある。自分(情報の受け手)は相手のことを十分理解できていない，という前提のもとに情報収集を行うことが重要である。

2 オープンクエスチョンとクローズドクエスチョン

　「足に痛みはありませんか」や「朝食になにを食べましたか」のように，「はい」「いいえ」や限定された内容で答えられる質問を**クローズドクエスチョン** closed question(**閉じた質問，限定質問**)という。それに対して，「不具合と感じていらっしゃることを教えてください」のように，答えの幅が相手にゆだねられている質問を**オープン(エンド)クエスチョン** open (-end)

○表1-6　オープンクエスチョンとクローズドクエスチョン

	オープンクエスチョン	クローズドクエスチョン
具体例	• ご気分はいかがですか • 問題と感じることはどんなことですか • そのことについてご家族とはどのように話されているのですか	• 気分はわるくありませんか • ○○が問題なのですね • そのことについてご家族と話されましたか
長所	• 豊富で重要な情報が得られる • 予測していない答え（相手の考えや感情など）も返ってくる可能性がある • 正直な言葉や感情を引き出すことができる • 対話ができる • 心から関心をもってくれていると理解されることが多い	• オープンクエスチョンで答えてもらった内容の確認ができる • 緊急時には時間が節約できる • 痛み，呼吸困難，混乱などがある場合にも端的に情報が得られる • 特定の情報に集中して聞くのに役だつ（チェックリストを用いる場合など）
短所	• 質問の要点を避けた返答になってしまうことが多い • 緊急の状況，混乱，痛み，呼吸困難などがある場合には望ましくない • 話が横道にそれることがある	• 脅威を与える可能性が高い • 得られる情報が限られる • その人にとってなにが問題の核心なのかが語られない • 対話を発展させることができない

question（**開かれた質問，拡大質問**）という。

　まだよくわかっていないことについてより多くの情報を得ようとするとき，より相手のことを理解したい，関係性を築いていきたい，また本当のことを知りたいと思うときは，意識的にオープンクエスチョンを用いるとよい。時間的・心理的にゆとりがあるときには，これを多用して患者にじっくりと付き合い，かかわることが重要である。しかし，患者が痛みや呼吸困難を感じていたり，混乱を生じていたりするような緊急の場合にオープンクエスチョンは不適切であり，クローズドクエスチョンを用いることですばやく的確な情報収集を行う必要がある。どちらかの質問方法が絶対的によいというのではなく，両方の長所・短所をふまえ，状況に応じて使い分けるようにする（○表1-6）。

　また，質問者が情報を得るという目的だけでなく，患者自身に質問内容に関連する内容について考えさせるためにオープンクエスチョンが用いられることもある。患者が疾患や治療法についてどのように理解しているのかを質問することで，患者自身が考え，理解し，自己決定することを目的としたコミュニケーションをとることができる。

3　説明の技術

　患者が医療機関を受診する際には，受診手続きに始まり，受診の流れや診察準備，検査や治療など，説明を受けなければわからないことが非常に多い。そのため，医療現場では医療職者が患者に対して説明する機会も多い。患者

がスムーズに，しかも安心して医療を受けられるかどうかは，医療職者側が
いかにわかりやすく説明できるかにかかっている。

1　誰もが理解できる平易な言葉を用いること

　医療の場では，ふだん使わない言葉や意味のわからない単語，横文字（カ
タカナ語）に多く接する。難解な専門用語を羅列して話す医療職者に対して，
患者はどのような印象をもつだろうか。「自分にはわからないようなむずか
しいことを知っている頭のいい人」と思ってくれる患者は少なく，多くは
「自分たちにわかるように説明してくれない」と不満に思うのではないだろ
うか。

　佐伯は，一般的な患者が「季肋部の痛みの性状は？」と医療職者からたず
ねられた場合，「キロクブノイタミノセイジョウワ」と耳慣れない言葉であ
るため漢字に変換されず，患者の頭の中で漢字に組みたてられたとしても
「記録部？（カルテの部屋？）の痛みの正常（ふつうの痛さ？）」などと受け取
られることもありうると述べている[1]。また，話の内容がわからなくても聞
き返すと相手に迷惑をかけてしまうと思っている患者は多く，伝わらないま
まとなってしまうことも少なくない❶。専門用語などの一般の人が聞き慣れ
ない言葉は，平易な言葉におきかえることで伝わりやすくなる。

2　相手の特性に応じた表現の工夫

　聞いた話の内容をどれだけ理解できるかは，その人が身につけている語彙
や経験によって異なる。相手がどのような人であるのかに関係なく，まった
く同じ言葉・口調で説明を行うことは，機械的・マニュアル的な説明という
印象を与えることとなる。そうなると，たとえ説明に多くの時間を費やした
としても，相手は近づきにくいと感じてしまうだろう。発達段階や語彙力，
情報収集能力などといった対象者の特徴をふまえたうえで，それに応じた，
わかりやすい説明ができれば，この人は自分のことを理解してくれていると
いう安心感を与えることができ，コミュニケーションをとろうとする熱意を
感じてくれるだろう。

3　身近な例へのおきかえ・抽象的な概念の図式化

　検査・治療・病態といった患者にとってたいへん理解しづらい内容は，身
近な例におきかえたり視覚的に示したりすることによってわかりやすくなる
場合が多い。たとえば肺疾患の患者に対して病状の説明をする際，外観から
ではわからない肺の構造を，風船にたとえると理解しやすくなる。また血液
の循環なども図や模型を使って説明をするとわかりやすい。このように相手
の立場にたって説明することは，相手にこちらの気づかいを伝えることにも
なる❷。

NOTE

**❶専門用語や医療職者どう
　しの呼称に対する違和感**
　著者らが行った調査でも，
「専門用語で説明されてわ
からなかった」，「医師を
ドクターとよぶのは変に感
じた」など，一般の人には
専門用語や医療職者どうし
の呼称に対する違和感もあ
ることが示された。

NOTE

❷患者の評価のポイント
　著者らが行った調査では，
看護学生が行う説明に対し，
「ていねいに説明してくれ
た」「これからなにがおき
るのかきちんと話してくれ
てよかった」「その後がど
うなのか言ってくれなかっ
た」などが評価ポイントに
なることが示された[2]。

　1）佐伯晴子：あなたの患者になりたい──患者の視点で語る医療コミュニケーション．医学書院，2003.
　2）今井宏美ほか：看護学生のコミュニケーション能力育成を目的とした教育プログラムの実践．千葉県保健医療大学紀要 1
　　（1）：75-80，2012.

4　アサーティブネス

　人の話を聴くことは人間関係を築くうえでの基本であるが，聴くだけでなく，言うべきことを言うのも大切である。ただし，言い方や表現の仕方に問題があると相手との関係性を築くことができないため，自己表現の技術を身につける必要がある。

　コミュニケーションにおける自己主張とは，単に自分の説を強く言いはることではなく，自分の権利も相手の権利も尊重しつつ，思考，感情，信念，ときには怒りや不安，恐怖をもすなおに隠さず表出することである[1]。また，自分の権利とは，自分の行動を選択する権利，自分の意見や信念を表明する権利，欲求や要求をもつ権利，周囲から大切に扱われる権利である。これらは自分と同じように他者ももっている権利であり，他者の権利も尊重し，侵害しないものである。このように，自分と相手の双方を尊重した自己主張を**アサーティブネス** assertiveness という。

1　アサーティブ行動

　他者に対した際に自己や他者の欲求・感情を侵害することなく自己表現することを**アサーティブ行動**という。アルベルティ Alberti, R. E. とエモンズ Emmons, M. L. は，「アサーティブな自己表現は，率直で，確固として，肯定的な——しかも必要に応じて粘り強い——行動で，人間関係において平等を促す意図をもっている。アサーティブになることによって，みずからの最善の利益のために行動し，過度の不安を感じずに自分を擁護し，他者の権利を否定することなくみずからの権利を行使し，さらに，自分の感情を正直に気楽に表現することができるようになる」と述べている[2]。

　アサーティブ行動は，攻撃的行動とはまったく異なる。直接的にすなおな感情を表現する点では同じだが，攻撃的行動は相手を尊重せず，その権利を侵害する。一方，アサーティブ行動は自分と他者の権利を同時にまもる，いわば「私も OK，あなたも OK」という関係を貫き通すことである。

●**アサーティブ行動以外の反応**　他者に対する反応として，アサーティブ行動以外にも 3 つの反応がある❶。

（1）受け身：まったく自分の思考や感情を表出せず，自分の権利が侵害されてもじっと耐える。

（2）攻撃的行動：頭に血がのぼったまま怒りの感情を全面的に押し出して相手を非難する。

（3）間接的攻撃：直接に言葉では思考や感情を表出しないが，いやな顔をする，いやであることを意味する動作をするなどの非言語的メッセージを送り，相手に自分の気持ちをわかってもらおうとする。その場ではもめ

━NOTE

❶アルベルティとエモンズは他者に対する反応を「受け身」「攻撃的」「アサーティブ」の 3 つに分類しているが，ここでは相川のいう「間接的攻撃」を加えて 4 つの反応として解説する。

1）相川充：人づきあいの技術——社会的スキルの心理学，新版．p.46-49，サイエンス社，2009.
2）アルベルティ，R. E.・エモンズ，M. L. 著，菅沼憲治・ミラー-ハーシャル訳：自己主張トレーニング——人に操られずに人を操らず．p.10，東京図書，1994.

ごとがおきないが，相手が非言語的メッセージの意味を理解していない
こともあり，さらに，自分のメッセージは受けとめられていると信じ込
んで行動してしまいやすい。結果として効果的なコミュニケーションが
生まれることはない。

● **他者に対する反応の具体例**　アサーティブ行動とそれ以外反応について
具体的な例を見てみよう。レストランで友人と食事中，料理を少し食べたと
ころで短い髪の毛が入っているのに気づいた場合，それぞれの反応は次のよ
うにあらわれる。

(1)アサーティブ行動：おだやかな口調で店員を呼び，皿の中の髪の毛を指
　さしながら，「髪の毛が入っていて食べられないので，交換するか別のメ
　ニューにしてもらえますか」と状況を説明し，交換を依頼する。店員は
　「申しわけございません。ただちに新しいものをご用意します。少しお時
　間をいただけますでしょうか」とていねいにあやまり，しばらくして新し
　い料理が届けられる。友人との会話も継続し，互いに楽しい気分である。

(2)受け身：なにも言わずに髪の毛だけよけて食べるか，そこで食べるのを
　やめてしまう。店の人にはなにも言わず，がまんしている。気分がすぐ
　れず，友人との会話もはずまない。

(3)攻撃的行動：かん高い口調で店員を呼びつけ，「これはなに！ この店で
　は，こんなものを食べさせるの！」とどなる。あやまる店員にも「すみ
　ませんですんだら警察なんかいらないわよ！」とさらに声高にどなり散
　らす。店員は屈辱を味わい，友人との関係もギクシャクする。

(4)間接的攻撃：まずは店内の様子を見ていた店員をじっとにらみつける。
　店員も視線を感じ違和感をおぼえるが，声をかけられたわけでもないの
　で，こちらをちらちらうかがっている。しばらくして「こんな店は出よ
　う」といってさっさと出てしまう。友人はまだ食べている途中でひどく
　残念がっており，互いにしこりを残した状態となる。

2　アサーティブネスの認識とそれを妨げる思考

　まず，権利があるのに言うべきことを言わない傾向はないか，他人を自分
の言いなりにしている傾向はないかなど，自分自身のアサーティブ行動につ
いて確認してみよう。アルベルティとエモンズは，アサーティブネスは状況
に応じて変化し，つねに受け身だったり攻撃的だったりするわけではないた
め，自分自身の特徴的な行動様式や強み・弱みを知り，弱点が発見されたな
らばそれをかえるところから始めるようすすめている[1]。まずは，自分が苦
手とする状況や，特定の人やおそれなど，なにが行動の障害になっているの
かを知ることが大切である。

　また，相川は，アサーティブな行動や思考を妨げる思考パターン（非合理
的信念）を自覚する必要があると述べている。非合理的信念とは下記のよう
に，理論的に考えれば根拠のない思い込みや推論の誤りに基づいた思考パ

1）アルベルティ,R. E.・エモンズ,M. L.著，菅沼憲治・ミラー-ハーシャル訳：前掲書，p.82.

ターンをさす[1]。

（1）普遍的是認：誰からも好かれて受け入れられなければならない。

（2）完全主義：やるからには失敗せずに完璧にやらなくてはならない。

（3）自己否定：自分にはなんの価値もない。

　いずれも，「ねばならない」「すべき」「違いない」という極端でかたよった考えであり，アサーティブ行動をとろうとする場合にも「完璧に主張しなければならない（完全主義）」「こんなことを言ったら人は私に腹をたてる（普遍的是認）」「自分は人に対して主張するほどの人間ではない（自己否定）」などという思考を生み，アサーティブ行動を抑制する。このような思考パターンが自分自身のなかにあることを自覚したうえで，徐々に思考や行動を変化させていくことが求められる。

■3 アサーティブ行動を獲得するためのポイント

　まずは，アサーティブネスの意義・目的を理解し，思考や行動の判断基準を合理的で柔軟なものに書きかえることが必要である。次に，アサーティブネスを発揮する具体的な目標を定める。

● **アサーティブ行動の実践のステップ**　アサーティブ行動の実践にあたっては次のようなステップをふむとよい。

　□1 **対処の自己会話を行う**　否定な思考が浮かんだときには自分自身に「やめ！」と呼びかけて否定的な自己会話を中断し，「落ち着け，だいじょうぶ」「相手の目を見てゆっくり話せ」などといった**対処の自己会話** coping self-talk を意識的に行う。肯定的な自己会話をして，意識的に自分自身に話しかけることが重要である。

　□2 **接近的行動を心がける**　「C. 関係構築のためのコミュニケーションの基本」（●29ページ）で述べたように，接近的行動を心がけ，相手に好ましい印象を与えれば，両者の関係が良好になる。

　□3 **私メッセージを使いみずから率先して行動する**　相手が行動をおこすのを待つのではなく，みずから進んで仕事を引き受ける，自分から提案する，自分からはたらきかけるなど，自分から行動をおこすようにする。このときに心がけたいのは，**あなたメッセージ（You メッセージ**：あなたは○○しなさい，あなたはどうしてできないの，など）ではなく，**私メッセージ（I メッセージ**：私はあなたに○○してほしい，私は□□だと思う）を使うことである。「私」を主語におき，話し手の思考や感情を言いあらわすと，あなたメッセージのような批判的な意味合いが薄くなる。

　□4 **行動をかえるように依頼する**　依頼の際には，次の点に気をつける。

　①**私メッセージを用いた感情・説明・依頼のかたちで伝える**　先述の私メッセージを使おうとすると，自然と「感情＋説明＋依頼」のかたちになる。食事の例（●52ページ）においても，説明（髪の毛が入っている現状を視覚で確認してもらいながら）＋依頼（新しいものにかえてもらえないか）の2つの

1）相川充：人づきあいの技術——社会的スキルの心理学. p.54-57, サイエンス社, 2000.

要素が入っている(この場合では感情について述べる必要はない)。また，依頼については，できる限り具体的に伝えるようにする。これは，具体的な行動やものを依頼したほうが，相手は行動をかえやすいためである。

　②**肯定的に表現する**　「うるさい！　迷惑だ！」という否定的な表現も，「少しの間おしゃべりを控えていただけませんか」と言いかえれば，肯定(＋依頼)の表現になる。努力が必要なことだが，けっして否定的な表現を使わないということを徹底すれば，自然と身につくだろう。

　③**タイミングに注意する**　タイミングがわるいと，相手は怒りや脅威を感じる。その場で言うべきか，時機をみて話すのかの判断は，周囲の状況や内容によっても異なる。思ったこと・感じたことをすぐに伝えることが最良の選択ではないことを念頭におくようにする。

E　コミュニケーション障害への対応

1　コミュニケーションに障害がある人の特徴

　医療に携わるなかで，コミュニケーションになんらかの障害をもった人に対応する機会は多い。コミュニケーションにおける障害には，① 聴覚器になんらかの問題をもっていたり，② 脳血管疾患・脳腫瘍・頭部外傷などの頭蓋内病変や認知症をわずらっていたり，または ③ 構音障害・失声症・音韻障害・吃音症などのためうまく自分の意思を表現できない，などがある。③ の障害は心理的要因が大きいとされ，おもに小児期・思春期・青年期でみられるのが特徴である。医療や介護の場において日常的に接することが多いのは，① と ② である。

　聴力を失った人やわずかに聴力は残っているが重い聴力障害を負っている人，失語症などの言語障害のある人のように，思うようにコミュニケーションがとれない人とは，どのように接していけばよいのだろうか。このような人々は，自分の意思が表現できない，あるいは他者の意図が理解できないという厳しい状況にさらされており，困惑，いらだち，欲求不満といったような感情をもちやすく，社会とのかかわりを拒絶しかねない。社会とかかわりたくないという反応を引きおこさないためには，看護職者自身がかかわる意思をもち，つねに対象者への関心を寄せつづけることが基本である。

2　言語的コミュニケーションに必要な身体機能

　ここでは，送り手が認識した意図や感情を音声言語化して表出するプロセスと，受け手が音声を受け取り大脳においてその意味を解読するプロセスを中心にみていく(●表1-7)。あわせて，言語的コミュニケーションの過程で必要とされる身体機能とその障害の例も述べる。

◖**表1-7　言語的コミュニケーションの過程と必要とされる身体機能および障害**

	コミュニケーションの過程	各プロセスにおける主要な身体機能	各プロセスにおける障害の例
送り手のプロセス	大脳においてメッセージ(情報・意味・感情)を言語化する	大脳機能	失語症(脳血管障害,脳挫傷など),認知症など
	言語化したメッセージを話し言葉として表現する(電気信号によって声帯・舌・唇・口輪筋などに命令を発し,それぞれがこれに従って運動し,音声として表出する)	構音に関する諸器官(下顎,口唇,舌,軟口蓋)の機能 構音にかかわる脳神経(三叉神経,顔面神経,舌咽神経,舌下神経)の機能	構音障害 脳血管疾患・脳挫傷など,末梢性顔面神経麻痺(ベル麻痺など),その他の器質・機能の異常
受け手のプロセス	発せられた音声が音波として空気中を伝播し,聞き手と話し手自身の耳に伝達される。耳に到達した音波が内耳で電気信号に変換され,感覚神経を経由して大脳に伝達される	伝音・感音・神経伝達に関する諸器官(外耳・中耳・内耳),電気信号を伝達する神経系(前庭神経,蝸牛神経)の機能	外耳道炎・耳垢塞栓,中耳炎(滲出性・真珠腫など重症の場合),内耳の障害(老人性難聴,突発性難聴など),前庭神経麻痺,聴神経腫瘍など
	大脳で音声情報を解読し,聴き手は受け取った意味を理解し,話し手は自身の発した意味を確認する	大脳機能	失語症(脳血管障害,脳挫傷など),認知症など

1 大脳機能

　自身のメッセージを言語化する段階には大脳の機能がかかわる。言語化にかかわる大脳機能の障害には**認知症**と**失語症**があり,区別が必要である。

　認知症や軽度意識障害では見当識障害を伴うことが多く,自分が病院にいること,対面しているのが医療職者であること,診察を受けていることなど,自身がおかれている状況を認識できない場合も多い。一方,失語症では状況の認識が可能であるが,話す・聞く・読む・書くといった言語的側面の一部もしくはすべてに障害が生じている状況である。はさみやペンなどの道具の名前は言えなくとも,それらを使いこなせるという特徴がある。

　大脳機能の障害を原因とするコミュニケーション障害のある人に対応する際には,言葉の発しやすさという表面的な状況だけでなく,受け取った言葉の理解度や状況の認知の度合を判断しなければならない。

2 構音に関する諸器官

　構音に関連する筋や神経が損傷すると,言葉が不明瞭になる,声の大きさ・高さ・持続時間に異常が生じて言葉が単調に聞こえる,話す速度が急に変化してリズムが乱れるなどの異常(**構音障害**)が生じ,発話の内容が聞きとりにくくなる。

　構音障害と失語症は音声言語を発することに障害をもつという点では同じだが，障害されている機能が異なる。構音障害では基本的に言語に関する知識・認識に問題はないため，とくに書く機能においてその違いが明らかになる。失語症では，話す・聞く・読む・書くといった4つの言語的側面のすべてに障害が生じうるのに対し，構音障害では言葉を発するための器官（とくに脳神経支配の運動機能）にのみ問題があるため，障害は話す機能に限局される。このため，失語症と構音障害では異なった対応が必要となる。

3　伝音・感音・神経伝達に関する諸器官

　音声を伝達し，感じ，またそれを電気信号に変換して脳に伝える器官も，言語的コミュニケーションに不可欠である。耳（外耳・中耳・内耳）および聴覚を伝える神経が障害された状態（**聴覚障害**）では音声をとらえる能力が低下し，相手が発するメッセージそのものを受け取ることができない。

　原因としては，外耳・中耳・内耳の疾病のほか，加齢に伴う老人性難聴，精神的ストレスと関連があるとされる突発性難聴などがある。なかでも老人性難聴は内耳（とくに蝸牛）の加齢変性による感音性難聴であるため，治療法がなく，会話に困難をきたしている人が多い。

3　コミュニケーション障害がある人への対応

　言語的コミュニケーションの障害には，先述した器官や機能がかかわっている。そのため，どの器官が障害を受け，どのような機能に障害がおきているのかを把握したうえで対応することが重要である。

　コミュニケーションに障害がある人への対応では，まず誠実であることが求められる。誠実さを表現するためには，本章でこれまで述べてきたように，看護職者側から接近していく必要がある。その際には，次に示すような態度・対応はしてはいけない。

● **言葉を全部言い直す**　言葉に詰まっていても時間をかければ言えそうな人に「あなたが言おうとしていることは○○ですね」など，全部を先取りして言ってしまってはいけない。相手には表現手段がないため，意味がズレていると感じていても肯定せざるをえない状況になってしまうからである。ただし，相手が話し終えたあと，その内容を確認・要約するのは問題ない。また，時間をかけても言葉が出ない人に対しては，上記のように投げかけて「はい・いいえ」で答えてもらうことは有効である。先まわりしすぎないことが大切である。

● **子ども扱いする**　なにをすべきか・なにを考えるべきかを指示するなど，子どもに対する場合と同じような対応をとることは論外である。

● **避ける**　コミュニケーションを十分にとることができない人を1人にしておかない。混乱をまねいてしまうだけである。

● **大きな声で話す**　大きい声で話せば話すほど人は理解しやすくなるという思い込みがあり，言いかえをするよりも大きな声で話そうとする傾向がみ

られるが，これは誤りである。

●「あなたの言うことは誰も理解できない」というメッセージを伝える
本人を前にして，誰かほかの人に「この人の言っていることが理解できます
か」などと問うことは，「あなたの言うことは誰も理解できない」という
メッセージを伝えることになるため，このような発言をしてはいけない。

● おこる　ため息をついて「もういいです！」「(相手の意図を理解できな
いまま)わかりました！」などと言い，理解できないことに関する怒りを直
接本人に伝えてしまうと，相手が萎縮するばかりか，おそれを感じて二度と
近づいてくれなくなってしまうだろう。

● 根拠のない保証をする　「だいじょうぶですから心配しないでください」
といったように，相手の心配な気持ちを受け入れようとせず，根拠がない安
易な保証をすることでその場をつくろおうとしても，相手が満足することは
ない。さらに，結果として心配していたことが現実のものになった場合には，
うそをつかれた・裏切られたという気持ちになり，信頼関係がくずれる。

1 失語症のある人への対応

　失語症の多くは脳血管疾患によるものといわれる。失語症の人は突然の発
症により突然に言葉を失い，自分の状況を受け入れるために時間を要する。
孤独感・絶望感にさいなまれることも多いため，あたたかい態度で真摯に向
き合うことが大切である。

　以下に，失語症のある人に対応する際の注意点を示す。

● 医療職者の意図を正しく理解してもらうための注意点　以下に注意する。

• 短くわかりやすい言葉を用い，ゆっくりと，明瞭に発音する。

• 一度でわからない場合には，繰り返し説明するか，言葉をかえて再度説明
する。

• 急に話題をかえない。

• 話し言葉ではわかりにくい場合には，文字を利用する(文字盤や書字によ
るコミュニケーションをはかる)。

• 言葉の説明だけではわかりにくい場合には，非言語的手段を用いる(ジェ
スチャーや絵，写真，実物などを示す)。

• 重要な内容のときには，伝えた内容が正しく理解できたか確認する。

● 相手の話を引き出し，こちらの理解を容易にするための注意点　以下
に注意する。

• 時間をかければ相手が言えそうなときは，話そうとしていることを先まわ
りして言わない。時間をかけても言えそうにないときは「～ということで
すか？」とクローズドクエスチョン(●48ページ)を用いるなどの工夫をす
る。

• 間違えた言葉を使っていても，状況から推測できるならばあえて訂正しな
い。

• 状況から察しても相手の意図がわからない場合は，文字や絵で示してもら
う(あるいは医療職者が書き，それが合っているかを確認してもらう)。

2 構音障害のある人への対応

　構音障害のある人に対しては，相手の発語を引き出し，こちらの理解を容易にするため，次の点に注意する。
- 安定した姿勢をとってもらい，構音に関する諸器官（顔面・頸部・口唇・舌）の筋緊張をとき，十分なはたらきが可能となるように準備状態を整える。
- 短い言葉を使って，ゆっくりと言ってもらう。そのためにも，こちら側の心構えとして，ゆっくりと時間をかけて対応し，あわただしい態度をとらないように気をつける。
- 書字を活用する（文字に書き記してもらう）。クローズドクエスチョンを活用し，相手が簡単に答えられるように工夫する。

3 伝音・感音・神経伝達に障害のある人への対応

　ここでは例として，医療機関や福祉施設で接する機会が多い老人性難聴の人との会話について考えてみよう。

　まずは周囲の環境に気を配り，できるだけ静かな場所を選択する。そして，その人の顔を見ながら，ゆっくりはっきりと話すのが基本である。これは，話し手が言葉を発するときの口の形を見てなんと言っているのかを推測し，言葉の理解に役だてている人が多いためである。

● **補聴器を装着している人への対応**　補聴器については，装着すれば健康な人と同じように聞こえるわけではないということを理解しておく。補聴器を使用していると，必要な音以外の雑音もよく拾ってしまい，全体的な騒々しさだけが増幅されることもある。静かな環境で会話するようにし，調子が高く鋭い声などは雑音にしか聞こえないため，話し手はゆっくりとした低い調子で話すなどの配慮をする。

4 認知症のある人への対応

　認知症によるコミュニケーション障害では，相手の話を聞いてその内容を理解する能力の低下，会話量の減少，固有名詞が出てきにくいこと，文法の誤りなどが特徴的である。

　見当識に障害がおきている，あるいは失いかけている認知症の人に対応することは，援助を提供する看護職者にとっても根気のいることである。生活するうえでのさまざまなルールや約束ごとも記憶にとどまらず，説明を繰り返しても社会的に受け入れがたい行動をするなど，看護職者にとってはフラストレーションを感じる場面も少なくない。しかし，他人からの注意を受けないと対象者自身の安全が保たれないことも多く，生活を営んでいくうえでそのつど根気よく対応していくことが不可欠である。

● **認知症の人に対応する際の注意点**　認知症の人とコミュニケーションをとる際には，以下に注意する必要がある。
- 基本的な姿勢として，笑顔で接するように心がける。不安や怒りの感情は

そのまま対象者の感情に反映されてしまうため，つねに笑顔で，やさしいまな差しを送りつづける。
- 文法や語彙の誤りやあいまいさがあっても，指摘したり否定したりしない。大切なことは確認しなければならないが，話の流れのなかで内容が推測できる場合には，いちいち指摘しない。
- 話しかける際には，手短にわかりやすい表現を用いる。
- 一度にたくさんの話題にふれるのではなく，1つの内容にしぼる。
- 具体的な内容を話題にする。

　認知症の人に話しかけるときは，「わかりやすく」が基本原則である。いくつものことを長々と抽象的に言うことは，認知症の人を最も混乱させる方法である。看護職者側が説明する場面では，わかりやすい言葉を用いて，しかも手短に，1つずつゆっくりと反応を確かめながら話しかける。

5 意識障害のある人への対応

　意識障害がある場合や，あるいは集中治療室などで鎮静薬を投与されている場合など，話すこと・書くことだけでなく，ほとんどの意思表出手段が使用できない状況にあっても，本人が周囲の状況を認知できている可能性がある。周囲のはたらきかけに対してうまく反応できないだけで，聴覚・視覚機能はそこなわれておらず，すべての状況を認知しているかもしれない。したがって，声かけなどにまったく反応しない状況にあっても，人として尊重して対応しなければならない。

　最も重要なことは，反応がなくても話しかけつづけることである。簡単な処置であっても，患者に近づいたときには必ず声をかけ，いまなにをしているのかを機械的に説明するだけでなく，親しみを込めた声をかけることで患者を安心させることができる。患者が放置されているという感情をいだかないように看護職者が積極的に声をかけることが，孤独感から救い出すなによりの手だてとなる。

　また，意思表出ができないように見える患者でも，よく観察すると，瞬目（目を閉じたり開いたりする）や離握手（手を握ったり開いたりする），指出し（指1本，指2本などを出す）などによって「はい／いいえ」を意思表示することが可能な場合もある。その人が可能なコミュニケーション手段を見いだし，確立できるように工夫しつづけることも重要である。

F　オンラインコミュニケーション

1　オンラインコミュニケーションの機会の増加

　近年，ICT の発展に伴い，看護の領域でもリモート面会といったオンラインコミュニケーション（ボイスコミュニケーションやビデオコミュニケー

ション)を実施する機会が増えている。ただし，リモート面会などは，単純に実施すればよいというものではなく，コミュニケーションと面会の本質をふまえ，的確なタイミングかつ適切に実施する必要がある。それにより，患者の ADL の維持・改善や患者・家族の QOL の向上，理解・安心感を得られる。

　オンラインコミュニケーションでは，いままである程度自然に行われていた「人と人」の対面でのコミュニケーションを，さまざまなツールを活用して非対面で行うことになる。そのため，看護におけるオンラインコミュニケーションを効果的なものにするには，さまざまなツールの特徴を理解したうえで，オンラインコミュニケーションをその人の成長・自己実現をたすけるケアとして位置づけ，意識的に提供する必要がある。

2 オンラインコミュニケーションのポイント

　オンラインコミュニケーションの具体的なポイントとして，ここでは，リモート面会をする場面を想定して，説明する。

　2019(令和元)年以降，新型コロナウイルス感染症(COVID-19)の感染拡大によって，入院・療養となった患者と家族などとの面会を制限することが多くなった。

　面会制限は，家族と患者との間，さらには，それを取りまく医療職者とのつながりを遮断し，その関係性を希薄にした。その結果，患者や家族の意向確認・意思決定への支援が十分に行えないだけでなく，入院・療養中の患者の病状や変化を家族がイメージできないという弊害が生じたことから，タブレット PC などの ICT 機器を活用したリモート面会が実施されるようになっている。

1 事前に確認しておくべきポイント

　①**ICT 環境**　リモート面会を効果的に実践するためには，まずは，医療機関・療養施設および，家族側の端末(パソコン・タブレット・スマートフォン)，通信回線の速度や安定性，回線へのアクセシビリティといった ICT 環境における問題点を把握して改善する必要がある。それとともに，使用するアプリケーションの動作確認を両者が事前に行っておくことで，スムーズな導入が可能となる。

　②**物理的な環境**　リモート面会を実施する「場所」も重要である。静かな場所を選択し，窓やドアを閉めて，電車や車の音，周囲の話し声など外部の音がなるべく入らないようにする。バーチャル背景❶の使用は避け，家族が現状を理解し，安心感をいだいてもらえるよう，整備された療養環境が画面から伝わるとよい。

　③**カメラの写りぐあい**　カメラの写りぐあいは大事な要素となる。目線がカメラに向くように身体の向き・姿勢を整え，カメラの位置や高さ，角度を後述のように調整し，スタンドなどで固定しておく。室内の明るさを含めて，

──NOTE
❶バーチャル背景
　ビデオ会議の際に，人物の背景に表示できる画像または，その機能のこと。アプリケーションの種類によっては利用でき，プライバシーをまもるうえでのメリットもあるが，リモート面会には適さない。

事前に「画面上の見え方」を確認できるとよい。

　さらに，このような ICT を利用した場合であっても，患者-家族，医療職者-患者-家族の関係構築を促進するために必要となる行動は，C 節「関係構築のためのコミュニケーションの基本」(●29 ページ)と同様であるので参照されたい。

2 実施時のポイント

　リモート面会で伝えることができない情報は「におい」だけである。しかし，ほかの情報も対面での印象とは異なり，表情や雰囲気といった非言語的メッセージおよび準言語的メッセージが伝わりにくい点がある。

● **視覚的・聴覚的なポイント**　上述のような特徴があるため，リモート面会を実施する際には以下のような点に留意し，工夫したい。

　①**カメラの位置**　カメラの画角を上から見下ろすような角度にせず，顔が正面を向く，または，やや目線が上向きになるようにする。カメラはスタンドなどで固定する。

　②**あいづちや手ぶり**　面会相手はカメラに映っている範囲しか見えないため，あいづちや手ぶりなどもやや大きめに表現するとよい。

　③**話す速さ・声の大きさ**　受け答えはいつもよりもゆっくりと話し，会話中に発生するタイムラグを意識しつつハキハキと話す。そのうえで「私の声は明瞭に聞こえていますか」「声は大きすぎませんか」「すみません，少々声が聞きとりにくい状況です」など，声に出して相手の反応を確認しつつ対応するとよい。

　④**発言のタイミング**　対面時のようにあいづちをうとうとすると，相手の声をさえぎってしまうため，いつもよりゆっくり間をとり，相手の反応を待ってから話すよう心がける。

● **必要な心構え**　以上のように，対面との差異に留意しながら行うリモート面会は特有の気づかいを必要とし，看護職者にはいままでより多くの時間的拘束が生じることとなる。しかし，それを億劫に思わず，ケアとはその対象者に時間を提供してともに過ごすことであると，ある程度の時間がかかることもケアの本質として受けとめてほしい。

　入院・療養生活というストレス下においても，患者とその家族がコミュニケーションを十分にとれることは，医療・看護の質を担保するうえで欠かすことができない要素である。

　オンラインコミュニケーションでは，通常の対面時にも増して「聴く」ことと「話す」ことを大切にすることを意識し，知りたい・伝え合いたいという思いをその時間に凝縮させることで，効果的なコミュニケーションを実現できるだろう。

📝 **work** 復習と課題

❶ コミュニケーションの 5 つの基本的構成要素とされるものはなにか。

❷ 接近的行動と非接近的行動の違いを，具体的な例をあげて説明してみよう。

❸ 「あなたの話を聞いています」と伝えるためには，具体的にどのような手段が有効だろうか。

❹ 失語症のある人と構音障害のある人では，コミュニケーションをとる際の注意点にどのような違いがあるか。

参考文献

1. ミルトン・メイヤロフ著，田村真・向野宣之訳：ケアの本質—生きることの意味．p.13，ゆみる出版，1987.
2. 鷲田精一：「聴く」ことの力——臨床哲学試論．p.268，ティビーエス・ブリタニカ，1999.

第 **2** 章

感染防止の技術

本章の目標	□ 感染成立の条件および院内感染防止の基本を知り，看護職者が感染防止のための実践を行うことの重要性を理解する。
	□ 標準予防策を学び，正しく実践できるようにする。
	□ 感染経路別予防策を学び，適切に実践できるようにする。
	□ 医療機材の管理および環境整備の意義や重要性を理解する。洗浄・消毒・滅菌の実際，感染性廃棄物の取り扱いについて学び，正しく実践できるようにする。
	□ 無菌操作について学び，正しく実践できるようにする。
	□ カテーテル関連血流感染対策，針刺し防止策について学ぶ。

　感染症は「ヒトからヒトへうつる」疾患である。「ヒトにうつされる」「ヒトにうつす」ことがしばしばおこることは周知の事実である。ただし，感染症は正しい知識と技術を習得し，有効な対策を講じることで「うつされること」や「うつすこと」を防ぐことができる疾患でもある。

　病院などの医療施設には，患者という「うつりやすいヒト」が存在しており，すべての医療職者が感染防止に努め，安全な医療を提供する必要がある。臨床現場（あるいは〔臨地〕実習）で，いくらよい看護を提供したとしても，感染がおこってしまえば意味がない。正しい知識や技術を習得・実践し，感染を防止してはじめてよい看護といえるのである。

　本章では，安全な医療を提供するために，感染とその予防について学ぶ。

A　感染とその予防の基礎知識

1　感染と感染症

● **病原体・感染・感染症**　細菌や**ウイルス**などは肉眼では確認できないことから，**微生物**とよばれる❶。微生物のうち，感染症を引きおこすものを**病原微生物**あるいは**病原体**という。病原体が体内に侵入して増殖し，なんらかの反応を生体にもたらしたとき，感染が成立したと表現する。また，感染によって引きおこされる疾患を**感染症**という。

● **感染症の特徴**　感染症は「ヒトからヒトへうつる」また「ヒトが媒介することにより拡大する」疾患である。たとえば，日本人の死因の上位を占める脳卒中，心臓病，多くのがんは，ヒトからヒトへうつることはない。それに対して，毎年冬になると流行するインフルエンザは，ヒトからヒトへとうつり，拡大していく。

　病原体は，肉眼では確認できないため，感染症を発症する前にその存在を確認することはむずかしい。たとえば，インフルエンザウイルスは，インフルエンザを発症する 24 時間前からほかの人に感染を引きおこすことがある。しかし検査では，発症前（さらには発症直後）であっても，ウイルスが検出さ

NOTE
❶ウイルスは自己増殖能力が欠如しているなど，厳密には生物ではない。ただし，医療分野においては微生物の一種として扱われている。

れて陽性とならないことがある。また，結核菌が引きおこす肺結核は，初期症状がかぜの症状と類似しているために，症状からだけでは結核菌が感染していることを確定できない。これらのような特徴から，感染症は，知らぬ間にヒトからヒトへと拡大していくことになる。

さらに現在，感染症と認識されていない疾患であっても，未知の病原体が原因であるものも少なからずあると考えられている❶。私たちが把握している感染症は氷山の一角にすぎないことにも注意をはらう必要がある。

┌NOTE
❶ 2019 年末以降，世界的流行となった新型コロナウイルス感染症(COVID-19)も，はじめは原因不明の肺炎と認識されていた。

2　感染成立の条件

感染が成立するには，病原体が存在するだけでは不十分であり，以下の6つの存在が必要である(▶図 2-1)。
 (1)**病原体**：感染症を引きおこす微生物
 (2)**感染源**：病原体が生存・増殖する場所
 (3)**排出門戸**：病原体が感染源から出ていく身体の部分
 (4)**感染経路**：病原体が排出門戸から出て侵入門戸までたどり着くための経路
 (5)**侵入門戸**：病原体が感受性宿主に入るときに通る身体の部分
 (6)**感受性宿主**：病原体に感受性をもつ宿主

これらのうち，どれか1つが欠けても感染は成立しない。すなわち，感染症は，6つの条件のうちのどれかに対策を講じることによって，「うつされること」や「うつすこと」を防ぐことが可能な疾患であり，そのために正しい知識と技術を習得し，有効な対策を講じることを**感染予防**という。

3　感染予防

1 感染予防の重要性

感染症には，感染予防が非常に重要である。その一方で，誤った知識は，感染を拡大させてしまうことはもちろん，ときには不要な不安を煽り，感染症に罹患した人に対する差別を助長することにもなりかねない。看護職者には，正しい知識・技術に基づいて感染予防をすることが求められる。

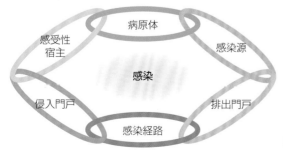

◗図 2-1　感染成立の連鎖

● **感染予防のカギ**　前述したように，感染症は知らぬ間に拡大してしまうため，一例目（最初の感染）をいかに封じ込めるかが感染予防のカギとなる。封じ込める，つまり感染を拡大させないためには，1人ひとりが手指衛生（◉ 69ページ）や呼吸器衛生／咳エチケット（◉ 77ページ）といった予防対策を徹底し，つね日ごろから体調管理に注意をはらうことが重要である。

　1人でも予防対策をまもらない人がいては，対策は意味をなさないため，全員が対策を遵守する必要がある。全員が遵守しないと感染の拡大を防ぐことができないところが，感染予防のむずかしさである。

◆ 医療施設における感染予防の特徴

● **うつりやすい人の存在**　病院などの医療施設には，患者を代表とする「うつりやすい人」が存在している。また，このような状態を**易感染状態❶**とよぶ。近年は，医療技術の進歩や高齢化に伴い，易感染状態の患者が増加しており，そのような患者がひとたび感染症に罹患すると，入院期間の延長，さらには生命をおびやかす危険が生じる。

● **感染が広がりやすい状況**　医療施設は，患者・医療関係者・面会者・業者・学生などといった多くの人が密接にかかわることでなりたっている。易感染状態の患者が多く存在する医療施設に，これらの人々を介してひとたび感染症がもち込まれると，容易に感染が広がってしまう。

◆ 看護職者のリスクと注意する感染症

　看護職者は，24時間365日患者に寄り添っており，患者に最も近い存在である。また看護職者は，医療施設に占める人数の割合が最も大きい職種である。そして，看護職者は交代制勤務であるがゆえに，日常的にチーム全員で情報を共有して次の勤務者へ引き継ぎを行ったり，カンファレンスを行ったりする。

　つまり，看護職者は患者との接触時間が最も長いために，最も患者から感染曝露❷を受けやすく，また患者への感染を引きおこしやすい。さらに，看護職者はチームの構成員と密接に連携をとる必要があるために，自身は感染せずともチーム内で病原体を媒介しやすく，同僚の間でも感染が広がりやすいという特徴もある。看護実践にあたっては，看護師にはこのようなリスクがあるということを念頭におく必要がある。

● **とくに注意する感染症**　感染症には，易感染状態でない人でも感染を引きおこす病原性の高い病原体によるもの（いわゆるもらいやすい感染症）もある。おもなものとして，B型肝炎ウイルス Hepatitis B virus（HBV），C型肝炎ウイルス Hepatitis C virus（HCV），結核菌，インフルエンザウイルス，ノロウイルス，麻疹ウイルス，水痘–帯状疱疹ウイルス，風疹ウイルス，ムンプスウイルスなどによる感染症があげられる。

　B型肝炎ウイルス，C型肝炎ウイルスは，針刺しや血液・体液の粘膜への曝露により感染する危険性がある。

　インフルエンザやノロウイルスなどによる感染性胃腸炎，小児感染症（麻

▢ NOTE

❶易感染状態
　免疫機能が低下した免疫不全のために，健康な人には害を及ぼさない弱毒病原体によっても感染症に罹患しやすく，かつ重症化しやすくなっている状態をさす。免疫系の疾患のほか，抗がん薬や免疫抑制薬といった薬剤や放射線により免疫系が障害されることなどが免疫不全の原因となる。

▢ NOTE

❷曝露
　病原体や有害物質などにさらされること。

疹・水痘・風疹・流行性耳下腺炎）は，いったん病院内にもち込まれると患者間や職員間で感染が拡大する危険性がある。医療職者自身が感染して病院へもち込み，患者へ感染させることがないように対策を講じることが必要である❶。

　結核菌・インフルエンザウイルス・ノロウイルスなどは，同僚の間で広がりやすい病原体でもある。また病原体は，感染した患者のみならず，汚染した環境や医療器材・医療職者からも患者あるいは，ほかの医療職者に伝播する可能性がある。

　看護職者が病原体を媒介する運び屋にならないように，手指衛生や適切な防護具の使用などについても理解する必要がある。媒介しやすい病原体としては，薬剤耐性菌❷があげられる。後述するように，薬剤耐性菌は医療施設における感染対策の大きな課題となっており，注意が必要である。

2 感染への対策

● **標準予防策**　すべての感染症患者が把握されているわけではないことから，感染症患者のみならず，すべての患者に対して感染への対策を行うことが必要となる。そのため，最も重要かつ基本的な感染への対策は，未確認・未知の病原体の存在を想定してすべての患者に対して日常的に実施される**標準予防策（スタンダードプリコーション，○69ページ）**として実施されている。

● **感染経路別予防策**　標準予防策に追加して対策が必要な，既知の病原体に対して行う感染予防対策を**感染経路別予防策**といい，**接触予防策・飛沫予防策・空気予防策**の3つがある（○78ページ）。

　標準予防策と感染経路別予防策の具体的な方法については後述する。

④ 院内感染の防止

　病院などの医療施設において新たに感染することを，**院内感染（病院感染・医療関連感染）**という。医療施設には易感染状態の患者が多数いるため，感染成立の条件を把握し，感染を未然に防ぐことは，医療職者の責務である。

　院内感染の成立にあたっても，前述した病原体・感染源・排出門戸・感染経路・侵入門戸・感受性宿主の存在が必要である。これらの感染成立の条件が，医療施設や医療現場において具体的になにをさしているのかを理解し，感染が成立しないように対策を講じる必要がある。

● **感染源**　医療施設におけるおもな感染源は，患者・医療職者・医療器材である。

　①**患者**　感染症の患者は感染源となるので，医療職者が媒介とならないように適切な感染予防策を実施する。院内で感染が広がらないように，患者を隔離する場合もある。

　②**医療職者**　医療職者も，感染症に罹患した場合には感染源となる。患者やほかの医療職者へ感染症をうつさないように，施設のルールに従ってすみやかに報告し，出勤を停止するなどして，拡大の防止をはからなければなら

▼ NOTE

❶このことは，たとえ看護学生であっても同様であり，B型肝炎や小児感染症などのワクチンで予防できる感染症は，（臨地）実習開始までにワクチンを接種して免疫を獲得しておくことが必要である。

❷**薬剤耐性**
　ある細菌に抗菌薬の効果がなくなることを，その細菌がその抗菌薬に対する薬剤耐性 antimicrobial resistance（AMR）を獲得したという。薬剤耐性はウイルスや寄生虫に対する薬剤でも生じるが，近年は細菌の薬剤耐性が問題になっている。

ない❶。

　③**医療器材**　医療器材の取り扱いを誤ると，感染源となる場合がある。使用後の医療器材の再生処理（◐81ページ）にあたっては，使用目的に応じた適切な洗浄・消毒・滅菌を行う。

● **感受性宿主**　医療施設におけるおもな感受性宿主は，患者と医療職者である。易感染状態の患者は，病原体だけでなく，通常の環境や人体に生息する微生物にも感受性をもつ場合がある。医療職者は適切な感染予防策を行い，患者を感染からまもらなければならない。

　また，感染源である患者との接触や，針刺し（◐95ページ）などで患者の血液や体液にさらされることによって医療職者が感受性宿主となり，感染が成立する場合がある。そのため，医療職者は，自身を感染からまもるためにも適切な感染予防策を行う必要がある。B型肝炎・麻疹・水痘・風疹・流行性耳下腺炎などのワクチンで予防できる感染症は，ワクチンを接種して免疫を獲得しておくことが必要である。

● **感染経路**　医療技術の進歩や高齢化の進む現代社会においては，薬剤耐性菌の蔓延や，免疫機能の低下した患者の増加などによって，感染源や感受性宿主（つまり感染症を発症した患者や易感染性の患者）に対する感染予防策に限界が生じている。この現状のなかで非常に効果的であるのは，医療職者が感染予防策を遵守し，感染経路を断つことである。

　感染経路を断つためには，手指衛生などの標準予防策，すなわちすべての患者に日常的に実施すべき対策が基本となる。さらに，標準予防策のみでは不十分な病原体に対しては，接触予防策などの感染経路別予防策を追加適用する必要がある。

● **その他**　そのほか，以下の事項にも留意する必要がある。

　①**患者・家族への対応**　これまで述べてきたように，医療職者は感染の成立におけるリスクをかかえており，つねに感染予防に努める必要がある。しかし感染予防は，医療職者のみが行えばよいものではなく，患者や家族の協力も必要不可欠である。そのため，看護職者はつね日ごろから，患者・家族へ手洗いなどの感染予防策を促すようにする。

　また，感染経路別予防策を行うべき患者に対しては，病状や対策について家族を含めて十分に説明を行う。とくに，隔離された患者は，閉鎖空間への収容により不安感や孤独感を強める場合が多い。隔離が必要な理由や予測される隔離期間などを，患者自身が理解し，対策を受け入れられるように援助する。家族に対しても同様に，適宜状況の説明を行うなどの配慮をする。

　②**マスク着用時**　マスクの着用などにより医療職者の表情が伝わらないことで，患者が不安を感じる場合もある。視線の合わせ方，声の調子，動作の様子など，患者へ与える印象について十分留意する必要がある。

NOTE
❶これは（臨地）実習においても同様であり，罹患した場合には，担当の教員にすみやかに報告することが必要である。

B 標準予防策（スタンダードプリコーション）

1 標準予防策の基礎知識

● **標準予防策**　従来，感染対策は，血液検査で感染症の有無をあらかじめ確認し，陽性であった場合にのみ特別に行われてきた。しかし，この方式では，未検査の患者や潜伏期の患者，あるいは未知の感染症患者に対しては無防備となってしまうという問題があった。

　この問題への対策として考えられたのが，**アメリカ疾病管理予防センター** Centers for Disease Control and Prevention（**CDC**）から出されたガイドラインに基づいた**標準予防策（スタンダードプリコーション）**である。これは，感染症の有無にかかわらず，すべての医療現場におけるすべての患者に実施する対策であり，「すべての患者の血液，体液，（汗を除く）分泌物，排泄物，傷のある皮膚，粘膜は伝播しうる病原体を含んでいるかもしれないとみなして取り扱う」と定義されている。

● **感染経路別予防策**　標準予防策のみでは感染予防策として不十分な病原体については，感染経路別予防策（●78ページ）が追加適用される。手指衛生や環境整備など，病原体の伝播を防ぐために日常的に行うべき基本的な対策も，感染経路別予防策に含まれる。

● **患者や家族への対応**　感染防止は医療関係者だけが取り組めばよいものではなく，患者・家族の協力が不可欠である。標準予防策として医療職者が行うことに対して，患者・家族が疑問や不安を感じないように説明を行う。また，患者自身や家族に，手指衛生や呼吸器衛生／咳エチケット（●77ページ）の励行を促すことも必要である。

2 対策の実際

　医療において，病原体の伝播を減らすための最も基本的かつ重要な対策は**手指衛生**であり，正しい手技を修得し，実践する必要がある。

　このほか，感染症の有無にかかわらず，日常的に患者および医療職者自身をまもるための対策として，個人防護用具の使用や，患者ケアに使用した器具の適切な取り扱い，環境対策，リネン，鋭利なものの取り扱い，患者の蘇生など救急時の対応，患者配置，呼吸器衛生／咳エチケットなどがあげられる。これらの対策は，CDC ガイドラインにおいて標準予防策の実施項目として勧告されている。

1 手指衛生

● **手指衛生の種類**　手指衛生は，標準予防策の基本であり，患者および医療職者を感染からまもるための最も重要な方法である。

◖表2-1　手指衛生の種類

種類	目的	方法と留意点
日常的手洗い	よごれおよび，一過性微生物の除去	1. 手を流水でぬらし，石けんを手に取り，手の全体になじませる。 2. 10〜15秒間，両手をよくこすり，手指の表面をすべてこすり洗いする（母指周囲，指や手の背面，爪の先は洗浄されにくいので留意）。 3. 流水で完全にすすぎ流し，乾燥させる。 4. 手洗い設備にペダル式の開閉栓あるいは自動的開閉栓がない場合，手が再汚染されないよう，ペーパータオルを用いて蛇口をひねる。
衛生的手洗い	一過性微生物の除去あるいは，常在菌の除去，殺菌	1. 流水と消毒薬含有の抗菌性石けん3〜5 mLを用いて10〜15秒間以上かけて手指をこすり洗いする（手指洗浄消毒）。目に見える汚染がある場合も有効。 2. 機械的作用だけでなく，必要な抗菌作用を得るには，消毒薬との十分な接触時間が必要。 3. 目に見える汚染がある場合は，まず流水と石けんで手洗いをしたあとに擦式消毒用アルコール製剤を用いて手指を消毒する。 4. 目に見える汚染がない場合は，擦式消毒用アルコール製剤を用いて手指を消毒する。
手術時手洗い	一過性微生物の除去と殺菌および，常在菌を著しく減少させ，抑制効果を持続させる	1. 石けんおよび水道水による素洗いのあと，水分を十分にふきとってから持続殺菌効果のある速乾性擦式消毒薬（アルコール製剤など）により擦式消毒を行う。 2. 手術時手洗い用の外用消毒薬（クロルヘキシジン・スクラブ製剤，ポビドンヨード・スクラブ製剤など）および水道水により手洗いを行う。この方法においても，最後にアルコール製剤などによる擦式消毒を併用することが望ましい。 ※従来はブラシを用いた方法がとられていたが，最近では1の方法を導入する施設が増えている。ブラシを使う方法より手技時間が短い，過度なブラッシングなどによって生じる手あれが比較的少ない，手指の消毒に要するコストが低いなどの利点による。

（日本看護協会：感染管理に関するガイドブック改訂版．2004，および，医療機関における院内感染対策について〔厚生労働省医政地発1219第1号〕による，一部改変）

　手指衛生は，目的に応じて，① 日常的手洗い，② 衛生的手洗い❶，③ 手術時手洗いの3つに分類される（◖表2-1）。このうち日常的に医療現場で用いられるのが**衛生的手洗い**である。

● **手指衛生用品**　手指衛生には，石けんと擦式消毒用アルコール製剤が用いられる。

　①**普通石けん**　抗菌性物質をまったく，もしくはほとんど含まない石けんである。水にとけたときに親水基が陰イオンに電離する。「石けん」といった場合，通常は普通石けんをさし，日常的に使われている。

　②**抗菌性石けん**　消毒薬などのなんらかの抗菌性物質を含有する石けんをさす。おもな抗菌性石けんとして逆性石けん❷があり，消毒薬としてベンザルコニウム塩化物を含む。

　③**擦式消毒用アルコール製剤**　水を必要としない液・ゲル（ジェル）状のアルコール製剤である。壁に設置するタイプや携帯するタイプがあり，目的に応じて選択する。① 手に付着した細菌などを短時間で確実に減少させるため手洗い設備が不要，② 保湿剤が配合されており手荒れが改善，という長所がある。

▭NOTE

❶ CDCガイドラインにある「hygienic handwashing」の邦訳には「衛生的手洗い」と「衛生学的手洗い」があるが，本書では臨床で多く用いられている「衛生的手洗い」と表記する。

▭NOTE

❷逆性石けん

　水にとけたときに親水基が陽イオンに電離する石けんである。普通石けんより殺菌効果は強いが，洗浄効果は弱い。また，普通石けんと逆性石けんは互いの効果を打ち消すようにはたらくため，併用すると消毒効果が減少する。

◆ 衛生的手洗い

● **衛生的手洗いを行う状況**　衛生的手洗いは，患者に触れる前など，行うべき状況があり，正しいタイミングで行う必要がある（▶表 2-2）。

● **衛生的手洗いの方法**　目に見える汚染の有無によって方法を検討する。手が血液や排泄物などの有機物で汚染されている場合，そのままでは消毒薬の効果が減少するため，物理的に汚染を流すことが必要である。

　①目に見える汚染がある場合　① 流水と石けんで手洗いする（▶図 2-2）。よごれの残りやすいところを意識して洗うようにする。そののち，擦式消毒用アルコール製剤で手指消毒を行う（▶図 2-3）。または，② 流水と抗菌性石けんを用いて手洗いを行う。

> ▶**ポイント**　細菌の培地になるおそれがあるため，固形石けんは共有せず（患者の個人使用なら可），また使いかけのディスペンサーに石けんをつぎ足さないようにする。

▶**表 2-2　世界保健機関（WHO）による衛生的手洗いを行うべき状況**

①患者に触れる前
②清潔操作または無菌操作の前
③体液に曝露された危険のある場合
④患者に触れたあと
⑤患者周辺の環境・物品に触れたあと

（World Health Organization: WHO guidelines on hand hygiene in health care. 2009 より作成）

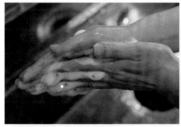
①手掌を洗う。

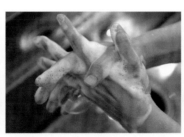
②指を交差させて指間を洗う。

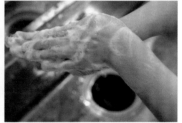
③手背・手の側面を洗う。

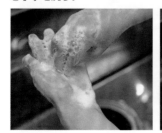
④指先を洗う。

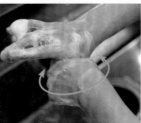
⑤ねじるように，母指のつけ根を洗う。

⑥手関節を洗う。

▶**図 2-2　流水と石けんによる手洗い**
よごれが残りやすいところを意識して洗うことが重要である。

MOVIE

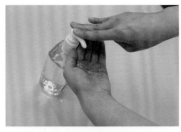
①消毒用アルコール製剤を手に取る。

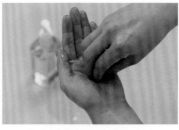
②指先にすり込む。

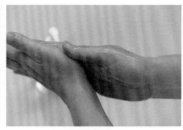
③手掌にすり込む。

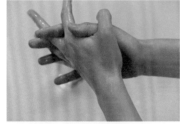
④指を交差させて指間にすり込む。

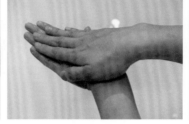
⑤手背・手の側面にすり込む。

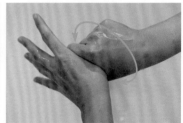
⑥ねじるように，母指にすり込む。

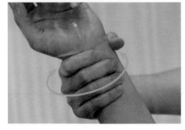
⑦手関節にすり込む。

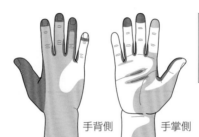

■ 最も手洗いをしそこない
　やすい部位

■ やや手洗いをしそこない
　やすい部位

手背側　　手掌側

▶図2-3　擦式消毒用アルコール製剤を用いた衛生的手洗い（手指消毒）
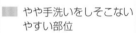

MOVIE

　②**目に見える汚染がない場合**　擦式消毒用アルコール製剤を用いて手指を消毒する❶。

● **擦式消毒用アルコール製剤での衛生的手洗い**　流水と石けんによる手洗いを有効とする研究の多くは，30〜60秒間の手洗いの評価に基づいている。それに対し，実際の医療関係者の手洗いは7〜10秒程度である。したがって，簡便に使用できる擦式消毒用アルコール製剤を優先的に用いることで，手指衛生の遵守率が高められる。

　擦式消毒用アルコール製剤での衛生的手洗いは，以下の点に注意して行う。

（1）手のすべての面と手首まで完全にすり込むことができる量を1回量として用いる❷。通常は3mL程度であるが，それぞれの製剤の添付文書に従うようにする。

（2）アルコールが完全に揮発するまで両手をすり合わせる。

　なお本書では，擦式消毒用アルコール製剤での衛生的手洗いの意味として「手指消毒」を用いる。

● **衛生的手洗い時の注意点**　手洗いのあとは，ほこりなどが付着しやすくなるため，ペーパータオルで水分を十分にふきとる。共有のタオルや壁掛け

NOTE
❶アルコールに耐性をもつ病原体（ノロウイルス，クロストリジウム-ディフィシレなど）に接触した場合は，必ず流水と石けんによる手洗いを行い，物理的に洗い流すようにする。

NOTE
❷すり込んでいる途中（10〜15秒）で手指が乾燥してしまう場合は，製剤の量が不足していると考えられる。全体にすり込めるよう，十分な量を使用するようにする。

式のロールタオルは，手指の細菌汚染につながるため，医療関係者間でも使用しない。手荒れ防止（スキンケア）に努めるなどの注意も必要である。

2 個人防護用具（PPE）

　個人防護用具 personal protective equipment（**PPE**）は，血液や体液などに含まれる病原体から，皮膚や，眼・鼻・口の粘膜，着衣を保護するためのものである。PPE には，手袋，サージカルマスク，ガウン，ゴーグル，フェイスシールドなどがあり，単独または組み合わせて用いられる。PPE は，1 回ごとの使い捨て（シングルユース）が基本である。また，正しい装着方法と，汚染面に触れず周囲への汚染拡大をしない外し方が重要である（◉図 2-4〜6）。PPE を取り外したあと，および廃棄したあとには必ず衛生的手洗いを行う。

◆ 手袋

● **手袋の種類**　手袋の素材には，ラテックス（天然ゴム），ニトリル（合成ゴム），ビニールなどの種類がある。日常的にはビニール手袋を用いることが多い。ただし，長時間の処置や血液などへの接触時にはラテックスやニトリルを使用するなど，目的に応じて選択することが必要である。なお，ラテックスは，過敏症（アレルギー）に注意を要する。
● **手袋を着用する目的**　手袋は，医療関係者の手の汚染を防ぐことを目的として着用する。血液・体液・分泌物・排泄物，傷のある皮膚，粘膜に触れる可能性があるときには手袋を着用する。たとえば，採血時や，末梢静脈カテーテル挿入時，口腔ケア時，排泄ケア時，気管内吸引時，汚染器具やリネンの取り扱い時などには着用の必要がある。また，医療関係者の手に傷がある場合にも着用する。
　同一の患者であっても，高濃度の微生物を含んでいると思われる部位に接触したあとは，処置・ケアの間に手袋を交換する。たとえば，排泄ケアのあとに同じ手袋で血管内留置カテーテルや人工呼吸器回路に触れてはいけない。
　正しく手袋を装着しても，処置・ケアの間に破損する可能性や，手袋を外すときに汚染面に触れる可能性，未使用手袋のピンホール（微小な穴）の可能性があるため，外したあとには必ず衛生的手洗いを行う。

◆ サージカルマスク・ゴーグル・フェイスシールド

　血液・体液・分泌物・排泄物の飛沫を発生させるような処置・ケアを行うときに，眼・鼻・口の粘膜を保護するために着用する。

◆ エプロン・ガウン

　血液・体液・分泌物・排泄物の飛沫を発生させるような処置・ケアを行うとき，皮膚をまもり，衣服の汚染を防ぐために着用する。1 回ごとの使い切りとし，つり下げて再利用しない。撥水性または防水性のものを用いる。限定的な汚染が予期される場合はエプロンを，腕の汚染や血液などの広範囲な飛散の可能性があるときにはガウンを着用する。

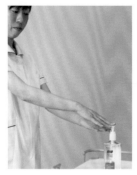

①手指消毒を行う。

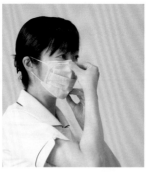

②サージカルマスクを着用する。鼻・口をすきまなくおおうように整える。鼻の部分の針金の形を合わせる。

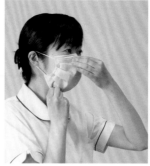

③鼻・口をおおうようにサージカルマスクの大きさを調節する。

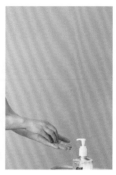

④手指消毒を行う。

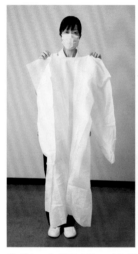

⑤ガウンを着用する。ひもが床につかないように両手で持つ。

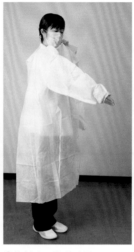

⑥片袖ずつ装着する。

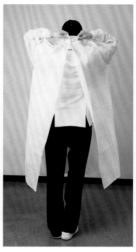

⑦後ろで首のひもを結ぶ。

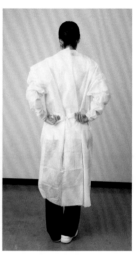

⑧腰のひもを結ぶ。

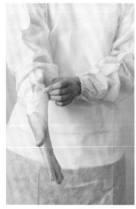

⑨手袋は清潔を保つために最後に着用する。ガウンの袖口は手袋の中に入れ込む。

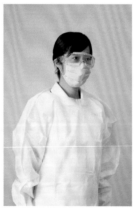

⑩ゴーグル装着時。

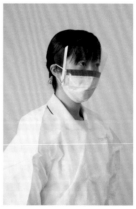

⑪フェイスシールド装着時。

▶**図 2-4　個人防護用具の着用方法**
サージカルマスクとガウンのどちらを先に着用するかは施設により異なる。いずれにせよ，サージカルマスク（あるいはゴーグル）着用時には毛髪などに触れる可能性があるため，そののちに手指消毒を行うことが大切である。

MOVIE

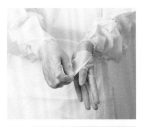
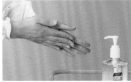
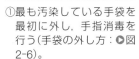

①最も汚染している手袋を最初に外し,手指消毒を行う(手袋の外し方:▶図2-6)。

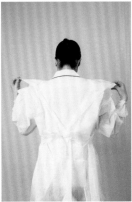

②次にガウンを外す。首のひもをほどく。

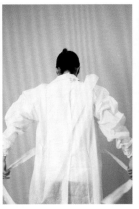

③腰のひもをほどく。

④腰のひもを前にまわす。

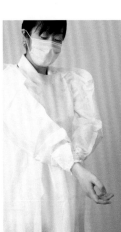
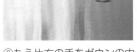

⑤片方の手をガウンの中に入れる。

⑥もう片方の手をガウンの中に入れる。

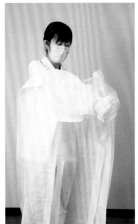

⑦袖を合わせる。

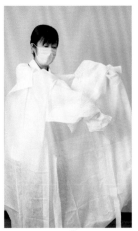

⑧中表にたたんでいく。

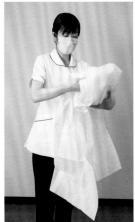

⑨小さくたたみ,専用廃棄箱へ廃棄する。

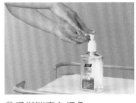

⑩手指消毒を行う。

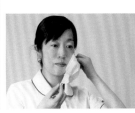

⑪最後にサージカルマスクを,表面に接触しないように外す。

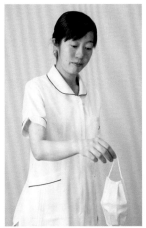

⑫専用廃棄箱へ廃棄し,衛生的手洗いを行う。

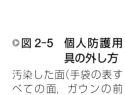

▶図2-5 個人防護用具の外し方

汚染した面(手袋の表すべての面,ガウンの前面)に触れずに外すことが必要である。

MOVIE

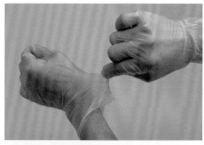

①片方の手首のあたりをつまむ。

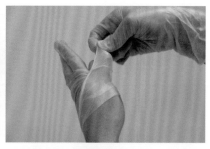

②つまんだまま中表にして外す。

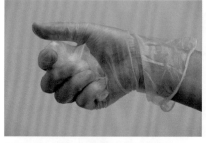

③外した手袋を片方の手で握り込む。

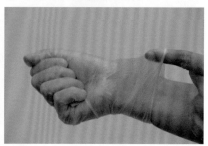

④手袋の中に指を入れる。

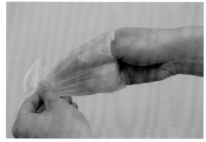

⑤中表にして外す。

◉図 2-6　手袋の外し方
写真からわかるように，手袋を外す際には，手袋の表すべての面に触れないようにすることがポイントである。

MOVIE

3　患者ケアに使用した器具

　使用後の器具は，ほかの人や周囲の環境を汚染することのないように取り扱う。再利用可能な器具は，洗浄後に，使用目的と使用部位に対する感染の危険度によって分類し，その危険度に応じた処理を確実に行う。具体的な処理方法については後述する（◉81 ページ）。

4　環境対策

　環境表面（とくに高頻度に手が触れる部分）は，日常的に適切な方法で清掃を行う。血液・体液・分泌物・排泄物で床などが汚染された場合は，手袋（汚染が著しい場合はサージカルマスクやガウン，ゴーグル）を着用し，ペーパータオルなどでふきとったあと，次亜塩素酸ナトリウムで清拭して消毒する。

5　リネン

　血液・体液・分泌物・排泄物で汚染されたリネン類は，ほかの人や周囲の環境を汚染させることのないようにプラスチック袋や水溶性ランドリーバッ

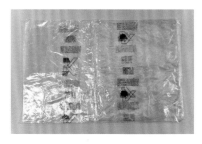

○図2-7　水溶性ランドリーバッグ
汚染されたリネン類を入れたあと密封し, そのまま洗濯機に投入する。バッグは熱水で溶解する。

グに密封して運搬され, 処理される。水溶性ランドリーバッグは, 汚染されたリネンを入れたまま熱水を用いた洗濯機に投入できるものであり, バッグ自体は熱水で溶解される(○図2-7)。

6 鋭利なものの取り扱い

　針やメスなどの鋭利なものを取り扱うときには, 受傷しないように心がける。とくに, 使用後の鋭利なものは直接手で取り扱わないようにする。また, 使用後の針をリキャップしたり, 曲げたり, 折ったりしない。針刺し防止については後述する(○95ページ)。

7 患者の蘇生など救急時の対応

　口および口腔分泌物との接触を避けるため, 蘇生の必要性が予測できない場合には, マウスピースや蘇生バッグなどの換気器具を備えて使用可能な状態にしておく。

　なお, マウスピースや蘇生バッグの準備は, CDCガイドラインにおいて, 標準予防策の実施項目に口対口蘇生法(マウストゥーマウス)の代替手段として記載されている。

8 患者配置

　失禁状態の患者や, 手洗いや呼吸器衛生／咳エチケットなどの衛生行動ができず, 環境を汚染させやすい患者は, 病原体の感染伝播が疑われるとき, 個室への入院について検討する。

9 呼吸器衛生／咳エチケット❶

　患者に対して, 咳やくしゃみをするときには口と鼻をおおうように指導する。その際はティッシュペーパーを用い, 手を触れなくてもよいゴミ箱に廃棄する。気道分泌物で手がよごれたあとは, 手指衛生を行う。咳や痰のある患者にはサージカルマスクを着用させる。可能であれば, 咳や痰のある患者とほかの患者を1m以上離す。

10 その他

● **安全な注射手技**　以下に注意する。
• 注射針, 注射器は単回使用とする。

□NOTE
❶**呼吸器衛生／咳エチケット**
　この表記は2004年にCDCが発表した「Respiratory Hygiene/Cough Etiquette in Healthcare Settings」を邦訳したものである。

- 単回量バイアル❶を用いることを推奨する。
- 多容量バイアルを用いる場合は，バイアルへ使用する針はすべて滅菌したものを用いる。

● **腰椎穿刺手技などでの感染防止策**　医療関係者の口腔内の細菌の飛沫を防ぐために，腰椎穿刺や脊椎麻酔，硬膜外麻酔などを行う際にはサージカルマスクを着用する。

◻NOTE
❶バイアル
　注射用の薬液が入ったゴムで栓をしたびんのこと。

C　感染経路別予防策

1　感染経路別予防策の基礎知識

　標準予防策のみでは感染予防策として不十分な病原体については，感染経路の遮断によって感染を防止する感染経路別予防策を追加して適用する。前述のように，現在の医療では，医療の高度化や患者の高齢化に伴って易感染性宿主が増加しており，感染源や感染性宿主への対策には限界があり，感染経路の遮断が非常に重要になっている。

　医療における感染経路としては，① **接触感染**，② **飛沫感染**，③ **飛沫核感染**（**空気感染**）の3つがあり，それぞれの感染経路への予防策については次項より詳述する。

◆ 医療職者からの感染の防止

　医療職者から患者に感染を広げることはあってはならない。患者と近い距離でかかわることの多い看護職者が感染症に罹患していると，接触感染や飛沫感染などにより感染を広げることになりかねない。つね日ごろから体調管理を行うこと，および定期健康診断は必ず受診することが求められる。

　また，看護学生は，感染のリスクが高い感染症でワクチンの有効性が認められているもの❷については，施設の状況に応じて，（臨地）実習前，遅くとも就職前）に接種をしておくべきである。看護学生を含む医療関係者が，インフルエンザや感染性胃腸炎などの感染症を発症，またはその疑いがある場合は，すみやかに実習指導者・責任者へ報告し，臨床現場へ出てよいかどうかなどの指示をあおぐ必要がある。

◻NOTE
❷水痘ワクチン，麻疹ワクチン，風疹ワクチン，ムンプスワクチン，B型肝炎ワクチン（HBワクチン）などがあげられる。

2　接触予防策

1　接触予防策の基礎知識

　接触予防策は，接触によって伝播しうる病原体に感染あるいは保菌している患者，またその疑いがある患者に適用する。

● **接触の種類と感染**　接触には，患者との**直接接触**と，環境表面や医療器

具などを介した**間接接触**がある。

　①**直接接触感染**　例として，疥癬❶患者の皮膚に看護職者が素手で接触している間に，ダニが看護師の皮膚に伝播するなどがあげられる。

　②**間接接触感染**　例として，医療職者が接触予防策の必要な患者のケアを行ったあと，衛生的手洗いを行わずにほかの患者の処置を行い，病原体が伝播するなどがあげられる。

● **おもな疾患・病原体**　メチシリン耐性黄色ブドウ球菌や多剤耐性緑膿菌などの多剤耐性菌❷の保菌および感染症，およびロタウイルスやクロストリジウム-ディフィシレなどによる胃腸炎，前述の疥癬などがある。

2　対策の実際

● **患者配置**　接触予防策の必要な患者は，原則として**個室管理**とする。個室管理とは，ほかの患者との接触や病原体の拡散を防ぐため，患者を個室に入室させ，室外への移動を制限することをいう。個室がない場合は，同じ病原体のみに感染している患者だけと同室にする。これを**コホーティング**という。

● **患者・家族への支援**　室外への移動は不可欠な場合のみとする。十分な手洗いをしてもらい，看護職者は排菌部位を被覆する，または被覆されていることを確認する。家族が面会する場合は，病室に入るときと出るときに衛生的手洗いを行ってもらう。

● **医療職者の対策**　病室に入る前に手袋を着用し，汚染物に触れたときは手袋を交換する。着衣が患者や周囲の環境・医療器械に接触すると予測される場合や，患者に失禁・下痢がみられる場合などは，病室に入る前にガウン（エプロン）を着用する。病室から出る前に手袋とガウンを脱いで廃棄して衛生的手洗いを行う。衛生的手洗い後は，汚染物や環境に触れないように注意する。

　血圧計や体温計は，可能な限り1人の患者専用とする。病室内で患者が高頻度に手を触れる部分（ドアノブ，電気のスイッチ，ベッド柵，ベッドテーブルなど）は，1日1回以上清拭（消毒）を行う。

3　飛沫予防策

1　飛沫予防策の基礎知識

　飛沫とは，咳・くしゃみ・会話や，気管内吸引・気管支鏡などの処置によって発生する粒子である。**飛沫予防策**は，この飛沫によって伝播する病原体に感染している患者，またはその疑いがある患者に適用する。

　飛沫の直径は5μm❸より大きく，落下速度は30〜80cm/秒である（▶図2-8）。患者から発生した飛沫が，ほかの人の眼・鼻・口の粘膜へ接触することにより伝播するため，患者に接近する場合が問題となる。飛沫が到達できる距離は，通常1m以内が目安とされている。ただし，飛沫が感染源から

NOTE
❶疥癬
　疥癬虫（ヒゼンダニ）の寄生により生じる皮膚疾患で，強いかゆみを生じる。
❷多剤耐性菌
　多くの抗菌薬が効果をもたなくなった細菌のことをさす。

NOTE
❸μm（マイクロメートル）
　1μm＝0.001mmである。

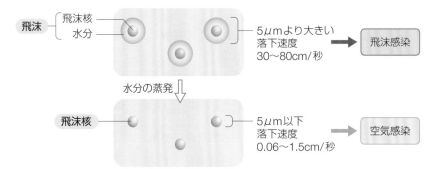

飛沫 ┬ 飛沫核
　　 └ 水分 ── 5μmより大きい
落下速度
30〜80cm/秒 **→** 飛沫感染

水分の蒸発 ⇩

飛沫核 ── 5μm以下
落下速度
0.06〜1.5cm/秒 **→** 空気感染

◖図 2-8　飛沫感染と飛沫核感染（空気感染）

◖表 2-3　サージカルマスクと N95 マスク

特徴	サージカルマスク	N95 マスク
形状		
性能	黄色ブドウ球菌浮遊液を噴霧してつくった飛沫（直径 4.0〜5.0 μm）の場合に，95%以上遮断される（アメリカ食品医薬局の基準による）。	食塩粒子（直径 0.3 μm）を飛沫核として通過実験を行った場合に，95%以上遮断される（アメリカ国立労働安全衛生研究所の基準による）。
適応	飛沫予防策において，医療職者が着用する（病室に入るとき）。 飛沫・空気予防策において，患者が着用する（病室を出るとき）。	空気予防策において，医療職者が着用する（病室に入るとき）。
注意点	3層構造となっており，顔に接触する側の吸湿性をよくするなどの工夫がされているものもある。	空気がもれないように着用する。フィットテストやフィットチェックが必要である。

飛び出す速度や周囲の環境などによって距離が異なるため，患者から 2〜3 m 以内に近づく場合，または病室への入室時にはサージカルマスクを着用する。

● **おもな疾患**　インフルエンザ，風疹，流行性耳下腺炎，髄膜炎菌による髄膜炎，マイコプラズマ肺炎などがある。

2 対策の実際

● **患者配置**　飛沫予防策の必要な患者は，原則として個室管理とする。個室がない場合は，同じ病原体のみに感染している患者とだけ同室にする（コホーティング）。なお，同じ病原体に感染している患者がおらず，総室（多床室）で管理する場合は，ベッド間隔を 1 m 以上離してカーテンなどを引く。

● **患者・家族への指導**　室外への移動は不可欠な場合のみとする。移動が必要な場合はサージカルマスクを着用してもらう（◖表 2-3）。また，呼吸器

衛生／咳エチケットを心がけるように伝える。家族が面会する場合は，病室に入る前にサージカルマスクを着用してもらう。

● **医療職者の対策**　医療職者は，病室に入る前にサージカルマスクを着用する。

4 空気予防策

1 空気予防策の基礎知識

　空気予防策は，飛沫核によって伝播する病原体に感染している患者，またはその疑いがある患者に適用する。**飛沫核**とは，飛沫が気化したあとの小粒子で，直径5 μm 以下，落下速度は0.06〜1.5 cm/秒である（◎図2-8）。飛沫核は，長期間空気中を浮遊し，室内および遠距離に拡散される。飛沫核を吸い込むことにより感染がおこる。

● **おもな疾患**　結核，麻疹，水痘などが空気感染をおこす感染症の代表的なものである。

2 対策の実際

● **患者配置**　空気予防策の必要な患者は，原則として**空気感染隔離室**にて管理する。空気感染隔離室では病室内を陰圧とし，1時間に6〜12回の換気を行う。空気は室外へ直接排気されるか HEPA フィルタ❶を通して再循環される。病室の扉は閉めておく。

● **患者への指導**　室外への移動は不可欠な場合のみとする。移動が必要な場合は，サージカルマスクを着用し，呼吸器衛生／咳エチケットを心がけてもらう。家族が面会する場合は，病室に入る前に N95 マスクを着用するように伝える（◎表2-3）。

● **医療職者の対策**　病室に入る前に N95 マスクを着用する。麻疹患者や水痘患者については，発症予防に十分な抗体価のある医療職者，つまり十分な免疫のある者が優先的に受けもつようにする。これらの感染症は，ワクチンの接種による免疫の持続期間が，自然に感染したときよりも短く，ワクチンを受けたことがあるからといって十分な免疫があるとは限らない。実際に，ワクチンを受けていたのにもかかわらず免疫が低下した医療職者による感染が問題となっている。

> **NOTE**
> ❶ HEPA フィルタ
> 　直径0.3 μm 以上の微粒子を99.97％捕集できるフィルタ。

D 洗浄・消毒・滅菌

1 洗浄・消毒・滅菌の基礎知識

　医療器材が感染源とならないために，適正な**再生処理**（洗浄・消毒・滅菌）

◖**表2-4 医療器材の分類に応じた使用目的と処理方法**

器材分類	用途	処理方法	処理の理由	例
クリティカル器材	無菌の組織や血管に挿入する器材	滅菌	芽胞2)を含めいかなる微生物で汚染された場合にも高い感染の危険が生じるため。	手術用器材，血管内留置カテーテル，移植埋め込み器材，針など
セミクリティカル器材	粘膜または健常でない皮膚に接触する器材	高水準消毒1)（一部，中水準消毒）	正常な粘膜は芽胞による感染に抵抗性があるが，結核菌やウイルスなどには感受性があるため。	エアウェイなどの呼吸管理器具や麻酔器具，軟性内視鏡，喉頭鏡など
ノンクリティカル器材	健常な皮膚とは接触するが，粘膜とは接触しない器材	洗浄低水準消毒1)	健常な皮膚はほとんどの微生物に対して効果的なバリアとして作用し，無菌性は必須ではないため。	尿便器，聴診器，血圧計のマンシェット，テーブル上面など

1)消毒薬：分類については，表2-7を参照のこと（◖85ページ）。
2)芽胞：一部の細菌が形づくる構造で，高温や乾燥への耐久性がきわめて高い。

（スポルディングの分類に基づき作成）

を行うことが必要である。使用済みの医療器材の処理にあたっては，病原体がどれくらい付着しているかではなく，その器材の使用目的と使用部位に対する感染の危険度に応じた処理を確実に行うことが必要である。また，単回使用の医療器材は再利用してはならない。

　処理方法の選択は，患者の身体のどの部分に医療器材が接触するのかによって異なる。選択にあたっては，スポルディング Spaulding, E. H. による，使用目的と使用部位に対する感染の危険度に応じて分類された医療器材の3つのカテゴリーに基づいて実施する（◖表2-4）。

　医療器材の添付文書には，この分類に基づいて再生処理の方法が記されており，実際の医療の場では添付文書を参照して処理が行われる。

2 洗浄

1 洗浄の基礎知識

　洗浄とは，有機物やそのほかのよごれなどのあらゆる異物を対象物から物理的に除去することであり，器材の処理工程において最も基本的で重要な工程である。

　適切な洗浄により，器材に付着した血液・体液などのよごれだけでなく，付着した微生物も効果的に除去できる。しかし，洗浄が不十分であると，次に行われる消毒や滅菌の効果を十分に得ることができなくなる。

2 対策の実際

● **洗浄の方法**　洗浄方法として，**浸漬洗浄・用手洗浄・機械洗浄**がある。器材の洗浄を行う際は，材質や特徴などを考慮して，適切な方法を選択する。

　①**浸漬洗浄**　器材を洗浄剤などへ浸漬することによって，血液などのよご

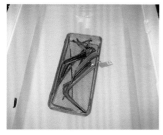

a. 洗浄剤への浸漬

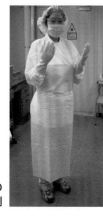

b. 汚染器材取り扱い時の
個人防護用具着用の例

◉図2-9　器材の洗浄

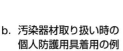

◉図2-10　ウォッシャーディスインフェクター

れを化学的に分解して除去する方法である（◉図2-9-a）。洗浄剤の効果を最大限にするため，推奨される濃度・温度・浸漬時間をまもる必要がある。

　②**用手洗浄**　人の手によりスポンジやブラシで物理的によごれを除去する方法である。専用の容器に洗浄液などをためた中で行う。用手洗浄にあたっては標準予防策の考え方を遵守し，適切な防護用具を着用する（◉図2-9-b）。

▶ポイント　流水下で直接器材を洗浄すると，汚染した水が飛散して作業者や環境を汚染する危険があるため，行ってはならない。

　③**機械洗浄**　ウォッシャーディスインフェクターや超音波洗浄機などを用いる方法である。ウォッシャーディスインフェクターとは，洗浄・消毒の工程を自動的に行う装置である（◉図2-10）。噴射口からの水圧と洗浄剤による洗浄を行い，その後，熱水消毒を行う。超音波洗浄機は，超音波による物理的作用で器材の洗浄を行う。用手洗浄できない細かな部分のよごれを取り除くことが可能である。

　機械洗浄は，手作業による洗浄よりも安全性・効率性の面ですぐれており，第一選択となる。

● **実施体制**　洗浄・消毒は，多重業務である看護職者よりも専従スタッフが集中して作業したほうが，洗浄・消毒の質が一定に保たれる。そのため，医療器材を使用した病棟などにおいては，看護職者が洗浄や消毒の処理を行うのではなく，医療器材の再生処理を行う部門で機械洗浄や専従のスタッフによる洗浄や消毒を行うことが望ましい。

3　消毒と滅菌

a 消毒と滅菌の基礎知識

　消毒と滅菌は，どちらも微生物を殺滅することであるが，殺滅する微生物の種類と量により使い分けられる（◉表2-5）。

○表2-5　滅菌・消毒・除菌

滅菌		芽胞を含むすべての微生物を殺滅除去すること。
消毒	生体	皮膚や粘膜表面に化合物(薬物)を塗布することにより，病原体数を減らすこと。
	環境	芽胞を除くすべての，または多くの病原体を殺滅すること。
除菌		病原体数を減らし清浄度を高めること。

○表2-6　熱による消毒の例

消毒法	対象物品	使用装置(条件)
熱水	金属製器材	ウォッシャーディスインフェクター(80〜93℃で3〜10分間)
	リネン	熱水洗濯機(70〜80℃で10分間)
	食器	食器洗浄機(80℃で10秒間)
蒸気	便器，尿器，ポータブルトイレのバケツ，吸引びん	フラッシュイングディスインフェクター(90℃で1分間)

b 対策の実際

1 消毒

消毒には，**物理的消毒法**と**化学的消毒法**がある。

◆ 物理的消毒法

　物理的消毒法とは，消毒薬を使用せずに微生物を殺滅する方法であり，熱や紫外線が用いられる。熱による消毒は効果が確実であり，残留毒性がなく，経済的であるため，耐水性・耐熱性のある器材では第一選択となる(○表2-6)。

◆ 化学的消毒法

　化学的消毒法とは，消毒薬による消毒法である。熱が使用できない場合，すなわち適当な熱消毒の設備がない場合や，生体および環境と非耐熱性の医療器材に使用する。

● **消毒薬の分類**　消毒薬は，どのような微生物に対して有効かによって，大きく3つに分類できる(スポルディングの分類，○表2-7)。

● **消毒方法**　消毒対象物の形状や素材，大きさなどに応じて消毒方法を選択する。消毒方法には，**浸漬法・清拭法・灌流法・散布法**がある(○表2-8)。ただし，散布法は，効果が不十分であること，また消毒薬の吸入などにより医療関係者の安全をそこなう可能性があることから推奨しない。

● **注意点**　適切かつ安全に消毒するために，下記に注意する。

(1)消毒効果に影響を与える要因を考慮する。消毒薬の殺菌性能は，濃度・

◖表 2-7　消毒薬の分類

分類	消毒薬の例	有効な微生物
高水準消毒薬	グルタラール，過酢酸，フタラール	大量の芽胞を除いて，すべての微生物を殺滅する。
中水準消毒薬	次亜塩素酸ナトリウム，消毒用エタノール，ポビドンヨード	真菌・ウイルスには効果が不十分なものがある。また細菌に対しては芽胞以外には効果がある。一部は殺芽胞性を示す。
低水準消毒薬	クロルヘキシジングルコン酸塩，ベンザルコニウム塩化物，ベンゼトニウム塩化物	一部のウイルスと真菌，ならびに結核菌と，消毒薬に耐性を有する一部の細菌以外の細菌を殺滅する。一部は結核菌にも効果がある。

（スポルディングの分類に基づき作成）

◖表 2-8　消毒薬による消毒方法の種類

浸漬法	容器に消毒薬を入れ，器材を完全に浸漬して，器材表面と薬液を接触させる方法
清拭法	消毒薬をガーゼ・布・モップなどにしみ込ませて，環境の表面などをふきとる方法
灌流法	チューブ類やカテーテル類など，細長い内腔を有している器材に消毒薬を流し入れて内腔と接触させる方法
散布法	スプレーなどの道具を用いて，消毒薬をまく方法

◖表 2-9　おもな滅菌法と適応

滅菌法	適応
高圧蒸気滅菌	鋼製小物・ガラス製品・シリコン製品・リネン類・薬液など
酸化エチレンガス滅菌	プラスチック製品・紙・ラテックス製品など
過酸化水素ガスプラズマ滅菌	プラスチック製品・ラテックス製品など

（注）高圧蒸気滅菌が第一選択である。それが行えない場合に，ほかの 2 つの方法をとる。

　　温度・接触時間により左右される。管状のものや形状が複雑な器材は，消毒薬がいきわたりにくい。また，pH によって効果が左右される消毒薬もある。それぞれの医療器材や消毒薬の製造元の推奨事項を理解し，遵守する。

（2）消毒薬は，禁忌事項や人体毒性などの副作用といった使用上の注意点を把握し，安全に取り扱う。

（3）適切な防護用具を着用し，消毒薬の曝露防止に努める。

2　滅菌

● **滅菌法の種類**　いかなる微生物も存在しないことを**無菌**といい，無菌の状態とするために，すべての微生物を殺滅除去することを**滅菌**という。医療機関で行われる滅菌法には，**高圧蒸気滅菌（オートクレーブ）・乾熱滅菌・酸化エチレンガス滅菌・過酸化水素ガスプラズマ滅菌**などがある（◖表 2-9）。

● **滅菌法の選択**　短時間で確実な滅菌が可能であり，残留毒性がなく安全で経済的な高圧蒸気滅菌を第一選択とする。酸化エチレンガス滅菌は，酸化エチレンガスの人体毒性が強く，器材への残留および作業者への曝露の危険があるばかりでなく，有機物が残存している場合には滅菌効果が期待できないため，適用は必要最小限とする❶。

NOTE
❶このような理由から，酸化エチレンガス滅菌を廃止する施設も増えつつある。

E 無菌操作

1 無菌操作の基礎知識

無菌操作とは，患者の体内に病原微生物が侵入するのを防ぐために，滅菌された機器・衛生材料の滅菌状態を保ちながら取り扱うことである。臨床現場で滅菌物を取り出すときや患者へ使用するときなどには，確実に無菌操作を行うことが必要である。

物体の表面に病原体が付着していない状態を**清潔**，病原体が付着している状態を**汚染**とよび，滅菌状態が保たれなくなった物品は汚染しているとみなす。無菌操作を行うときには，清潔と汚染を厳重に区別することが重要である。

2 対策の実際

個包装または少量ずつ包装された滅菌物は，衛生的であり，携帯にも便利である（◉図2-11）。個包装の消毒薬は，汚染や揮発をしないので消毒効果が保たれる。

1 保管方法

滅菌物の無菌性を維持するためには，湿気や汚染，包装の物理的破損などを避ける必要がある。したがって，保管場所はドアや出入り口，シンク（流し），通気孔，ゴミ箱などから離れたところとする。

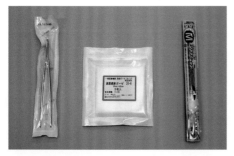

①鑷子　　②ガーゼ　　③綿棒　　◉**図2-11　包装された滅菌物の例**

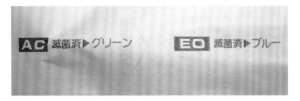

a. 高圧蒸気滅菌(オートクレーブ〔AC〕)による滅菌を行った
もの(左)

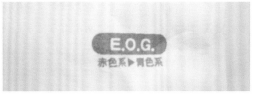

b. エチレンオキサイドガス(EOG)による滅菌を行っ
たもの

◉**図 2-12　インジケータの変色の例**
いずれも規定の変色をしているため，滅菌済みであることがわかる。

　また，滅菌物を損傷や汚染から保護するため，保管する棚は開放型よりも
閉鎖型のほうが望ましい。定期的に清掃を行い，清潔な環境を維持すること
が必要である。包装の物理的な破損を防止するために，重ねすぎたり，引き
出しへ詰め込みすぎたりすることのないように，ゆとりをもって保管する。

2 滅菌物の取り扱いの基本

● **滅菌物の確認**　滅菌物の保管・使用時には，滅菌物として使用可能であ
ることを次の3点から必ず確認する。

　①**滅菌済みである**　インジケータが規定の変色・着色をしていることを確
認する(◉図 2-12)。

　②**滅菌有効期限内である**　有効期限が記されているものと，滅菌処理を
行った日が記されているものとがある。期限は，包装物や各施設の状況に合
わせて設定されており，それに従う。

　③**包装の破損や水ぬれがない**　滅菌物の無菌性の破綻は，包装がぬれる，
裂け目ができる，破れるなど，滅菌物が汚染されることにより生ずる。たと
え有効期限内であったとしても，このような場合には滅菌物は汚染されたも
のとして取り扱う。また，包装にしみなどのよごれがある場合は，確認の時
点でぬれていなくても，滅菌後のどこかの時点でぬれた可能性があるため，
同様に汚染されたものとみなす。

● **取り扱い前の準備**　滅菌物を取り扱う前には，衛生的手洗いを行う。手
がぬれた状態では滅菌物を汚染させるので，十分に乾燥させる。

　無菌操作をするための環境を整えることも重要である。ほこりのたちやす
い場所や，シンクの近くなどといった水けのある場所を避け，また無菌操作
をする処置台に水分がないことを確認する。必要物品は，滅菌物が使用後の
物品や廃棄物と接触することのない位置に配置する。

● **取り扱い時の注意点**　滅菌物を清潔な状態に保つために，滅菌物に触れ
る機会を最小限にし，滅菌物の包装の内側(清潔部分)には触らない。滅菌物
を出したら戻さない。また，滅菌物の上を身体や物が通過しないようにする。

　また，滅菌物は，清潔区域以外にあるものと接触しないようにし，接触し
た場合には，すぐに区別して排除する。

　適切な態度で滅菌物を取り扱うことも重要である。無菌操作時は，会話を

つつしみ，滅菌物から意識をそらさず，動作は静かに行う。また，滅菌物はつねに前面に置き，視野内にあるようにする。

3 無菌操作の実際

◆ 準備

（1）無菌操作を行える場所を確保する。
（2）衛生的手洗いを行う。
（3）滅菌物として使用可能であることを確認する。

◆ 実施

● **滅菌バッグの開封**　滅菌バッグの紙の部分を破いて取り出さないように注意して行う。
（1）開封する側を上にして，左右に開く。
（2）外側にめくりながら開ける。
（3）バッグの内側に触れないようにする。
（4）すでにめくった部分は開いた状態を保持する。
● **滅菌包装の開き方**　滅菌包装の内側には触らず，滅菌物の上を身体や物が通過しないように注意して行う（◐図2-13）。
（1）中の滅菌物に触れないように外側を広げる。
（2）滅菌布の内側（清潔部分）は，滅菌手袋または鉗子などを使って取り扱う。
● **清潔区域の作成**　以下の手順で作成する（◐図2-14）。
（1）ドレープ（覆布）とワゴン（処置台）を準備する。
（2）ドレープを広げる際には，床や周囲の物品に接触させないようにする。

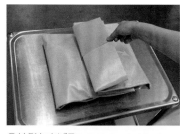
①外側を広げる。

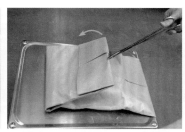
②内側の清潔部分は鉗子などを用いて開く。

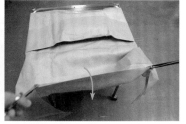
③包装の順に開いていく。

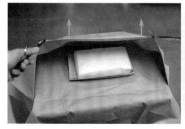
④続けて包装の順に開いていく。

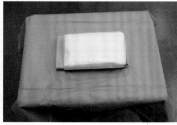
⑤完了。

◐**図2-13　滅菌包装の開き方**

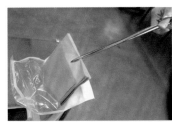
①ドレープを取り出す。

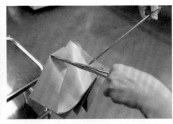
②鉗子を用いて広げる。

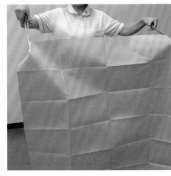
③ドレープが床などにつかないよう
　注意する。

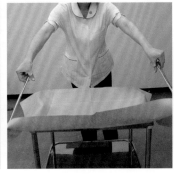
④ドレープをワゴンにかける。

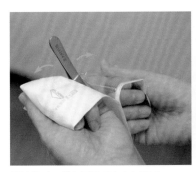
⑤完成。

▶図 2-14　清潔区域の作成

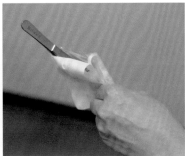
①滅菌バッグを両手で左右に開く。

②袋を折り返して利き手の反対の手で把
　持する。

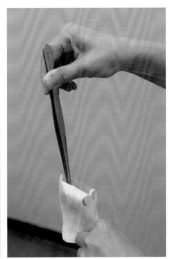
③利き手で鑷子をつかみ，鑷子の先
　端を閉じたまま引き出す。

▶図 2-15　滅菌した鑷子の取り出し方

（3）ドレープをワゴンにかける。清潔区域の端は，清潔でない場所と接して
　　いるため，汚染とみなす。

● **滅菌した鑷子の取り出し方**　包装の内側にさわらないよう注意しながら，
滅菌物の鑷子に触れる機会を最小限にする（▶図 2-15）。

（1）開封する側を上にして，左右に開く。

（2）袋を折り返して利き手と反対側の手で持つ。

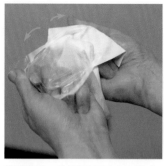
①滅菌バッグを両手で左右に開く。

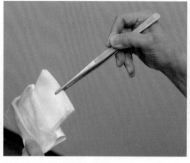
②鑷子でガーゼをつかむ。

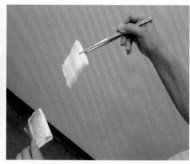
③ほかに触れないようにそのまま上に引き出す。

◖**図2-16　滅菌したガーゼの取り出し方**

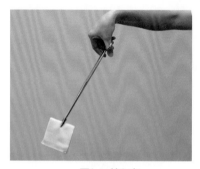
a．正しい持ち方

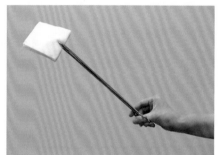
b．わるい例

◖**図2-17　鉗子の取り扱い**

（3）利き手で鑷子をつかみ，鑷子の先を閉じた状態で引き出す。

● **滅菌したガーゼの取り出し方**　鑷子と同様に注意する（◖図2-16）。

（1）鉗子や鑷子でガーゼをつかむ。

（2）ほかに触れないようにそのまま上に引き出す。

● **鉗子・鑷子の取り扱い**　鉗子・鑷子の先端を水平位より上に向けないよう注意する（◖図2-17）。滅菌物の受け渡しは以下のように実施する。

（1）滅菌物の受け渡しは清潔区域外で行う。

（2）受け渡しの際は，渡す側の鑷子が上に，受け取って処置をする側の鑷子が下になるように取り扱う。

（3）渡す側と受け取る側の鑷子が接触した場合には，汚染したとみなして清潔な鑷子と取りかえる。

● **滅菌手袋の着用**　滅菌手袋は，滅菌物の取り扱い時や，膀胱留置カテーテル挿入時などの無菌操作が必要な際に着用する（◖図2-18）。

（1）衛生的手洗いを行う。

（2）外袋から内袋を取り出し，滅菌手袋の内袋を開く。その際に触れるのは，内袋の外側のみである。

（3）利き手で手袋の折り返し部分をつかみ，利き手の反対側の手を入れる。その際に触れるのは，折り返し部分のみである。

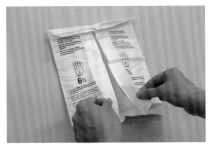
①内袋の外側のみをつまんで開く。

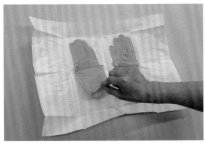
②利き手(写真では右手)で手袋の折り返し部分をつかむ。

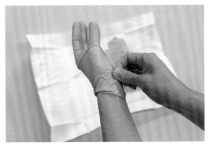
③利き手の反対側の手(写真では左手)を入れる。

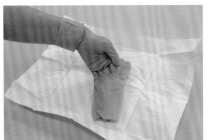
④手袋をはめた手を，折り返し部分に入れる。

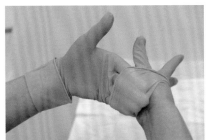
⑤もう片方の手を入れる。

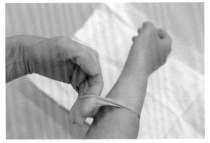
⑥両方の手袋の折り返し部分をのばす。

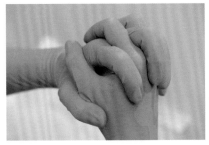
⑦両手を合わせ，手袋を手に密着させる。

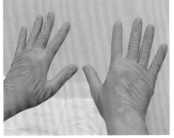
⑧装着完了。

◎図 2-18　滅菌手袋の着用手順
MOVIE

┃根拠とポイント┃　内袋の外側のつまみ，折り返し部分は素手で触れるため，不潔と考える。

（4）手袋をはめた手を，もう片方の手袋の折り返し部分の内側に入れ，もう片方の手を入れる。

（5）両方の手袋の折り返し部分をのばす。手袋を装着した手が，皮膚や折り返し部分の外側に触れないようにする。

> ▶**根拠とポイント**　手袋の表面は滅菌部分であり，滅菌部分どうし触れても問題はないが，不潔の部分には触れないようにする。

（6）手袋が手に密着するように両手を合わせる。

　滅菌手袋の外し方は，滅菌されていない手袋の外し方と同様である（●76ページ，図2-6）。

● **滅菌ガウンの着用**　滅菌ガウンの着用（●図2-19）は，手術の直接介助（器械出し）時など，手術室においてはとくに重要な技法である。一般病棟においては，医師が中心静脈カテーテル挿入，気管切開などの処置を行う場合に着用する。

　滅菌ガウンの着用方法の例を以下にあげる。なお，着用方法はガウンの種類によって異なるので注意が必要である。

（1）たたんだガウンを身体から離して保持し，前面に触れないように注意して広げる。

> ▶**根拠とポイント**　ガウン前面は清潔部分と考え，素手で触れない。

（2）手を左右に広げながら袖に腕を通す。
（3）襟と内側の腰ひもを介助者に結んでもらう。
（4）ベルトホルダーを持ち，左側のひもを外し，ホルダーを介助者に渡す。
（5）介助者がひもをホルダーから引き抜く。
（6）着用者が腰のひもを結び，完了となる。

F　感染性廃棄物の取り扱い

1　感染性廃棄物の基礎知識

　感染性廃棄物とは，医療機関から排出される廃棄物のうち，人が感染するおそれのある病原体が含まれている，または含まれている可能性がある廃棄物をいう。感染性廃棄物は，ほかの廃棄物と分別し，梱包したあと最終処理される。廃棄物の排出から感染性を失わせる最終処理がなされるまでのすべての過程において，環境汚染防止と廃棄物を取り扱う人々の感染防止に努める必要がある。

2　対策の実際

1　感染性廃棄物の判断基準

　以下のいずれかに該当する廃棄物を感染性廃棄物と判断する。

● **形状**　以下のものが該当する。

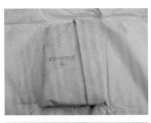

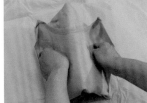

①ガウンの内側に手を入れる。

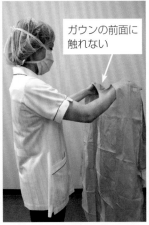

ガウンの前面に触れない

②ガウンを身体から離して保持し，広げる。

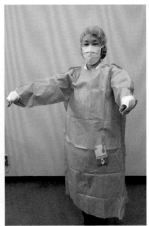

③手を左右に広げながら袖に腕を通す。

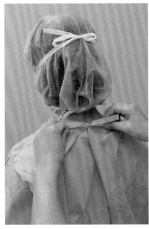

④襟と内側の腰ひもを介助者に結んでもらう。

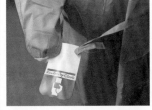

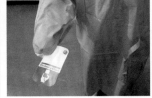

⑤ベルトホルダーを持ち，左側のひもを外す。

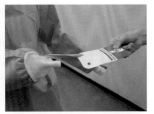

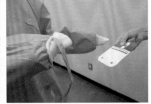

⑥ホルダーを介助者に渡し，介助者がひもを引き抜く。

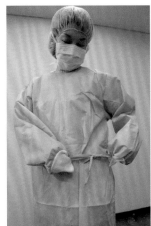

⑦腰ひもを結ぶ。

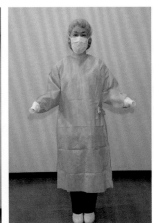

⑧着用完了。

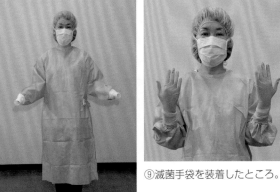

⑨滅菌手袋を装着したところ。

▶図 2-19　滅菌ガウンの着用手順の例

MOVIE

（1）血液・血清・血漿および体液（精液含む）

（2）手術などに伴って発生する病理廃棄物❶

（3）（1）が付着した鋭利なもの

（4）病原微生物に関連した試験・検査などに用いられたもの

● **排出場所** 治療・検査などが行われる感染症病床，結核病床，手術室，緊急外来室，集中治療室および検査室などで使用後に排出されたもの

● **感染症の種類** 以下のものが該当する。

（1）「感染症の予防及び感染症の患者に対する医療に関する法律」（感染症法）の一類・二類・三類感染症，新型インフルエンザ等感染症，指定感染症および新感染症の治療・検査などに使用されたあと，排出されたもの

（2）「感染症法」の四類および五類感染症の治療・検査などに使用されたあと，排出された医療器材・ディスポーザブル製品・衛生材料など

2 感染性廃棄物の分別・表示

（1）廃棄物は，発生現場で感染性廃棄物と非感染性廃棄物に分ける。

（2）感染性廃棄物は，液体などが流出・飛散するおそれのない特殊な容器に廃棄する。また，① **液状または泥状のもの**，② **固形状のもの**，③ **鋭利なもの**に分別廃棄することが原則である。

感染性廃棄物の取り扱い時には以下に注意が必要である。

・正しく分別する。

・廃棄物を少なくする努力をする。

・容器の中に廃棄物が7〜8割たまった時点で廃棄する。

・廃棄物の移しかえを行わない。

・取り扱い時には手袋を着用する。取り扱い後は手袋を外し，衛生的手洗いを行う。

（3）鋭利なものは，耐貫通性のある堅牢な容器へ分別廃棄する。

鋭利器材の分別を誤ると，針を扱う当事者だけでなく，その後の処理にかかわる人への針刺しの危険がある。耐貫通性容器への廃棄など，それぞれの施設のルールに従って，適正に廃棄を行うことが重要である。

（4）廃棄容器には，感染性廃棄物であることを関係者が識別できるよう，**バイオハザードマーク**などのマークを表示する。さらに，取り扱い者に廃棄物の種類が判別できるように，性状に応じてマークの色を分けることが望ましい（◉図2-20）。

NOTE
❶**病理廃棄物**
摘出または切除された臓器・組織や，郭清に伴う皮膚など。

赤色
血液などの液状または泥状のもの

だいだい色
血液が付着したガーゼなどの固形状のもの

黄色
注射針などの鋭利なもの

◉**図2-20 廃棄物の性状に応じたバイオハザードマーク**

G 針刺し防止策

1 針刺し防止の基礎知識

　血液で汚染した針や鋭利な器材による針刺し・切創（以下針刺し），あるいは粘膜や損傷した皮膚への血液や体液の飛散は，血液媒介病原体による感染リスクをもたらす。針刺しが原因で感染症を引きおこすおそれのある血液媒介病原体としては，B型肝炎ウイルス（HBV），C型肝炎ウイルス（HCV），ヒト免疫不全ウイルス Human immunodeficiency virus（HIV）があげられる。

　2002（平成14）年度研究報告書「医療従事者における針刺し・切創の実態とその対策に関する調査」[1]によると，わが国では，年間100床あたり30〜40件の針刺しが発生していると推測されており，健康上の重大な脅威となっている。医療関係者は，血液媒介病原体から自身をまもるために針刺し防止策を遵守するとともに，万が一針刺しした場合には，迅速に正しい対応をとる必要がある。

2 対策の実際

1 針刺し防止

　針刺しを防止するためには，標準予防策を遵守するとともに，① 針を正しく安全に取り扱うこと，② 針を使用後すぐに廃棄すること，③ 針を使用しないまたは安全装置つき器材を優先的に用いることが必要である。また，B型肝炎ワクチン（HBワクチン）を接種し，免疫を獲得することはきわめて重要であり，看護基礎教育の段階において（臨地）実習前に接種し，抗体の確認を行っておくことが望ましい。

◆ リキャップの危険性

　わが国では，リキャップによる針刺しが全体の24％を占めている[2]。使用後の針にキャップをすることは非常に危険な行為であり，リキャップを行わないことを習慣化する。リキャップしないですむように，針を使用する際には，専用廃棄容器を設置または携帯する，あるいは安全装置つき器材を使用するよう心がける。

　どうしてもリキャップが必要な場合には，片手リキャップ法（スクープ法）あるいはリキャップ台を用いる方法にて行う（○図2-21）。しかし，これらの手技は緊急の場合のみ行うこととし，日常的に用いるべきではない。

1）木村哲ほか：医療従事者における針刺し・切創の実態とその対策に関する調査，厚生労働科学研究費補助金厚生労働科学特別研究事業，平成14年度研究報告.
2）木村哲ほか：前掲書.

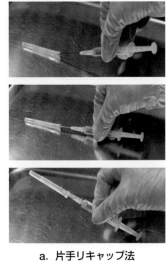
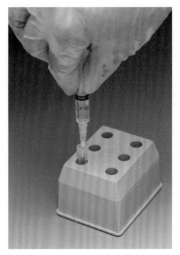

a. 片手リキャップ法
キャップを水平な台に置き，針先ですくうようにキャップをする。キャップの先を机などで押さえて確実にはめる。

b. リキャップ台の使用
キャップをリキャップ台の穴に設置し，針にキャップを確実にはめこむ。

◖**図2-21　リキャップの方法（原則的にはリキャップは行わない）**

◆ 針の代替品・安全装置つき器材の使用

● **一次予防**　針のかわりとなる代替品を用いるなど，針そのものを用いないことを意味し，最も確実性の高い針刺し防止策である。代替品（広義の安全装置つき器材）の例として，ニードルレスシステム（輸液ライン），薬剤調製用のプラスチックカニュラ（◖図2-22-a），生食キット，分注用デバイス（◖図2-22-b），皮膚接着テープやステープルなどがある。

● **二次予防**　一次予防が行えない，すなわち針を使わざるをえない場合に，安全装置つき器材を用いることを意味する。安全装置つき器材にはさまざまなものがある（◖図2-22-c〜f）。一次予防につぐ安全な針刺し防止策であるが，安全装置の扱いに慣れていない場合には，安全装置を作動させること自体が針刺しのリスクとなる場合もある。正しい操作方法を習得し，正しく作動させることが必要である。

◆ 環境を整える

- 処置のための時間と作業スペースを十分に確保し，作業に集中する。
- 使用後の針は，ただちに専用廃棄容器に廃棄する。膿盆にいったん置いたり，机の上に放置したりしない。
- 専用廃棄容器は動線を考えて設置する。
- 職務中は，血液や体液の曝露を防ぐため，つま先と踵をおおうシューズ型の靴をはく（サンダルは禁止）。

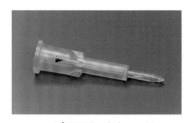

a. プラスチックカニュラ

輸液調整をするときに金属針のかわりに用いる。

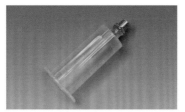

b. 分注用デバイス

採血した検体を検査スピッツに分注するときに用いる。

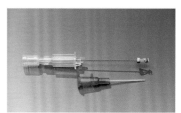

c. 静脈留置針

内針を引き抜くと，自動的に針先がカバーされる。持ち手の部分に内針が収納されるタイプもある。

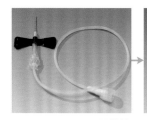

d. 翼状針

抜針時，チューブを手前に引くことにより，針先が持ち手の部分に収納される。

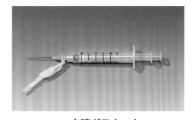

e. 血液ガスキット

針をカバーでおおい，机などに垂直にあて，針先を押し込んでシールする。

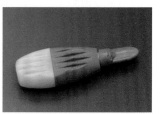

f. 血糖測定用ランセット針

穿刺操作後に針が露出しない。作働が終了するまで，穿針部から外さない。

◐**図 2-22　代替品・安全装置つき器材の例**

◆ 防護用具の着用

●**手袋**　採血・血管確保・抜針時などで鋭利な器材を用いるときには，標準予防策に基づき，必ず手袋を着用する。手袋は，血液に接触したときに，手指の小さな傷から病原体が侵入することを防ぐ。また，かする程度の軽微な針刺しを防止する効果や，万が一に針刺しが発生したときに，針の外表面の血液を手袋がぬぐいとり，体内に入る血液の量を減少させるという役割がある。

●**サージカルマスク・ゴーグル**　眼・口腔・鼻腔内に血液や体液が飛散するおそれがあるときには，粘膜を保護するために，サージカルマスクやゴーグルを着用する。

◆ B型肝炎ワクチンの接種

　B型肝炎ウイルス(HBV)は，感染力が強く，感染率も高い。しかし，免疫を獲得することによって感染を確実に防ぐことができるウイルスでもある。血液・体液に接触する可能性のある医療職者は，すべてB型肝炎ワクチン(HBワクチン)を接種し，抗体価を確認しておく必要がある。学生のうち(〔臨地〕実習前)にあらかじめワクチン接種を行い，抗体価を確認しておく必要がある。

2 針刺し後ならびに粘膜に体液などが飛散したときの対応

　針刺しまたは粘膜への血液・体液飛散が発生した場合は，迅速に適切な対応をとらなくてはいけない。とくに患者が，B型肝炎ウイルスの抗原の一種であるHBs抗原陽性，またはHIV抗体陽性の場合，予防投薬により感染率を下げることができるため，患者の感染症情報の迅速な把握が必須である。

● **発生直後の対応**　患者の安全を確保し，作業を中止する。針刺しの場合は，針刺し創部（部位・損傷の程度）・原因器材（種類・汚染状況）の確認を行い，流水と石けんでよく洗浄する。血液・体液が眼に入った場合は流水で洗浄し，口に入った場合は口をすすぐ。部署責任者，施設の針刺し担当者，学生の場合は担当教員などへ報告する。

　患者の感染性と当事者の免疫状態（抗体の有無）を把握する。

　①**感染性の評価**　患者の感染性や曝露の種類・程度に応じて事後処置を検討する。患者の感染症情報（HBs抗原・HCV抗体・HIV抗体）を把握する。患者が不明の場合は，針刺しがおこった環境での感染のリスクを評価する。針刺し創部の損傷の程度（傷の深さ，出血の程度など），曝露した血液の量（原因器材の種類，汚染状況）を把握する。

　②**当事者の免疫状態の把握**　曝露当事者について，最低限下記の情報を把握する必要がある。

- 患者がHBs抗原陽性の場合：当事者のHBs抗原・抗体の有無，肝機能，HBワクチン接種歴
- 患者がHCV抗体陽性の場合：当事者のHCV抗体の有無，肝機能
- 患者がHIV抗体陽性の場合：当事者のHIV抗体の有無

● **事後処置**　担当教員・部署責任者・施設の針刺し担当者などと対応について検討する。

- 患者がHBs抗原陽性で，当事者のHBs抗原・抗体陰性の場合，針刺し後24時間以内にHB免疫グロブリンおよびHBワクチンの接種を行う。
- 患者がHIV抗体陽性の場合は，できるだけ早く抗HIV薬の予防内服を検討する。女性の場合は妊娠の有無を確認する。妊娠していた場合は，専門医へ相談し，対応を決める。
- 患者がHCV抗体陽性の場合は，有効な予防策はない。HCV抗体と肝機能を定期的に検査する。

● **報告書の提出**　効果的な針刺し防止策を推進するには，職種・針刺しの発生場所・原因器材・発生の状況などの情報を収集し，分析を行い，防止策を立案し実践することが必要である。これを**針刺しサーベイランス**という。針刺しをした場合には，患者の感染症の有無にかかわらず，所属する組織のルールに従って必ず報告書を提出しなければならない。

H 医療施設における感染管理

　病院などの施設内での感染を防止するために，2012（平成24）年に一定の院内感染防止対策を行った施設に対して，診療報酬❶が加算されるようになった。さらに，近年は，施設での薬剤耐性菌の蔓延を防止するために，抗菌薬を適切に使用することについても加算されるようになっている。

　このように，医療施設での感染防止は，わが国の医療政策として推進されてきた。ここでは，医療に関連した感染の予防のために行われている施設での感染管理について述べる。

□ NOTE
❶医療施設などが行う保険診療で認められる診療・看護行為やサービスの対価として支払われる報酬。全国一律で定められている。

1 感染管理のための組織と業務

1 感染制御チーム

　医療施設は，多くの人が密接にかかわることにより，なりたっている。医療施設にかかわる者は，全員が感染防止に対する正しい知識や技術を身につけ，実践しなくてはならない。

　そのため，医療施設には，組織に感染防止策を浸透させ，感染症発生時に制御するしくみの構築が必要となる。そのしくみの1つが**感染制御チーム** infection control team（**ICT**）である。感染制御チームの活動の目的は，医療施設にかかわる人々全員を感染からまもることである。感染制御チームを組織することは，診療報酬においても，加算を受けられるように評価されている。

　感染制御チームの構成メンバーは，医師・看護師・薬剤師・検査技師・事務職員などであるが，施設の特色に応じてさまざまな職種で構成される。さらに，臨床現場での対策の周知徹底および問題点の改善を実践するために，各部署に感染対策に関する責任者（看護職者では**感染対策リンクナース**）をおく場合がある。

2 組織として行う業務

　ICTやそれを統括する感染管理部門のおもな業務として下記のものがあげられる。

（1）感染症サーベイランス❷の実施とフィードバック
（2）感染管理教育
（3）職業感染予防
（4）アウトブレイク❸管理
（5）感染症コンサルテーション
（6）感染対策にかかわる設備機器類の管理（ファシリティマネジメント）
（7）感染対策マニュアルの作成・改訂・周知
（8）抗菌薬の適正使用

□ NOTE
❷**感染症サーベイランス**
　感染症の発生状況を知り，現行の感染対策を改善していくこと。
❸**アウトブレイク**
　感染症患者が通常より増加している状況をさす用語であるが，ここでは特定の感染症の特定の部署での多発を意味している。

② 感染症発生時の対応

　感染症発生時には，感染経路別予防策が必要な感染症か否かを判断し，必要な場合にはその病原体に必要とされる感染経路別予防策を実施し，必要がない場合には標準予防策を継続する。なお，感染経路別予防策が必要な病原体か否かの判断がつかない場合には，結果が判明するまで感染経路別予防策を実施することが望ましい。

　アウトブレイクの一因に部門間の連携不足があげられる。各施設における日常的な報告システムの確立とその周知および実践が必要である。

1 感染症発生時の報告

　微生物検査の結果，感染経路別予防策が必要な病原体が検出された場合には，まず微生物検査室から，主治医あるいは当該病棟に連絡が入る。他院からの紹介患者や，臨床像で診断されることの多いウイルス感染症，検査では病原体は検出されていないが臨床的に感染症が疑われる場合などでは，主治医より連絡が入る場合もある。連絡を受けたあとは，主治医ならびに当該病棟の看護職者は，すみやかに感染経路別予防策について協議を行い，可能な限りすみやかに感染経路別予防策を開始する。

2 感染症患者への対応

　感染経路別予防策では個室隔離が基本となる。しかし，個室が不足している場合には，コホーティング(◉79ページ)，あるいは，飛沫予防策ではカーテン隔離を行う。また，患者が排菌をしている結核などのように，指定施設での管理が望ましい感染症の場合には転院を考慮する。

　また，「感染症法」の一類〜五類感染症が発生した場合には，所定の書式による保健所などへの報告が必要となる。

　外来においては，感染症の確定診断がされていない状況であることがほとんどである。そのため，感染症の流行状況を把握し，患者に感染症の症状(発熱・咳嗽・発疹・下痢など)の有無の観察を行うことが必要である。感染症が疑われた場合は，外来診療のなるべく早い時点(可能なら受付時点)で患者にマスクを着用してもらい，隔離室での優先診療を行う。また，診療終了後はすみやかに帰宅させる。入院となった場合には，必要な感染経路別予防策を実施する。

3 感染症発生後の職員への対応

　入院患者に感染症が発生した場合には，通常はほかの患者あるいは職員への曝露のリスクがある。また，感染性の強い病原体(ノロウイルス，インフルエンザウイルス，麻疹ウイルス，水痘-帯状疱疹ウイルス，結核菌，結膜炎の原因となる病原体など)では，曝露後対策として，接触のあった患者や職員の追跡調査が必要となる。この場合，対象となるのは，それぞれの感染症に対

して免疫のない者であり，追跡期間はそれぞれの感染症の潜伏期間となる。ノロウイルス感染症，インフルエンザ，結核などのようにワクチンによる防御が困難な感染症では，全曝露例が追跡調査の対象となる。また結核では，感染症と判明するまでや発病までの期間が長く，長期の追跡が必要となる。

4 アウトブレイク発生時の対応

　アウトブレイクが発生した場合には，以下の手順で対応する。これらの対策は，当該病棟および診療科職員と感染管理部門とが協力し，実施する。
（1）感染者数（必要に応じて無症候性保菌者を含む）の把握
（2）治療および感染経路別予防策の実施
（3）アウトブレイク収束および再発防止のための対策立案と実施
（4）感染症発生状況のモニタリング
（5）必要に応じて，保健所などへの報告（「感染症法」に基づいた報告，あるいはアウトブレイク報告）

✎ work　復習と課題

❶ 感染の成立条件について説明しなさい。

❷ 院内感染の防止のために必要なことはなにか説明しなさい。

❸ 標準予防策に基づいた防護用具着脱の手順をまとめなさい。

❹ 感染経路別の予防策にはどのようなものがあるかをあげ，それぞれの対策について説明しなさい。

❺ 洗浄・消毒・滅菌の違いについて説明し，それぞれどのような方法があるかを述べなさい。

❻ 無菌操作の際に注意すべきことはなにか説明しなさい。また，滅菌物を取り扱う手順についてまとめなさい。

❼ 感染性廃棄物にはどのようなものがあるかをあげ，その廃棄方法について説明しなさい。

❽ 針刺し防止策の種類とその内容について説明しなさい。また，万が一針刺しがおこった場合の対応についてまとめなさい。

参考文献
1. 大久保憲監修：Y's Text　消毒薬テキスト エビデンスに基づいた感染対策の立場から，第5版. pp.4-24, 協和企画，2016.
2. 大久保憲編：2020年版 消毒と滅菌のガイドライン，改訂第4版. へるす出版，2020.
3. 環境省環境再生・資源循環局：廃棄物処理法に基づく感染性廃棄物処理マニュアル. 2022.
4. 国立大学医学部附属病院感染対策協議会編：病院感染対策ガイドライン 2018年版【2020年3月増補版】. じほう，2020.
5. 小林寛伊ほか編：エビデンスに基づいた感染制御. p.61, メヂカルフレンド社，2002.
6. 社団法人日本看護協会：感染管理に関するガイドブック（改訂版）. pp.11-15, 2004.
7. 日本医科器械学会：鋼製小物の洗浄ガイドライン. 病院サプライ 9（1）別冊，2004.
8. 日本医科器械学会監修：医療現場の滅菌，改訂第5版. へるす出版，2020.
9. 日本医科器械学会：医療現場における滅菌保証のガイドライン 2021. 2021.
10. 矢野邦夫・向野賢治訳・編：医療現場における隔離予防策のためのCDCガイドライン. メディカ出版，2007.

第 **3** 章

安全確保の技術

> **本章の目標**
> ☐ どのような場合に誤薬がおきるのか，また危険薬にはどのようなものがあるのか
> 　を理解し，与薬業務の過程ごとの誤薬防止の実際を学ぶ。
> ☐ チューブ類の予定外抜去防止の方法を学ぶ。
> ☐ 患者誤認防止のための方法を学ぶ。
> ☐ 転倒・転落防止のリスクアセスメントと，その防止のための具体的方法を学ぶ。
> ☐ 医療従事者の安全確保の技術として，薬剤・放射線曝露防止の方法を学ぶ。

A 安全確保の基礎知識

　「安全確保」は，前述したように「感染予防」「苦痛緩和・安楽確保」とならんで，あらゆる看護技術に共通した原則である（●12ページ）。また，安全は対象となる患者だけでなく，提供側である看護職者についても確保されていなければならない。すなわち，安全確保は患者をまもるだけでなく，看護職者がよいケアを提供するための前提条件でもある。

● **わが国における医療の安全確保と看護職者の役割**　安全は人間の基本的な欲求の1つである。医療を受ける患者の安全をまもることは医療提供において必須であり，わが国では，「医療法❶」で「医療の安全の確保」が明記されている。医療の安全の確保は，すべての医療職者に求められることであり，看護職者にはとくに，患者中心の安全文化❷を推進する専門職として活動することが求められる。

　医療チームにおいて，看護職者は診療の補助を行うことで医行為の最終実施者となることが多い。また，療養上の世話の実施者となる。このような特性から，看護職者は，アセスメントやケアの実施によって患者の健康に直接影響を与える役割だけでなく，おこりうる医療事故を防ぎ，患者の安全を確保するという重要な役割を担っている。また，実施の前に，看護職者が他職種の間違いを発見して修正することはあるが，他職種が看護職者の間違いを見つける機会は少ない。

● **リスクマネジメントとセーフティマネジメント**　わが国では，患者の安全をまもるために行われる医療安全活動を**リスクマネジメント**とよんできた。しかし，リスクマネジメントは，本来，訴訟や損失などのリスクを減らす組織防衛として用いられてきた言葉である。そこで，近年は，患者の安全をまもるために行われる予防活動や医療の質を向上するマネジメントについては，**セーフティマネジメント**と表現されるようになっている。また，医療に関連したリスクを最小限にする行為を**患者安全**という。

● **医療事故・医療過誤**　医療安全に関する重要な概念として，**医療事故**と**医療過誤**がある。医療事故のうち法的責任のあるものが医療過誤であり，この2つは区別する必要がある（●図3-1）。また，医療事故にはいたらないものの，ヒヤリとしたりハッとしたりした事例のことを**ヒヤリ・ハット（イン**

NOTE

❶医療法
　医療施設のあり方の基本を定める法律であり，その開設・管理・整備の方法などが定められている。この第3章に「医療の安全の確保」があり，国や都道府県等，病院等の管理者の責任が記載されている。

❷安全文化
　患者の安全を最優先に考え，その実現を目指す態度や考え方。

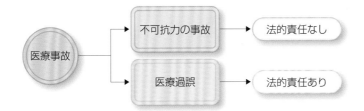

◉図3-1　医療事故と医療過誤

シデント，ニアミス）という。なお，ヒヤリ・ハットには，実際の事故にいたったが患者に健康被害がなかった場合や，事故にいたり患者に軽微または中等度の治療・処置を行った場合が含まれることもある。

　安全確保において，とくに重要なものの1つが医療事故の防止である。本章では，看護業務のなかでおきる事故のうち，患者に重大な結果をもたらす可能性があり，かつ発生頻度の高いものに対する予防策として，「誤薬防止」「チューブ類の予定外抜去防止」「患者誤認防止」「転倒・転落防止」を取り上げ，医療における安全確保の技術を学習する。さらに，看護業務に伴う危険のなかでも，健康への影響が大きく，看護職者が取り扱う頻度の高い抗がん薬と放射線の曝露の防止について学習する。

● インシデントレポート・アクシデントレポート　国や医療施設は，医療安全対策を行うために，事故などの情報を収集・分析する報告システムをつくっている。そのための報告書として，**インシデントレポート**と**アクシデントレポート**がある。

　インシデントレポートはヒヤリ・ハット事例の報告書として用いられ，アクシデントレポートは実際の事故にいたった場合の報告書として用いることが多い。しかし，医療施設によっては，予期しないできごとに関するすべての報告書をインシデントレポートとしているところもある。報告システムを設計する際にはなるべく多数の報告を得られるように工夫し，重大かつ頻度の高いできごとから対策をたてることが重要である。

B　誤薬防止

1　誤薬防止の基礎知識

　医療施設で報告されるインシデントレポートでは，与薬に関するものが多く，また実際に誤薬が発生することも少なくない。このように，誤薬は，看護業務のなかでおきる事故のうち発生頻度の高いものである。誤薬事例のうち，患者が死亡したり重度の障害が残ったりする割合は低い。しかし，誤薬に対する患者の不安は大きく，万一間違いがあれば，医療職者との信頼関係を大きく損なってしまう。

　看護職者が医師の指示により薬剤を投与するということは，医師の責任において行われる治療の一部について，実施者としての責任をもつことである。したがって，患者の安全を確保するために，看護職者には高度で専門的な判断能力が求められる。

1 過量投与と過少投与

　与薬に関する間違いには，薬剤量の間違い，薬剤間違い，投与時間や投与日時の間違い，患者間違い，投与経路の間違いなどがある。これらのうち頻度が高いものは薬剤量の間違いであり，**過量投与**と**過少投与**がある。

● **過量投与**　薬剤の過量投与は，患者に重篤な副作用をまねきやすい。致死量に達した場合は患者が死にいたる可能性が高く，一命をとりとめても重度の障害を残す事態ともなりうる。とくに注射は，内服よりも速効性があり，患者の状態や薬液の種類・量，注射部位・速度により危険性が異なるため，細心の注意が必要である。

● **過少投与**　過少投与は，目的とした効果が得られずに治療の遅延をもたらす。

2 危険薬

　危険薬とは，医療安全上のリスクが高いために取り扱いに注意を要する薬剤をさす。危険薬は，投与量・投与回数・投与経路の間違いなどによって患者に致死的な影響や重大な障害をもたらす可能性が高いものであり，誤薬をとくに防止する必要がある。

　一般的には，抗がん薬，糖尿病治療薬，麻薬，向精神薬，麻酔薬，強心薬，抗不整脈薬，抗血栓薬などが危険薬とされる。ただし，医療施設によって主として診療する患者の年齢・性別・疾患が異なるため，危険薬として取り扱う薬物はそれぞれの医療施設で取り決められ，対策がたてられている。

● **抗がん薬**　抗がん薬には細胞毒性❶がある。そのため投与量や投与回数を間違えて過量投与となると，骨髄機能障害(骨髄機能抑制)が生じ，死にいたる場合もある。

● **糖尿病治療薬**　インスリンや血糖降下薬は，糖尿病ではない患者に誤って投与したり，過量投与したりすると低血糖をきたし，生命にかかわることとなる。

　インスリンは1 mLを100単位とし，「単位」で投与量が指示される。そのため「単位」を「mL」と間違えると，投与量が100倍になってしまう。これを防ぐために，投与量を「単位」で設定できるペン型注射器が普及している。また，点滴中にインスリンを混注❷するなどのバイアル製剤からインスリンを吸う際には，単位で表示されたインスリン専用ディスポーザブル注射器を用いる。

　さらに，インスリンの単位を「U」と省略して処方箋(指示書)に記載すると，「U」を「0」と見間違えて，10倍の投与量となってしまう危険性がある。そのため，インスリン投与の指示は，「U」を用いず「単位」と記載す

□ NOTE
❶細胞毒性
　細胞に対して分裂・増殖の阻害や死をもたらす性質のこと。抗がん薬の多くは，がん細胞に対する細胞毒性をもつが，正常細胞にも少なからず悪影響を及ぼす。

□ NOTE
❷混注
　輸液に単一あるいは複数の注射薬を加えて混合調整することをさす。

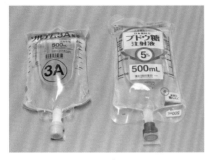
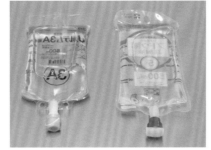

a. 表	b. 裏

◉**図 3-2　外観類似の注射薬の例**
同じ形状のバッグであるため，とくに裏から見ると外観が類似している。

ることが望ましい。

● **麻薬**　麻薬は，中枢神経系に作用して精神機能に影響を及ぼすほか，依存性もある。そのため，麻薬は「麻薬及び向精神薬取締法」によって一般社会へ流出しないようにはかられているほか，医療目的であっても濫用が厳しく規制されている。また，医療施設では，麻薬はほかの医薬品と区別して，人目のつかない場所に鍵をかけて厳重に管理されている。

3　名称類似・外観類似の薬剤

　市販されている薬剤のなかには，薬効がまったく異なるにもかかわらず，名称が類似したものや外観が類似したものがあり，薬剤を取り違える危険性がある（◉図 3-2）。

　このような，名称類似・外観類似の薬剤については，各施設で一覧表などを作成して注意を喚起するとともに，表示方法や配置方法などを工夫して，誤薬を防止する必要がある。また，名称や外観が類似した薬剤は，できる限り名称の異なる薬剤に変更するなど，医療施設としての対応も必要である。

2　誤薬防止の実際

　薬剤の患者への投与は，医師の指示に始まり，看護職者の指示受け，薬剤部における供給，看護職者による準備・実施，そして実施後の観察という業務プロセスからなる（◉図 3-3）。

　このように，与薬は複数の医療職者が連携して行うことから，それぞれの専門性をいかして役割分担をすることによって，誤薬を防止することができる❶。

● **6 つの Right（6R）**　誤薬は，前述の業務プロセスのいずれかにおいて発生する。したがって，誤薬を防止するためには，これらのプロセスでおこりやすい間違いを防げるように，各種の対策を実行する必要がある。

　安全に与薬するためには，**6 つの Right（6R）**，すなわち，① Right patient（正しい患者），② Right drug（正しい薬），③ Right purposes（正しい

▭NOTE
❶たとえば，近年，抗がん薬や高カロリー輸液などは薬剤部で調製されるようになり，そのほかの薬剤についても薬剤師が調製することがすすめられている。

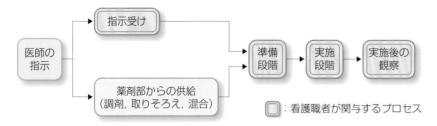

◎図3-3 与薬の業務プロセス

◎表3-1 与薬における6つのRight(6R)

①Right patient：正しい**患者**	患者自身に名前を言ってもらう，ネームバンドを確認する(バーコードとの照合も含む)。
②Right drug：正しい**薬**	似かよった名称の薬剤に注意する。
③Right purposes：正しい**目的**	指示された薬剤がどのような目的で投与されるのか確認・理解しておく。
④Right dose：正しい**用量**	投与量，とくに単位(mL，mg，μg，U)を確認する。
⑤Right route：正しい**用法**	投与経路(筋肉内・皮下・皮内・静脈内・点滴静脈内)，解剖学や患者状況を考慮した部位の選定，無菌操作の徹底を確認する。
⑥Right time：正しい**時間**	血中濃度維持のための定時投与(時刻)，あるいはどのくらいの時間をかけて投与するのかなどを確認する。

目的)，④ Right dose(正しい用量)，⑤ Right route(正しい用法)，⑥ Right time(正しい時間)を，与薬のどのプロセスにおいても確認することが重要である(◎表3-1)。

以降では，看護職者の関与する，① 指示受け，② 準備段階，③ 実施段階の3つのプロセスにおいて，看護職者が実施する必要のある対策を述べる。

1 指示受け

与薬は医師の指示に基づいて実施される。指示受けをする看護職者は，医師の指示内容を正しく理解して指示を受けることが重要である。指示の内容があいまいな場合や，複数の解釈の可能性がある場合，患者に実施してよいかどうか疑問に思うなどのように指示の内容に疑義がある場合は，必ず医師に確認しなければならない。

● **処方箋による指示** 看護職者は，医師が記載した**処方箋**によって指示を受け，サインをする。処方箋とは，薬剤投与に関する医師の作成する指示書のことであり，施設によっては指示書・指示票などといった名称でよばれていることもある(◎図3-4)。

処方箋には，患者名，投与薬剤名，投与量，投与日と時刻，投与方法が記載されており，医療施設ごとに書き方が統一されている。この書き方のルールがまもられなかったり，あいまいであったりすると誤薬につながるため，

与薬指示票

令和4年12月10日〜12月16日

病　棟：南病棟5F　　　　　　　　　　00002440　　　　　　　患者氏名：　<ruby>鈴木花子<rt>すずき はなこ</rt></ruby>

主治医：山田太郎

指示 主	指示 薬	薬品名	1回量		10 月	11 火	12 水	13 木	14 金	15 土	16 日
		セルベックスカプセル 50mg　　1回1カプセル メチコバール 500μg　　　　　　1回1錠 クラビット錠 10mg　　　　　　　1回1錠 　1日3回　朝昼夕食後　　　　　　7日分		朝食後 昼食後 夕食後							
		プレドニン錠 5mg　　1回3錠　1日1回　朝食後　7日分 プレドニン錠 5mg　　1回2錠　1日1回　昼食後　7日分 プレドニン錠 5mg　　1回1錠　1日1回　夕食後　7日分		朝食後 昼食後 夕食後							
		酸化マグネシウム　1回0.33g 　1日3回　朝昼夕食後　　　　　　7日分		朝食後 昼食後 夕食後							

備考		実施確認欄	起床時						
			朝食後						
			昼食後						
			夕食後						
			眠前						

注射指示票

南病棟5F　　　00002440　　<ruby>鈴木花子<rt>すずき はなこ</rt></ruby>　　様　　　　67歳　2ヶ月

診療科：血液内科　主治医：山田太郎

実施日：令和4年12月14日

●注射

手技	経路/部位	薬品名	1回使用量	速度時間	タイミング	準備者	実施者	指示/コメント	指示Dr
点滴	末梢ルートメイン1	フィジオ140注射液（500mL）	500 mL	100mL/h 5時間で	9時開始 ‖‖‖‖‖‖‖‖ S000024400002003				山田太郎 （0831-0003）
点滴	末梢ルートメイン1	フィジオ140注射液（500mL）	500 mL	100mL/h 5時間で	フィジオ140注 終了後開始 ‖‖‖‖‖‖‖‖ S000024400002004			終了後生食ロック	山田太郎 （0831-0003）
点滴	末梢側管1	生理食塩液キットH（100mL） セファゾリンNa注射用2g	100 mL 2g	200mL/h 0.5時間で	10時 ‖‖‖‖‖‖‖‖ S000024400002001				山田太郎 （0831-0003）
点滴	末梢側管1	生理食塩液キットH（100mL） セファゾリンNa注射用2g	100 mL 2g	200mL/h 0.5時間で	18時 ‖‖‖‖‖‖‖‖ S000024400002002				山田太郎 （0831-0003）

図 3-4　処方箋（指示書）の例

医師も看護職者も，その医療施設のルールを十分に理解する必要がある。

● **口頭での指示** 誤薬を防ぐためには，口頭で出された指示は受けないことが原則である。しかし，緊急時や電話で指示を受けなければならない場合もあり，言い間違いや聞き間違いがおこりやすい。

▶ **ポイント** やむをえず口頭で指示を受ける場合，必ずメモをとり，復唱して確認する。

2 準備段階

準備段階では，薬剤部から届いた薬剤を処方箋（指示書）と照合し，投与できるように準備する。この段階では，薬剤を取り違えて準備したり，投与する患者を間違えて準備したりしないことが重要である。

● **投与薬剤の3回確認の原則** 薬剤の確認は，原則として，① 薬剤を取り出すとき，② 薬剤を準備するとき，③ 薬剤を戻すとき（あるいは空アンプルを捨てるときなど）の3回行う。

▶ **ポイント** とくに危険薬を扱う際は，声を出し，指差し呼称をして確認する。

● **処方箋（指示書）と薬剤との照合** 薬剤を準備する際は，記憶に頼らず，必ず処方箋（指示書）と照合する。また，危険薬などを取り扱う場合は，1人で準備するのではなく，2人でダブルチェックを行うことが望ましい。

▶ **根拠** ダブルチェックには，異なる視点から見ることで間違いを発見したり，確認する機会を増やすことによって間違える確率を減らしたりする効果があり，薬剤の取り違えを発見し，事故を未然に防ぐことができる。

● **1つのトレイでの準備** アンプル・バイアル・基剤などの薬剤を取りそろえる場合や，混合した薬剤を投与時間がくるまで保管しておく場合，1人の患者の薬剤は1つのトレイで準備する。

▶ **根拠** 1つのトレイに複数の患者の薬剤が混在すると取り違えの原因になる。

3 実施段階

いったん患者に投与された薬剤は，間違えたからといって回収することはできない。薬剤を患者に投与する実施段階は，誤薬を防ぐ最終段階であるため，前述の6つの Right を確認することが重要である。実施時には必ず処方箋（指示書）を確認し，指示に基づいて実施する。

● **患者誤認の防止** 患者誤認を防ぐためには，同時に複数の患者の薬剤を持ってベッドサイドに行ってはならない。また，ベッドサイドでは必ず，薬剤や薬液ボトルに表示された患者氏名が患者本人のものであるかを確認する。さらに，患者本人にフルネームを名のってもらうか，患者識別バンド（**○**115ページ，図3-6）の患者氏名を見ることによって，実施する患者に間違いがないかを確認する。

近年の ICT 化の進展は，医療施設でも事故防止に役だっている。たとえば，バーコードのついた患者識別バンドの利用はその1つである。このシステムでは，看護職者が携帯情報端末を用いて，患者識別バンドのバーコードと，輸液のラベルについたバーコードを照合することで，投与する輸液がそ

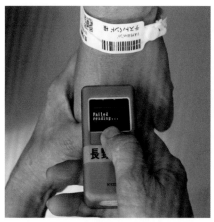

a. 患者誤認防止
携帯情報端末でのバーコードの照合を行う。

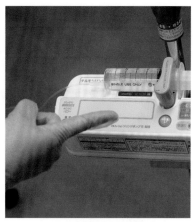

b. 流量間違いの防止
指を差し，声を出して確認する。

◗ 図 3-5　輸液の実施段階での事故防止法

の患者に処方されたものであることを確認できる（◗図 3-5-a）。

● **操作間違いの防止**　輸液ポンプやシリンジポンプを使用する際に，たとえば，1 時間 10 mL で設定するべきところを 100 mL と誤って設定してしまうことがある。このような操作間違いや操作忘れを防ぐために，指を差して，声を出して確認する（◗図 3-5-b）。

C　チューブ類の事故防止

　経管栄養のための経鼻栄養チューブや輸液のための静脈ライン，気管内チューブや膀胱内留置カテーテル，ドレーン類などの挿入や留置は，侵襲の大きな処置である。留置中のチューブ類に関連する事故には，予定外抜去や，閉塞，外れ・抜けなどがある。また，薬剤注入時には，接続間違いによる誤注入などの事故がおこりうる。

1　チューブ類の予定外抜去防止

1　チューブ類の予定外抜去防止の基礎知識

　チューブ類留置中の**予定外抜去**とは，本来は留置しておく必要のあるチューブ類が抜去されてしまうことである。予定外抜去は，事故発生による患者への影響が大きく，場合によっては生命に危険を及ぼす可能性があるため，適切な方法で予防することが重要である。

● **予定外抜去の種類**　原因により，**事故抜去**と**自己抜去**に分けられる。

　①**事故抜去**　患者の体位変換時や移動時，あるいは患者の体動などの際に，チューブ類がどこかに引っかかること，またはチューブ類そのものの重みや

人工呼吸器回路などの重みによって自然抜去することである。

　②**自己抜去**　患者がチューブを引っぱったため抜けることである。チューブ類の留置は患者にとって違和感や不快感を伴うため，チューブ類を触ったり引っぱったりしてしまうことで生じる。

●**発生に対する備え**　予定外抜去が生じた場合，患者への影響が大きいチューブ類については迅速で適切な対処が必要であり，それを想定した物品を準備しておく。

<h2>2 チューブ類の予定外抜去防止の実際</h2>

●**観察と固定方法の工夫**　チューブ類留置時には，挿入の長さを記録するとともに，抜けかけたときにすぐわかるようにマーキングをしておき，定期的に観察する。予定外抜去予防のためには，チューブ類の種類や留置部位に応じた方法で確実に固定することが大切である。また，皮膚とチューブ類の固定状況や，ねじれや屈曲，接続部などの状況，チューブ類に関する患者の理解や不快感，体動の状態を観察する。

▶**ポイント**　時間の経過に伴い，固定したテープの粘着力が弱くなったり，患者が触れたために外れかかったりすることがあるので，定期的にテープのはりかえなどをして再固定する。

●**体位変換時や移動・体動時の事故抜去の予防**　体位変換時や移動時には，患者に留置されているチューブ類が引っぱられないように，十分な長さがあることを確認するとともに，チューブ類を保持するなどして事故抜去を防止する。

●**患者による自己抜去の予防**　せん妄や不穏状態にある患者，あるいは意識障害や認知症のある患者などでは，チューブ類留置の必要性を患者自身が認識することがむずかしく，無意識に抜いてしまう可能性がある。このような場合には，観察の回数を増やしたりチューブ類の固定を強化したりすることなどで予防をする。

　上肢抑制などの身体抑制が必要な場合は，それぞれの医療施設で作成された身体抑制基準にのっとって実施する。身体抑制は最小限にし，不必要になった身体抑制は早期に解除する。

　自己抜去はチューブ類留置による不快感・苦痛・拘束感が強い患者にも多い。これらをできるだけ軽減できるように，チューブ類の固定方法や長さを工夫し，必要に応じて鎮痛薬を用いる。

▶**ポイント**　不快感・苦痛・拘束感を軽減するための工夫をするにあたっては，チューブ類の必要性や注意点などを説明し，患者の協力を得る。

2 チューブ類の閉塞，接続外れ，接続間違いの防止

<h2>1 チューブ類の閉塞，接続外れ，接続間違い防止の基礎知識</h2>

　それぞれ，下記のようなことが原因で生じる。

● **閉塞**　血液が逆流して生じた血栓などによりチューブ類が詰まることをさす。気管に挿入されているチューブが閉塞すると低酸素状態となり，生命の危機につながりかねない。

● **接続外れ**　チューブ類の接合が適切に行われていないために外れることをさす。不十分なはめ込みや，ロックが不確実であることが原因となる。

● **接続間違い**　接続するチューブを誤り，本来入れるべき薬剤などが誤った場所に投与されることをさし，重大な事故につながりかねない。事例としては，静脈に投与すべきものを動脈に投与したり，点滴を排液のラインに接続したりといった間違いがあげられる。

2　チューブ類の閉塞，接続外れ，接続間違い防止の実際

　それぞれの事故を防止するために，次のような対策を行う。

● **閉塞への対策**　薬液や酸素の投与，排液が適切に行われていることを確認する。また，チューブに血液が逆流した際には，血栓が生じることを防ぐために，生理食塩水や抗凝固薬のヘパリンで流すようにする。

● **接続外れへの対策**　接続部がロック式になっている製品が多くなっており，抜け落ちることは少なくなっている。しかし，ロック式であっても，しっかりとロックされていることは確認する必要がある。

● **接続間違いへの対策**　接続間違いがおこらないように，接続部の形状が目的ごとに異なる製品が使用されるようになっている。たとえば，栄養チューブと静脈ラインでは接続部の形状が異なっており，栄養剤を誤って静脈ラインに投与する事故を予防できるようになっている。

3　血管外漏出の防止

1　血管外漏出防止の基礎知識

　注射の際に，薬液が血管から周囲の組織にもれることを**血管外漏出**という。血管外漏出による症状は，投与されている薬剤により異なるが，疼痛・腫脹・発赤などがみられることが多い。また，適切に血管に薬液が入っていないことにより，滴下不良もおこる。

　抗がん薬などの傷害性の強い薬剤が血管外漏出をおこすと，漏出した薬液が少量であっても，壊死などの重篤な障害をおこすことがあるため，とくに注意が必要となる。そのため，『外来がん化学療法看護ガイドライン』（日本がん看護学会）などを参考に血管外漏出を防止し，薬物治療におけるリスクを最小限にすることが求められる。

2　血管外漏出防止の実際

　血管外への漏出は，投与ルートが適切に整えられていない場合以外にも，刺入部の血管に損傷があったり，加齢や投与されている薬物により血管が脆弱であったりしたときにも生じる。

● **血管外漏出の予防・確認**　血管外漏出の予防にあたっては，まず適切な血管を選択することが重要になる。損傷がなく，太くやわらかく弾力のある血管を選択する。さらに，血液の逆流や，留置状況，刺入部を観察して漏出の有無を確認する。

● **血管外漏出時の対応**　血管外漏出がみとめられたら，ただちに投与を中止して抜針する。抗がん薬の場合には，組織に漏出した薬液をできるだけ吸引してから抜針する。その後，患部の冷却などの炎症に対する処置を行うなど，薬物による障害を最小限にとどめるように対応する。

D　患者誤認防止

1　患者誤認防止の基礎知識

　医療行為は患者の身体に侵襲をもたらすものであり，患者誤認がおこると，本来の患者ではない人に対して，必要のない医療行為による侵襲をもたらす。さらに，患者に対しては，必要な検査や治療が実施されないために，診断や治療の遅延という不利益をもたらす。

● **患者確認の重要性**　患者誤認は，けっしてあってはならないことであるが，一方でどのような場面でもおこりうるものである。目の前にいる患者が本人であるかどうかを確認することは，あらゆる医療行為の基本である。その際，日常業務のなかでのさりげない会話で確認するのではなく，確実に実施することが重要である。

　病棟では，同姓同名の患者がいる場合，とくに注意を要する。手術室や検査室，外来の診察室では，医療従事者と患者が初対面である場合も多いため，施設でルールを決めて，患者の協力を得て患者確認をする。

2　患者誤認防止の実際

● **患者誤認防止の方法**　患者の名前を単に呼びかける方法は，聞き間違いが生じるため，推奨できない。できる限り，患者本人にフルネームで氏名を名のってもらう。

> **ポイント**　患者に名のってもらう際には，患者が不快感・不安感をいだかないように十分な説明が必要である。

　認知症や難聴，薬剤の影響などにより，患者に氏名を名のってもらうことが困難な場合は，診察券・予約票・検査伝票の利用や，ベッドネーム（患者ベッドに付属している氏名カード）の確認，家族の協力を得るなどして，患者確認をする。

　近年は，入院患者に患者識別バンドを装着してもらう施設が増えており，患者誤認防止のうえで有効である（●図3-6）。

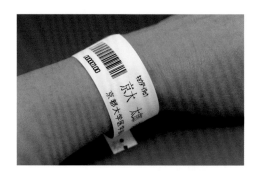

⏵図 3-6　患者識別バンド

● **侵襲性の高い医療行為を行う場合の方法**　検査・与薬・輸血など，侵襲性の高い医療行為を行う場合には，少なくとも2つの，異なった，独立した方式による確認をする。たとえば，フルネームで患者に名のってもらうとともに，診察券や患者識別バンド，ベッドネームなどによっても確認を行う。
● **手術を行う患者の確認**　手術室では，麻酔導入前に患者確認を行う。また，皮膚切開の前に，看護職者・麻酔医・執刀医が，診療録やリストバンド，マーキングなどを用いて，患者氏名・手術部位・予定術式などを確認する。

E 転倒・転落防止

1 転倒・転落防止の基礎知識

● **転倒・転落**　**転倒**とは，自分の意志に反して，足底以外の身体の一部が地面あるいは床につくことである。また，**転落**とは，高いところから転がり落ちることをいう。通常，転倒と転落は区別せずに用いられ，その結果として身体損傷が生じるかどうかは問わない。転倒・転落はいずれも，点滴やドレーン類などの装着物の予定外抜去や，大腿骨骨折や頭部外傷などにつながる可能性があり，場合によっては生命に危険をもたらす。

　骨折が生じると，患者の日常生活活動が低下したり寝たきりとなったりする場合もあり，疾患の回復に影響を及ぼすばかりでなく，入院期間が延長したり，疾患が治癒したあとも障害を残し，社会生活に影響をもたらすことがある。また，骨折や外傷にいたらない場合でも，患者に「転ぶのがこわい」という気持ちを生じさせて，患者自身が活動を制限してしまうことにつながる。さらに，看護職者にとっても，「転倒・転落させてしまった」という罪悪感をもつことにつながりうる。

● **転倒・転落防止の問題点**　入院患者の高齢化に伴い，転倒・転落の発生件数が増加している。患者自身が動くことによって発生するため，それを制限すれば事故防止にはなるが，同時に患者の回復やリハビリテーションを妨げるという問題が生じる。また転倒・転落は，医療行為と直接的に関係して生じるわけではないため，誤薬防止のように業務プロセスにそった対策をた

てることがむずかしい。このようなことから転倒・転落を防止するための有効な対策を見いだしにくく、大きな問題となっている。

2 転倒・転落防止の実際

前述のように、転倒・転落防止は、医療職者側の業務プロセスの改善だけでは効果を得ることがむずかしい。そのため、転倒・転落への対策では、件数を減らすと同時に、転倒・転落による影響ができるだけ小さくなるように取り組むことが重要である。

患者の状態によって転倒・転落の危険の度合いは異なるため、まずリスクアセスメントを行い、看護計画をたて、対応策を実施・評価し、それらについて記録をとる。また、患者や家族に転倒・転落の危険性やその対策を十分に説明する必要がある。

1 リスクアセスメント

転倒・転落事故をおこす危険性の高い患者には、それを防ぐための対策をたてる。入院時や入院1週間ごと、あるいは手術などで状態がかわったときや、転倒・転落事故発生時に、患者の転倒・転落のリスクをアセスメントすることで、患者の状態に合わせた対策をたてることができる。

転倒・転落の危険性の高い患者の特徴として、高齢者や小児、視覚障害・聴覚障害がある、めまいがある、見当識障害や認知症がある、運動機能障害があることや、薬剤(睡眠導入薬・鎮痛薬・麻薬・向精神薬・降圧薬・利尿薬・下剤など)の使用などがあげられる。また、過去に転倒・転落をしたことのある患者は、再度、転倒・転落事故をおこす危険性が高い。

2 転倒・転落の危険性の高い患者への対策

リスクアセスメントに基づいて、転倒・転落の危険性の高い患者には個別性のある看護計画をたてる。また、患者や家族にも、転倒・転落の危険があることやその対策について具体的に説明し、必要時には介助を依頼し、自分で安全な行動ができるように支援することが重要である。

患者が動けるにもかかわらず、転倒・転落をおそれて活動を制限してはならない。ただし、転倒・転落した場合に少しでも受傷が緩和されるよう、緩衝マットを床に敷く、カーペット素材の床にするなどの工夫を行う。大腿骨骨折の予防のためのヒッププロテクターや、頭部外傷の予防のためのヘッドギアを患者に装着する方法もある。

●ベッドの配置やベッドまわりの環境整備 上がり降りしやすいようにベッドの配置を調整する、超低床ベッドを用いる、床頭台やオーバーベッドテーブル、ナースコールなどを手の届きやすい位置に置くなどの工夫をする。転落防止のために、患者の状態に合わせて3点柵や4点柵などのベッド柵を使用する(◯図3-7-a, b)。また、マットレスの高さに合わせたベッド柵を用いる。

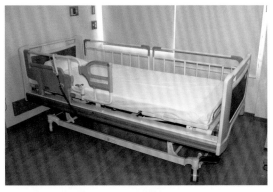

a. 3点柵

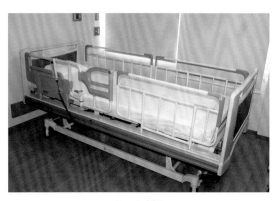

b. 4点柵

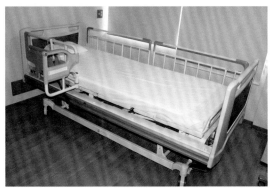

c. L字柵

○**図 3-7　転落防止のためのベッド柵**
認知機能障害や片麻痺などがある場合は，とくにベッド柵のすきまに注意し，広く開いている場合は専用のカバーを用いるなどして，事故を予防する。
（注）近年，転落防止のために用いるベッド柵とベッド柵のすきまやベッド柵内のすきまに頭や首・腕・足などが入り，重傷を負ったり死亡したりするケースが頻発した。そのため，2009（平成21）年3月に介護ベッドの日本工業規格（JIS）が改正され，すきまを狭くするなど基準が強化された。

　自分で動くことができるが介助を必要とする患者には，L字柵など，介助のためのバーを用いる（○図3-7-c）。床頭台やオーバーベッドテーブルにはストッパーを掛け，支えにして立ち上がっても安全な状態にしておく。点滴スタンドは，5本脚以上のものを用いると歩行時にも安定する。

●**離床センサー**　離床センサーは，床に足が着いたりベッドから起き上がったりした際にセンサーが感知して，ナースコールやアラーム音などで看護職者に知らせる装置である。看護職者がすぐにかけつけ，見まもりや，トイレ歩行を援助することができる。認知症の患者や，意識レベルが低下している患者など，患者の状態に合わせて使用する（○図3-8）。患者が拘束感を感じないように，赤外線センサーも活用されている。

●**はき物**　転倒しやすい患者には，スリッパは転倒する危険が高いため，使用しないことをすすめる。底面に滑りどめやラバーがついたはき物が有用である。

●**薬剤の調整**　患者の処方内容を把握し，転倒・転落に影響する薬剤があれば，追加・増加時はとくに注意する。また，医師と相談して，できる限り使用を控える。

●**就眠前の排尿**　夜間のトイレ歩行時は転倒の頻度が高いため，就眠前には排尿をするよう説明したり，支援したりする。

●**施設全体での対策**　施設全体として，傘袋やぬれても滑らない床材の利

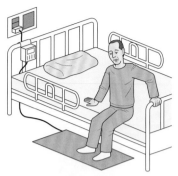

a. マットを踏むとナースコール

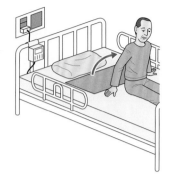

b. マットから離れるとナースコール

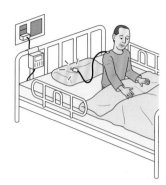

c. クリップが外れると
ナースコール

◖図3-8 離床センサー

用による床ぬれへの対策や，廊下に腰掛けベンチを置く，手すりをつける，フットライトや周辺が見やすい夜間照明を使用するなどの対策に取り組む。

F 薬剤・放射線曝露の防止

　看護業務に伴う業務上の危険にはさまざまなものがあり，なかには医療も含めたすべての産業に共通するものもある。その一方で，看護業務の特性に起因し，看護職者の健康や安全をそこなう要因となるものもある。

● **看護業務上の危険**　その代表的な例として，B型肝炎ウイルス・C型肝炎ウイルス・結核菌などといった感染の危険を伴う病原体への曝露（◖67ページ）や，抗がん薬・消毒薬などの薬剤および有機溶剤への曝露，放射線への曝露，ガス滅菌に用いられるエチレンオキシドへの曝露，ゴム手袋などによるラテックスアレルギーなどがあげられる。

　したがって，まずこれらの曝露を防止すること，および曝露した場合も影響を最低限に抑えることがきわめて重要になる。

　以下に，健康への影響が大きく，看護職者が取り扱う頻度の高い，薬剤（抗がん薬）と放射線について説明する。

1 抗がん薬曝露の防止

1 抗がん薬曝露の防止の基礎知識

● **抗がん薬の人体への影響**　抗がん薬は，がん細胞の分裂や増殖を抑制してがん細胞を殺すことを目的とした薬剤である。しかし，細胞に増殖阻害や機能障害といった影響を与える抗がん薬の細胞毒性は，がん細胞だけではなく正常な細胞にも同じように作用するため，骨髄機能障害（白血球や血小板の減少），消化器症状（吐きけや嘔吐，口内炎），脱毛などの副作用が生じる。

ほかにも，細胞の遺伝的な変異(変異原性)や，がんの誘発(発がん性)，流産や先天異常(催奇形性)，無精子症や精子の運動性低下(精子毒性)などの健康問題をもたらす。

● **抗がん薬曝露の経路と急性中毒症状**　抗がん薬は，皮膚や粘膜，口腔，気道から体内に侵入する。曝露により皮膚や粘膜に薬剤が付着したり，眼に入ったり，エアロゾル❶の吸入などで体内に取り込まれたりすると，細胞毒性による長期的な影響だけではなく，急性中毒症状をきたすこともある。

①**皮膚・粘膜**　抗がん薬が皮膚や粘膜に付着すると，接触皮膚炎や化学損傷が生じたり，経皮的に体内に吸収されたりする。また，薬剤が眼に入ると角膜損傷をおこすことも知られている。抗がん薬のついた注射針を誤って自分に刺した場合は，組織の壊死(えし)が生じる可能性もある。

②**口腔**　抗がん薬に汚染した手指で飲食や喫煙をすると経口的に薬剤を摂取してしまうことになり，吐きけや嘔吐が生じる場合がある。

③**気道**　抗がん薬から発生したエアロゾルや抗がん薬が揮発した空気，また抗がん薬の粉末や微粒子を吸入してしまうことによって気道から体内に取り込まれる。それにより急性中毒症状として喘息(ぜんそく)様症状や気管支炎があらわれる場合がある。

2 抗がん薬曝露の防止の実際

● **バリアプロテクション**　抗がん薬の安全な取り扱いの基本は防護であり，抗がん薬を皮膚に付着させないこと，エアロゾルを吸入しないことがとくに重要である。皮膚・口腔・気道の3つの経路からの侵入の防護のため，防護物品(手袋，マスク，ガウン，ゴーグル，キャップ)を用いる。これを**バリアプロテクション**という(◉図3-9)。バリアプロテクションは，薬剤の混合や与薬準備のためのプライミング❷，実施，あとかたづけといった，抗がん薬を取り扱う全過程において実施されることが望ましい。

● **抗がん薬の混合とプライミング時の注意点**　抗がん薬取り扱いの過程において曝露する危険性が高いのは，抗がん薬の混合や与薬準備のためのプライミング時である。混合では，抗がん薬の揮発やエアロゾルが必ず発生するため，安全キャビネットを配備した薬剤部で，バリアプロテクションを実施

NOTE

❶**エアロゾル**
　浮遊する微小な液体・固体の粒子と気体の混合体をよぶ。

NOTE

❷**プライミング**
　薬液を投与するルート内を薬液で満たすことをさす。

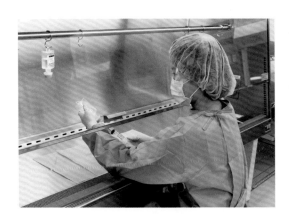

◉**図 3-9　バリアプロテクションで用いる防護物品**
・手袋：ニトリル素材が推奨される。ミキシングやこぼれの処理時には二重にする。抗がん薬に汚染された手袋を外したら，すぐに手洗いする。
・マスク：N95タイプが望ましいがサージカルマスクでもよい。
・ガウン(不織布)
・ゴーグル
・キャップ

して調製をすることが望ましい。やむをえず特別な換気装置のない病棟など
で混合する場合には，できる限りバリアプロテクションを実施する。

　さらに，こぼれやエアロゾルによる曝露防止のために，以下に注意する。

（1）混合やプライミング，点滴ボトル交換時には，抗がん薬を目線より上げ
　　ない。

（2）抗がん薬のこぼれ防止のため，プライミングには生理食塩水を用いる。

（3）アンプルカット時には薬剤が飛散しやすいため，滅菌ガーゼや消毒綿で
　　アンプルの首の部分をおおってカットする。

（4）こぼさないために，カットしたアンプルは倒さない。

（5）バイアルのゴム栓に開いた穴から抗がん薬を含む薬液がこぼれたり，エ
　　アロゾルが発生したりするため，バイアルを陽圧にしない。

（6）接続部が外れてこぼれるのを防止するため，注射器はルアーロック式
　　（ねじ込み式）を用いる。

● **こぼれた薬剤の処理**　抗がん薬の取り扱い中に誤って薬剤をこぼしてし
まった場合は，抗がん薬のミキシング時と同様のバリアプロテクションを実
施したうえで，周囲にいる人に曝露を広げないよう，至急に処理する。抗が
ん薬のこぼれを処理するために必要な防護用具や吸収シート，廃棄ビニール
袋などがセットされた，ディスポーザブルの処理専用物品（**スピルキット**）を
常備しておくことが望ましい。

2　放射線曝露の防止

1　放射線曝露の防止の基礎知識

● **放射線**　**放射線**には，γ線・X線・α線・重粒子線・陽子線・β線・電
子線・中性子線などがあり，空気を直接または間接的に電離する能力をもつ。
放射線を照射するための放射線発生装置を**放射線源**とよび，単に**線源**ともよ
ぶ。また，放射線に曝露された物体が受けた放射線の量を**線量**とよぶ。

● **看護業務と放射線被曝**　医療では，X線検査やCTにX線が広く用いら
れ，また，リニアックやテレコバルト照射装置などを用いた放射線治療には
高エネルギーX線やγ線が使われるなど，診断と治療の両方の目的で使用
されている。人体が放射線にさらされることを**放射線被曝**といい，放射線診
療などに従事する医師・診療放射線技師・看護師などは，業務に伴ってある
程度の被曝が生じる。

◆　放射線による人体への影響

● **身体的影響・遺伝的影響**　放射線の人体への影響には，**身体的影響**と**遺
伝的影響**がある。身体的影響は被曝した本人にあらわれる障害で，体細胞や
生殖細胞におこった変化がもとになる。遺伝的影響は被曝した人の子どもや
孫の世代になってあらわれる可能性のある障害で，生殖能力をもつ人が生殖
腺に被曝した場合に問題となる。

● **早期障害・晩期障害**　影響が被曝後数週間以内にあらわれるものを**早期障害**といい，疲労・倦怠感や，紅斑や脱毛などの急性放射線皮膚障害などがある。また，被曝後数か月以上たってからあらわれるものを**晩期障害**といい，白内障やがん，白血病などがあるが，自然発生との区別はむずかしい。

● **しきい線量**　放射線の影響があらわれるかどうかは被曝線量に関係し，影響が生じるかどうかの境を**しきい(閾)線量**という。身体的影響の早期障害にはしきい線量があるため，しきい線量以下に抑えることで影響を抑えることができる。

◆ 放射線被曝の経路

　放射線被曝の経路は大きく**外部被曝**と**内部被曝**に分けられ，さらに体表面汚染による被曝がある。

● **外部被曝(体外被曝)**　胸部のX線検査のように，体外にある線源からの被曝をさす。

● **内部被曝(体内被曝)**　体内に取り込まれた放射性物質からの放射線による被曝をさす。誤って放射性物質を体内に取り込んだ場合だけでなく，がんの治療として密封された放射性物質を体内に埋めこんだ場合もある。

● **体表面汚染による被曝**　からだの表面に放射性物質が付着したことをさす。付着した部位からの外部被曝が生じるとともに，放射性物質が粘膜・口腔などから取り込まれた場合には内部被曝をも生じることになる。看護業務ではとくに外部被曝の可能性が高い。

◆ 放射線業務従事者の線量限度

　前述の放射線業務従事者に対しては，「放射性同位元素等の規制に関する法律(放射線障害防止法)」により，線量限度が定められている。正しく防護すれば，放射線業務従事者の被曝線量は，日常生活において受ける自然放射線の線量より少ない。

　放射線から人が受ける被曝の程度をあらわす単位はシーベルト(Sv)であり，放射線業務従事者や一般の人々の被曝管理に用いられる。法令の線量限度は5年間で100ミリシーベルト(mSv)であり，また1年のうち，50ミリシーベルトをこえてはならない。また，妊娠可能な女性については，3か月間で5ミリシーベルトをこえてはならないとされている。

2 放射線曝露の防止の実際

● **放射線防護の3原則**　外部被曝に対しては，以下に示す3原則を防護の基本とする。

　①**遮蔽の利用**　放射線源と自分との間に透過を防止する遮蔽物を置く。
　②**距離の確保**　放射線源からできるだけ遠ざかる。
　③**時間の短縮**　被曝する時間を短くする。

● **放射線診断における放射線曝露防止**　X線撮影，あるいは血管造影やインターベンショナルラジオロジー interventional radiology(IVR)などのX線透

視などといった放射線を用いた検査・治療は，十分な遮蔽能力の壁をもつ放射線管理区域で実施することが法律で定められている。これらの検査・治療においては，必要がない限り，撮影や透視中に X 線撮影室に立ち入らないことが放射線被曝防護の基本である。X 線撮影室には，放射線が発生している撮影中にはそれを自動的に表示する装置が備えられており，入り口上部に「撮影中」などの表示が出るようになっている。

　重症患者や手術中の患者などのように X 線撮影室に移動することが困難な患者については，移動型 X 線装置により病室などで撮影することが，法令によって特例として認められている。この場合，照射野の中心から 1～5 m 離れれば，ほとんどの X 線は到達しない。

　患者が小児や高齢者などのときは，X 線撮影中に患者の身体が動かないように支える必要が生じることがある。その場合は，できる限り患者の家族の協力を得る。家族が曝露する機会は少ないが，医療職者はその頻度が高いからである。もし，撮影や透視中に X 線撮影室に入る場合には，防護用衝立や防護エプロンを利用し，線源との距離をとり，入室時間を短くする。

● **放射線治療における放射線曝露防止**　リニアックやテレコバルト照射装置などを用いた外部照射治療では，別室からの遠隔操作により照射が行われるため，医療職者が被曝することはない。一方，病巣部に放射線源を直接挿入して照射を行う場合は，被曝を避けられないため，看護職者は必要に応じて立ち入りを行う。立ち入る場合は放射線診断時と同様の防護策をとる。

✏ work 復習と課題

❶ 危険薬の種類とその特徴について述べなさい。
❷ 誤薬防止の対策を，3 つの段階に分けて説明しなさい。
❸ 患者誤認防止の対策について説明しなさい。
❹ 転倒・転落防止の対策について説明しなさい。
❺ チューブ類の予定外抜去防止の対策について説明しなさい。
❻ とくに曝露防止の必要な薬剤をあげ，その対策について説明しなさい。
❼ 放射線曝露防止の対策について説明しなさい。

第 **4** 章

ヘルスアセスメント

本章の目標	□ ヘルスアセスメントの意義と目的を理解し，必要とされる技術を学ぶ。
	□ 全体の概観，バイタルサインの観察，計測，系統別アセスメント，心理・社会
	□ 状態のアセスメントといったヘルスアセスメントの実際について学ぶ。
	□ ヘルスアセスメントによって得られた結果を，実際のケアに結びつけていく態度
	を養う。

A ヘルスアセスメントとは

1 ヘルスアセスメントがもつ意味

● **アセスメント**　アセスメント assessment とは，一般的には評価・査定を行うことをいう。看護において，この「アセスメント」という言葉は，従来，看護過程の展開のなかで用いられてきた。看護過程は，① アセスメント(情報の収集・分析)，② 看護問題の明確化，③ 計画立案，④ 実施，⑤ 評価という5つの要素から構成されており(●292ページ)，ここでのアセスメントとは，看護職者が対象者に関する情報を意図的に収集し，正確に査定・判断することをさす。このように，看護過程において，アセスメントは看護の質や方向性を決定する重要なポイントであり，要でもある。

● **ヘルスアセスメント**　ヘルスアセスメント health assessment とは，直訳すると「健康の査定」であり，人々の健康状態を身体的・精神(心理)的・社会的な視点から総合的に査定(アセスメント)することである。アセスメントとヘルスアセスメントは近い意味をもつが，ヘルスアセスメントには，健康の査定を行うための情報収集が含まれている。

　具体的な情報収集方法の1つとしては，後述する**フィジカルアセスメント**がある。フィジカルアセスメントは，医師が行う問診・触診・打診・聴診などの診断的手法を多く取り入れており，患者の状態を具体的に把握することができる。さらに，心理的・社会的アセスメントを加えることで，対象者を全人的・多角的にとらえることができる。

　このように，ヘルスアセスメントという考え方によって，看護のアセスメントはさらに発展することとなり，注目されるようになった。

1 ヘルスアセスメントとフィジカルアセスメントの関係性

　フィジカルアセスメントは，ヘルスアセスメントのなかに含まれ，身体的なデータを収集・査定することをさす(●図4-1)。また，身体的な情報収集そのものを**フィジカルイグザミネーション**という。つまり，血圧測定や呼吸音の聴診，腹部の打診・触診などがフィジカルイグザミネーション，これによって得られた情報についてアセスメントすることがフィジカルアセスメン

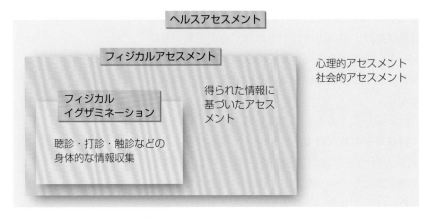

○図4-1 アセスメントの関係性

ト，さらに心理的・社会的アセスメントを含んだ全体がヘルスアセスメントという関係になる（○図4-1）。ヘルスアセスメントとは，人間を身体・心理・社会的存在としてとらえるという看護の視点から見たアセスメントであるといえる。

2 ヘルスアセスメントが注目される背景

　ヘルスアセスメントやフィジカルアセスメントに注目が集まるようになったのはなぜだろうか。この背景には，看護職者の活躍の場や役割が拡大していることがある。とくにアメリカでは，看護師に**ナースプラクティショナー** nurse practitioner（**NP**）という認定資格があり，問診やアセスメント，健康相談や保健指導などの実務を医師にかわって担当することができる❶。そこで必要とされる能力の1つとして，自立的に問診し，身体を系統的にアセスメントするフィジカルアセスメントが含まれている。

● **わが国の動向**　わが国でも，在宅医療の基盤整備の促進および，在宅医療の質の保証・維持が進められるなかで，臨床の現場では，ナースプラクティショナーに近い能力が求められるようになってきている。

　具体的には，1992（平成4）年の訪問看護ステーション❷の開設や，2000（平成12）年の「介護保険法」の施行に伴って，在宅や介護老人保健施設で生活しながら，より複雑で高度な医療を受ける患者が増加し，看護職者の活躍の場が拡大している。同時に，介護老人保健施設や訪問看護ステーションなどでは医師が少ないために，看護職者が日常的に患者の健康状態を適切に把握し，正しい判断を下し，解決をはかる必要がある。これらを実行できる能力とは，つまりヘルスアセスメントの能力であり，わが国でも求められるようになってきている。

3 ヘルスアセスメントの能力を身につける意義

　ヘルスアセスメントを行うことで，フィジカルアセスメントや心理・社会的アセスメントが系統的に行われるようになるなど，情報収集の方法に一定の方向性ができる。これは，医師の少ない施設などにおいて，患者の状態と

—NOTE

❶**ナースプラクティショナー**
　1970年代のアメリカでは深刻な医師不足となり，これを解消して地域住民が安心して生活できるようにするため，地域医療を担う目的でナースプラクティショナーのための大学院教育が開始された。アメリカでは，ナースプラクティショナーは看護だけでなく，比較的安定した状態にある患者を主たる対象として，自立的に問診や検査の依頼，処方などを行うことが認められている。
❷1992年の制度発足時は「老人訪問看護ステーション」という名称であったが，1994年10月からは，健康保険法などの改正に伴って対象が高齢者以外にも広がったことから，現在の名称になっている。

その変化を把握する際に重要となる。「なにかがおかしい」という漠然とした感覚も大切であるが，情報収集に一定の方向性があれば，心尖拍動の部位の広がりや頸静脈の視診から中心静脈圧を推定して心不全の徴候を見のがさず，すぐ受診へ結びつけることができるようになるなど，看護職者の臨床能力をさらに高めることができる。

　看護職者にとっては，患者を正しく「診る」ことが重要である。そのためには，正しい知識と技術，判断力をもち，自主的に援助・支援を行うことが求められる。看護の場は病院だけでなく訪問看護ステーションなどにも広がっており，看護職者の役割が拡大していくなかで，患者の生命や安全をまもり，ケアの質を高めるためには，より高い診断力をもつことが必要となる。バイタルサインだけでなく，その他の身体所見を観察する，患者をみる，患者から聞く，患者に触れるといった視診・聴診・触診などの臨床能力をもっていなければ，看護計画を実践し，問題を解決することはできない。

　さらには，フィジカルイグザミネーションの能力を身につけたあとも，フィジカルアセスメントだけでなく，心理・社会的アセスメントを網羅したヘルスアセスメント能力，すなわち患者を全人的にとらえることのできる力をもつことが求められる。

2 ヘルスアセスメントにおける観察

　観察は看護実践のすべてにおいて基本となるものであり，重要な要素である。情報収集においては問診や視診時の観察が，看護計画においては**観察計画** observationalplan（**O-P**）が大きな柱となる。また，実施においても，患者の反応をつねに観察しつづけていないと，実施した結果を把握することはできない。さらに，評価においても観察は不可欠である。

　このように，ケアの必要性を判断し，ケアの内容や方法を決定し，実施・評価するための重要な情報として観察はたいへん重要である。これらが「看護は観察で始まり，観察で終わる」と言われるゆえんであり，ヘルスアセスメントにおいても同様に，観察が基本となっている。

● **定量的観察と定性的観察**　観察は，**定量的観察**と**定性的観察**に分けられる。フィジカルイグザミネーション（視診・触診・打診・聴診）は，診断技術として誰が行っても同じ結果になるように手法が確立されているため，モニター類による計測や検査データなどと同様に定量的観察の1つであると考えられる。一方，定性的観察は，観察者の認識によって情報収集の広がりや深さが異なってくるという特徴をもつ。

　近年までの看護において，観察には直感的なものが多かったが，フィジカルイグザミネーションによる定量的観察の手法が加えられたことによって，より多くの情報を得られるようになった。また，定量的観察の実施においては，患者と多くの対話をすることで患者のもつ特徴や個別性の把握もできるなど，同時に定性的観察の質をより高めることも期待される。つまり，定量的観察の技術を身につけることは，定性的観察力を同時に高め，その幅を広

げることにもつながるのである。たとえば触診をする際に，患者の痛みの表現や受け答え方からその患者の痛みへの感度や表現方法を把握することができ，その後の対応方法の工夫につなげていくことなどは，具体的な例としてあげられる。

3 ヘルスアセスメントにおける重要な視点

　ヘルスアセスメントでは，フィジカルイグザミネーションによる観察結果や検査・モニター類からのデータ，患者の訴えや表情，現在の心理・社会的状況など，多くの情報が得られる。ヘルスアセスメントとは，情報を多角的に集め，患者の現在の健康状態だけでなく心理・社会的状況をも視野に入れた査定を行うことであり，それによって，患者の個としての存在を認めてその人らしさを求め，また看護上の問題抽出や看護計画の立案・実施につなげるものである。つまり，ヘルスアセスメントの目的は，実施に結びつけることによって，はじめて実現するのである。

　「アセスメント」というとき，フィジカルアセスメントではなくヘルスアセスメントのことをあらわすと考えたい。このことは，対象者のその人らしさを把握し，それに合った看護計画を立案し，援助につなげていくという大前提を大切にしなければいけないということを意味している。

　アセスメントを実施するにあたり，重要な視点が3つある。

● **アセスメントの意味や目的を大切にする**　1つ目は，その診断の意味や目的を見失わず，情報を正確に収集することである。とくにフィジカルアセスメントでは技術を習得することや実施すること自体が目的となってしまったり，1つひとつの項目を埋めていくことに終始してアセスメントの目的を見失ったりするような状況に陥りやすいため，注意が必要である。

● **患者を全体的にみる**　2つ目は，個々の情報の異常・正常にこだわって一喜一憂するのではなく，全体的にみてどのような状態なのか，情報と情報のつながりはどうか，全体のなかでそれぞれの情報はどのような関係にあるのかというとらえ方をしていくことである。患者が訴えている症状からみてそのデータがなにを意味するのかといったように，全体のなかから浮かび上がってくる問題をみていかないとヘルスアセスメントとしての本質はみえてこず，1つひとつのデータの積み重ねだけでは個々の対象者を表現することはできない。少し離れたところから俯瞰し，全体をとらえるなかでその人らしさをつかんでいこうとする姿勢が大切である。

● **時間経過による変化をみる**　3つ目は，時間の経過から情報をみていくことである。たとえば，傷の状態やドレーンからの排液の色などについて，昨日との違いを比較しながらみていくことである。その患者のなかに比較対象をみつけることで，みえてくる情報も多い。時間経過のなかでどのように変化しているのかという視点を，アセスメントの視点に加えていくことが重要である。

B　健康歴とセルフケア能力のアセスメント

　アセスメントで収集する情報には，主観的情報と客観的情報がある（●296ページ）。フィジカルアセスメントでは，問診（面接）を適切に行うことによって豊富な主観的情報を収集し，視診・触診・聴診・打診を適切に行うことによって質の高い客観的情報を収集することができる。

　ただし，フィジカルアセスメントは，1人ひとりの患者の状況に応じ，焦点をしぼって行う必要がある。そのため，アセスメントを実施する際には，まず問診によって，健康歴の聴取とセルフケア能力をアセスメントし，どこに注目すべきかを検討する。

1　問診（面接）の技術

　対象者の状態を把握しようとするとき，診療記録や看護記録，検査所見，問診票（患者が直接記載したもの）など，対象者に対面しなくとも得られる情報はあるが，その量や範囲には限りがある。より多くの，そして質の高い情報を確保するためには，患者と対面し，看護職者の五感によって直接観察したり，問診を行ったりすることが重要である。

●**問診の方法と留意点**　問診においては，対象者の状況を推しはかりつつ，対象者の理解を進めていくことが重要である。対象者がなんらかの苦痛をもっている可能性，あるいは医療従事者（看護職者）に対するなんらかの違和感（緊張感・圧迫感・脅威など）をいだいている可能性があることを念頭におき，面接場面の設定や自分の態度などに配慮することを忘れないように注意する。

　そのためには，まず対象者からの信頼を得るための努力を怠らないことが大切である（●表4-1）。また，対象者が表現することをたすけ，対象者からゆたかな情報を引き出すような工夫も必要である（●表4-2）。

2　健康歴の聴取

1　健康歴聴取の目的

　看護過程は，対象者への看護内容を決定するための手がかりとして，まずは質の高い十分な量の主観的情報と客観的情報を得ることから展開する。

　健康歴聴取の目的は，援助の必要性や具体的援助内容の決定といった看護に活用するための情報を収集することにある。バイタルサインの観察（●150ページ），計測（●171ページ），フィジカルアセスメント（●186ページ）が客観的情報（●296ページ）を得る手段であるのに対し，健康歴聴取は主観的情報（●296ページ）を得る手段である。

◖表4-1　問診の基本（場の設定と看護職者の心構え）

項目	具体的事項	理由や留意点
配慮ある面接の基本	• 自分の立場と名前を名のる。 • 患者の名前（読み）を確かめる。 • 問診の目的と内容，概略，所要時間を告げる。 • 面接の目的に応じた質問内容をあらかじめ整理しておく。	• 看護職者から名のり，その後に患者を確認するのは，看護職者と患者とが対等な関係をつくりあげるためである。 • 目的がわからないまま質問を受けると患者は不信感をいだく。
十分な時間の確保（患者をあわてさせない）	• 患者にとって気がかりなこと（誰かへの連絡，排尿など）をすませてもらう。 • 看護職者自身が面接に集中する。 • 看護職者自身も腰をかける。 • 急いでいる，あわてているそぶりをみせない。	• 看護職者がほかのことに気をとられたり，途中で中断したり，そわそわしたそぶりをみせると，患者も集中できない。 • 腰をかけることで，十分な時間をかけて情報収集する用意があることを示す。また，患者にゆったりとした気分で話してもらえる。
プライバシーの保護	• 面接のための個室を用意する（多床室にいる場合は，話し声がほかの患者に聞こえないように別室で面接する）。 • 聞きえた情報を目的以外には使用しないことを保証する。	• 患者の個人情報が不用意に外部にもれないようにすることは，看護職者が最大限配慮すべき事項である。
共感的な傾聴	• 患者に対する自分の主観を排除する。 • 患者の感情や，患者が自身の状況をどのように認識しているのかについて理解しようと努力する。 • 患者のメッセージ，内容，感情を正確に理解できたかを確認しつづける。	• 自分の主観を排除し，患者が伝えたいメッセージや内容を正確に把握することで，問題の本質を理解できる。

◖表4-2　ゆたかな情報を得るための問診上の工夫

質問の仕方	• 患者が最も気になっていることからたずねる。 • 自覚症状や徴候に関して，より多くの関連情報が得られるように焦点化する。 • 誘導尋問をしない。
コミュニケーション技術	• うなずき・相づち・繰り返し・言い直しなどのテクニックを用い，相手に「聞いてもらっている」感じを与える。
オープンクエスチョン	• より多くの情報やより深い情報を得たいときに，「〜についてもう少し詳しく教えてください」などの発問をして，自由に語ってもらう。ただし，対象者に十分な体力と気力がないと心身に負担をかけることになるので，状況をみて用いる。
クローズドクエスチョン	• 痛みや呼吸困難のあるときや緊急性が高くアセスメントを急ぐときは，「はい／いいえ」で答えられる質問（症状の有無，程度，持続時間などに関する質問）を準備する。 • クローズドクエスチョンの連発は会話の発展性を失う。

2 健康歴聴取の実際

　健康歴とは，対象者の疾病の履歴（既往歴）や身体的な問題の情報だけではない。健康状態に影響する可能性のある要因，つまりその人の背景（成育歴や社会的役割）や，生活状況（職業生活・社会生活・家庭生活），家族の状況，健康に関する価値観やものごとの受けとめ方など，その人の人物像全体をあらわすような多角的内容を含むものである。

◆ 主訴（自覚的症状）

　まずは，対象者自身が最もつらいと感じる症状や気になる症状について，詳細な情報を得る。その際，5W1H を基本とした視点から明確にしていくとよい（◯表4-3）。このようにして得た情報を**主訴**とよび，そのままを主観的情報として記録に残す。

　訴えている症状について，「いつから」「どこで」「どのようなときに」といった情報を記していく際，対象者本人の表現を大事にしてかってに看護職者が解釈を加えてはならない。とくに「どのように」という性質を示す表現は重要で，対象者本人が自覚する症状の表現が診断の手がかりとなることもある。

◆ 現病歴

　主訴を確認したあとは，症状出現から現在にいたるまでの経緯全体を把握していく。そのために，症状の変化やそれへの対処，受療（検査・治療）の有無，受療過程（内容と期間など）とその効果について，時系列にそって聴取していく。また，最初に変調を自覚したときから，それについてどのように考え対処してきたのか（受療に対する本人・家族の思いなど）を明らかにするこ

◯表4-3　自覚症状について明確にしておきたいポイント

5W1H	概略	具体例
When	いつから・どのようなときに	睡眠中突然の症状を自覚して起きた，昼食後から，仕事中に，散歩中に，運動や労作とは関係なく，など
Where	どこで	（寒冷時の）屋外で，（暑熱時の）閉めきった室内で，など
Who	誰が ※介助者や発見者などの重要他者も含む	対象者が（主訴は本人の主観である） ※自力での歩行は困難だが家人の介助で移動している，仕事中に一時的に意識消失したのを会社の部下が確認している，など
Why	どのような状況（きっかけで）	排便のたびに，坂道や階段を上ると，など（症状が繰り返しおこる原因となること）
What	なにが・どこが	前胸部が，背部全体が，心窩部が，後頸部が，右下腿が，など
How	どのように（性質，持続性・間欠性，持続時間）	ずきずきと（血管の拍動とともに），引っぱられるように，ハンマーでなぐられたように，きりきりと差し込むように，焼けつくように，など

とで，本人や家族の健康に対する価値観や医療への期待度について推しはかることができる。

たとえば，「いままで経験したことのない症状だったので，重大な疾病ではないかと感じて，すぐに自分で調べて医療機関を受診し，継続的に治療を受けている」といった場合や，「検査値の異常を指摘されてきたが，自身の健康は二の次と考えて仕事中心の生活を送っており，自覚症状がないのをいいことに長い期間放置していた」といった場合など，現病歴にはそれぞれの人の健康観・価値観に基づいた対処行動が示されていることが多い。

◆ 既往歴（過去の健康歴）

過去の健康状態を，それが現在の症状と関連のないことであっても聴取する。これは，たとえば腹痛を訴える患者に開腹手術の既往があれば癒着性腸閉塞が疑われるなど，現在の症状の原因を推論できるような情報を得ることができるためである。また，医学的診断に直結するような情報でなくとも，過去の受療体験やそのときの医療職者との関係性など，現在の健康観や医療に対する考え方の形成に関する情報が得られることもある。

このように，既往歴には対象者の身体面の理解のみならず，健康観・価値観を理解するうえで重要な要素が含まれているため，時系列にそって順序よく整理していくとよい。年齢と疾患名，継続的な通院，入院，手術などの治療法がわかれば整理しやすいが，対象者は診断名や経緯を正確に記憶していないことも多いため，そのような場合は症状や受けた検査・治療などについて本人の表現のとおりに記録しておく。

また，身体面だけでなく，精神面における異変や不調を経験していれば，それについても聴取する。過去の心身の健康状態とともに，健康回復・維持に向けて対象者自身がどのような思いをいだいていたのか，あるいは具体的にどのような行動をとったのかについて聞くとよい。

◆ 生活背景（家族・地域・社会的役割を含む）

年齢（生年月日），性別，居住地，配偶者の有無や家族構成，職業，社会保険の種類，出身地（国籍）など，その人の属性に関する情報を聴取し，記録しておく。

年齢や性別といった情報は，その人の成長・発達過程やものごとに対する考え方を理解するのに役だつ。出身地はその人の個性に影響している可能性も高いため，単に出生の場所のみではなく，生育環境を含めた情報を収集していく。

また，配偶者の有無と家族構成，居住地は，その人の家庭環境や家族のなかでの役割を知るのに重要な情報である。家族背景を知ることにより，家族から得られる支援の範囲や内容について推測することができる。対象者が治療を受けることになった場合には，その人が療養生活を送るにあたって家族に与える影響（家族役割の変更や経済的影響など）についても考慮し，必要に応じてソーシャルワーカーへの紹介につなげるといったことを考える際にも，

これらの情報は必要となる。

　職業(学生の場合は学校)や社会保険は，その人の社会的役割を直接的に示す情報である。地位や具体的な社会的活動を知ることで，その人の役割遂行や人間関係の実際について把握することができる。

◆ 生活状況(基本的な日常生活活動と1日の過ごし方)

　起床から就寝，および睡眠の状況について，24時間をどのように過ごしているのかを対象者から聴取する。生活リズムの基本となる就寝時刻と起床時刻，有職者であれば仕事の日とそうでない日の活動時間(通勤も含む)，食事の時間などを軸にして，その人の生活像をとらえていく。時間的な内容だけでなく，生活の内容(実際の生活の様子)をありのままにあらわせるように情報を収集する。

3 セルフケア能力のアセスメント

　セルフケアは，「みずからのためにみずからが行うケア」と訳され，その定義はさまざまあるが，共通して強調されるのは「一般の人々自身が自分の健康問題に主体的に対処していく積極的な役割」であるとされている[1]。疾患や障害をもつ人は，医療職者の支援を受けつつ，セルフケア能力を獲得して長期に疾患や障害と向き合う必要がある。また，健康な人であっても自身の心身の変調に気づき，早めに対処する能力を獲得していくことが求められている❶。

● **オレムのセルフケア理論**　看護の領域では，**オレム**Orem, D. E. の**セルフケア理論**がよく用いられる。オレムはセルフケアについて「個人の学習された目標試行的活動である。それは生命と健康と安寧にかかわる発達と機能に影響を及ぼす要因を調整するために，具体的な生活状況のなかで自己または環境に向けられる行動」と説明している[2]。すなわち，セルフケア行動とは，自分自身の生命・健康を維持し安寧に過ごすための発達と機能に「影響を及ぼす要因」をみずから調整することを目的とした，自分自身によって行う意図的行為であるといえる。

● **セルフケアのもつ幅広い意味**　セルフケア行動においてポイントとなることがらは，その人・そのとき・その状況によって異なる。たとえば，在宅療養中の高齢者と家族にとってのセルフケアとは，在宅療養を継続するための行動であるが，がん患者にとってのセルフケアとは，がんに関する情報を探索・活用し，がん治療に伴う副作用や状態の変化へ対処することや，がんの進行を抑えるための保健行動を実行すること，生活を保持するために意思決定をすることであろう。また，中枢神経系や運動器系に障害をもち，生活行動が阻害された人にとってのセルフケアとは，障害された機能をなんらか

NOTE

❶セルフメディケーション
　セルフケアに似た言葉として「セルフメディケーション」があり，WHOは「自分自身の健康に責任をもち，軽度な身体の不調は自分で手当てすること」と定義している。

1）園田恭一・川田智恵子編：健康観の転換——新しい健康理論の展開．pp.157-174，東京大学出版会，1995.
2）オレム，D. E. 著，小野寺杜紀訳：オレム看護論——看護実践における基本概念．医学書院，2005.

の方法で補って摂食・排泄・清潔・更衣・移動などの生活行動を営み，また，生活行動上の困難に対処することになろう。

このように，セルフケアは非常に幅広い意味をもつ言葉である。

1 セルフケア能力のアセスメントの目的

看護におけるセルフケア能力のアセスメントの目的は，対象者の自立に向けて具体的な看護介入の方法を決定していくために，対象の身体的・心理的・社会的状態を把握することである。

人が人間らしい生活を営むためには，入浴・更衣・摂食・排泄などの生活行動や，住居や環境の衛生を保持するといった安全で安寧な生活の基盤となる家事行動が必要となる。また，健康維持に関しては，疾病からの回復や慢性疾患の悪化防止，健康状態の維持のための自立行動などが必要となる。これらのさまざまな行動をとるためには，基本的な身体能力（咀嚼・嚥下などを含めた運動器系や神経系などの運動機能）と，認知や知識，目標に向けて具体的な行動をとるための意欲，さらにはその人をサポートする人や物理的環境の調整が必要である。

そのため，セルフケア能力のアセスメントには，身体的能力だけでなく，心理的・社会的側面のアセスメントも重要である。現状でセルフケア行動をとれているのか，あるいはとれていないのかを正しく把握するとともに，それはどのような要因（身体能力，意欲や知識，環境要因，社会的要因など）によって生じているのかをもあわせて特定する。これらによって，看護介入の的をしぼり，適切な具体策を立案することができるようになる。

2 セルフケア能力のアセスメントの実際

先述したように，セルフケア能力のアセスメントでは，対象の状況によってポイントとなることがらが異なる。ここでは，生活行動（摂食・排泄・清潔・更衣など）の観点におけるセルフケア能力と，慢性病患者の自己管理という意味でのセルフケア能力のアセスメント方法について述べる。

◆ 生活行動に関するアセスメント

生活行動の観点でのセルフケア能力に関するアセスメントにあたっては，対象者自身が生活を営むのに必要な基本的な行動，すなわち，移動・歩行，入浴・清潔，更衣，摂食，排泄に関する一連の行動をとれるかどうか，という視点で評価していく（●359ページ，巻末資料1「セルフケア能力のアセスメント視点と関連因子」）。

それぞれの一連の生活行動は，さらに細かい動作に分けることができるため，具体的にはどの動作ができ，どの動作ができないのかを具体的にみていく。また，みずから行動がとれる／とれない（できる／できない）というセルフケアの現状を把握するだけでなく，セルフケアの不足があるとすれば，どのような能力の障害が関連しているのかについても同時に観察していく。

◆ 慢性疾患患者の自己管理に関するアセスメント

　高血圧や糖尿病といった慢性疾患の患者が病状をコントロールし，健康状態を維持していくためには，その人自身が食事療法や運動療法を日常生活のなかに取り込み，それらを生活の一部として実践する必要がある。そのためには，生活スタイルそのものを見直し，継続していくための具体的な方策をみずから決定し，自立して実践していかなければならない。

　慢性疾患をもちながら，それと長く付き合う具体的方策を患者自身が会得し，実践できていれば，その人はセルフケアができているということになる。しかし，もし食事療法や運動療法がうまくいっていないのであれば，どのような点に問題があるのかをアセスメントし，患者自身の力で取り組んでいけるような方策を提案するといった支援が必要である。

　このような慢性疾患患者がみずからの病と付き合い，自己管理していくための看護支援では，まず患者のセルフケア能力をアセスメントすることが重要である。

　代表的な慢性疾患である糖尿病では，患者のセルフケア能力をアセスメントするためのツール（測定尺度）が複数開発されている（●表4-4）。たとえばSCAQという尺度は，体調の調整，健康管理への関心，有効な支援の獲得，健康管理法の獲得と継続の4つのカテゴリからなり，29の質問項目で構成されている。このようなツールを用いてアセスメントを行うことで，対象者に適切な介入方法を導き出すことができる。

4 情報の整理

1 情報収集の枠組み

　健康歴の聴取は，人間の全体像を対象とする。そのため，その場の思いつきや個々の看護職者の記憶に頼ることのない情報収集の枠組みが必要となる。その枠組みは，それぞれの保健・医療・福祉機関において，系統的に網羅されたものとして規格化されている。

●枠組みの例　ここでは，枠組みの1つの例として，**ヘンダーソン** Henderson, V. A. の**基本的ニード理論**に基づくものを見てみよう（●表4-5）。この枠組みは，看護上の問題のとらえ方を反映したものである。ヘンダーソンの理論の枠組みは**基本的ニードの充足**という視点で構成されており，そのアセスメントの軸は，ニードの充足／未充足である。そして未充足の場合は，その理由について明確化していくことになる。

　ほかの枠組みとしては，オレムのセルフケア理論に基づく枠組みや，ゴードン Gordon, M. の機能面からみた11の健康パターンの枠組み，NANDA-I（●309ページ）の看護診断ラベルの分類に対応した13領域（ドメイン）の枠組みなどがある（●372ページ）。看護上の問題の表記にNANDA-Iの看護診断ラベルを用いる場合は，情報収集の枠組みとしてNANDA-Iの13領域の枠

◎表 4-4　慢性疾患(糖尿病)患者のおもなセルフケア能力尺度

尺度	測定の対象	構成要素
SCAQ(セルフケア能力を査定する質問紙 self-care agency questionnaire) (本庄, 2001)	慢性病患者(糖尿病, 心疾患, 高血圧, 腎疾患など)のセルフケア能力	• 体調の調整：疾病や年齢など, 自分の弱みを考慮して行動する能力(変だと思ったら休む, 副作用に気をつけている, など) • 健康管理への関心：健康管理への意思をもち, 検査結果や健康に関する話題に関心を向ける能力(元気でいたい, 健康に関する話題に自然と耳が傾く, など) • 有効な支援の獲得：自分の健康管理を支援してくれる人をもち, 有効な支援を得る能力(理解者がいる, 相談できる医療者の存在, など) • 健康管理法の獲得と継続：自分の健康管理法を身につけ, それを継続する能力(健康によいことを続ける, など)
糖尿病患者のセルフケア実践度測定尺度(高間ほか, 2001)	糖尿病患者のセルフケア実践度	• 対人関係調整, (相手に合わせて自分をコントロールする, など) • 食行動調整(食品成分表示の確認, 塩分・カロリー表示の確認, 栄養バランス考慮, 食物繊維を多くとる, など) • 習慣保持(睡眠量を確保する, 規則的な就床・起床時間など) • 悪化防止(ストレス予防, 過労予防, 規則正しい生活など), 低血糖予防(対処方法, 観察など) • 感染防止(深爪予防, 傷予防, 清潔など)
日常生活自己管理度測定尺度(吉田ほか, 2002)	糖尿病患者の自己管理度	• 運動管理(回数, 時間, 量など) • モニタリング(傷の有無, 清潔, ストレスなど) • 清潔管理(入浴, 下着, 着がえなど) • 食事管理(計量, 品目, 指示量など) • 水分管理(運動後や暑熱時の摂取・内容)
SDSCA(糖尿病患者のセルフケア行動評価尺度 the summary of diabetes self-care activities measure)日本語版(大徳ほか, 2006)	糖尿病患者のセルフケア行動	• 一般的な食事(計画の遂行) • 特別な食事(野菜・油の量) • 運動(30分以上の運動など) • 血糖自己測定(血糖測定回数) • 服薬管理(処方どおりの服薬) • フットケア(足・靴のチェック, 清潔)
糖尿病セルフケア能力の自己評価表(滝澤, 2006)	糖尿病またはその疑いのある人のセルフケア能力獲得過程段階	食事・運動の改善点と解決策, 実行と効果の確認・修正, 周囲へのはたらきかけ, 関心, 休養の状況, 病態理解

組みを用いると看護診断名を導きやすい。

● **枠組みに基づく情報収集のポイント**　このように, 情報の分類方法や記録方法の根拠となるアセスメントの枠組みは, さまざまな看護理論に基づいて組み立てられている。どのような理論に基づいてアセスメントしていくかは, 各機関(施設)の看護の特徴をふまえ, 「対象者をどのような視点からとらえるか」を考慮し, データベースとして規格化されている。ただし, 特定の看護理論に基づくといっても, その理論を土台にしつつ各機関(施設)でさまざまな工夫を加えていることが多いため, アセスメントの枠組みは機関(施設)の数だけあるといえる。いずれにしても, データベース記載の目的は, 項目を埋めることではなく, 対象者の全体像をとらえて見落としを防ぐことにあることに注意しなければならない。

● 表 4-5　ヘンダーソンの基本的ニードを枠組みとしたアセスメントツール

ヘンダーソンの 14 の基本的ニード	アセスメントの視点
① 正常に呼吸する	**呼吸状態全般** • 呼吸困難感の有無，困難感をおぼえるときの状況(安静時，運動負荷) • 気道分泌物の貯留や排出困難の有無 **循環状態全般(全身組織への酸素供給)** • 動悸，息切れなど自覚症状の有無，出現状況
② 適切に飲食する	**食生活全般** • 食事摂取量，飲水量，好みの食品 • 水分摂取量，水分のとり方(温度や味，とろみなど) • 水分や塩分の制限の必要性 • ふだんの食事で注意していること(摂取エネルギー，塩分，栄養バランスなど)，その具体的方法 **食事動作** • 食事動作にかかわる機能障害(関節可動域，抗重力運動)の有無，介助の必要性と内容 **食事摂取に影響する心身の異常** • 食欲，消化器症状(吐きけ・嘔吐，下痢，便秘，腹痛，腹部膨満感など)の有無 • 咀嚼・嚥下機能障害の有無 • 人工的栄養補給の有無と方法 **体重** • 体重(変化した場合は期間と増減の量)
③ あらゆる排泄経路から排泄する	**排便** • ふだんの排便回数(・時間)，量，性状と色調と現在の状態 • 下痢・便秘など排便障害の有無と対処(常用薬の有無，便通維持のための習慣) **排尿** • ふだんの尿量，回数，色調と現在の状態 • 下肢や顔面浮腫の出現の有無・頻度・程度 • 排尿困難(尿失禁，排尿に伴う痛み，残尿感など)の有無
④ 身体を動かし，またよい姿勢を保持する	**歩行** • 自力歩行への支障の有無と対処(補助具の使用など) • 歩行や運動後の苦痛の有無，内容，程度 • 自力での体位変換や良肢位の保持の可否
⑤ 睡眠と休息をとる	**基本的日常生活** • 困難な日常生活動作(食事・排泄・清潔・整容・更衣・移動)の有無と介助の必要性 • ふだんの 1 日の過ごし方 **活動** • 活動による呼吸・循環への影響(呼吸困難や動悸など)の有無 • 運動習慣(内容・頻度・1 回の時間)，運動時の注意 • ふだんの 1 日の活動(運動)量 **睡眠** • ふだんの睡眠時間(就寝時刻と起床時刻)と現在の状態 • 睡眠の質(熟眠感，入眠困難・夜間覚醒・早朝覚醒などの有無)
⑥ 適切な衣服を選び，着脱する	**衣服の着脱** • 衣服の着脱動作における困難の有無，介助の必要性 • ふだんの(好みの)服装

◦表 4-5 （続き）

ヘンダーソンの 14 の基本的ニード	アセスメントの視点
⑦ 体温を正常範囲内に維持する	**体温** • ふだんの体温と現在の状態，四肢末梢の皮膚温（冷感の有無） **暑さ・寒さの感じ方と対処** • 衣服や寝具の選択 • ふだんの環境温度・湿度
⑧ 身体を清潔に保ち，身だしなみを整える	**全身の清潔** • 皮膚・頭髪・口腔・爪などの状態（問題の有無とそれへの対処） • 皮膚の乾燥やあれ，瘙痒感・不快感（主観的訴え）の有無とその対処方法 • 清潔維持・問題対処のための習慣 • 整容の習慣
⑨ 環境のさまざまな危険因子を避け，他人を傷害しないようにする	**感染** • 感染しやすさ（上気道，尿路など） • 感染症の罹患（他人に感染させる要因） • 予防接種の状況 **アレルギー** • アレルギーの有無，アレルゲンの種類 **身体損傷の危険性** • 転倒・転落の危険因子の有無（筋力低下，関節可動域の制限）
⑩ 自分の感情，欲求，恐怖あるいは気分を表現して他人とコミュニケーションをもつ	**不安・心配** • 不安なことや心配なこと • 不安や心配な気持ちを表現できる他者の存在（家族，医療従事者など） **他者とのかかわり** • 家族や友人の面会頻度や療養生活を支える人の存在（キーパーソン） • コミュニケーション能力（言語障害・聴覚障害などの問題の有無） • 人間関係（家庭，職場や学校，近隣社会）
⑪ 自分の信仰や価値観に従って行動する	**信仰とスピリチュアルニード（霊的欲求）** • 信仰や宗教がある場合，それに基づく生活習慣（祈り・食べ物の制限など） • 療養による宗教や信仰への支障の有無 **価値観・信条** • 物事を評価するときの基準や行動するうえで正しいと信じること。
⑫ 達成感をもたらすような仕事をする	**家庭・職場・学校における役割** • 職業上の役割 • 家族や地域社会における役割遂行 • 療養による役割中断の期間，役割変更の必要性の理解と対処 • 社会復帰への意欲
⑬ 遊びやレクリエーションに参加する	**趣味や気分転換** • 気分転換の方法 • ふだんの他者との交流（地域での活動，ボランティア） • 趣味や楽しみを見いだし，日常生活のなかにめりはりがあるか
⑭ 正常な発達および健康を導くような学習をし，発見し，好奇心を満足させる	**健康に関する考え方・習慣** • 疾患に関する知識・理解 • 疾患をコントロールしつつ疾患とともに生きていく方法の理解 • 疾患からの回復，健康維持・増進のための計画立案や実施への参加状況 • 治療中の疾患や治療内容とその理解 • 健康維持のための習慣

（著者作成）

2 情報の関連性の分析

　通常，健康歴は身体診査の前に聴取され，身体診査においてより綿密に診査していくことがらを判断する際に，対象者本人から得た主観的情報として役だてていく。さらに，フィジカルイグザミネーションによって得た客観的情報との関連性を考慮しつつ総合的に情報収集を行い，アセスメントを深めていく。

　前述のように，情報の分類は，それぞれの機関（施設）によって決められたアセスメントツールにそって行われる。情報の収集は，項目を埋めるために断片的に行うのではなく，**健康問題**が明確になるように情報の関連性を分析しながら行っていく。ここでいう健康問題とは，ヘンダーソンの理論における「基本的ニードが充足されない状態」や，オレムのセルフケア理論（ニードが充足するための行動要件）における「セルフケア不足の状態」，ゴードンの機能別健康パターンにおける「11 の健康パターンのいずれかの領域に問題がある状態」などである。それぞれの理論に基づいたアセスメントツールを用いることにより，「対象者のとらえ方」の枠組みにそった問題を明確にすることができる。

　また，問題の明確化と同時に，問題の原因・誘因となっていること（**関連因子**）についても明確化できるように情報収集を行う。関連因子を明らかにできれば，あとのプロセスである看護計画立案の際に，介入すべきポイントがみえやすくなる。

C 全体の概観

1 フィジカルアセスメントに必要な技術

● **質・量を兼ね備えた情報を得るためのポイント**　フィジカルアセスメントの正確さは，質的にも量的にも豊富な情報を得られるかどうかによって大きく左右される（◉図 4-2-①）。

　豊富で質の高い情報を得るためには，マニュアルにある項目を埋めることや網羅的にチェックすることだけに集中するのではなく，各アセスメント項目の意味を考えることが重要である。事前に用意されたアセスメント項目（必要情報）にそった情報収集はもれがなく効率的であるが，1つひとつの情報からなにを知ろうとするのか，得られる情報はどのような意味をもつのかについても考えながら収集する。情報の収集のみが目的となってしまわないよう注意が必要である。

　また，情報収集にあたっては，それを行いながら推論をはたらかせ，ときには判断しながらアセスメントのフォーカス（焦点）を定め，より必要とされる情報の収集に注力していくようにする。そうすることで，次のステップ

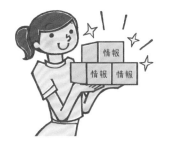

① 質的・量的に豊富な情報を収集する技術

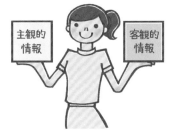

② 主観的情報と客観的情報の両方を収集する技術

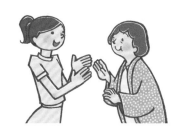

③ 良好なコミュニケーションをとる技術

◉図 4-2　フィジカルアセスメントに必要な技術

「情報の意味の解釈・判断(あるいは知識との統合)」をスムーズに進めることができる。情報収集のプロセスを大事にし，的を射た，より質の高い情報を収集していくことが重要である。

● **主観的情報と客観的情報の収集**　ヘルスアセスメントにおける情報は，主観的情報と客観的情報である(◉図 4-2-②および，296 ページ)。

　主観的情報を収集するためには，対象者が感じ，考えていることを適切に引き出すための技術，つまり問診の技術が必要となり，客観的情報を収集するためには，視診(嗅覚を用いた情報収集も含む)，触診，聴診，打診の技術が必要となる。

● **診査の基盤となるコミュニケーション**　問診(面接)，視診，触診，聴診，打診といったあらゆる場面において，患者と良好なコミュニケーションをとることは最も基本的なことであり，そのためのコミュニケーション技術が不可欠である(◉図 4-2-③)。診査の内容を説明するときはなにを行うのかを明確にし，また，患者の協力を得なければ診査できない場面では具体的な動作についてていねいに説明する。たとえば，「これから脳神経のはたらきをみていきます」「ギュッと眼をつぶっていただけますか」などである。また，主観的情報を引き出すとき「いま話された，立ちくらみがしたときのことを，もう少しくわしく教えてください」「その痛みはどのような痛みでしたか。たとえば，チクリと針で刺されたような痛みとか，日焼けしたあとのようなひりひりした痛みとか，感じたままにお話しください」などと，わかりやすく表現するとともに，ときにはたとえを用いて，患者がありのままに表現できるようにたすける。

　主観的情報であれ客観的情報であれ，アセスメントに必要な情報収集の際に基本となるのは，対象者との良好な関係づくりである。対象者との関係が構築できなければ，警戒心をいだかせ，大切な情報を内に秘めたまま打ち明けることができず，結果として真の看護問題を明らかにできない可能性がある。アセスメントの究極の目的は「必要な看護援助の見きわめ」であり，看護問題を明らかにできないアセスメントは意味をなさない。

　対象者との良好な関係を築くためには，まず，好感のもてる誠実な態度で接することが基本である。次に，対象者がこれから行われる診査や面接の目

的や方法を十分に理解できるようわかりやすく説明すること，さらには医療職者が行おうとすることに対し，対象者が納得のうえで同意していることを確認してから行為に移ることが重要である。対象者が医療職者に対して遠慮や恐縮をして，説明に疑問や抵抗を感じてもなかなか言い出せないこともあるため，そのような心情にも配慮する必要がある。

1　視診の技術

　視診の技術で最も重要なのは，「目的意識をもって見る」ということである。カメラのように見たものすべてを記録できる能力は人間には備わっていないため，目的をもって見なければ，あとから情報として取り出すことや，記録として残すことはできない。

● 視診からわかること　視診では，全身の外観，身体各部の形態（大きさ・形）や皮膚粘膜表面の状態や色調などを観察する。形態や色調などには個人差があり，自分のそれと異なるからといって異常とは限らないが，身体の部位によっては，基準からの逸脱が身体内部の異常を示唆することもあるので，ほかの観察結果と合わせて総合的に見ていく。

　また，さまざまな変化に気づくことも重要である。入院中の患者や定期外来通院の患者では，1回の診査だけでなく継続的に対象者とかかわることとなる。皮膚の色，呼吸の様式，歩き方などを視診したときに，瞬間的に「いつもとの違い」を感知することができれば，異常の早期発見につながる。

　視診はほかの診査技術に先がけて行われ，また，ほかの診査技術の間も継続して行うことになる。視診で得た情報に加えて，ほかの診査方法（触診・打診・聴診）も併用して観察していくことで，より詳細で精度の高いアセスメントを行うことができる。

◆ 視診の方法と留意点

　視診の際には，診査する部分は十分に露出し，不必要な部分は露出を避けることを心がける。

　環境の設定においては，次の点に留意する。

- プライバシーの保護：個室を用意するのが基本である。カーテンで仕切るだけでは，会話から他人に情報がもれる可能性があるので不十分である。
- 環境・温度の調整：露出に耐えられる環境・温度を調整する。
- 十分な照度の確保：なるべく自然光とし，色調の観察に影響を与えないようにする。室内照明を用いる場合には，蛍光色の強い照明器具は避ける。

2　触診の技術

　触診として人に触れるという行為は，対象者の状態を理解するための観察の手段である。同時に，人に触れることはタッチングという1つの看護介入行為でもあり，人を安心させたり，リラックスさせたりするといった効果をもたらすことができる。

　そのため触診には，フィジカルアセスメントが目的であっても，触れると

いう行為によって対象者に「看護職者がみてくれている」という安心感をもたらす可能性がある。このことは，対象者との信頼関係の構築を間接的に促進することにもつながる。

● **触診からわかること**　触診によって，次のような情報を得ることができる。

- 全身の皮膚表面の温度・湿度・状態(傷・皮疹・びらん・ただれなどがなく，防御機構としての皮膚機能が充実しているかどうか)
- 皮下組織までの比較的浅い部分にある腫瘤・硬結などの有無
- 胸部肋骨の形状や位置関係，胸郭の運動
- 腹部膨満，腹壁の緊張など

◆ 触診の方法と留意点

皮膚粘膜の表面なのか，皮下の比較的浅い部位なのか，体腔内深部(臓器)なのかといったように，みる部位や目的によって触診の方法が異なる(●表4-6，図4-3，および254ページ)。

①**皮膚粘膜表面**　温度・湿度，皮膚のはりやなめらかさなどをみる。

②**皮下およびそれより深いところ**　腫瘤や硬結，変形，動脈の波動(大動

●**表4-6　触診の部位・目的とその方法**

部位	目的	具体的方法
表面 (軽く触れる)	• 皮膚表面の温度 • 皮膚表面のなめらかさ • 胸郭の拡張・収縮運動	• 皮膚温をみるときは手背で行う。 • 手掌全体をあてる。
浅い部位	• 皮下組織の腫瘤や硬結 • 肺の振盪音，心臓の振動(猫喘) • 腹水の有無	• 皮下組織：手掌全体をあてて1〜2cm押し下げるようにして皮膚のかたさをみる。圧痛部位をみるときは指腹で押す。 • 肺の振盪音：患者に撥音(「ん」の音)を含む発声(「ナインナイン」がよく用いられる)をしてもらい，前胸部・背部を手掌側の中手指節関節で触知する。 • 腹水の観察：側腹部を軽くたたき，反対側の腹壁に接触させた看護職者のもう片方の手掌(小指側)に波動が伝わるかをみる。
深い部位	• 臓器(腸管，膀胱)	• 深い触診：●図4-3

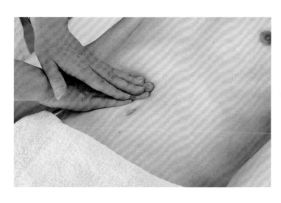

●**図4-3　深い部位の触診**
片方の手の指先を目的の部位に深く差し込むように入れるとともに，その指の中節骨から末節骨の背面にもう片方の指先を添えて，3〜5cm沈み込む程度に圧迫する。

脈内圧の末梢動脈内腔への伝播)をみる。ほかにも，腹水などの体腔内に液体の存在が疑われる場合には，液体に波動を生じさせてそれを触診することにより確認することもある(◐218ページ，図4-51)。

③**呼吸の観察**　音声の振盪(しんとう)や，胸郭の動き(広がりと戻り)を観察者の手掌全体でみる(◐191ページ)。

④**その他**　皮膚・皮下組織に圧迫を加えたあとの圧痕(あっこん)をみて浮腫の有無を観察するのも，触診の1つと考えられる。

● **留意点**　触診においては，次の点に留意する。

- 口腔粘膜などの粘膜を触診する場合は，感染予防のためにプラスチックやゴム製の手袋を使用する。
- 看護職者はあらかじめ衛生的手洗い(◐71ページ)をし，触診後も行う。
- 看護職者の手はあたためておく。冷感を与えると交感神経を緊張させ，診査結果に影響を及ぼす。
- 表面の触診では知覚異常を，浅い・深い部位の触診では圧痛を確認しながら行う。圧痛のある部位は最後に行う。
- 診査に必要な部分は十分に露出させるが，不必要な部分はおおうなどして，プライバシー保護と保温に努める。

3　聴診の技術

聴診は看護観察において重要なものであり，看護職者は従来より血圧測定(聴診法)や肺音・腸音の聴診(全身麻酔手術後の呼吸器・消化器合併症のモニタリング)などの場面で聴診器を用いてきた。さらに，近年は肺音や腸音だけでなく，心音や血管音などの聴診も行い，積極的にフィジカルアセスメントを行う機会が増えている。

● **聴診からわかること**　上述のように，聴診の技術は，呼吸器系・心血管系・消化器系の状態を的確にアセスメントするうえで，看護職者が確実に備えておく必要のあるものとなっている。

①**呼吸音の聴診**　部位による正常呼吸音の聞き分け(気管音・気管支肺胞音・肺胞音)，異常呼吸音の有無(片側の消失・減弱，胸膜摩擦音)，副雑音の有無(連続性・断続性)を確認することにより，吸息・呼息の状態，気管や肺胞内の分泌物や異物，あるいは炎症箇所の存在，胸膜の炎症の有無など，さまざまなことがわかる。

②**心血管音の聴診**　同時に測定した脈拍数と心拍数に差があるかどうかによって，すべての心拍が全身への血液供給に有効であるかが判断できる。また，各弁の領域において特徴的な心音の聞き分けが可能であるとともに，心雑音が聴取されれば，弁の形態・機能の異常(狭窄あるいは閉鎖不全)の可能性があると判断できる。さらには，血管(頸動脈，腹大動脈など)の雑音の有無を確認することにより，動脈の狭窄などの形態異常がないかを推測することができる。

③**消化器系の聴診**　腸蠕動音を確認することによって腸蠕動が正常に行われているのかがわかる。もし音が亢進していれば下痢などによる蠕動亢進を

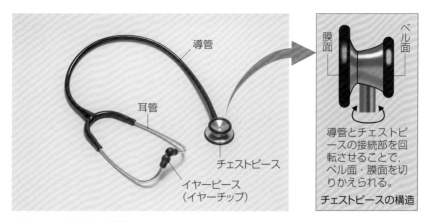

▶図4-4　聴診器の構造

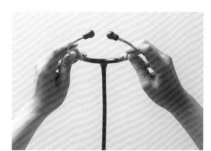

a. イヤーピースをつけるときの持ち方

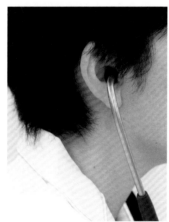

b. 正しい方向

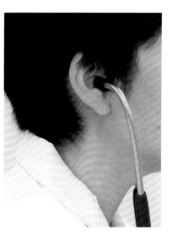

c. 誤った方向

▶図4-5　イヤーピースの方向

意味し，消失・減弱または金属音のようなかん高い音への変化があれば腸閉塞（●216ページ）が疑われる。

◆ 聴診の方法と留意点

● **聴診器の用い方**　構造と装着方法を理解することで，正しい聴診が行えるようになる。

　①**聴診器の構造**　チェストピース（膜面，ベル面，切りかえ型，圧迫の度合いによる自動切りかえ型など），イヤーピース，導管からなる（●図4-4）。

　②**イヤーピースの装着方法**　イヤーピースと外耳道の向きを合わせる。向きが異なってイヤーピースが外耳道の側壁にあたっていると，聴診器からの音が耳に伝わらないので注意する（●図4-5）。

　③**チェストピースの選択と使用上の注意**　基本的に，肺音などの高音域を聞く場合に膜面（ダイヤフラム）を，異常心音・血管音などの低音域を聞く場合にベル面を用いる。ただし，鎖骨上部から肺上葉の音を聴診するときなど，

チェストピースが密着しにくい部位にはベル面あるいは小さい膜面を用いるといったように，対象者の体型・骨格に合わせて選択する。

　④**チェストピースのあて方**　目的部位の皮膚にしっかりと密着するように，利き手の第1〜3指でチェストピース全体を把持する。その際，圧迫しすぎないように注意する。

● **対象者に対する配慮**　悪寒によりふるえ（筋肉の収縮）が生じると，その音を拾ってしまい正確に聴診できないため，対象者が寒さを感じないように配慮する。また，突然に冷感を感じさせないように，チェストピースは看護職者の手であたためてから用いる。

4　打診の技術

　これまでは，臨床場面において看護職者が**打診**によって診査することはまれであった。しかし，フィジカルアセスメントの能力が求められる今日，打診はとくに呼吸器のアセスメントにおいて，肺全体の換気機能を推しはかる技術としてたいへん重要になっている。手を用いる打診と，**打腱器**などの道具を用いる打診のいずれにおいても，正確に診査するためには自分の手や道具を使いこなせるように練習しておく必要がある。

● **打診からわかること**　打診により確認できるのは，体腔内の空気を含む臓器（肺・胃腸）の状態や，実質組織と空気含有部分の区別，腹水の有無などである[1]。呼吸器であれば，肺の換気機能（肺野に十分に空気がいきわたっているか）や，横隔膜の可動域（最大呼息時と最大吸息時の横隔膜の位置）をみる。腹部では，打診音の性質により鼓腸の有無が確認でき，打診と触診を組み合わせれば腹水の有無を確認できる。

□NOTE
❶広義には，打腱器を用いての腱反射試験も打診に含まれる。

◆ 打診の方法と留意点

● **打診音の違いと指に受ける感覚から判断する方法**　利き手ではないほうの手の中指の先（第1・2関節付近）をしっかり伸展させて，打診しようとする位置にぴったりとあてる（●図4-6）。利き手の中指と示指をそろえ，指は軽く曲げて，手首にスナップをきかせて利き手でない側の中指の先をたたく。

|ポイント|　このときに利き手の指が緊張して伸展しているとスナップをきかせることができず，打診音がうまく出ない。

　肺の打診を行う場合には，直接あてる指を肋間に沿って置く。肋骨・胸骨・肩甲骨などの骨にあてると骨実質の濁音となるため，空気の存在を意味する清音（共鳴音）は確認できない。

● **打診により波動を生じさせる方法**　看護職者の片方の手で打診して生じさせた腹水の波動を，もう一方の手で触診する（●218ページ，図4-51）。

● **打腱器を用いる方法**　打腱器の柄の部分を利き手の第1〜3指で軽く把持し，第4・5指は軽く添える。ヘッド（鋭角部）が腱反射誘発部位にあたるように，スナップをきかせて瞬間的に打つ（●図4-7）。

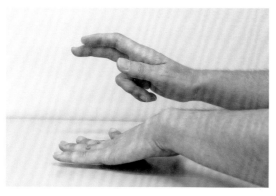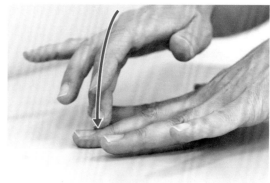

◉図4-6　**打診の方法**
① 利き手でない側の中指第1・2関節を伸展させて，打診する部位に密着させる。
② 利き手の示指・中指をそろえ，力を抜いて手首を背屈させる。
③ スナップをきかせて第1関節から爪床の部分をたたく。

MOVIE

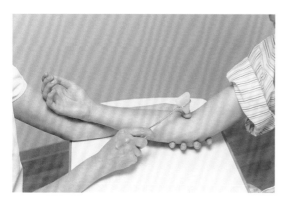

◉図4-7　**打腱器**
ヘッドが腱反射誘発部位にあたるように打つ。その際，スナップをきかせて瞬間的に打つ。

2　全身状態・全体印象の把握

1　対象者の全体を概観する

●**いつ観察するか**　対象者が初対面の相手でも，継続的にかかわっている相手でも，接触・対面の瞬間から観察は始まる。あいさつをし，椅子にかけるよう促し，時候や時事などのなにげない会話をしながら対象者の言動をみることで，飛び込んでくる情報から瞬時に対象者の状態を把握することができる。これらの情報をあとに述べる系統的観察事項と統合させることによって，アセスメントが深まる。

●**先入観をもたない**　事前に得た情報があれば，それを手がかりに観察すべきポイントを焦点化しておくことも可能であるが，その際には「このようであるに違いない」というような先入観をもってしまわないように注意しなければならない。先入観をいだく原因として，「前回はこうだったから」「医学診断はこうだから」「治療は終了しているはずだから」といった過去の経験の一側面だけを重視する思考がある。

　過去の経験からさまざまな可能性を引き出してくることは重要であるが，1つの側面だけしかみなかったり，1つの結果しか予測しなかったりすると，見落としや見誤りが生じる可能性がある。

2 「全体」とはなにをどのようにみるのか

　全体の概観は，対象となる人と対面した瞬間に，観察者である看護職者の五感によって察知される事項の1つひとつをていねいに吟味することから始まる。外来診察室であれば，診察室に入室する様子（自力で歩行できるか），みずからの状態を自分の言葉で説明できるかといった点だけでも，おおよその状態を知ることができる。

　ほかにも，見落としがないように観察すべき具体的事項としては，▶表4-7のような項目が考えられる。全身の形態や体表面から感知できる身体局部の形状（いわゆる，すがたかたち），皮膚の状態（色やはり，つや，なめらかさなど），歩行や身体全体の動き，指先などの巧緻動作，会話の様子（滑舌，発信するメッセージの内容，受信メッセージの理解など）といったように，その人の第一印象をかたちづくる要素が重要なポイントとなる。

▶表4-7　対象者との対面において把握できる全身の概観

- 意識状態
- 栄養状態（発育状態），体格・体型
- 姿勢・体位
- 苦痛の有無
- 歩行の様子
- 動作の機敏さ
- 不自然な動きの有無
- 表情・顔貌・顔色
- 声のトーン・活気（視線・焦点）
- 服装・身だしなみ
- 全身皮膚の状態：つや，弾力，乾燥・湿りけ，皮膚温度（あたたかさ・冷たさ），色の異常（蒼白・発赤・チアノーゼ・黄疸・色素沈着など）の有無，分泌物の有無，全体的な清潔状態
- 体臭・口臭の有無
- 視覚・聴覚の異常の有無
- 発声・発語のスムーズさ
- 言語的コミュニケーションの可否
- 接し方・理解力（会話内容，応対）

---

column　「気づき」のセンサーの感度を上げよう

　よりよいアセスメントを行うためには，自分の感覚器の精度を高めることが大切である。指先の触覚，聴力，視力などを十分にはたらかせるためには，知識はもちろんのこと，対象者にかかわろうとする意思をもつこと，そして相手の状況（身体的状況・心理的状況）を推しはかることが必要である。対象者にかかわろうとする意思があれば，おのずと相手の状況を考えることにつながる。看護職者が自分中心思考であると，気づきのセンサーもはたらかなくなってしまう。

　上記のような点は，いずれも瞬間的に判断できることである。これまでに何回か対面している人であれば「いつもの感じ」と比較することで，また初対面の人であれば，これまで対面してきた同世代の人々の平均的・一般的な状況と比較することで，「なにかがおかしい」とか「ここが引っかかる」といったような違和感がある場合には，それに注目することも大切である。ただし，いつもの状態やほかの人の状態を十分に理解できるまでは，次に述べる項目にそって，全体を通して大まかにみていくことで，全体の状態を把握していくようにする。

● **意識状態**　対象者が面接室に自力歩行で入ってくることができれば，その人に重大な意識障害はないとわかるが，病室で臥床している対象者では判断しにくいことも多い。まずは，はっきり開眼しているか，「おはようございます」「こんにちは」といった看護職者のあいさつに対してどのような反応をするかをみていく。開眼していても，言語的なはたらきかけに反応できないこともあるし，閉眼していても，あいさつすると開眼して通常の会話へと発展することもある。

　軽度の意識障害（GCS の言語機能で 4 点，JCS で 1 桁などの場合，●169 ページ）では，会話を進めていかないと気づけないこともあるが，「つじつまが合わない」「なにかがおかしい」と感じたときには，会話を進めながら自己あるいは他者への認識の誤りなど，具体的な障害の内容をとらえていく。

● **栄養状態**　体型や身長を大まかに観察し，やせや肥満がないかをみる。衣服を脱いで行う詳しい計測は身体計測において行うが，着衣のままでも手首や前腕の太さなどから脂肪の量をある程度推測でき，また全身のバランスをみることでほかの異常が感知できることもある。たとえば，全体にやせた感じがするわりに腹囲が異常に大きければ，腹水の貯留が疑われる。

　また，栄養状態を全体概観から推測する際には，皮膚や粘膜のはり，つや，色が重要となる。皮膚色が蒼白で眼瞼結膜の赤味が薄ければ貧血が疑われ，口腔粘膜や口唇の乾燥が著しければ脱水が疑われる。

　上記のように全体の概観から気になることがあれば記録しておき，その後のフォーカスアセスメント（●296 ページ）につなげていく。

● **姿勢・体位**　対象者が外来初診であれば待合室や診察室での姿勢・体位，入院中であればベッド上での体位，あるいは病室などにおける生活行動の様子をみることにより，その人の状態を知ることができる。自力での姿勢保持ができなければ，全身衰弱や片麻痺，筋力低下，あるいは姿勢保持のための情報（内耳の前庭や膜迷路，視覚器からの入力）の統合に問題があることが示唆される。自力で立位や座位が保持できる場合でも，いわゆる猫背や頭部前屈といった脊柱の彎曲の異常や不安定さを観察し，脊柱の生理的彎曲が維持されているかを確認する。

　身体のどこかをかばう姿勢は，その部位に疼痛があることを意味するので注意する。たとえば，胆石症に代表される腹部の疝痛時には上体前屈（股関節屈曲）位をとり，膝をかかえこむような特徴的な姿勢となる。また，臥床できずに起座位しかとれなければ，呼吸困難感が強いと推察できる。

● **歩行・動作** まずは，自力歩行か介助歩行か，補助具を使用しているか，歩行のテンポやスムーズさについて観察する。次に歩行の状態として，跛行やふらつき，前傾姿勢（前かがみ），歩幅の減少，膝関節の屈曲・伸展の制限，地面を力強くけれないなどの異常がないかをみる。

歩行状態とも密接に関連している，身体の動き全体の機敏さについても同時に観察する。たとえば，ドアの開閉や椅子に腰掛ける際の動作，荷物を置いたり書類を出したりなどの行動における運動の機敏さをみていく。

● **不自然な動きの有無** 対象者に，目的のない，非対称性の，不規則で異常な動き（不随意運動）がないかをみる。不随意運動として代表的なものには，振戦や舞踏病様運動❶がある。振戦は上下肢・顔面・眼瞼・頭部に，舞踏病様運動は四肢や顔面にみとめられることが多い。

□ NOTE
❶舞踏病様運動
あたかも踊っているような奇妙な動きのこと。

● **表情・顔貌・顔色** まずは，顔面の左右対称性（顔面麻痺の有無）や部分的な腫脹（眼瞼浮腫や腫瘤の存在など）の有無といった形態的変化について観察する。疾患や治療によっては特徴的表情・顔貌を示すため，形態のみならず会話中の表情の動きに注目する。

たとえば，パーキンソン病における無欲様顔貌（仮面様顔貌），抑うつ状態における無表情，慢性甲状腺炎における頸部甲状腺部の浮腫および眼瞼浮腫（粘液水腫様顔貌），バセドウ病における眼球突出，副腎皮質ホルモン治療中の患者における満月様顔貌などがある。

また，顔色（紅潮や蒼白など，通常状態からの逸脱はないか）や口唇の色（チアノーゼはないか）の観察は，全身の末梢循環状態や酸素化の状態について把握するうえでたいへん重要である。

● **活気・声のトーン** 活気があるとは「全体として，いきいきと活動性に満ちている状態」をさす。前述した表情からだけでなく，発語の仕方，声量，声のトーンなどからもそれを読みとることができる。ただし，活気がないと感じられる場合でも，看護職者の話しかける声量やトーンが極端に低いなど，看護職者自身の気分や話し方が対象者に影響する可能性もあるので注意する。

● **全身の清潔・整容と衣服の状態** 皮膚の清潔や整容，衣服の状態は，外から見える部分だけでも，対象者の習慣や好み・こだわりをあらわしており，その人のセルフケアの充足状態も反映している。清潔・整容の行動が十分に行われていない場合には，それが本人の価値観によるもの（無頓着，習慣として手間をかけないなど）か，あるいは片麻痺や関節運動制限などによる行動制限のために本人の意思に反して十分なケアがいき届かないのかなど，その原因について状況をたずねていく必要がある。

セルフケア不足状態にある場合であれば，ケアをかわりに行う重要他者が存在するか，ケア内容が適切かどうかについて，対象者の清潔・整容の状態から推測することができる。

● **におい** 前述の清潔・整容状態と同様に，対象者のにおいはセルフケアの充足状態を反映する。口臭・体臭に異常がみられる場合には，口腔ケアが十分にできない（されていない），排泄のしまつが自力でできない，失禁状態にあるのに十分にケアされないなどの状況が考えられる。

　また，口臭が疾患の特徴的な徴候となる場合もある。歯周病やドライマウスなどの口腔内に原因があるもの，副鼻腔炎や気管支拡張症による膿汁臭など気道の病変に起因するもの，胃がんや胃炎，胃拡張などの消化器に起因するもの，糖尿病による高血糖の場合のアセトン臭（柿が腐ったような甘いにおい），肝硬変によってまったくアンモニアが代謝されない場合のアンモニア臭など，その原因は全身の疾患に及ぶ。とくにアンモニア臭やアセトン臭などは生命危機の徴候の場合もあるので，見逃さないように注意する。

● **視覚・聴覚**　対象者と対面して会話や質問を行うことで，視力や聴力における問題を推測することが可能である。対象者の動作や表情，しぐさなど（目を細める，なにかを見るときに物を近づけたり遠ざけたりするなど）から，視力障害についてもある程度推測できる。また，看護職者の声かけに気づかなかったり，会話中に繰り返して聞き返したりするなど，難聴のサインがないかを大まかにみていくことも重要である。

　のちに行う視覚・聴覚に関するフィジカルアセスメント（○240ページ）でより詳細な客観的情報を得ていくが，全体を概観することである程度の推測は可能である。

● **コミュニケーション**　まずは対象者とのやりとりのなかから，特定の音が発生しにくい，言葉が出にくく流暢さに欠けるなど，発声・発語に異常がないかをみていく。

　次に，単なる発語のレベルではなく，会話内容から理解力やメッセージの発し方が適切かどうかをみていく。コミュニケーションとは，相手の発するメディア❶を通し，相手がメディアに込めたメッセージ（情報・意味・感情）を的確にとらえ，それに対する自分のメッセージを的確なメディアにのせて返すプロセスである。メディアを受け取るためのおもな身体器官である聴覚器・視覚器の異常，メディアからメッセージの意味内容を読みとるプロセス（思考パターンや価値観，ものごとのとらえ方），自分のメッセージを適切にメディアにのせて発するプロセス，これらのいずれかが障害されると，コミュニケーションは成立しない。

　対象者との対面・面接の過程において，「医療職者が発したメッセージを正しく受けとめていない＝話が通じない」「対象者の発するメッセージの意味がつかめない＝医療職者の要求に対して適切でその場にふさわしい返答ができない」という場面について考えてみよう。まずは，看護職者側のメッセージの発し方が対象者にわかりやすいものであったのかを検証し，ときにはメディア（言葉や表現方法）をかえて再度メッセージを発し，それでも対象者の反応に違和感があれば，コミュニケーションに問題がある可能性を考慮することになる。

　また，メッセージをのせるメディアとしての「言葉」についても，対象者の言葉づかいを観察することによって，通常の発達段階をへてきたかどうかを推測することができる。

□ **NOTE**

❶**メディア**

　話し言葉や書き言葉だけでなく，会話中の表情，しぐさなどの非言語的要素も含む表現装置のことである。詳しくは「第1章B　コミュニケーションの構成要素と成立過程」（○23ページ）。

3 バイタルサインの観察とアセスメント

● **恒常性の維持**　人体は，生きていく過程でたえず外部環境から刺激を受けるが，自律神経系や内分泌系などの調節機能がはたらき，内部環境をつねに一定条件に保っている。このようなはたらきを**恒常性の維持**（**ホメオスタシス**）という。

　たとえば体温の調節では，あらかじめ**基準体温**（**セットポイント**）が設定され，維持されている。すなわち，外気温の上昇や運動などによって熱の産生が増すときは発汗や血管拡張によって熱の放散が行われ，逆に寒冷環境下ではふるえなどによって熱の産生を増すと同時に血管が収縮して熱の放散を最小限にする。

● **バイタルサインを観察する意義**　人体の内部では，恒常性を維持するためにさまざまなメカニズムが存在する。それらが機能している状態を，端的に示すのが**バイタルサイン**（**生命徴候**）であり，刻一刻と変化しつづける対象者の「生きているあかし」を反映する。

　一般に，生きているあかしとして外側から観察できるのは，以下の徴候である。

- 心臓が動いている（血圧・脈拍として観察される）。
- 全身の動脈にあたたかい血液がめぐっている（体温が維持されていることとして観察される）。
- 呼吸によって全身に酸素が供給され代謝がおきている（呼吸として観察される）。

　さらに広い意味では，意識が清明に保たれていることも含まれる。これらは，身体の状態をとらえるのに最も基本的な指標であり，かつ最も重要な徴候である。

　看護職者は，患者の身体の状況を把握するために，体温や呼吸，脈拍，血圧，意識状態を正確に把握する技術を身につけなければならない。また，継続的にバイタルサインの観察を続け，対象者の状態の変化を瞬時に察知できる観察力，さらに焦点化した観察（フィジカルイグザミネーション，●124ページ）へとつなぐ能力も求められる。

● **バイタルサインの変動因子と個体差**　同一の個体でも，環境の変化・運動・食事・情動などによってバイタルサインは容易に変動する（●表4-8）。また，24時間周期での変動（**日内変動**）があり，さらには年齢によっても生理機能が変化するため基準となる値が異なる。計測の結果得られた値について正常か逸脱かを判断する際には，このような変動因子も念頭におく必要がある。

　また，バイタルサインは個体によって差があり，同じ値であっても一律に正常か異常かを判断できないことがある。そのため，対象者のふだんの状態と比較したり，継続的に観察したりするなかで，その変化について綿密に観察していく必要がある。

○表 4-8　バイタルサインの変動とその要因

変動要因 正常範囲 （成人）	体温* 36〜37℃未満 （腋窩温）	呼吸数* 12〜20 回/分	脈拍* 60〜90 回/分	血圧* 収縮期血圧：120 mmHg 未満 拡張期血圧：80 mmHg 未満
体位	——	臥位や前かがみの姿勢（座位・立位）で増加：胸郭拡張せず呼吸面積が狭小化し，1 回換気量減少	——	臥位から立位に体位変換した直後は，一時的に低下
食事と排泄	上昇：食物摂取による代謝亢進	増加：代謝亢進，満腹時は胸郭を押し上げ呼吸面積が狭小化	増加：代謝亢進，腸管への血流増加	食後一過性に収縮期血圧上昇，排便中は一般的に収縮期血圧上昇
運動	上昇：骨格筋の熱産生	増加：酸素需要，二酸化炭素排出量増大	増加：骨格筋への血流増加	一過性に上昇
情動	上昇：交感神経緊張（不安・恐怖・興奮など による）	増加：交感神経緊張，ストレスによる過呼吸など呼吸パターンの変化	増加：交感神経緊張 減少：副交感神経緊張（ここちよさ，リラックス）	不安・恐怖・興奮などによって収縮期血圧・拡張期血圧ともに上昇 （医師・看護師の前で緊張＝白衣高血圧）
環境	成人では恒常性維持の機能により変化はないが，小児では機能が未熟なため，また高齢者では機能が衰えているため，外気温の影響を受けやすい。	高温環境では換気量が増大：呼気からの水分蒸発を増加させて放熱を促進するため（体温調節作用）	高温環境における増加：循環量増加による放熱促進（体温調節作用） 低温環境における増加：交感神経緊張による心拍増加，筋血流量増加	高気温における収縮期血圧低下：血管拡張 低気温における収縮期血圧上昇：血管収縮
日内変動	午前 2〜6 時ごろ最低，午後 3 時ごろ最高 変動の幅は 0.6〜1.0℃で 1℃以上は病的	——	睡眠時における減少：代謝低下	夜間における低下（正常血圧の場合）：昼の値から 10〜20％低くなる（夜間低下しない人は脳血管障害がおきやすい）
発達段階	小児＞成人＞高齢者の順で低下：加齢に伴う代謝の低下により熱産生が減少	高齢者での増加：肺の伸縮性低下による 1 回換気量低下	小児＞成人＞高齢者の順で減少：おおよその脈拍数（回/分） 新生児　120〜140 乳児　　110〜130 幼児　　90〜110 学童　　80〜90 成人　　60〜80 高齢者　50〜70	加齢に伴い収縮期血圧・拡張期血圧とも上昇
その他	性差：月経のある女性では卵胞期に低下，黄体期は上昇	意識的調節が可能（呼吸抑制，深呼吸など）	喫煙・カフェインなどによる増加：交感神経緊張	喫煙による一過性の収縮期血圧上昇（ただしリラックスした状態では不変）：交感神経緊張による

＊ バイタルサインの各項目の下段は成人での正常範囲をあらわす。

● **バイタルサインの一般的な観察方法**　初診患者の場合，「体温→脈拍→呼吸→血圧」の順序で測定していく。まず患者に体温と脈拍を測定することを告げ，体温測定を開始し，同時に脈拍測定を行う。脈拍数を測定したあと

は，脈拍を触知している手はそのままにして，患者に気づかれないように呼吸を測定する（●160ページ）。呼吸測定が終わったところで脈拍触知の手を離し，血圧測定に移る。血圧測定を脈拍測定のあとに行うのは，血圧測定の際に脈拍数を考慮する必要があるためである。血圧測定時に圧迫を解除していく（減圧）の速さは，1拍動につき2〜3 mmHg が基本となる（●166ページ）。

1 体温

◆ 体温維持に関する基礎知識

●**産熱と放熱のバランス**　体内ではさまざまな化学反応（代謝）によってエネルギーが産生され，これと同時におこる熱の産生によって体温が維持されている。

　激しい運動を行ったときは，筋肉の収縮により代謝が亢進し，きわめて多くの熱が産生される（**産熱**）。しかし，発汗によって体内の熱が放出されること（**放熱**）によって，体温は上昇しない。また，代謝は安静にしているときもつねに行われており，一定量の産熱がある。このような産熱・放熱のバランスが維持されることによって，体温は一定に保たれている。

●**体温上昇・下降時の身体変化と意識的行動**　産熱・放熱による体温調節機能には，状況に応じて自動ではたらく**自律的調節**と，意図して行う**行動調節**がある（●表4-9）。

　自律性調節として，体温上昇の際には，全身がふるえ（筋収縮運動），鳥肌が立ち（立毛筋の収縮），四肢末端の冷感（末梢血管の収縮）が著明になり，体温下降の際には，末梢血管の拡張（熱の放散）や発汗（気化熱による冷却）がみられる。

　行動調節としては，暑いと感じた場合に，日陰を求める，冷たいものを摂取する，衣服を脱ぐなどといった行動がみられ，寒いと感じた場合に，日なたを求め，あたたかいものを摂取し，衣服を着込むなどの行動がみられる。

　このような身体変化や行動が観察できれば，対象者の産熱・放熱のバランスがどのように変化しているのかを理解するための情報とすることができる。

●**発熱・うつ熱と低体温**　なんらかの理由によって体温が高値または低値を示すことがある。

○表4-9　**体温の自律性調節と行動調節**

熱の産生・放出	自律性調節	行動調節
産熱	ふるえ 立毛（立毛筋の収縮） 皮膚血流の減少（末梢血管収縮）	食事摂取（とくにあたたかいもの） 運動 身体を丸める（縮み込む） 衣服を着る，暖房の使用，日なたの選択，など
放熱	発汗 呼吸による熱放散（蒸泄） 皮膚血流の増加（末梢血管拡張）	冷たい飲食物の摂取 衣服を脱ぐ，扇風機や冷房の使用，日陰の選択，など

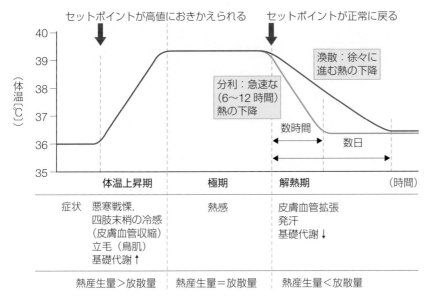

●図4-8　発熱・解熱のプロセスと身体症状

①**体温が高値を示す場合**　発熱とうつ熱という2つの作用機序が考えられる。

発熱は，生物学的要因(ウイルスや細菌の感染)や物理的要因(腫瘍などによる視床下部〔体温調節中枢がある〕の圧迫)，精神的情動的要因(大脳のはたらきによる)などによってセットポイントが高値に設定され，産熱促進・放熱抑制の自律機構がはたらくことによって生じる(●図4-8)。

うつ熱は，外気温の上昇や運動に伴う熱産生があるにもかかわらず，放熱量が極端に妨げられて体内の産熱・放熱のバランスがくずれた状態である。

②**体温が低値を示す場合**　低体温は，代謝の低下により産熱量が減少している，あるいは寒冷にさらされるなどによって放熱が過剰になった状態である。

◆ 体温測定の実際

● **測定部位**　体温は測定部位によって異なり，外気にさらされた体表面の温度(**外殻温**)と身体内部の温度●(**中核温**，**核心温や深部温ともいう**)には大きな差がある。正しい身体内部の温度を測定するには，適切な測定部位を選択し，確実な方法で測定することが必要である。

中核温に近い温度の測定には，動脈血が比較的体表面の近くを流れ，かつ皮膚や粘膜どうしが密着して人工的に閉鎖腔が形成できる部位が選択される。日常的には，腋窩や口腔，鼓膜(外耳道)が選択され，全身麻酔下での手術などにおいては直腸が用いられる。

測定部位により温度差があり，たとえば直腸は完全な閉鎖腔であるため高値で測定され，外部環境要因を受けやすい腋窩は低値に測定される。

● **体温計の種類と特徴**　体温計の使用に際しては，それぞれ特徴を把握し，対象者や目的に応じて選択する(●表4-10)。体温計は，測定方法によって**電**

NOTE

●身体内部，つまり臓器の温度は血液温度によって決定されるため，体温を動脈血の温度とする考え方もある。

▶表4-10　体温計の種類と特徴

種別	用途または測定部位	測定方法	測定に要する時間	特徴など
電子（サーミスタ式）	腋窩，口腔，腋窩・口腔両用など	予測式・実測式	予測式：約15秒〜1分実測式：腋窩で約10分・口腔で約5分	通常0.1℃単位まで
	基礎体温計（口腔）	予測式・実測式		0.01℃の単位まで測定可能
赤外線	鼓膜温	非接触式	数秒	動きが激しく腋窩・口腔での測定が困難な乳幼児によく用いられる。挿入方向や深さの違いで測定値にばらつきが生じやすい。
	皮膚温	非接触式	約3秒	起床・就寝時を問わず乳幼児や高齢者にも容易に検温できる。（近年では空港などで有熱渡航者を見分ける際にも用いられている；サーモグラフィ）
特殊	直腸	プローブを直腸内に留置して経時的に測定	数秒〜数十秒	全身麻酔下での手術などで使用
	血液	温度センサーつきの血管カテーテルを用いて経時的に測定	数秒〜数十秒	——

子体温計と赤外線体温計に大きく分けられる。このほか，手術中の持続的な体温測定を目的として，直腸，膀胱，食道に特殊なプローブを留置して持続的に計測する場合もある。

　また，体温計には実測式体温計と予測式体温計がある。体温測定においては，人工閉鎖腔内（閉じた腋窩や口腔など）の温度が中核温と同じになる（平衡温という）まで皮膚や粘膜を密着しつづけなければならない。この平衡温までの変化を測定するのが実測式電子体温計である。一方，予測式電子体温計では，先端の温度検知部で温度を測定し，一定時間内の温度上昇から計算して平衡温（予測値）を求めるしくみになっている。一定以上の測定時間を経過すると，予測式から実測式に移行する電子体温計もある。

　耳式体温計は，鼓膜とその周辺から放射される赤外線を測定し，温度を求めている。鼓膜温は，鼓膜が耳の奥深くにあるため外気温の影響を受けにくく，また脳のすぐ側にあるため中核温に近いと考えられている。ただし，外耳道に挿入する向きや深さ，耳垢などの原因によって測定値にばらつきが生じやすい。

● 測定方法と測定時間　実測式体温計での測定に要する時間は，人工閉鎖腔内の温度が中核温に近い温度（平衡温）に達するまでの時間であり，腋窩で約10分，口腔で約5分とされる。予測式電子体温計では1分程度，耳式体温計では数秒で測定できるが，測定結果にばらつきが生じやすいため，数回はかる必要がある場合もある。

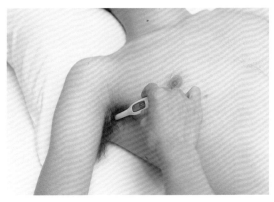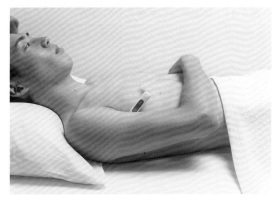

a. 腋窩温の測定

(1)体温計を腋窩のくぼみの中央に，患者の前下方から後　　(2)腋窩をしっかりと密着させ，体温計を固定する。
　上方へ向けて30〜45度の角度で差し入れる。

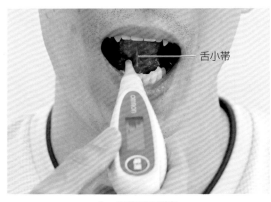

舌小帯

b. 口腔温の測定

体温計の先端が舌小帯にあたらないように差し入れる。

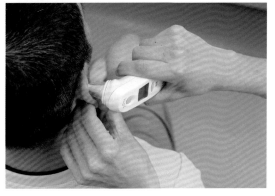

c. 鼓膜温の測定

外耳道の方向に沿うようにプローブを差し入れる。

▶**図 4-9　体温測定の方法**

● **測定**　正確な値を求めるためには，測定部位に応じた正しい方法で測定
することが重要である（▶図 4-9，表 4-11）。また，運動直後や食直後といっ
た変動要因（▶151 ページ，表 4-8）の影響を受けている状態での測定は避ける。

▶**根拠とポイント**　腋窩温の測定では，腋窩動脈を流れる血液の温度を適切に反映さ
せるため，腋窩中央のくぼみに温度計の感温部があたるよう，後上方へ向けて
30〜45 度の角度で挿入する。また，耳式体温計では，センサー部が確実に鼓
膜と向き合うよう，外耳道の向きがわかりやすくなるよう耳介を後方に軽く
引っぱりながら，外耳道の走行に沿わせてやや前方に向けて，できるだけ深く
挿入する。

◆ **アセスメント**

● **測定値と体温の異常**　一般的に，成人の腋窩温は 36〜37℃ 未満であり，
37〜38℃ 未満を**軽熱（微熱）**，38〜39℃ 未満を**中等熱（中熱）**，39℃ 以上を**高熱**
という。一般的に腋窩温は口腔温よりも低く，直腸温と鼓膜温は口腔温より
も高い。36℃ 未満は一般的に**低体温**とされるが，とくに中核温（核心温・深

○表 4-11　体温測定の手順とその根拠

測定部位	測定のポイント	その根拠
腋窩	• 運動による露出や発汗によるぬれなどがないか確認し，ぬれている場合はふきとる。	腋窩がぬれていると気化熱として奪われ温度が低下し，また露出によっても皮膚温が低下するため，実際の体温より低い値となる。※
	• 腋窩のくぼみの中央に感温部が位置するように，前方から後上方に 30〜45 度の角度で体温計を差し入れ，腋窩をしっかり密着させる。	腋窩動脈を流れる動脈血の温度を測定できるよう，動脈の走行を意識する。
	• 閉鎖腔をしっかりとつくるため，上腕と大胸筋を密着させ，平衡温になるまでその状態を維持する。	外気にさらされると正確な体温測定が行えない。
	（特殊な状況における測定） • 片麻痺がある場合は健側で測定する。 • 意識障害などがあり自力で体温計が保持できない場合は，看護職者が上腕と脇を密着させる。 • 患者が側臥位になっている場合は上側で測定する。	血流が阻害されている状況では，正確な体温測定が行えない。
口腔	• 口唇の中央から体温計を挿入する。体温計先端が舌小帯にあたるのを避け，舌小帯で分けられる左右いずれかの部分の中央に位置させる。 • かまないように口唇を閉じる。	舌小帯に突きあたると痛みが生じるだけでなく，挿入が浅くなって本来の値が測定できない。
鼓膜	• 耳介をやや後方に引っぱって外耳道がまっすぐになるようにする。 • プローブの向きが外耳道の走行に沿うように，やや前方に向けて挿入する。	鼓膜ではなく，外耳道の内壁の温度を計測してしまうと，本来よりも低い値となってしまう。

※皮膚温低下については，ほぼ変化がないという研究もあるが，衛生上からも汗などは拭きとるのが望ましい。

部温ともいう）が 35℃ 未満の場合は**低体温症**として定義される。

　体温に異常がみられた場合には，生活行動やその他の変動要因がないかを確認する。ふだんの体温（平熱）に比べて 1℃ 以上高い場合，その人にとって有熱状態であるといえる。

　疾患によって特有の**熱型**がみられる場合もある（○図 4-10）。また，高熱が数時間のうちに下がることを分利，熱が徐々に下がることを渙散という（○153 ページ，図 4-8）。

● **体温異常時に観察すべき点**　体温上昇時には，その原因を予測し，行うべき看護の決定や医学的診断につなげるために，さまざまな観察が必要である。

　感染が疑われる場合には，関連する症状（上気道であれば上気道症状，外傷であればその局所状態）を観察する。ほかにも，脳内の腫瘍や血腫が直接に視床下部を圧迫している場合もある。

　また，体温が低下している場合もその原因となる状況がなかったのか観察（または情報収集）を行う。どのような環境下で過ごしていたのか（寒冷曝露による熱の放散），飲酒や薬物中毒のような状況により意識消失状態はなかったのか（熱の放散を防ぐことができない状態）など，熱産生と熱放出のバランスのくずれる状況はなかったのかを確認する。

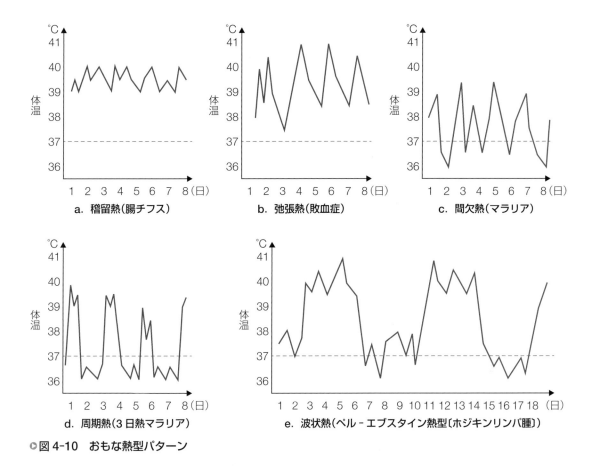

a. 稽留熱(腸チフス)

b. 弛張熱(敗血症)

c. 間欠熱(マラリア)

d. 周期熱(3日熱マラリア)

e. 波状熱(ペル‐エブスタイン熱型〔ホジキンリンパ腫〕)

◉図4-10　おもな熱型パターン

2 脈拍

◆ 脈拍に関する基礎知識

　脈拍とは，心臓の周期的な収縮によって血液が動脈に駆出され，これが末梢動脈に達したときに生じる血管の波動を，動脈が体表近くを走行している部位で拍動として触知するものである。脈拍から，次のことが把握できる。

● **触知部位までの血流の状態**　脈拍を触知できる部位は，全身で左右それぞれ10か所ほどある(◉図4-11)。これらの部位において脈拍を触知することで，中枢からその部位までの血流が保たれていることを確認できる。左右で差がある場合には，拍動が弱い側の動脈狭窄などが疑われる。

　根拠とポイント　脈拍を触知できるのは，動脈が比較的体表の近くを走行しており，さらに動脈の下に骨などのかたい組織があり，動脈の波動が伝わりやすい構造となっている部位である。

● **心臓からの血液駆出量**　心臓から駆出された血流の拍動が四肢末梢の動脈に伝えられるためには，十分な血液量が必要となる。中枢近くの動脈では触知できても末梢血管では触知できない場合には，循環血液量が減少していると考えられ(ショックなど)，脈拍が規則正しく触知できていたのに突然抜

動脈	触知部位のさがし方と注意点	その部位での触知が必要な場面
浅側頭動脈	頬骨弓と耳珠(外耳道入り口顔側にあるでっぱり)の上側。	——
総頸動脈	甲状軟骨の高さで胸鎖乳突筋手前のみぞ付近。強く圧迫しないよう指 1～2 本でそっと触れる。	橈骨動脈では触知しにくい場合(循環血液量減少が考えられる場合)に用いる。
腋窩動脈	腕を挙上する。	——
上腕動脈	最もよく触れる部位は肘窩のやや尺骨側である。肘関節をしっかり伸展させると，肘窩の尺骨側の上腕二頭筋停止部付近で触れる。	通常の血圧測定に加え，走行を確認して動脈硬化の有無をみる場合もある。
橈骨動脈	看護職者の左手で対象者の手をとり，対象者の手関節を背屈ぎみにし，看護職者の右手の示指・中指・薬指をそろえ，橈骨に沿わせて触れる。	通常の脈拍測定に用いる(心臓カテーテルの穿刺にも用いられる)。
尺骨動脈	橈骨動脈と同様，手関節を後屈ぎみにして看護職者の示指・中指・薬指を尺骨に沿わせて触知する。	橈骨側になんらかの問題があり触知できない場合に用いる。
大腿動脈	仰臥位で股関節を伸展させた状態で，鼠径部を触知する。	(心臓や脳動脈のカテーテル検査における穿刺に用いられる)
膝窩動脈	腹臥位などとし，下肢をしっかりと伸展させた状態で膝窩中央を触れる。	下肢における血圧測定で用いる(大腿にマンシェットを巻き膝窩動脈で，下腿にマンシェットを巻き後脛骨動脈で血管音を聴取する)。
後脛骨動脈	対象者にやや外旋位をとってもらい，内果のやや後方に触れる。	
足背動脈	足背の中央部，内果と第 3 指を結ぶ線上の中央に触れる。	——

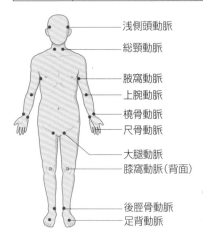

浅側頭動脈
総頸動脈
腋窩動脈
上腕動脈
橈骨動脈
尺骨動脈
大腿動脈
膝窩動脈(背面)
後脛骨動脈
足背動脈

▶図 4-11　脈拍の触知部位
これらの部位において脈拍を触知することで，中枢からその部位までの血流が保たれていることを確認できる。

けた場合には，心室に十分な血液量が充満しないまま心臓が拍動していると考えられる(期外収縮)。このように，脈拍を観察することで心臓からの血液駆出の状態を推測することができる。

● **刺激伝導系の状態**　心臓は一定のリズムで拍動することにより，全身に血液を供給するためのポンプとしての作用を担っている。通常の状態では，脈拍数＝心拍数を意味する。心臓の拍動は，洞房結節から規則正しく発せられる電気的刺激が刺激伝導系を通じて心筋に伝えられ，その刺激を受けて心筋が収縮することによっておきる。脈拍のリズムを観察することによって刺激伝導系の状態を推測することができる。

◆ **脈拍測定の方法**

● **触知部位**　脈拍触知部位は，部位ごとにさがし方があり，また部位ごと

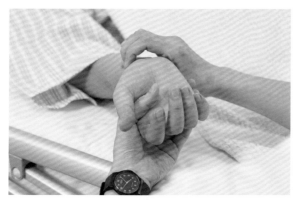

a. 触知方法

動脈の走行に沿って3指をあてて触知する。患者の手首をや
や背屈させると触知しやすくなる。

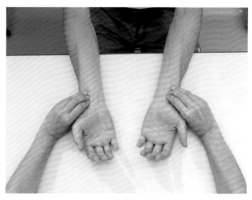

b. 両手での触知

初診の場合などでは，両手で触知し，左右差がないか
を確認する。

◉**図4-12　脈拍の触知**

MOVIE

に触知の目的が異なる（◉図4-11）。一般には，橈骨動脈で脈拍を測定するこ
とが多い。示指・中指・薬指の3指をそろえ，動脈の走行に沿って指の腹を
あてて触知する（◉図4-12-a）。

　初診患者や動脈疾患（疑いも含む）患者の場合は，両方の動脈を同時に測定
して左右差の有無を確認する（◉図4-12-b）。ただし，総頸動脈では強く圧拍
しすぎないように，示指または示指と中指で触知する。

【根拠とポイント】　脈拍の観察では，脈拍数やリズムのほか，脈の大きさ（心拍出量
　が少ないと脈の触れ方が小さい）・かたさ（動脈壁の弾力性）についても観察する。
　大きさ・かたさについては判別しにくいため，脈拍がしっかり触れているか（観
　察者の指をしっかりと押し上げるか）を観察する。

●**測定時間**　原則として1分間の測定を行う。30秒測定した値を2倍した
り15秒測定を4倍したりする方法もあるが，正確な脈拍数を把握するため
に1分間の測定を原則とする。

【根拠とポイント】　拍動と拍動の間隔が一定でない場合（不整脈）や，脈拍数が60未
　満の場合（徐脈）は，短い測定時間では誤差が大きくなる。

◆ アセスメント

　人体には恒常性を維持する機構が備わっており，全身の酸素需要が増えた
場合や循環血液量が少なくなった場合には，それに応じて拍動数が増える。
このように脈拍数だけからでも，心筋収縮のリズムや体内の酸素需要，循環
血液量などの変化についてある程度の推測を行うことができる。

●**脈拍数の異常**　成人の通常の脈拍数は60～90回/分であり，100回/分以
上を**頻脈**，60回/分未満を**徐脈**という。これよりもさらに増加・減少して
120回/分以上または40回/分未満となった場合には，心臓の調律機能が障
害されてポンプ機能を果たしていない，あるいは全身への血液供給が不十分

になっているなど，ただちに医学的治療が必要な状態であるため，医師への連絡が必要である。

● **リズムの異常**　規則正しいリズムで脈拍が触れる状態を脈拍が**整**であるといい，リズムの乱れた脈拍を**不整脈**という。リズムの異常には，一定のリズムをきざんでいるのに突然脈拍が抜ける（**欠代**❶）もの（**期外収縮**）と，まったく不規則であるもの（**心房細動**）とがある。リズムに異常がみられた場合には，欠代の数やリズム異常の性質について観察する。

□NOTE
❶「欠滞」あるいは「結滞」と表記する場合もある。

3 呼吸

◆ 呼吸に関する基礎知識

呼吸とは，酸素を体内へ取り込み，体内の代謝産物である二酸化炭素を体外へ排出することをいう。体内の細胞と末梢血管における酸素・二酸化炭素のやりとりを**内呼吸**，肺胞におけるやりとりを**外呼吸**と区別してよぶ。ここでは体外からの観察が可能な外呼吸について述べる。

外呼吸は，一定のリズムで繰り返される胸郭の拡張・収縮運動というかたちで観察される。外呼吸によって，酸素を多く含む新鮮な空気を肺胞に取り込み，酸素と二酸化炭素を交換し，二酸化炭素を多く含む肺胞気を排出することができる。

◆ 呼吸の観察方法

ふだんのバイタルサインの観察においては，脈拍の測定に続いて対象者にはわからないように自然に胸郭の動きを観察する。

▶根拠とポイント　呼吸は意識的に調節できるバイタルサインであり，患者が観察されていることを意識すると自然な呼吸ではなくなるためである。

吸息・呼息運動を1回として1分間の呼吸数を測定しながら，リズムや深さを観察する。

◆ アセスメント

呼吸の異常は，① 呼吸数と深さの異常，② リズムの異常，③ 努力呼吸（通常では使用しない補助呼吸筋を動員した呼吸様式）の3つに大別できる（●表4-12）。補助呼吸筋の動員がみられる場合，本人の呼吸困難感や，起座呼吸の有無，全身への酸素供給状態を知るために，経皮的動脈血酸素飽和度（SpO_2）の測定と，チアノーゼの観察などを総合的に行う（●190ページ）。

4 血圧

◆ 血圧に関する基礎知識

血圧とは血管内圧のことで，動脈血圧・静脈血圧・毛細血管圧があるが，一般には動脈血圧をさす。心臓の収縮により大動脈内に血液が流入して内圧が最も高くなったときの圧を**収縮期血圧**（最高血圧あるいは最大血圧）といい，

○表 4-12　呼吸の異常

状態			呼吸の型	症状出現時の状況・代表疾患
正常	成人：約 12〜20 回/分（1 回換気量 500 mL 程度，規則的）			
①呼吸数と深さの異常	頻呼吸	呼吸数：増加（24 回/分以上）呼吸の深さ：変化なし		発熱，肺炎，呼吸不全，代償性呼吸性アルカローシスなど
	徐呼吸	呼吸数：減少（12 回/分未満）呼吸の深さ：変化なし		頭蓋内圧亢進麻酔・睡眠薬投与時など
	多呼吸	呼吸数：増加呼吸の深さ：増加		過換気症候群，肺塞栓など
	少呼吸	呼吸数：減少呼吸の深さ：減少		死亡直前，麻痺
	過呼吸	呼吸数：ほとんど変化なし呼吸の深さ：増加		神経症
	無呼吸	安静呼息位で呼吸が一時的に停止した状態		睡眠時無呼吸症候群
②リズムの異常	チェーン-ストークス呼吸	呼吸の深さが周期的に変化する。数秒〜数十秒の無呼吸のあと，徐々に呼吸が深くなり，過呼吸からまた浅い呼吸を経て無呼吸というサイクルを繰り返す。		脳出血，脳腫瘍，尿毒症，重症心不全など（中枢神経障害または脳の低酸素状態を意味する）
	ビオー呼吸	深く速い呼吸が突然中断して無呼吸となったり，またもとの呼吸に戻ったりする。周期性はなく不規則である。		脳腫瘍，髄膜炎，脳外傷
	クスマウル呼吸	深く，かつ深さのわりには速い呼吸である。		糖尿病性ケトアシドーシス
③努力呼吸	鼻翼呼吸	気道を広げるために鼻翼がはって鼻孔が大きくなり，喉頭を下に大きく動かすように呼吸する。		重篤な呼吸不全
	下顎呼吸	口や下顎をパクパクして気道を広げ，空気を体内に取り入れようと呼吸する。		死亡直前，重篤な呼吸不全
	口すぼめ呼吸	呼息時に口唇をすぼめて呼吸する。		慢性閉塞性肺疾患（COPD）
	陥没呼吸	胸腔内が強い陰圧となるため，吸息時に胸壁（肋間腔・胸骨部など）がへこむ。		呼吸窮迫症候群（RDS），慢性閉塞性肺疾患（COPD），気管支喘息

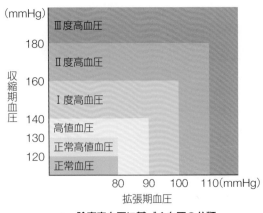

a. 診察室血圧に基づく血圧の分類

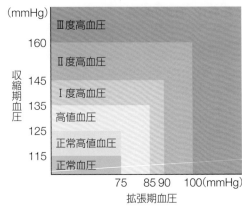

b. 家庭血圧に基づく血圧の分類

◎図4-13　診察室血圧と家庭血圧に基づく血圧の分類

◎表4-13　血圧の高低を左右する因子

因子	機序
1回心拍出量	運動などによって1回拍出量が増加すると血圧が上昇する。逆に心機能の低下により1回拍出量が減少しすぎると心不全に陥る。
循環血液量	出血などによって循環血液量が不足すると，血圧が低下する。
末梢血管抵抗	細動脈や毛細血管の収縮によって末梢血管の抵抗が高まると，血圧が上昇する。
血管の弾力性	動脈硬化によって弾力性が低下すると，血圧が上昇する。加齢に伴う血圧上昇はこのことによる。
血液の粘稠度	粘性が高まると抵抗が増して血圧が上昇する。
神経系	交感神経の緊張によって血圧が上昇する。

心臓の拡張期（次の駆出に向けて血液をためるとき）の終わりに内圧が最も低くなったときの圧を**拡張期血圧**（最低血圧あるいは最小血圧）という。収縮期血圧と拡張期血圧の差が**脈圧**である。

　安静時の健常な成人における正常値は，収縮期血圧 120 mmHg 未満，拡張期血圧 80 mmHg 未満とされている（◎図4-13）。

　血圧を決定する因子としては**心拍出量**と**血管抵抗**が重要であり，ほかにも◎**表4-13**に示すような因子がある。また，血圧は日常生活行動によっても変化する（◎151ページ，表4-8）。

● **血圧の異常**　血管抵抗は，動脈壁の弾力性や血液の粘性に影響される。高齢になると血圧が高くなるのは，加齢による動脈硬化によって動脈壁の弾力性が低下し，血管抵抗が増すためである。

　また，血液中のコレステロールや中性脂肪が多いと，血液の粘性が増すために血圧が高くなる。これらが血管内に付着して血管内腔を狭窄させると，さらに血圧が高くなるという悪循環に陥る。脱水の場合にも，血液中の水分量が減少することで血液粘性が高くなって血圧が上昇し，脳梗塞や心筋梗塞

などの発症リスクが高まる。

◆ 血圧の測定方法

● **血圧の測定部位**　血圧は一般に上腕動脈で測定する。近年は橈骨動脈で測定する手首用の電子血圧計も普及してきている。また，上肢で測定できない場合や，下肢の動脈の状態を検査する場合には，膝窩動脈や後脛骨動脈で測定することもある。

● **測定方法と血圧計の種類**　血圧の測定方法には，カテーテルを動脈内に挿入して圧力の変化を測定する**観血的方法**と，身体外部から動脈に圧迫を加えて測定する**非観血的方法**とがある。看護職者が行うのは非観血的方法である。

　また，血圧測定のしくみは，**オシロメトリック法**と**聴診法**（コロトコフ法）に大別される。そのほか，おおよその血圧値を得るために行われる**触診法**もある（❶164ページ）。

　①**オシロメトリック法**　心拍動に伴って発生する血管壁の振動を反映した脈波の振幅をとらえる方法で，電子血圧計で用いられる（❶図4-14-a）。ほかにも，腕を差し入れるだけで計測できる全自動血圧計などもこの方式を用いているものが多い。

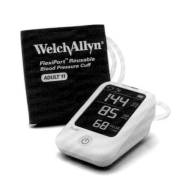

a. 電子血圧計

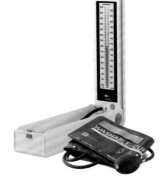

b. 水銀レス血圧計

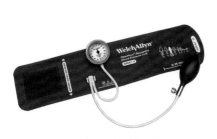

c. アネロイド型血圧計

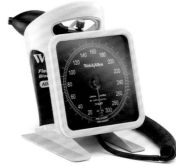

d. 大型アネロイド血圧計（卓上型）

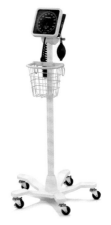

e. スタンド型血圧計

❶**図 4-14　血圧計**
（写真提供：〔b〕ケンツメディコ株式会社，〔a〕および〔c〕〜〔e〕ウェルチ・アレン・ジャパン株式会社）

②**聴診法**　圧迫により動脈内の血流をいったん遮断^{しゃだん}し，徐々に圧迫を解除したときに心臓の拍動に合わせて生じる断続的な血流の音をとらえる方法である。聴診法では，水銀レス血圧計❶やアネロイド型血圧計(◉図4-14-b～e)を用いる。

③**触診法**　聴診法と同様に動脈内の血流をいったん遮断し，圧迫解除の瞬間から脈拍が触知できるようになるのを利用して，収縮期血圧のみを求める方法である。

医療用として用いられる血圧計は，圧力計，**マンシェット**(ゴム嚢が内蔵された圧迫帯)，送気ポンプ(ゴム球)が連結された構造になっている。

マンシェットの幅は，測定部位の周囲長の40%程度が適切であるとされ，成人の上腕での測定では14 cm幅のものが用いられる。小児やるい痩^{そう}の激しい高齢者では上腕周囲長が短いため，マンシェットの幅が狭いものを選択する。

▶**根拠とポイント**　マンシェットの幅が広いと弱い圧迫で動脈を圧迫(駆血)してしまうために収縮期血圧が本来の値より低く測定され，逆に狭いとより高い圧力が必要となるために本来の値より高く測定される。

● **聴診法による血圧測定の原理**　非観血的測定では，まずマンシェットを用いて動脈を周囲の組織ごと圧迫して駆血する。そこから徐々に圧迫を解除していき，マンシェットの圧迫による圧力が動脈内圧と同じになったところで血流が生じ，その際に発生する音(**コロトコフ音**)を聴診器で聞きとる。徐々に圧迫を弱めていくと音色が変化するが，この変化する点を**スワンの点**という(◉図4-15)。さらに圧迫を弱めていくと，音が消失する。音が聞こえはじめたときの圧力が収縮期血圧(**スワンの第1点**)であり，音が消失したときの圧力が拡張期血圧(**スワンの第5点**)である。

▌アネロイド型血圧計による測定方法

ここでは，アネロイド型血圧計を用いた測定方法について述べる。

□**NOTE**
❶**水銀レス血圧計**
　2013年に締結された「水銀に関する水俣条約」(水銀を使った計測機器の製造，輸入，輸出の原則禁止をうたっている)の趣旨に合わせ，従来，医療において用いられた水銀血圧計は製造・輸出入が禁止となっている。

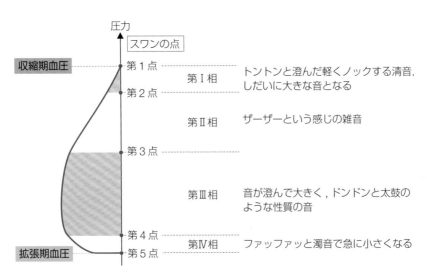

◉**図4-15　コロトコフ音の変化**

● **準備**　必要物品の準備と点検は準備室にて行う。

(1) ゴム球，マンシェット，圧力計がしっかりつながっているかを確認する。

(2) マンシェットに空気を入れ，もれがないことを確認する。ゴムに亀裂などがあると，空気がもれて正確な測定が行えない。

(3) 聴診器を確認する（膜型を用いる）。

(4) ゴム嚢の空気を完全に抜く。空気が入ったまま測定すると，得られる値に影響を及ぼす（収縮期血圧が低く測定される）。

● **触診法**　初診などで参考値がない場合や血圧の変動が激しい場合は，まず触診法によっておおよその値を得たあとに，聴診法で測定する。

(1) 患者に説明をする。最初におおまかな値を確認したあと聴診法を行うため，合計2回加圧することを伝える。

(2) 測定の高さ（マンシェット装着部位）が心臓の高さになるように体位を調整し，血圧計を安定した位置に置く。測定部位が心臓より低いと実際の値よりも高い測定値となり，心臓より高いと実際の値よりも低い測定値となる。

> **根拠とポイント**　血液には重力による影響を受けて静水圧がはたらくため，血圧は心臓より高い部位では低く，低い部位では高くなる。

(3) 上腕に圧迫がかからないように上腕を露出する。

(4) 以下の点に注意し，マンシェットを適切に巻く（●図4-16）。

- ゴム嚢の空気が抜けていることを確認する。
- 動脈を均等に圧迫するため，上腕動脈の走行とゴム嚢の中心を合わせる。
- マンシェットと腕の間に指が1〜2本入る程度のかたさで巻く。

> **根拠とポイント**　巻き方がゆるいと，駆血の際にゴム嚢が通常よりも丸くふくらんで圧迫面積が小さくなり，大きな圧力を必要とするため，実際の値よりも高い測定値となる。逆にきつく巻きすぎると，低い測定値となる。

- マンシェットの下端の位置が肘窩より2cm程度上側になるようにする。

> **根拠とポイント**　これは，上腕動脈を正しく圧迫するためであるとともに，聴診器のチェストピース（聴診法）または測定者の指（触診法）をあてるスペースを確保するためでもある。巻いたマンシェットの下にチェストピースや指をもぐり込ませる方法は不適切である。

(5) 橈骨動脈または上腕動脈上の脈拍触知を確認しながらマンシェットに空気を送り，脈拍触知ができなくなった点よりさらに20〜30mmHg高い圧力まで上げる。加圧の際には空気調節ねじを閉めないと加圧できないので注意する。

(6) 送気球の調節ねじをゆるめて徐々に空気を排出し，拍動を触れはじめたときの値を最も近い目盛りで読む（収縮期血圧）。

(7) 調節ねじを全開にし，ゴム嚢内の空気を排出する。

(8) 患者からマンシェットを外す。

● **聴診法**　触診法のあとに測定する。ふだんの血圧値がわかっていて，どこまで加圧すべきか（動脈を駆血する圧力）の見当がつく場合は聴診法のみで測定する。

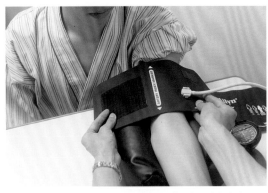

①上腕動脈の走行とマンシェットのゴム嚢の中心を合わせる。

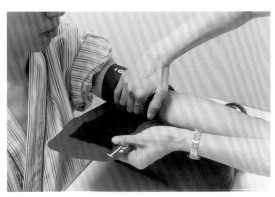

②マンシェットを腕に密着するように押さえながら，ゴム嚢の位置がずれないように巻く。

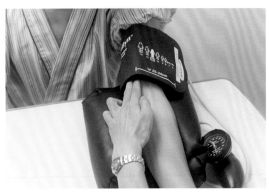

③マンシェットと腕の間に指が1〜2本入る程度のかたさに巻く。

▶**図 4-16　マンシェットの巻き方**

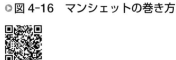

MOVIE

（1）〜（3）は触診法と同様である。

（4）とくに聴診法では，マンシェットの下端が肘窩の2cm程度上側に位置するように巻くことに注意する。

　▶根拠とポイント　これは，聴診器のチェストピースを上腕動脈の拍動部位の真上に正しく置くためである。

（5）外耳道とイヤーピースの向きを確認し，イヤーピースを装着する。

（6）上腕動脈を触診し，拍動が最も触知される部位を確認して，その真上にチェストピースをあてる（▶図4-17-①）。真上にあてることで，コロトコフ音を明確にとらえ，正確な血圧を測定することができる。

（7）ふだんの収縮期血圧より30mmHg程度高い圧力になるまで空気を入れる（▶図4-17-②）。

（8）脈拍のリズムに合わせ，1拍動に2〜3mmHgの割合で圧力を下降させる（▶図4-17-③）。下降速度が速すぎると，実際の値より低い値しか読みとれず，不正確になるので注意する。

（9）コロトコフ音が聞こえはじめた時点（スワンの第1点）の値を読む（収縮期血圧，▶図4-17-③）。

（10）つづいて，コロトコフ音が聞こえなくなった時点（スワンの第5点）の値を読む（拡張期血圧，▶図4-17-④）。もし可能であれば，コロトコフ音

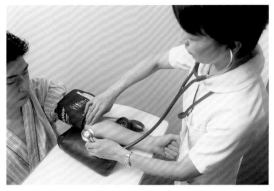

① 拍動部位を確認し，真上にチェストピースをあてる。

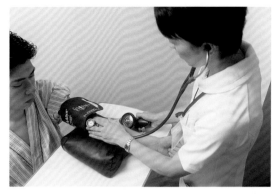

② ふだんの収縮期血圧より約 30 mmHg 高い圧まで空気を入れる。

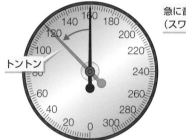

トントン

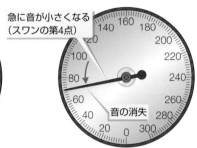

急に音が小さくなる
（スワンの第4点）

音の消失

③ 1 拍動につき 2〜3 mmHg の速度で減圧していく。コロトコフ音が聞こえはじめたときの圧力が収縮期血圧である。減圧速度が速いと測定値が不正確になる。

④ 減圧を続け，コロトコフ音が聞こえなくなったとき（スワンの第 5 点）の圧力が拡張期血圧である。急に音が小さくなった時点はスワンの第 4 点であり，拡張期血圧とは異なるので注意する。

▶ **図 4-17　血圧の測定（聴診法）**

MOVIE

が急に小さくなった時点（スワンの第 4 点）の値も読む。

(11) 調節ねじを全開にし，空気を排出する。

(12) マンシェットを外す。必要のない圧迫はすみやかにとくように配慮する。

● **あとかたづけ**　身じたくなど，患者側の安楽を最優先してあとかたづけを行う。

(1) 必要に応じてメモをとる。

(2) 器具類のあとかたづけをする。金属部分でガラスなどのもろい部分を傷つけないようにする。

(3) 記録・報告を行う（時刻，体位，収縮期・拡張期血圧，触診法での収縮期血圧）。

▍水銀レス血圧計による測定方法

水銀血圧計を模した水銀レス血圧計を用いる場合には，液晶画面の目盛りを見ながら，アネロイド型血圧計と同様に測定する（▶図 4-18）。

◆ アセスメント

医療者の前では緊張してしまって血圧が上昇する人もおり（**白衣高血圧**），

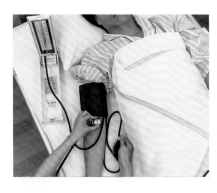

○図4-18　水銀レス血圧計による血圧測定

診療場面における一度の測定値だけでは判断できないため，家庭血圧もあわせてみていく必要がある。このため，家庭で定時に血圧測定を行う必要性とその方法を指導し，日常の測定値から血圧のコントロール状態を判断できるようにする。

　入院患者では，病状に応じて血圧測定頻度を決定し，血圧値の変化を継続的にみていく。その変動の幅が大きい場合には医師に連絡する。また，あらかじめ指示された値から逸脱した場合の対処（ドクターコール，頓服の降圧薬投与など）について事前に指示を受ける場合もある。いずれにしても，一度の測定だけでなく，継続的に測定して変動をみていくことが重要である。

5　意識

◆ 意識に関する基礎知識

　人は，覚醒していれば，外界から入ってきた刺激に対して判断し，適切に反応することができる。**意識**は，量的な側面と質的な側面からとらえることができる。覚醒の有無や刺激に対する反応が意識の量的な側面であり，反応によって生じた感情・意欲などの意識内容が質的な側面である。意識の量的な側面は主として脳幹の機能に負うところが大きく，質的な側面は大脳皮質の機能に負うところが大きいとされる。

●**意識障害と意識清明**　臨床的にいう**意識障害**とは，前述した意識の2つの側面のうち，量的な側面（覚醒と刺激に対する反応）をさす場合が多く，認知症やうつ状態などの意識（認識）内容の変化とは区別して考えられている。

　意識障害がない状態，すなわち，はっきりと眼を開けていて，周囲への対応や会話の内容にも混乱がなく，手足を合目的的に動かせる状態を**意識清明**という。

●**意識が正常に保たれるしくみ**　意識清明は，脳幹および大脳皮質が正常に活動することで保たれる。覚醒状態を保つ神経機構には，脳幹網様体賦活系および視床下部の神経系がある。

　脳幹網様体は延髄・中脳・橋にわたり，神経細胞と神経線維とが網目状にからみ合って形成されている。脳幹網様体は，脳幹を上行する感覚神経路から分かれた神経線維から入力される刺激によって興奮する。この興奮が上行

性に大脳へと伝達され，大脳皮質の広い範囲を興奮させることで大脳皮質の覚醒状態が維持される。また，視床下部の神経系は意識を清明に保つ役割をもつと考えられている。

　意識障害は，大脳皮質の広範囲な傷害を受けたとき，また脳幹網様体・視床下部などの意識の中枢ともいうべき部位が傷害された場合におこる。

◆ 意識の観察の実際

● **意識レベルの評価方法**　意識レベルを評価するツールとして，**グラスゴー-コーマ-スケール** Glasgow coma scale（**GCS**）と**ジャパン-コーマ-スケール** Japan coma scale（**JCS** または **3-3-9 度方式**）が一般的に用いられている（▶表 4-14, 15）。

　①**GCS**　開眼機能 eye opening（E：4 点満点），言語機能 verbal response（V：5 点満点），運動機能 motor response（M：6 点満点）の 3 つの機能について評価していく。計 15 点満点で，脳血管疾患の発作時や頭部外傷の受傷直後など，意識レベルが急激に変化する可能性のある急性期において，意識レベルの変化をいち早くとらえる際に有用な評価方法である。

　②**JCS**　見当識障害があっても覚醒しているといったような軽い意識障害を 1 桁（大分類Ⅰ：1, 2, 3），刺激に対する覚醒（開眼）反応がある場合を 2 桁（大分類Ⅱ：10, 20, 30），強い刺激を加えても開眼反応がない重い意識障害を 3 桁（大分類Ⅲ：100, 200, 300）で評価する。評価方法が簡便でわかりやすく，大まかな意識状態を評価するのに役だつ。

● **評価の実際**　GCS と JCS の評価の手順には共通する部分が多いため，ここでは JCS を中心に評価方法について述べる。

　①**開眼（覚醒）状態の評価**　まずは覚醒（開眼）しているかどうかをみる。閉眼していれば，名前をしっかりと呼びかけて反応をみる。ここでは，患者の

▶表 4-14　グラスゴー-コーマ-スケール（GCS）

大分類	小分類	スコア
開眼機能（E）	自発的に 呼びかけにより 痛み刺激により 開眼しない	4 3 2 1
言語機能（V）	見当識あり 会話混乱 言語混乱 理解できない声 発語しない	5 4 3 2 1
運動機能（M）	命令に従う 痛み刺激に払いのけ 四肢屈曲反応 異常四肢屈曲（除皮質硬直） 異常四肢伸展（除脳硬直） まったく動かない	6 5 4 3 2 1

◯表4-15　ジャパン-コーマ-スケール(JCS)

覚醒の有無	意識レベル (大分類)	刺激に対する反応	意識レベル (小分類)
刺激がなくても 覚醒している	I	だいたい意識清明だが，いまひとつはっきりしない	1
		見当識障害※がある	2
		名前や生年月日が言えない	3
刺激を加えると 覚醒する (やめると眠り込む)	II	ふつうの呼びかけで容易に開眼する(合目的的な運動ができ言葉も出るが，間違いが多い)	10
		大きな声または身体を揺さぶることにより開眼する(手を握って放すなどの簡単な命令に応じる)	20
		痛み刺激を加えつつ呼びかけを繰り返すとかろうじて開眼する	30
刺激を加えても 覚醒しない	III	払いのける動作をする	100
		少し手足を動かしたり顔をしかめる	200
		痛み刺激にまったく反応しない	300

※日付，曜日，時刻，季節，いまいる場所や人との関係(病院に入院中で，目の前にいるのは看護師である)などがわからないこと。

名前を再度確認してから呼びかける余裕をもち，はっきりと正しく名前を呼ぶようにする。名前の呼びかけでしっかりと覚醒できるか，すぐに眠り込んでしまうかを確認する。覚醒できていれば1桁(または大分類I)であるが，すぐに眠り込んでしまう場合は2桁(大分類II)と評価できる。

　②呼名反応がない場合の評価　呼びかけても反応がなければ，弱い痛み刺激を加えて覚醒するか，また痛みに対する払いのけ動作がしっかりみられるかを観察する(GCSでは，確実な払いのけではなく，四肢の屈曲あるいは四肢の異常屈曲や異常伸展がないかを詳細に観察し，点数化する)。痛み刺激としては，胸骨部を手拳で圧拍したり，四肢の爪部を鈍的に圧拍するなどの強い刺激を加えていくことで反応をみる。痛み刺激を加えてやっと開眼する場合は，2桁のうちでも最も重症度の高い30と評価する。痛み刺激を加えても開眼しない場合は3桁(大分類III)の評価となる。

　③開眼した場合のさらなる観察　なんらかの刺激に対して開眼(覚醒)反応が確認できれば，上肢挙上や膝立てなどの指示に従えるか，見当識(場所，日時，医療者や家族の識別など)はどうか，自分の名前や生年月日などの基本属性が正確に述べられるかについて評価していく。

◆ アセスメント

　JCSでは1/2/3，10/20/30，100/200/300の9段階評価となっており，意識清明を0として意識レベルが低いほど点数が高くなり，300ではまったく反応しないことを示す。一方，GCSを用いた評価では，15点満点が意識清明であることを示し，最低の3点(E・V・Mが各1点)ではまったく反応がないことを示していることに注意する。

　意識障害がみられ，意識レベルの綿密な評価を必要とする場合は，意識レ

ベルのみで経過をみていくのではなく，ほかのバイタルサインや神経症状などと合わせて評価していく。意識障害はさまざまな疾患や病態によって引きおこされ，体温や呼吸，循環状態（脈拍・血圧）などほかのバイタルサインにも変化をきたしていることが多い。それらの変化は，感染症における高体温や急性アルコール中毒における呼気のアルコール臭などのように，ある疾患や病態に特徴的なものであることも多い。

　看護職者が直接的に医学的診断を行うわけではないが，看護情報が医学的診断のたすけとなることもあり，また観察を継続するうえでも病態を把握することが重要であるため，さまざまな情報を総合して評価することが必要である。

 # 4 計測

1 計測に関する基礎知識

● **計測の目的と特徴**　ヘルスアセスメントにおける**計測** measurements のおもな目的は，短時間で効率よく対象者の栄養状態（栄養不足または栄養過多）を評価すること，および治療効果の指標を得ることである。

　栄養状態の評価に用いられる指標として，身長・体重・皮下脂肪厚・腹囲などがあり，① 身長と体重の組み合わせは**体格指数** body mass index（**BMI**）による肥満・やせの判定，② 皮下脂肪厚と腹囲は体脂肪量の推定，③ 体重は標準体重との比較または体重の増加率・減少率などの評価に用いられる。

　また，体重の増減は身体構成成分の状態（筋肉・骨格・内臓・脂肪・体液など）を反映するため，食事・運動・薬物療法などの効果の判定や，心不全・腎不全などの場合には体内に貯留している水分量を推測するための指標となる。

　これらの計測値は，データを得る際に対象者の身体的な負担が少なく，計測が容易であり，継続した観察が可能であるという特徴がある。また，計測時に対象者の表情や姿勢，歩行状態などを観察することによって，栄養状態以外の情報を得ることもできる。

● **臨床における注意と活用**　このような理由から，臨床現場で身長・体重などを計測する機会は多い。しかし，器具の正しい使用方法を熟知し，計測条件を一定にするなどの注意をはらわなければ，正確な計測値は得られない。さらに，得た計測値を基準値と比較してアセスメントを行い，看護上の問題があるかどうか，または問題がおこりそうかどうかを判断して看護活動にいかす必要がある。

　ここでは，身長・体重・腹囲・皮下脂肪厚の計測について，それぞれの意義・目的・方法および得られたデータの活用について述べる。

◆ 計測を行うにあたっての留意事項

　①**計測器具に関する知識をもつ**　とくに以下については習熟しておく。

- 計測機器の正しい使用方法を熟知する。
- 計量法に定められた検定に合格したものを使用する。
- 計測器具を正確に操作し，計測値を正しく読みとる。

②**計測環境を整える**　環境調整に際しては以下に注意する。
- 脱衣・身体を露出する計測の際には，保温に注意する。
- プライバシーをまもるために，カーテンやスクリーンを使用する。

③**計測時の条件を整える**　身長は時刻や姿勢，体重は食事摂取量や排泄の有無，輸液の量，衣服などが影響することから，同一条件で計測できるように時間・衣服・姿勢などを確認し，同一時刻に計測する。

④**対象者の安全をまもる**　計測時に転倒・転落事故をおこさないように，対象者の状況をアセスメントしたうえで，安全で最も苦痛や疼痛が少ない方法で行う。

⑤**計測結果を活用する**　計測結果を定められた形式で正しく記録し，基準値または前回の計測結果と比較してアセスメントを行う。

⑥**対象者とのコミュニケーションをはかりながら行う**　計測のためだけでなく，情報収集の機会としても活用できるように，対象者とのコミュニケーションをはかる。
- 計測前には対象者に目的・方法を説明して，協力が得られるようにする。
- 計測値を活用して，食生活，体重の増減の有無，消化器症状の有無を確認して栄養状態を評価する。また，健康状態について対象者がどのように考えているかを知るための情報を得る機会とする。

⑦**得られたデータを保護する**　計測により得られたデータは個人情報であるため，第三者に知られないように記録・保管し，守秘義務に努める。

2 計測の実際

◆ 身長の計測

▌身長計測の意義

　身長とは背丈（せたけ）のことであり，直立姿勢における床面から頭頂までの垂直距離である。一般的に起床時に最大，夕方に最小となり，0.5〜1.0 cm の日差がある。これは，昼間の活動において頭部の重さを支える脊柱の椎骨の間隔が狭くなるためと考えられている。

　対象者の状況によっては，直立姿勢がとれないために身長計を用いて計測できない場合もある。そのような場合には，臥床状態での計測や，膝高から身長を推定することも可能である。

　身長の高低には，遺伝的要因・栄養状態・ホルモン・環境要因などが影響する。身長は，乳児期〜青年期において身体的成熟の指標となり，18〜20歳前後にピークを迎える。成人期ではほぼ一定となるが，老年期では骨粗鬆（そしょう）症や変形性脊椎症などにより減少する傾向にある。

　ここでは，身長計測の目的とその計測方法（身長計，臥位での計測，膝高からの推定）および，身長の計測からわかることについて述べる。

▊ 身長計測の目的

　身長計測は，以下のことを目的に行われる。

(1) 乳児期〜青年期では，身体の形態・機能および成熟の指標となる。

(2) 成人期〜老年期では，身体の形態・機能を知る指標となる。

(3) 体重と組み合わせて体格指数を求め，栄養状態を評価する。

▊ 身長計測の方法

　1 **身長計測前のアセスメント**　次の項目に関してアセスメントを行い，対象者の安全を考慮して，身長計を用いるかどうかなど，対象者の状態に応じた方法を選択する。

　①**セルフケア能力**　身長計までの移動能力を評価する。独歩できる，または看護職者が見まもれば独歩に危険がない状態であれば，身長計で計測する。また，計測中に1人で直立姿勢が保持できるかどうかなど，立位に関するバランスの状態もあわせて評価する。

　②**全身状態**　体位変換の際には，バイタルサインの変動，気分不快はないか，移動時に苦痛や疼痛が伴わないか，全身の衰弱はないかなどを評価する。

　2 **使用物品**　身長計(デジタル式身長計，バネ式身長計，分銅式身長計など)，記録用紙，筆記用具を準備する。

　3 **対象者への説明**　どのような方法で行うか，対象者に協力してもらうことはなにかを説明する。

　4 **実施方法**　ここでは，独歩可能で立位バランスに問題がない対象者を，身長計まで移動させて計測する方法について述べる。

　①**準備**　次に示すとおりあらかじめ準備しておく。

(1) 肌寒くないように室温を調整(24±2℃程度)し，身長計の周囲を整理して，対象者が移動時に転倒しないようにする。

　　`根拠とポイント`　室温が低いと，筋肉が緊張して身体が縮み，わるい姿勢となりやすく，実際の身長よりも低く計測される可能性がある。

(2) 計測器の作動状況を点検し，正しく操作できるかを確認する。

(3) 身長計を床に水平に置く。傾いていると不安定となるうえ，計測値にも影響を及ぼす。

　②**手順**　以下の順にそって計測を行う。

(1) 身長計まで誘導し，はき物や靴下を脱がせる。姿勢が不安定であれば，椅子などに座らせて行う。

(2) 髪の毛が頭頂部や後頭部で結ばれていないか確認する。

(3) 踏み台に乗ってもらう。

(4) 後頭部，背部，殿部，踵部を尺柱に密着させ，両膝をのばした状態で足先を30〜40度に開いた立位をとらせる(◉図4-19-a, b)。

(5) 頭部の位置は耳眼水平位になるように，顎を引いて正面を向かせる(◉図4-19-c)。

　　`根拠とポイント`　脊柱の彎曲や体型によっては，後頭部・背部・殿部・踵部のすべてが密着しないこともあるが，その場合にはできるだけ背中をのばし，耳眼水平位となるようにして計測する。

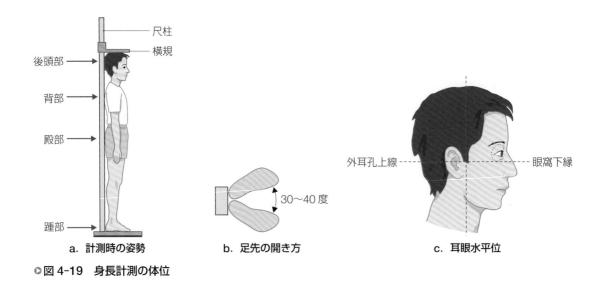

a. 計測時の姿勢　　　　　b. 足先の開き方　　　　　　　c. 耳眼水平位

◐図4-19　身長計測の体位

（6）横規を頭頂部に向かって静かに下ろし，目盛りを水平に読みとる。計測値はcmで示し，小数点第1位まで記入する。

（7）計測後は横規を上げ，対象者を身長計の踏み台から降ろし，靴下・はき物などをはかせる。姿勢が不安定な場合は，椅子などに座らせる。

⑤ **立位以外で身長を計測する方法**　全身の衰弱，安静の必要，立位が不安定で転倒の危険があるなどの場合には，臥位で計測する。仰臥位での計測は重力の影響を受けないため，立位での計測より計測値が大きくなる。

①**巻尺・定規を用いた測定**　対象者の背部・殿部・踵部の3点がベッドに接していること，脊柱が頭頂に向かって垂直であることを確認し，股関節・膝関節をできるだけ伸展させて，巻尺または定規で頭頂部から踵までの長さを計測する（◐図4-20）。脊柱の変形が強いなど仰臥位をとれない場合は，対象者が安楽な体位とし，可能な限り脊柱に沿って身体各部分の計測を行い，合計したものを身長とする。

②**膝高計測器を用いた測定**　膝高の計測により身長を推定する場合は，麻痺や関節の拘縮がない（関節可動域の制限がない）ほうの脚の膝関節と足首を直角に曲げて，三角定規などで角度を確認してから，膝高計測器を用いて計測する（◐図4-21）。身長は，次の式に膝高の計測値を代入して推定する。

> 男性：身長〔cm〕＝64.19−（0.04×年齢）＋（2.02×膝高〔cm〕）
> 女性：身長〔cm〕＝84.88−（0.24×年齢）＋（1.83×膝高〔cm〕）

身長の計測からわかること

対象者の体格だけでなく，基準値と比較することによって，年齢に応じた発達状態であるか，栄養状態はどうかなどを概観できる（◐表4-16）。

また，身長から標準体重を求めることができる。日本肥満学会や世界保健機関（WHO）では，体格指数が22となる状態において有病率・死亡率が低

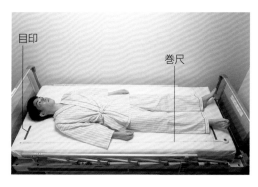

▶図4-20　仰臥位での身長計測
目印をつけ，巻尺を用いて計測する

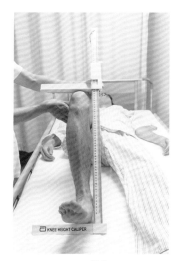

a. 前方

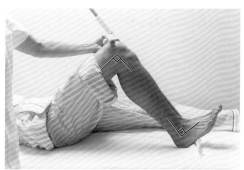

b. 側方
膝と足首を直角に曲げて計測する

▶図4-21　膝高計測器による計測

▶表4-16　年齢別・性別の身長平均値(cm)

性別	20〜29歳	30〜39歳	40〜49歳	50〜59歳	60〜69歳	70歳以上	平均
男性	171.5	171.5	171.5	169.9	167.4	163.3	163.1
女性	157.5	158.2	158.1	156.9	154.0	149.0	151.3

(厚生労働省：令和元年国民健康栄養調査報告. 2019をもとに作成)

くなるという統計的事実から，体格指数をもとに計算した体重を標準体重としている。

　標準体重の算定方法には，次に示すように体格指数(BMI)をもとに計算するものやブローカ Broca 式桂変法などがある。

- 体格指数による標準体重
　　標準体重〔kg〕＝22×(身長〔m〕)^2
- ブローカ式桂変法による標準体重
　　標準体重〔kg〕＝(身長〔cm〕−A)×0.9
　　(A：身長150 cm未満の場合105，身長150 cm以上の場合100)

◆ 体重の計測

▌体重計測の意義

　体重とは身体の重量を示すもので，筋肉・骨格・内臓・脂肪・水分（体液）など身体を構成する成分の合計重量である。

　体重計測は，成長・発達や栄養状態の評価だけでなく，浮腫・胸水・腹水などの異常の有無を判断したり，薬液量を決定したりする際の指標となるため，臨床では日常的に行われる。

　体重は，対象者の食事・排泄・運動量・着衣・入浴などの状態により大きく変化するため，計測時間や条件を調整して計測する必要がある。対象者の状況により，起立姿勢や立位の保持が困難な場合は，自立度に応じて体重計を選択する。

　ここでは，体重を計測する目的と方法，体重の計測からわかることについて述べる。

▌体重計測の目的

　体重計測は，以下のことを目的に行われる。

（1）標準体重と比較して栄養状態を評価する。

（2）浮腫・腹水・胸水の程度を評価する。

（3）食事・水分制限をしている対象者の治療経過および効果の判定をする。

（4）薬剤・検査用試薬の投与量を決定する際の指標とする。

▌体重計測の実際

　1 体重計測前のアセスメント　計測前に次の項目に関してアセスメントを行い，対象者の状態に応じた方法を選択する。

　①セルフケア能力　体重計までの移動能力を評価する。独歩できる，または看護職者が見まもり独歩に危険がない状態であれば，立位で計測する。あわせて，立位バランス（1人で立位が保持できるかどうか）についても評価する。とくに麻痺や下肢の浮腫がある場合には，立位バランスの保持が困難で転倒の危険性があるため，立位で計測するかどうかを検討する。

　②全身状態　移動時には，バイタルサインの変動や気分不快はないか，苦痛や疼痛が伴わないか，全身の衰弱はないかなどを評価する。

　2 使用物品　体重計には，自動式（デジタル式，ばね式）と分銅式がある。また，立位で計測するもの，車椅子に座って計測するもの，デジタルスケールベッド（ベッド上で臥位のまま計測できるもの）などがある（●図4-22）。

　デジタルスケールベッドは，おもに重症集中治療室で輸液量・栄養管理をする場合や，血液透析で透析中にも厳密な水分管理が必要な場合に用いられる。

　計測前のアセスメントの結果をふまえて，対象者の状態に応じて使用する体重計を選択する。

　3 対象者への説明　どのような方法で行うか，対象者が協力することはなにかを説明する。

　4 実施方法　ここでは，対象者が独歩および立位でのバランス保持がで

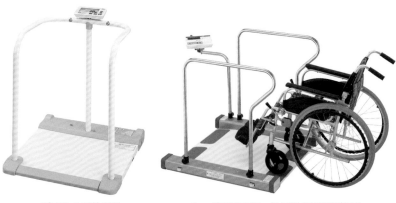

a. 手すりつき体重計　　　b. バリアフリー体重計(車椅子対応)

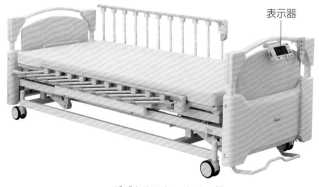

表示器

c. デジタルスケールベッド

●**図 4-22　さまざまな体重計**
(写真提供：株式会社エー・アンド・デイ)

きる状態で計測する方法について述べる。

　①**準備**　次に示すとおりあらかじめ準備しておく。

(1) 肌寒くないように室温を調整し(24±2℃程度)，体重計の周囲を整頓して，対象者が移動時に転倒しないようにする，などの環境調整を行う。

(2) 対象者に合った体重計を選択する。

> **根拠とポイント**　立位が不安定であるが支えがあれば立位を保持できる場合は手すりつき体重計を，座位は可能であるが立位の保持が困難な場合は車椅子対応型体重計を，臥位以外がとれない場合はスケールベッドを使用し，対象者の安全確保に努める。

(3) 体重計をかたい床に水平に置く。

(4) 計測器の作動状況を点検し，針が0をさしていることを確認する。

　②**手順**　以下の順にそって計測を行う。

(1) 体重計まで誘導し，はき物を脱がせて体重計の中央に静かに立たせる。床と体重計との間に段差がある場合は，転倒に注意する。

(2) 目盛りを読みとって記録する。単位はkgで示し，小数点第1位まで記入する。

(3) 計測後は，対象者を台から降ろし，靴下・はき物などをはかせ，身じたくを整える。

○表4-17 発達段階と体格指数

発達段階	指数	計算式	評価基準
乳幼児期	カウプ指数	(体重〔g〕/(身長〔cm〕^{2}))×10	22以上 ：太りすぎ 22～19 ：太りぎみ 19～15 ：ふつう 15～13 ：やせ 13～10 ：栄養失調 10以下 ：消耗症
学童期	ローレル指数	(体重〔g〕/身長〔cm〕^{3})×10^4	160以上：肥満 140付近：標準値 100未満：やせすぎ
	肥満度	(実測体重〔kg〕－標準体重〔kg〕) ÷標準体重〔kg〕×100	＋30%以上：太りすぎ ＋20%以上，＋30%未満 　　　　　：やや太りすぎ ＋15%以上，＋20%未満 　　　　　：太りぎみ ＋15%未満，－15%未満 　　　　　：ふつう －15%以下，－20%未満 　　　　　：やせ －20%以下：やせすぎ
学童期以降	体格指数(BMI)	体重〔kg〕/身長〔m〕^{2}	18.5未満　：低体重(やせ) 18.5～24.9：普通体重 25.0～29.9：肥満(Ⅰ度) 30.0～34.9：肥満(Ⅱ度) 35.0～39.9：肥満(Ⅲ度) 40.0以上　：肥満(Ⅳ度)

▌身長と体重の計測からわかること

　身長と体重の計測値から体格に関する指標を求めることで，身体の外観だけではなく形態的な特徴を客観的に判断することができる。体格の指標には発達段階に応じてさまざまな種類があり，これまで，乳幼児期ではカウプ指数，学童期ではローレル指数が用いられてきた。

　しかし年齢や身長の値によっては体格を正しく評価できないことがあるため，6～14歳までは肥満度，成人期では体格指数(BMI)を用いることが多い（○表4-17）。

● **BMI**　BMIは体脂肪量に比例するといわれている。近年では，医療機器の発達により身体の脂肪を計測することも可能になっているが，正確な体脂肪量を計測することは困難であり，また機器が必要で簡便さ・迅速さに欠ける。このことから，臨床においては身長と体重からBMIを求めて，体格や肥満度を推定する場合が多い。

　ただし，BMIは身長と体重から体格を推定するものであり，実際の身体構成成分を計測しているわけではない[1]。わが国では，日本肥満学会によって，肥満や低体重(やせ)の基準が定められているが，その評価においては，BMIの指標のみを用いて判断するのではなく，食事摂取量や運動量などの日常生活状況と，症状や徴候，あとに述べる腹囲・皮下脂肪厚などのデータを得たうえで，総合的に判断することが重要である。

[1]運動選手のように脂肪が少なく筋量や骨量が多い場合では，身長に対して体重が重いため，肥満ではなくてもBMIが25以上となる場合がある。

◉表 4-18　肥満度分類

BMI(kg/m²)	判定	WHO 基準
＜18.5	低体重	Under weight
18.5≦～＜25	普通体重	Normal range
25≦～＜30	肥満(1 度)	pre-obese
30≦～＜35	肥満(2 度)	obese class Ⅰ
35≦～＜40	肥満(3 度)	obese class Ⅱ
40≦	肥満(4 度)	obese class Ⅲ

注 1)ただし，肥満(BMI≧25)は，医学的に減量を要する状態
　　とは限らない。なお，標準体重(理想体重)はもっとも疾
　　病の少ない BMI22 を基準として，標準体重(kg)＝身長
　　(m)²×22 で計算された値とする。
注 2)BMI≧35 を高度肥満と定義する。
(日本肥満学会編：肥満症診療ガイドライン 2016. p.xii, ライフサイ
　エンス出版，2016 による)

◉表 4-19　年齢別・性別の体重平均値(kg)

性別	20～29 歳	30～39 歳	40～49 歳	50～59 歳	60～69 歳	70 歳以上	平均
男性	67.6	70.0	72.8	71.0	67.3	62.4	62.7
女性	52.0	54.3	55.6	55.2	54.7	51.1	50.8

(厚生労働省：令和元年国民健康栄養調査報告. 2019 をもとに作成)

　①**肥満**　一般的な身体構成成分の割合は，成人では水分が約 60％を占め，タンパク質が 20％，脂質が 15％程度とされている。身体構成成分のうち，体脂肪が正常の範囲よりも著しく増加した状態を**肥満**という。日本肥満学会の定めた基準では，BMI が 25 以上のものを肥満といい，肥満はその度合いによって 1 度から 4 度に分類される(◉表 4-18)。

　②**やせ**　体重が著しく低下し，脂肪・タンパク質の減少を伴い，BMI が 18.5 未満の状態を**やせ**(低体重)という。これは，なんらかの原因で栄養を摂取することができないか，あるいは代謝が亢進して生体内に貯蔵している糖質や脂質，タンパク質が分解され，脂肪とタンパク質が減少し，体重が減少したものである。

● **栄養状態・水分量の推定**　数週間～数か月といったある一定期間の体重の増減は，身体の栄養状態や水分量の変化を反映している。計測値が，標準体重に比べてやせや肥満がみられる場合には，健康上なんらかの問題があると推測することができる(◉表 4-19)。

　体重を計測して標準体重と比較することは重要であるが，それに加えて計測値の変動にも注目しなければならない。その理由として，体重の変化は身体構成成分の変化を示していることがある。また，食事や運動，身体にあらわれている症状や徴候などについてもあわせてアセスメントし，どのくらいの頻度で体重を計測し，いつから変化がみられているかなどの問診とあわせて，あとに続く系統別アセスメントへの手がかりとする必要がある。

表4-20 体重の評価

指標	計算式	評価
理想体重比	$\dfrac{測定時体重〔kg〕}{標準体重〔kg〕} \times 100$	200< ：病的肥満 150～200：重度肥満 120～149：肥満 110～119：肥満傾向 90～109：普通体重 80～89：軽度低栄養 70～79：中等度低栄養 < 70：重度低栄養
体重減少率	$\dfrac{通常体重〔kg〕－測定時体重〔kg〕}{通常体重〔kg〕} \times 100$	期間 / 有意な体重減少 / 重度な体重減少 1週間 / 1～2% / >2% 1か月 / 5% / >7.5% 3か月 / 7.5% / >10%

①**栄養状態** 標準体重に対する現在の体重の比率をあらわす**理想体重比** ideal body weight（**% IBW**）や，**体重減少率** loss of body weight（**% LBW**）を用いることで，体重の計測値からだけでも簡便に栄養状態を評価することができる（●表4-20）。

標準体重であっても，短期間で著しい体重減少がみられる場合は，ほかの身体的徴候や食生活などについても情報を得る必要がある。また，過去6か月以内に10～15%以上の体重減少をみとめる場合には，なんらかの原因によって栄養状態に問題が生じている可能性を示唆している。

②**水分量** 体重には，栄養状態だけでなく，体内にある水分量も影響する。数日間での体重の変化は，脂肪やタンパク質などではなく，体液の増減を示している。心不全や腎不全では体内に水分が貯留するために体重が増加し，一方，脱水では水分が体外に出て行くために体重が減少する。

◆ 皮下脂肪厚の計測

▌ 皮下脂肪厚計測の意義

● **栄養状態と皮下脂肪** 食物から摂取できるおもな栄養素は糖質・脂質・タンパク質であり，これらを**三大栄養素**とよぶ。

糖質は身体の各組織で代謝されてエネルギーを生じ，余剰に摂取された場合には脂質に変換されて貯蔵される。脂質は体温の維持やエネルギーの供給に重要な役割を果たしており，皮下・腹腔・結合組織などに蓄積する。タンパク質はエネルギー源として利用されるほか，筋肉や皮膚といった身体の構成成分であり，また免疫グロブリンなどの血漿中のタンパク質として重要な役割をもつ。余剰に摂取されたタンパク質は，脂質に変換されてエネルギー源として貯蔵される。

このように，余剰に摂取された栄養素は**脂肪**として身体に蓄積される。皮下脂肪の量は全身の脂肪量をある程度反映するとされており，皮下組織中の脂肪を計測することで，栄養状態を評価することができる（●表4-21）。

○表4-21　性別・年齢別の皮下脂肪厚平均値(mm)

年齢(歳)	上腕三頭筋		肩甲骨下部	
	男性	女性	男性	女性
18〜24	10.98	15.39	11.64	13.72
25〜29	12.51	14.75	14.37	13.48
30〜34	13.83	14.50	16.63	14.70
35〜39	12.77	16.14	16.35	16.21
40〜44	11.74	16.73	16.16	17.33
45〜49	11.68	16.59	14.91	16.69
50〜54	12.04	15.46	15.62	15.11
55〜59	10.04	16.76	13.60	16.17
60〜64	10.06	15.79	13.07	16.09
65〜69	10.64	19.70	18.26	23.23
70〜74	10.75	17.08	16.48	19.57
75〜79	10.21	14.43	15.81	16.22
80〜84	10.31	12.98	14.57	15.09
85〜	9.44	11.69	11.83	11.92

(日本栄養アセスメント研究会　身体計測基準値検討委員会：日本人の新身体計測基準値〔JARD2001〕をもとに作成)

● **計測部位・機器**　皮下脂肪厚のおもな計測部位は，上腕背側中央部(上腕三頭筋)と肩甲骨下部の2か所である。計測には**皮下脂肪計(アディポメーター)** を用いる。**上腕三頭筋皮下脂肪厚** triceps skin fold(**TSF**)と**肩甲骨下部皮下脂肪厚** sub scapular skinfold(**SSF**)の合計(**皮脂厚**)で肥満の判定を行うことができる。皮下脂肪厚の計測によって脂肪量を簡便に推定できるが，計測者により差が生じやすいため，正しい計測方法を理解して実施することが重要である。

　ここでは，上腕三頭筋部および肩甲骨下部の皮下脂肪厚計測方法と，体脂肪率の推定について述べる。

▌皮下脂肪厚計測の目的

　上腕三頭筋皮下脂肪厚と肩甲骨下部の皮下脂肪厚の計測値から全身の脂肪量を推定し，栄養状態の評価を行う。

▌皮下脂肪厚計測の実際

● **上腕三頭筋皮下脂肪厚**　計測の際には，計測部位の確認をするために上腕と背部を露出する。対象者が寒さを感じない室温(24±2℃)に調整し，計測部位以外はバスタオルや掛け物などを用いて保温に注意する。また，カーテンやスクリーンなどを利用してプライバシーの保護に努める。

▶**根拠とポイント**　室温が低いと筋肉が緊張して正しい計測値が得られない。また，計測者の手が冷たいと不快感を生じたり筋肉の緊張が高まったりすることがあるため，冷たい場合はあたためておくとよい。

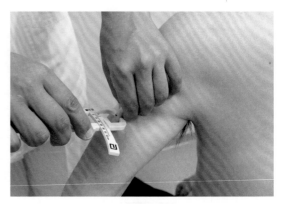

a. 計測部位の確認
肩峰と肘頭の中心点に印をつける。

b. 計測の方法
印をつけた部分を皮下脂肪厚計ではさみ，約 3 秒後に目盛りを読む。

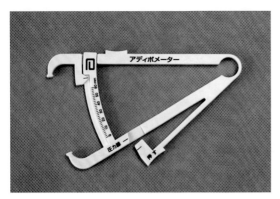

c. 皮下脂肪厚計

▶**図 4-23　上腕三頭筋の皮下脂肪厚の測定**

|1| **使用物品**　皮下脂肪厚計(▶図 4-23-c)，巻尺，記録用紙。

|2| **対象者への説明**　どのような方法で行うか，協力してもらうことはなにかを説明する。

|3| **実施方法**　上腕三頭筋の皮下脂肪厚の測定は，次のように行う(▶図 4-23-a, b)。

(1)皮下脂肪厚計が正しく使用できるように用意し，機器に不備がないかを確認し，正確な計測値が得られるようにする。

(2)行動に制限のない場合は座位で行い，そうでない場合は利き腕または，骨折やほかのけがのないほうの腕を上にした側臥位で行う。

(3)巻尺などを用いて肩峰から肘頭までの距離を計測し，患者の許可を得たうえで，その中心点に水性ペンで印をつける。

(4)印をつけた箇所より約 1 cm 離れた部分を母指と示指とでつまみ，筋肉と皮下脂肪の層を確認する。印をつけた部分を皮下脂肪厚計ではさみ，約 3 秒後に目盛りを読む。

(5)同位置で 2 回計測し，計測値の差が 4 mm 以内であればその平均値を記録する。

● **肩甲骨下部皮下脂肪厚**　上腕三頭筋の場合と同様に，室温の調整と保温，

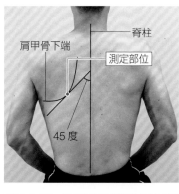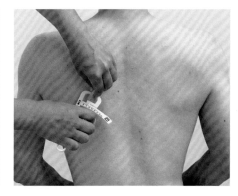

▶図 4-24　**肩甲骨下部脂肪厚の測定**
脊柱と 45 度をなす直線が肩甲骨下端と接する点で計測する。

▶表 4-22　**皮下脂肪厚による肥満の判定(mm)**

分類	男性	女性
正常	35 未満	45 未満
軽度肥満	35〜45	45〜55
中等度肥満	45〜55	55〜60
高度肥満	55 以上	60 以上

プライバシーの保護に留意する。

　①**使用物品**　皮下脂肪厚計，記録用紙。

　②**対象者への説明**　どのような方法で行うか，協力してもらうことはなにかを説明する。

　③**実施方法**　肩甲骨下部の皮下脂肪厚の測定は，次のように行う(▶図4-24)。

（1）計測する際の体位は，上腕三頭筋の場合と同様に座位または側臥位とする。

（2）計測部位は，脊柱と 45 度をなす直線が肩甲骨下端と接する点である。

（3）皮下脂肪の部分だけをつまみ，約 3 秒後に目盛りを読む。

（4）同位置で 2 回計測し，計測値の差が 4 mm 以内であればその平均値を記録する。

■ 皮下脂肪厚の計測からわかること

● **皮下脂肪の厚さ**　上腕三頭筋皮下脂肪厚と肩甲骨下部皮下脂肪厚の合計を皮下脂肪厚とし，成人男性で 40 mm 以上，成人女性で 50 mm 以上の場合を肥満者とする(▶表 4-22)。

● **体脂肪率**　体脂肪率とは体重に対する体脂肪重量の割合であり，一般に成人男性で 15〜18%，成人女性で 20〜25% とされる。臨床的には，成人男性で 25% 以上，成人女性で 30% 以上を肥満とする。体脂肪率は，次のように皮下脂肪厚からも推定することができる。

- 男性（19歳以上）

  体脂肪率 $= \{4.57 \div (1.0913 - 0.00116 \times$ 皮下脂肪厚〔mm〕$) - 4.142\} \times 100$

- 女性（19歳以上）

  体脂肪率 $= \{4.57 \div (1.0897 - 0.00133 \times$ 皮下脂肪厚〔mm〕$) - 4.142\} \times 100$

◆ 腹囲の計測

▌腹囲計測の意義

　腹囲は身体の周囲径の一種であり，身体の大きさや栄養状態，腹水の有無や程度の評価，および妊娠時には胎児の大きさなどを知るために計測する。また，治療・看護の効果を判断するための指標としても用いられる。

▌腹囲計測の目的

　栄養状態，妊娠時の胎児の大きさ，体内の水分貯留の状態を知り，治療・看護を行うための基礎的資料とする。

▌腹囲計測の実際

　対象者が寒さを感じない室温（24±2℃）に調整し，計測部位以外の部分には掛け物などを用いて保温に注意する。また，カーテンやスクリーンなどを利用してプライバシーを保護する。通常，腹囲の計測は臥位で行うが，脂肪の分布を知るために行う場合は立位とする。

　①使用物品　巻尺，筆記用具。

　②対象者への説明　どのような方法で行うか，協力することはなにかを説明する。

　③実施方法　腹囲計測では，巻尺が対象者の身体に接触するため，布製のものを準備する。また，目盛りがかすれていたり，切れたりしていないかを確認し，正しい計測ができるようにする。

（1）立位で計測する場合（◐図4-25）

- 臍の高さで水平に巻尺を巻く。
- 対象者が息を吐ききった状態で目盛りを読む。
- 計測値はcm単位とし，小数点第1位まで記録する。

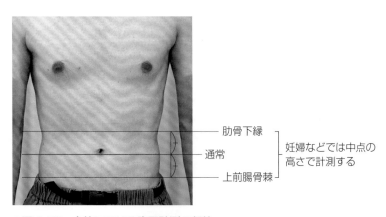

肋骨下縁

通常

上前腸骨棘

妊婦などでは中点の高さで計測する

◐図4-25　立位における腹囲計測の部位

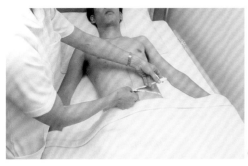

▶図 4-26　臥位における腹囲計測

▶表 4-23　性別・年齢別の腹囲の割合（%）

性別	BMI・腹囲	20〜29歳	30〜39歳	40〜49歳	50〜59歳	60〜69歳	70歳以上	40〜74歳以上
男性	BMI<25　腹囲<85 cm	76.8	54.3	37.1	36.2	36.7	36.3	36.1
	BMI≧25　腹囲≧85 cm	14.0	29.8	36.7	38.1	34.0	28.3	34.5
女性	BMI<25　腹囲<90 cm	96.0	82.8	82.4	75.8	66.0	65.9	72.7
	BMI≧25　腹囲≧90 cm	4.0	7.8	9.0	12.8	18.3	19.2	14.9

（厚生労働省：令和元年国民健康・栄養調査報告. 2019 をもとに作成）

- 妊娠などによって臍の位置が下方に移動している場合は，肋骨の下縁と上前腸骨棘の中点の高さで計測する。

（2）臥位で計測する場合（▶図 4-26）

- 対象者に仰臥位になってもらい，腹部を露出する。
- 巻尺を腰の下から挿入して，臍の高さに水平に巻き，対象者の膝をのばす。腰を上げることが困難な場合は，側臥位にして巻尺を挿入する。

　根拠とポイント　腰を上げたり側臥位になることが困難な場合は，腰部の下に巻尺を差し込み，反対側から引き抜くようにする。このとき，巻尺や爪で皮膚を傷つけないように注意する。また，膝が屈曲していると腹筋が弛緩するために正確な測定ができない。ただし，膝をのばすと苦痛がある場合には，膝を屈曲して計測し，姿勢についても記録する。

- 対象者の呼吸が整うのを待ち，息を吐ききった状態で目盛りを読む。
- 巻尺を外す。
- 計測値は cm 単位とし，小数点第 1 位まで記録する。
- 対象者の身じたくを整える。

　根拠とポイント　継続して腹囲を計測する必要がある場合には，患者の同意を得たうえで，同一部位で計測ができるように皮膚に水性ペンで印をつける。

腹囲の計測からわかること

　腹囲は，腹水の貯留や脂肪の蓄積，妊娠によって大きくなることから，対象者の日常生活，食事摂取状況，社会的背景などを考慮して判断する。

　成人男性で 85 cm 以上，成人女性で 90 cm 以上の場合には，男女ともに腹部内臓脂肪面積が 100 cm^2 に相当する。内臓脂肪の多い人には糖尿病・高血圧・脂質異常症などがおこりやすいとされている（▶表 4-23）。また，肥満

かどうかの判断は，体格指数（BMI）・皮下脂肪厚・肥満度や疾患の有無などから総合的に行う必要がある。

　身長・体重・皮下脂肪厚・腹囲を計測することにより得られるデータは，食物の摂取状況，消化・吸収機能の状態，老廃物の排泄が適切かどうか，嚥下や咀嚼の状態などに深く関係してくる。さらに詳細な評価が必要な場合は，腹部のフィジカルアセスメント（●212ページ）を行う。

D 系統別フィジカルアセスメント

1 ケアにつなげるフィジカルアセスメント

1 わが国におけるフィジカルアセスメントの特徴

　看護の対象を理解し，状況の変化をいち早くキャッチをするうえで，フィジカルアセスメントの能力は必要不可欠のものである。

　このことは「看護師学校養成所指定規則」の2009年の改正で，重点ポイントとしてフィジカルアセスメントの教育が強化されるなど，看護基礎教育にも反映されている。さらに近年は，単なるフィジカルアセスメントの技術だけでなく，患者とのコミュニケーションのなかから，さまざまな事象を察知して状況を判断する能力（いわゆる臨床判断能力）も求められている。このような背景から，同指定規則の2020年の改正では，関連する分野の単位が増やされている❶。

　フィジカルアセスメントに関する教育は，数十年前よりアメリカにおいて世界に先がけて発展してきた。アメリカのナースプラクティショナー（NP，●125ページ）がプライマリケアを提供するためには，全身くまなく「Head to toe（頭頂からつま先へ）」と順序だててフィジカルイグザミネーション（身体診査）を行う必要がある。アメリカの看護職者，とくにナースプラクティショナーにとっては，フィジカルイグザミネーションとアセスメントを行う能力が必須である。

　わが国では，看護職者が医学的診断を下すことはできないため（「医師法」第17条：非医師の医業の禁止），臨床の看護職者が「Head to toe」のフィジカルイグザミネーションを行う機会は少ない。しかし，先述したように，看護職者には，患者の訴えやさまざまな症状を関連させてアセスメントを行う必要がある。それに求められるフィジカルアセスメントの能力とは，患者の概観の観察や問診をしつつ必要な器官・系統のフィジカルイグザミネーションを行い，得られた情報を統合して，患者にいまおきている健康問題を評価する能力である。

NOTE

❶2022年入学生より適用される新しい指定規則では，「臨床判断能力や倫理的判断・行動に必要な基礎的能力を養うための演習の強化」を目ざし，基礎看護学が1単位増となっている。加えて，「臨床判断能力の基盤を強化する」ために，人体の構造と機能などの専門基礎分野も1単位増となっている[1]。

1）厚生労働省：看護基礎教育検討会報告書.〈https://www.mhlw.go.jp/content/10805000/000557411.pdf〉〈閲覧 2022-7-11〉.

　このような特性から，わが国でフィジカルアセスメントを行う場面の多くは，患者の病状経過や治療経過に対応して，身体状況の変化を予測しつつ，病態に関連したポイントを重点的に観察する場面となる。

● **フィジカルアセスメントが必要とされる背景**　今日の医療現場は，目まぐるしく変化している。とくに，診断群分類包括評価（DPC/PDPS；医療費の定額支払い制度における評価方法）の導入をはじめとする医療施策が行われるなかで，患者の平均在院日数は短くなり，患者の入退院が頻繁に行われるために患者の状態把握を効率的に行う必要がある。また，一般病床にいる入院患者のほとんどが急性期患者であり，つねに状態が変化する可能性がある。これらのことから，看護職者には，いち早く状況の変化をとらえるためのフィジカルアセスメントの能力がより一層求められるようになっている。

　救急・重症患者を対象とするクリティカルケアの領域においても，早期診断・早期治療につなげるため，患者の心身の状況を的確にとらえるための看護職者の判断能力は不可欠である。とくに，初期救急におけるトリアージにおいては，看護職者のアセスメント能力が重要なカギを握る。また，医学的診断が確定したあとの治療段階においても，治療効果の確認や，それに伴う合併症の有無や程度を判断する際に，フィジカルアセスメントの技術を身につけておく必要がある。

2　本書におけるフィジカルアセスメントの進め方

● **フィジカルアセスメントの目的**　本書では，わが国の臨床現場で看護職者が実践することの多い「器官・系統別アセスメント」を取り上げている。ここで注意してほしいのは，フィジカルアセスメントはあくまでも患者ケアの段階の1つであり，アセスメントは看護援助につなげるために行うということである。個々のフィジカルイグザミネーションの技術，たとえば，「異常呼吸音の聴取」や「片肺の呼吸音消失の聴き分け」といった能力を獲得することだけが目的ではない。

● **事例からみるフィジカルアセスメントの進め方**　以降の項目では，具体的な事例を用いて，実践的なフィジカルアセスメントの進め方について述べる。すなわち，呼吸器系，循環器系，腹部（消化器系），筋骨格系において，それぞれの器官になんらかの障害をもつ患者の事例を取り上げ，患者の訴えを手がかりにどのようにフィジカルアセスメントを進めていくのか，また，どのような情報を組み合わせていけば適切なアセスメントができるのかについて，その考え方を解説する。

　医学的診断は確定していないが身体になんらかの異変を感じている人の事例では，看護職者の継続的なフィジカルアセスメントが医学的診断を促進し，早期治療に役だつことについて述べる。また，明確な健康問題がある人の事例では，フィジカルアセスメントを継続するなかで情報をもとに症状緩和のための援助を行うなど，看護職者がフィジカルアセスメント結果を看護の実践につなげていく流れについて述べる。

　フィジカルアセスメントを患者援助にいかすためには，どのような状況で，

どのようなフィジカルイグザミネーションが必要になるのか，イグザミネーションの結果得られた情報をどのように判断すればよいのか，また，その結果を次の観察やケアにどういかしていくのかをつねに考えながら，フィジカルアセスメントを実施していく必要がある。本項の事例と解説を読み進めることで，ケアにいかすフィジカルアセスメントを実践する際の手引きにしてほしい。

2 呼吸器系のフィジカルアセスメント

1 呼吸器系のフィジカルアセスメントの目的

呼吸器系の役割は，外気から酸素を取り入れ，体外に二酸化炭素を排出することである。

呼吸器系のフィジカルアセスメントの目的は，そのはたらきが適切に行われているか，つまり肺胞でのガス交換を適切に行うことができる状態であるのか，また適切に行われているのかを診査することである。

2 呼吸器系の基礎知識

呼吸は，呼吸筋である横隔膜の収縮・弛緩および肋間筋の収縮・弛緩によって胸郭が変形し，胸腔の容積が変化することで行われている（◐図4-27）。取り込まれた外気は上気道（鼻腔・咽頭・喉頭）を通過したあと，気管・気管支を通り，最終的には気管から数えて23回分岐した先の肺胞までたどりつく。ガス交換はこの肺胞で行われる。

呼吸器系のフィジカルアセスメントを実施する際には，対象者の前胸部や背部を見たときに，肺，気管，左右の気管支のおおよその位置がわかることが大切である（◐図4-28）。

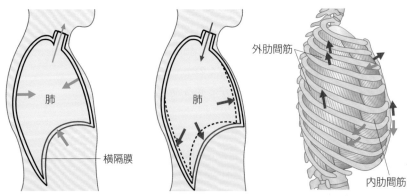

a. 呼息時の横隔膜の動き　　b. 吸息時の横隔膜の動き　　c. 肋間筋と胸郭の動き

◐ 図4-27　胸郭・横隔膜の動きと呼吸
呼息時（➡）：横隔膜弛緩＋内肋間筋収縮（肋骨沈下）→胸腔が狭まる→呼気流出
吸息時（➡）：横隔膜収縮＋外肋間筋収縮（肋骨挙上）→胸腔が広がる→吸気流入

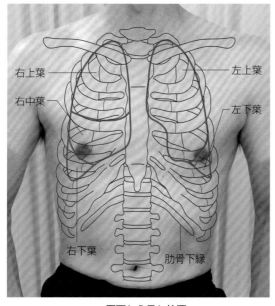

| a. 正面から見た位置 | b. 背面から見た位置 |

右上葉　左上葉　右中葉　左下葉　右下葉　右下葉　左上葉　左下葉　右上葉　右中葉　右下葉　肋骨下縁

○**図4-28　肺の位置**

3 呼吸器系のフィジカルアセスメントの実際

◆ 自覚症状の確認（問診）

　呼吸器系のアセスメントにおいては，呼吸器疾患や循環器疾患の既往歴，喫煙歴，呼吸器症状を呈するアレルギー，呼吸器疾患に関連する職業歴の有無をはじめ，以下の自覚症状の確認を行う。

　①**呼吸困難**　呼吸困難とは，呼吸をするのに不快や苦痛を感じる状態である。呼吸器系疾患，あるいは循環器疾患や精神的な要因などから生じる。具体的にどのような感じか（たとえば息が吸えない感じ，息苦しいなど），その症状はいつからあるのか，持続的か，どのようなときに出現あるいは増強するのか，などを確認していく。

　②**咳嗽**　気道粘膜や胸膜，横隔膜などの炎症やさまざまな刺激（温度刺激，化学的刺激，機械的刺激など）によって生じる。その症状はいつごろからか，どのようなときに出現するか，湿性咳嗽（痰や喀血を伴うもの）か乾性咳嗽かについて確認していく。

　③**喀痰**　気管支の粘膜下腺からはつねに1日あたり10〜100 mLの気道粘液が分泌されており，気道の線毛運動によって喉頭まで運ばれ，無意識のうちに嚥下されている。しかし気道内の炎症などによってこれが増加すると，咳嗽とともに喀出される。痰の色・粘稠度・臭気・量について確認していく。

　④**胸痛**　胸痛は，呼吸器疾患だけでなく，心臓疾患や消化器疾患などによっても生じる。痛みの部位，どのような痛みなのか，持続的か，どのようなときに出現・増強するのか，随伴症状の有無について確認していく。

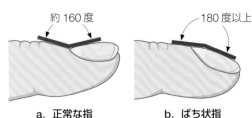

約 160 度　　　　　180 度以上

a.　正常な指　　　　b.　ばち状指

◉図 4-29　ばち状指
指先が太鼓のばち状にふくれた
状態で，呼吸・循環障害の存在
をあらわす。

◆ 視診

①**チアノーゼ**　血液中の脱酸素化ヘモグロビンの増加によって，皮膚や粘膜が暗紫色を呈する状態をチアノーゼという。爪床や口唇で観察されやすい。脱酸素化ヘモグロビンの絶対量が 5 g/100 mL 以上になると観察されるため，脱酸素化ヘモグロビンが減少している貧血ではチアノーゼが出現しにくく，逆に増加している多血症の場合には出現しやすい。呼吸器疾患のほか，心疾患によっても生じる。呼吸器疾患によるチアノーゼの多くは，肺機能障害（換気障害，拡散障害，換気血流比不均等等）に伴う低酸素血症によるもので，酸素吸入によって改善するものが多い。

②**ばち状指**　指先が太鼓のばち状にふくれた状態をばち状指（ばち指）という。通常，爪の根もととの角度は 160 度程度であるが，ばち状指では 180 度以上になる（◉図 4-29）。呼吸器疾患や心臓疾患などにより，長期にわたって低酸素状態であることをあらわしている。

③**努力呼吸**　通常の呼吸では必要な酸素量が得られないとき，補助呼吸筋を使い，胸郭を大きく動かして呼吸する。これを努力呼吸といい（◉160 ページ），重度な低酸素血症時などで確認できる。

④**意識障害**　低酸素血症や高二酸化炭素血症による CO_2 ナルコーシスなどは意識障害をもたらす。患者の覚醒状況や会話の混乱の有無，合目的的な行動がとれるかについても観察していく。

⑤**胸郭の形態の確認**　胸郭については，左右対称かどうか，前後径と横径の比，肋骨角の角度，肋骨の傾きを観察する。必ず正面と背面，側面から観察する。正常であれば，胸郭はほぼ左右対称な形で，肋骨角（彎曲の角度）は 90 度以下，側面から見た肋骨は脊柱に対して約 45 度の傾き，胸郭の前後径と横径の比は 1.0：1.5～2.0 である（◉図 4-30-a）。

|根拠とポイント|　前後径が大きく横径との差が少ない場合（樽状胸，◉図 4-30-e），あるいは肋骨角が 90 度以上の場合，肋骨の傾きが水平に近い場合は，なんらかの呼吸器疾患（肺気腫など肺の容積が大きくなる状態）が考えられる。呼吸器疾患が原因ではないものの，胸郭に変形をきたしている場合（漏斗胸・鳩胸・側彎症など，◉図 4-30-b～d）には，その変形が呼吸状態に影響を与えていないかを観察する必要がある。

◆ 触診

触診による観察の 1 つに，胸郭の可動性の観察がある。

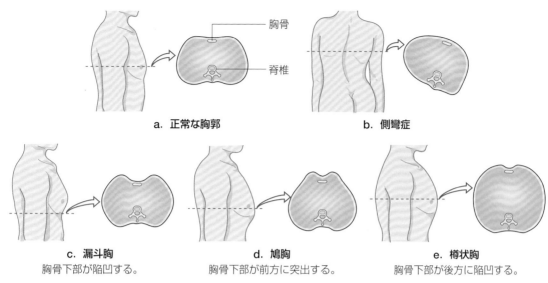

胸骨

脊椎

a. 正常な胸郭

b. 側彎症

c. 漏斗胸
胸骨下部が陥凹する。

d. 鳩胸
胸骨下部が前方に突出する。

e. 樽状胸
胸骨下部が後方に陥凹する。

▶図 4-30 **胸郭の形態とその異常**

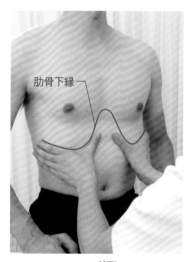
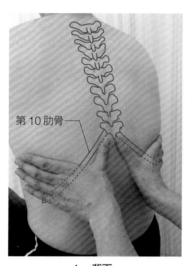
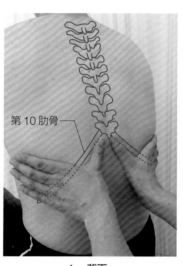

肋骨下縁

第 10 肋骨

a. 前面

b. 背面

▶図 4-31 **胸郭の動きの触診**

MOVIE

　まず，看護職者の母指を胸部前面では肋骨弓に，背部では第10肋骨に沿わせる。ほかの手指と手掌は，肋骨に沿わせ胸郭を包むように置く。次に，両手の母指の間に皮膚のたるみをつくり，対象者に深呼吸をしてもらう。胸郭が左右対称に広がるか，上外側方向に広がるか，また母指の間隔が広がるか（胸郭の広がりは十分か）を観察する（▶図 4-31）。

根拠とポイント　胸郭は，深呼吸によって左右対称に広がる。しかし，閉塞性換気障害や胸膜炎，胸水の貯留，無気肺などの場合には，胸郭の広がりが少なかったり，左右非対称な広がりがみられたりする。

◆ **聴診**

聴診器で胸部を聴診すると，気道を空気が流れることによって生じる**呼吸**

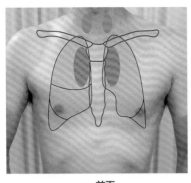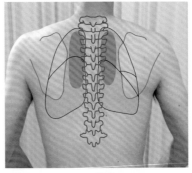

| | 気管音 |
| 気管支肺胞音 |
| 肺胞音 |

　　a. 前面　　　　　　　　　　b. 背面

◖図 4-32　正常呼吸音の聴取
　　　　　　　部位

音が聞こえる。気管・主気管支・葉気管支(第2次気管支)・区域気管支(第3次気管支)・亜区域気管支・細気管支から生じ,第9次気管支までの空気の流れの音が聞こえると考えられている。この呼吸音を聴取することで,気道の状況をある程度把握することができる。

● **正常な呼吸音**　正常な呼吸音には,気管音,気管支肺胞音,肺胞音の3つがある(◖図4-32)。それぞれ聴取できる部位が決まっている。

　①**気管音**　気管の周囲で聴取される。高調な音であり,吸気・呼気ともによく聞こえる。呼気のほうがやや大きく聞こえ,吸気と呼気が聞こえる長さの比は,約2:3である。吸気と呼気の切れ目ははっきりとわかる。

　②**気管支肺胞音**　前胸部では第2肋間胸骨縁周囲,背部では肩甲骨間部で聴取される。音調は気管音よりもやや低い。吸気・呼気ともに聞こえるが,気管音よりもやや小さい。吸気と呼気の長さの割合は約1:1で,切れ目ははっきりとしない。

　③**肺胞音**　肺野全体で聴取される。低調な音であり,吸気のはじめに聞こえるが音は小さく,呼気ではかすかな音である。吸気と呼気の長さの割合は,約2:1である。

● **呼吸音の異常**　呼吸音の異常には,**異常呼吸音と副雑音(ラ音)**がある(◖表4-24, 25)。異常呼吸音としては,呼吸音の減弱や消失している部位はないか,吸気と比べて極端に呼気が長くなっていないか(呼気延長),その聴診部位で聞かれるべき呼吸音か(気管支呼吸音化の有無など)を確認していく。また,あわせて副雑音が聴取されないかを確認する。

　どのような場合に異常な呼吸音になるのかを理解していると,対象者の疾患や自覚症状の情報と合わせ,気道の状況をある程度予測することができる。

● **呼吸音の観察方法**　まずは気管上で気管音を聞き,次に第2肋間胸骨縁の周囲で気管支肺胞音を聞く。その後,肺野全体を聴診し,肺胞音を聞く(◖図4-33-a, c)。呼吸音の聴取においては,聴診器の膜面を使用し,左右差を確認するため左右交互に聴診していく。1か所につき,必ず1呼吸以上聴取する。また,どの部位に(左肺か右肺か,上葉・中葉・下葉どの部位か),どのような異常が聴取できたのかを明確に記録しておく。

　|根拠とポイント|　呼吸音に異常があるかどうかは,左右差を比べることによってよ

○表 4-24　異常呼吸音

呼吸音の異常	聴診のポイント	推測される異常・疾患
呼吸音の減弱・消失	気道の狭窄や閉塞，換気量の低下によっておこる。左右対称に聞き，全肺野で減弱しているのか，片側の減弱・消失なのか，またどこの部位で減弱・消失しているかを確認する。	・気道の閉塞（分泌物・腫瘍・その他誤嚥による異物） ・胸水・気胸
呼吸音の増強	必ずしも，疾病に伴うものでない。また，代償性に換気量を増やしている場合，気道の部分的な狭窄により空気の通過時に乱流を生じ，呼吸音が増強する場合もある。	・過換気症候群 ・酸素不足を補うために換気量を増やす（運動時・疾患に伴うもの） ・気道の部分的狭窄（腫瘍や異物に伴うもの）
呼気延長	呼気が正常呼吸音よりはるかに長くなる。多くは連続性副雑音を伴う。	・気管支喘息発作時
気管支呼吸音化	本来，気管支呼吸音が聴取されない部位で聞かれるのは異常である。十分に聞き分ける。	・肺炎 ・肺うっ血

○表 4-25　副雑音

副雑音の種類		発生機序と音の特徴	関連する疾患
連続性副雑音	高調性連続性副雑音（笛声音，笛音）	・気道を狭窄する因子（分泌物など）があり，そこに空気が通過することで発生する。 ・高調な音で，笛を吹いたときの音と似ている。吸気・呼気ともに聞かれるが，呼気のほうが強い。	・気管支喘息 ・腫瘍による気道の閉塞
	低調性連続性副雑音（類鼾音，いびき様音）	・笛声音より太い気管支で発生する。 ・いびきのように低調な音で，呼気のほうが強い。	・気管支喘息 ・COPDの急性増悪
断続性副雑音	細かい断続性副雑音（捻髪音）	・呼息時に閉塞していた気道が吸気によって再開放する際に発生する。 ・高調でバリバリという音である。吸息時後半に聴取される。	・肺線維症 ・細菌性肺炎初期 ・肺水腫初期 ・放射性肺炎
	あらい断続性副雑音（水泡音）	・液体が多く貯留している末梢の気管支を空気が通る際に生じる音。コップの水にストローで空気を吹き入れるときに生じる音と同じ原理である。 ・低調でブツブツという音である。吸気・呼気ともに聴取される。	・肺水腫 ・気管支炎 ・細菌性肺炎

り明らかになる。副雑音には呼息時に聴取しやすいものもあれば，呼息時後半，あるいは吸息時，また全体を通して聴取できるものとさまざまであるため，正確に聴取するには 1 呼吸以上聞く必要がある。また，肺尖部の聴診時やるい痩が激しい患者の場合，皮膚に聴診器の膜面が密着できないことで，正しく聞きとれない可能性がある。その場合はベル面を使用する。ベル面は本来異常心音などの低音域を聞く際に使用するが（○143 ページ），ベル面をやや押しあてるように皮膚に当てることで膜面の役割となる。

◆ 打診

胸部の打診において，肺実質にあたる場所は空気を多く含んでいるため，**共鳴音（清音）** が聞かれる。これにより，肺周囲の肝臓や心臓との境界を確認

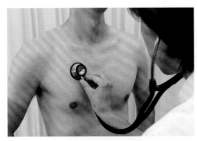

a. チェストピースのあて方

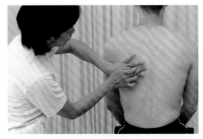

b. 打診の方法

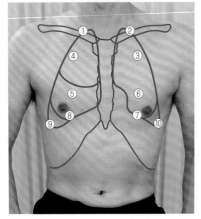

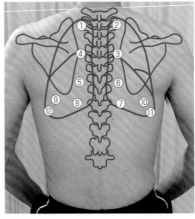

c. 聴診・打診順序の一例

図4-33 胸部の聴診・
打診の方法

することができる。また，肺実質にあたる場所で共鳴音以外が聞かれれば，肺実質に液体や固体，過剰な気体があると推測することができる。

　打診の際には，左右対称かつ左右交互に，左右差を確認しながら濁音や鼓音などの有無を確認していく（◉図4-33-b，c）。

根拠とポイント　共鳴音となるはずの部位で濁音となる場合には，気体の少ない部分であることや液体があることをあらわしており，肺炎などの炎症性疾患や，無気肺，肺腫瘍，胸水，胸膜肥厚などが考えられる。逆に，濁音となるはずの部位で共鳴音になる場合には，肺気腫や気胸などのように，肺の過膨張や胸腔内への空気の流入があることが考えられる。左右交互に観察することで，その音の違いがよりはっきりとわかる。

　背部においては同時に横隔膜の可動域も確認できる（◉図4-34）。横隔膜は第10胸椎棘突起の高さにある。対象者に息を吐いてもらい，横隔膜があると推測される位置を打診し，共鳴音から濁音にかわるところを呼息時の横隔膜の位置とし，対象者の承諾を得てペンで印をつける。次に対象者に息を深く吸ってもらい，ペンで印をつけた位置から，下方に向かって打診をし，共鳴音から濁音にかわるところに印をつける。

　呼息時と吸息時の印の間隔が横隔膜の可動域であり，一般的には3〜6cm程度である。可動域が狭い場合は，肺気腫などの呼吸器疾患のほか，肝臓腫大や腹水貯留などの腹部の疾患も考えられる。

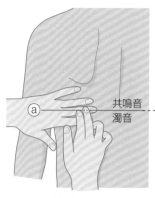 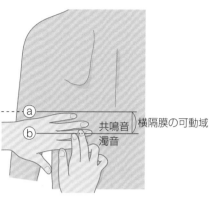

a. 呼息時の横隔膜の位置　　b. 吸息時の横隔膜の位置

共鳴音／濁音

共鳴音／濁音／横隔膜の可動域

▶図 4-34　横隔膜可動域の観察
第 10 胸椎棘突起の高さにある横隔膜は，打診によってその可動域を確認することができる。

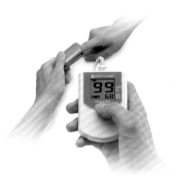 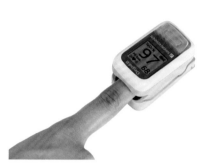

a. 携帯型　　　　　　　　　b. 指先固定型

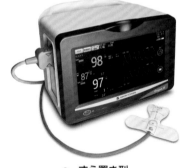

c. すえ置き型

▶図 4-35　パルスオキシメーター
（写真提供：日本光電工業株式会社）

◆ 確認すべき検査所見

　①**経皮的動脈血酸素飽和度（Spo₂）**❶　パルスオキシメーターを用いて動脈血の全ヘモグロビンにおける酸素化ヘモグロビンの割合を経皮的に測定した値である。基準値は 95〜100％であり，呼吸機能の障害によって肺胞での換気量が低下すると，測定値が低下する。指尖などの測定部にセンサーを装着して測定する（▶図 4-35）。測定方法は非侵襲的であり簡便であるが，体動や血圧の低下，血管の収縮，出血などによる測定部の血流減少によって値が不正確となるので注意が必要である。

　②**動脈血ガス分析**　動脈血を採血して，動脈血中の酸素分圧（Pao₂）と二酸

■NOTE
❶経皮的動脈血酸素飽和度
　経皮的動脈血酸素飽和度 percutaneous oxygen saturation（Spo₂）とは，経皮的に動脈血の酸素飽和度を測定したものであり，実際の動脈血酸素飽和度 arterial blood oxygen saturation（Sao₂）とは区別する。

化炭素分圧（$PaCO_2$）を測定する。動脈血における酸素の約96％はヘモグロビンと結合しており，残りの約4％は動脈血にとけ込んでいる。これら両方を合わせたPaO_2の基準値❶は，80〜100 mmHgである。また，$PaCO_2$の基準値は35〜45 mmHgである。

　③胸部X線画像　X線透過度の違いを用いて，胸部内部の構造を画像化したものである。異常を示す陰影を把握し，フィジカルアセスメントやほかの検査項目の情報と組み合わせながら，経過を確認することが大切である。

NOTE
❶ PaO_2 の基準値
　PaO_2 は加齢とともに低下する傾向があり，基準値は計算式（$PaO_2 = 107 - 0.43 \times 年齢$）であらわされる。

4　事例で学ぶ呼吸器系のフィジカルアセスメント

　これまで学んできた呼吸器系のフィジカルアセスメントについて，次の事例をもとにして，バイタルサインの測定から，みる（視診）・聴く（問診・聴診）・触れる（触診・打診）といった観察の実際，さらには自覚症状と他覚症状をあわせてアセスメントを展開していく様子をみていこう。

事例

　82歳のAさん（男性）は，小がらではあるが昔は建設業を営み，現場で活躍していた。10日前に胃がんの手術を行った。食事は常食に戻ったものの，昨日から咳き込みと痰がらみの咳嗽，発熱がある。2 L/分の酸素投与を再開しており，SpO_2 は94％である。

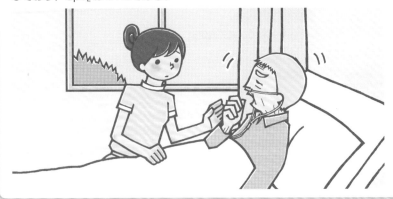

◆ 問診：自覚症状の確認と経過

- 酸素がなくても苦しくないから外してほしい。咳と痰は以前からで，心配しすぎだと思う。熱がでたのは，手術後にかぜをひいてしまったのだろうか。
- 若いころ結核にかかったことがあり，60歳くらいのときには喘息といわれたこともある。
- 早く帰りたいと思っているが，歯科医師である息子に「手術のあとに歯みがきをきちんとしないから咳と痰がひどくなったんだぞ。きちんと治るまで帰ってこないほうがいい」と言われ，帰れず退屈している。
- パンは食べにくいが，食欲もあり，ほかの食事はなんでもおいしく食べている。本当は早食い。

- 胸痛はない。
- 60歳まで喫煙していた（1日20本）。

◆ 全身の概観とフィジカルイグザミネーション

- 居室にて臥床していることはなく，臥床時もギャッチアップして身体を起こしている。
- 会話中や食事後に湿性咳嗽と排痰の回数が増える。声は大きいほうで，嗄声^{せい}・喘鳴^{ぜんめい}はない。
- 酸素吸入用のカニューレが外れていても，直そうとする様子はみられない。
- 昨日から体温38℃台で経過，血圧128/80 mmHg，呼吸数28回/分で浅め。
- 酸素投与を外したときのSpO_2は88％。
- ● **視診からの情報** 以下のとおりである。
- 呼吸に伴う胸郭の動きは大きくなく，肩呼吸がみられる。
- チアノーゼや，ばち状指は見られない。
- 喀痰は膿性で白色〜淡黄色。
- ● **聴診からの情報** 以下のとおりである。
- 背面の左下肺野で断続性副雑音が聴取できる。
- 前胸部の左下肺野でも断続性副雑音がかすかに聴取でき，気管支肺胞音化しているようにも聞こえる。
- ● **打診からの情報** 以下のとおりである。
- 下肺野で濁音が聞かれる。

◆ 得られた情報からわかること

　呼吸器系のフィジカルアセスメントでは，外気からの酸素の取り入れや，肺胞でのガス交換，体外への二酸化炭素の放出が，適切に行われている状態かをアセスメントしていく。また，咳嗽や痰がある場合は，呼吸器系と循環器系のどちらに原因があるのか，または両方に原因があるのかをさぐっていくことも重要である。咳は気道から異物を除去する生体防御反応であり，痰は呼吸器系に病変が存在する証拠である。

● **緊急度・重症度の推測**　現在のAさんは，自覚症状・バイタルサイン・他覚所見からみて，緊急を要する状態や重症度が高い状態であるとは考えにくい。しかしながら，SpO_2の測定値は低下しており，肺胞での換気量の低下が考えられるのに対し，自覚症状はなく，手術後であることや高齢であることから，重症化しやすいことを念頭においておくべきである。

● **アセスメントによる評価**　Aさんの場合，苦痛の訴えや自覚症状はなく，気管支喘息の既往はあるが，会話や嚥下時の刺激によって咳嗽や喀痰が増加しているという状態にある。このことから，慢性で習慣性の咳や喀痰である可能性も考えられるが，努力呼吸の1つである肩呼吸であること，副雑音が存在すること，SpO_2が低値であること，発熱が続いていることから，左肺野に病変が存在することが疑われるため，さらなる情報収集を行っていく。

● **ケアへのつながり**　症状への対応として，咳エチケットについて説明し，

医療職者の入室時には A さんが苦しくないようであればサージカルマスクの着用を促す。A さんが自然と安楽な体位を保持していることを確認し，バイタルサインの変化，呼吸数および呼吸音の聴取，SpO_2 の測定，咳嗽の頻度や種類，喀痰の性状・色調・臭気・量について経時的に変化を把握していく。また，術前および術後における胸部画像所見の比較，手術部位，感染の徴候とともに，血液検査結果を把握していく。さらに，A さんには結核の既往があるため，潜在していた初感染由来の結核菌が活動を再開する可能性を考慮し，必要時は感染予防策などの対応をすばやく行っていく。

◆ アセスメント後の経過

　胸部画像検査，血液検査，結核検査，喀痰検査の結果，A さんは肺炎と診断された。原因菌が同定され，抗菌薬の変更によって解熱し，症状の改善がみられて退院となった。

3 循環器系のフィジカルアセスメント

1 循環器系のフィジカルアセスメントの目的

　循環器系は，① 生命維持に必要な酸素や栄養素を身体の各組織・細胞に運ぶ役割と，② 不要になった二酸化炭素や老廃物を運ぶ役割，③ 体温調節などの恒常性維持のために重要な役割を果たしている。循環器系のはたらきによって，生命が保たれ，健康な生活を送ることができる。

　循環器系のフィジカルアセスメントの目的とは，心臓のポンプ機能や輸送管としての血管の機能を観察することである。これらは生命活動に直接影響する機能であるため，循環器系は優先的にアセスメントを行う必要がある。

2 循環器系の基礎知識

◆ 心臓の位置と心音の聴取領域

● **心臓の位置**　心臓は握り 拳 大の大きさである。胸郭内の前縦隔に位置し，約 2/3 は胸骨正中線より左側に位置する。心臓の位置を確認するときには，肋間と胸郭の基準線が重要になる。心臓の上端の血管が出入りする部分を**心基部**といい，第2肋間の胸骨左右縁に位置する（●図 4-36-a）。また，心臓の下縁の先端部を**心尖**といい，鎖骨を二分する左鎖骨中線やや内側と第5肋間の交差点に位置する。

● **心音の聴取領域**　心臓の弁の閉鎖音は**心音**として聴取される。心音をよく聴取できる領域として，大動脈弁領域（第2肋間胸骨右縁），肺動脈弁領域（第2肋間胸骨左縁），エルブ領域（第3肋間胸骨左縁），三尖弁領域（第4肋間胸骨左縁），僧帽弁領域（左第5肋間の鎖骨中線上）がある（●図 4-36-b）。これらの部位は，弁のある場所ではなく，そこから血液が流れる方向に位置するところである。

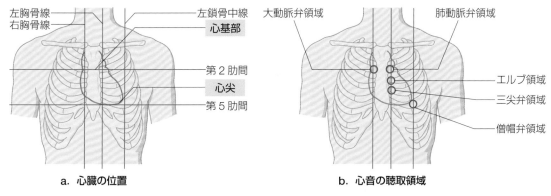

a. 心臓の位置　　　　　　　　　　　　b. 心音の聴取領域

▶図 4-36　心臓の位置と心音の聴取領域
心音を聴取しやすい部位は，弁のある場所ではなく，そこから血液が流れる方向に位置するところである。

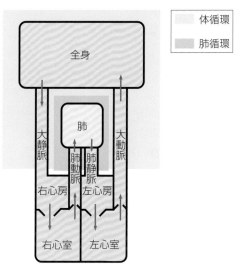

▶図 4-37　体循環と肺循環

◆ 心臓のポンプ機能

　心臓は左右の**心房・心室**という 4 つの部屋に分かれている。また，房室弁の**三尖弁**（右房室弁）・**僧帽弁**（左房室弁），半月弁からなる動脈弁の**肺動脈弁・大動脈弁**の 4 つの弁がついており，これによって心房から心室，心室から動脈系へと血液が流れる際に逆流することを防ぎ，効率的に血液を全身に送ることができている。

● **肺循環**　全身から戻ってきた静脈血は右心房に入り，三尖弁から右心室へ，肺動脈弁から肺動脈，肺へと流れる。右心房・右心室から肺動脈を経て左右の肺に流れ，左心房に戻ってくる経路を**肺循環**という（▶図 4-37）。

● **体循環**　動脈血となった血液は左心房に入り，僧帽弁から左心室へ，さらに左心室の収縮によって大動脈弁が開放され，全身へと流れていく。この全身への循環を**体循環**といい，大動脈からつぎつぎに枝分かれして細動脈に達し，組織の毛細血管床においてガス交換を行う。ガス交換後は，細静脈か

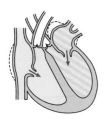 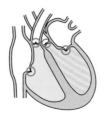 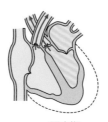 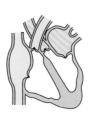 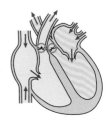

a. 心房収縮期　　b. 等容性収縮期　　c. 駆出期　　d. 等容性弛緩期　　e. 充満期
　　　　　　　　すべての弁が閉じ　　心室が収縮して動　　すべての弁が閉じ
　　　　　　　　ている。　　　　　　脈弁を押し開ける。　ている。

◯図4-38　心周期

ら上下の大静脈を経て，再び右心房に入る（◯図4-37）。

◆ 心周期

　心臓が1回収縮・拡張することを**心周期**という。心周期は，次のような流れとなる。なお，弁の開閉は，心房・心室の内圧差によるものである。
（1）心房が収縮して房室弁が開き，心室に血液が流入する（心房収縮期，◯図4-38-a）。
（2）心室が収縮を開始し，房室弁が閉じて容積はかわらないままで心室の圧が急上昇する（等容性収縮期，◯図4-38-b）。
（3）心室圧が動脈圧をこえると動脈弁が開き，血液が駆出される（駆出期，◯図4-38-c）。
（4）心室が弛緩して心室圧が動脈圧よりも低くなり，動脈弁が閉じる。その後，0.05〜0.10秒間は房室弁も閉じたままとなる（等容性弛緩期，◯図4-38-d）
（5）さらに心室圧が下がると房室弁が開く（充満期，◯図4-38-e）。

● **心周期と心音**　上記の流れのなかで，（2）において心室圧＞心房圧となり房室弁（僧帽弁，三尖弁）が閉じる音が**Ⅰ音**，（4）において動脈圧＞心室圧となり動脈弁（大動脈弁，肺動脈弁）が閉じる音が**Ⅱ音**として聴取される。**Ⅲ音**は心室の拡張早期に僧帽弁が開放し，心室に血液が貯留するときの音である。**Ⅳ音**は心室壁の伸展性の低下のため，拡張後期に振動が発生した音であり，Ⅰ音の前に心房の収縮時に聴取される。

　Ⅰ音とⅡ音は正常時に聞こえるが，Ⅲ音とⅣ音が通常聴取されることはない。心不全や僧帽弁逆流のある場合のほか，小児や若年者，妊婦などにおいて，循環血液量が増加しているときにⅢ音が聴取されることもある。

３ 循環器系のフィジカルアセスメントの実際

◆ 自覚症状の確認（問診）

　循環器系の自覚症状を聞く場合には，年齢や現病歴・既往歴などが重要である。とくに高血圧・脂質異常症・糖尿病などの既往が長い場合は，循環器系への影響が大きく，症状としてあらわれている場合も多い。

①**胸痛**　胸が痛いという自覚症状の訴えがある場合には，まずその発症状況が重要である。いつおこったのか，原因・誘因はあるか，痛みの部位はどこか，痛みの性質や持続時間はどうかなどを把握していくことが求められる。胸痛が生じるのは心筋梗塞・狭心症・肺梗塞などといった緊急性の高い疾患であることも多く，その鑑別が重要になる。

　心筋梗塞や狭心症の場合，多くは痛みというよりは前胸部の圧迫感，絞扼感，閉塞・窒息感あるいは不快感であり，冷や汗とともに死への恐怖感が生じる。また，肩・のど・背中などの放散痛❶を伴う。持続性の長い発作や，症状が重篤で 30 分以上痛みが持続する場合，またニトログリセリンの舌下投与が無効の場合には心筋梗塞を考える。

　発作のパターン（労作性発作・安静時発作，夜間就眠時・早朝起床時など）も重要な情報になる。とくに安静時に生じ，その頻度が高くなっている状態は，心筋梗塞が切迫した状態と考えられる。

②**動悸**　心臓の強いまたは速い鼓動を自覚する状態を動悸という。感染症などによる発熱を伴う頻脈，貧血，甲状腺機能亢進症，心因性（感動・興奮など），アルコールやカフェイン，喫煙による心拍数の変化などのように，原因・誘因がはっきりしているものと，動悸の生じる活動の程度や休息により軽減または消失するもの，不整脈による不規則な拍動がある。不規則な拍動の場合は，最終的に心電図による診断が必要となる。

③**呼吸困難・咳嗽・喀痰**　これらがある場合はいつから，どのような状況でおこったのか（労作時・安静時・夜間時），呼吸困難の程度や頻度はどのくらいか，体位による違いはあるかについて確認する。心不全の場合には，浮腫やチアノーゼ，呼吸困難，頻脈などの心不全に関連した症状が多様にあらわれる。判断に際しては，胸部 X 線写真における**心胸比** cardiothoracic ratio（**CTR**）から確認することもできる（◯図 4-39）。

④**チアノーゼ**　チアノーゼとは皮膚や粘膜が紫～暗紫色に見える状態で，口唇・耳朶・爪床 などで観察される。血液中の脱酸素化ヘモグロビンの絶対量が 5 g/dL 以上になると出現する。

　チアノーゼには，**中心性チアノーゼと末梢性チアノーゼ**がある。中心性チアノーゼは，先天性の心疾患や肺機能低下によって肺毛細血管や肺胞間におけるガス交換が障害され，低酸素血症となることによって，口唇や口腔粘膜，

▢ NOTE
❶**放散痛**
　原因部位とはまったく離れた部位にあらわれる痛み。

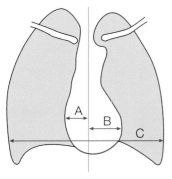

◯**図 4-39　心胸比（CTR）**

胸部 X 線写真（前後像）における心臓の横径を心胸比という。

（A＋B）と胸郭の横径（C）の比　$\dfrac{A+B}{C}$〔％〕

心胸比が 50％以上の場合，病的意義をもつとされる。

爪床などに生じる。末梢性チアノーゼは，寒冷への曝露，神経の緊張，心拍出量の低下，血管閉塞などによる血流の停滞や血管収縮によって，四肢末梢や顔面などに生じる。SpO_2 は正常で，あたためたりマッサージをしたりすると消失する。

　⑤倦怠感　ここで確認するのは，十分に休息をとっても軽減しない倦怠感であり，同義語として易疲労感，だるさ，身体的違和感，脱力感などがある。自覚症状を中心としたものであるため，客観的な程度の把握は困難である。倦怠感がある場合は，いつからなのか，そして1日のうちいつごろ感じられるかを確認する。

　倦怠感の原因は，心不全や低血圧，貧血，肝疾患などの身体的なものと，心因的なものに分けられる。心不全や低血圧では組織が低酸素状態になり，身体的な倦怠感が生じる。心疾患の重症度を示す指標であるニューヨーク心臓協会（NYHA）分類では，疲労感（倦怠感）という自覚症状から把握するようになっている。

　⑥浮腫の有無　心拍出量が低下した状態で静脈系にうっ血がおこり，毛細血管内圧が上昇して血漿中の水分がしみ出して組織の間質に貯留することで生じる。浮腫がある場合は，いつから，どれくらい続いているのか，いつむくみがでるのか（朝起きたとき，夕方など），むくみの部位・範囲・程度（圧痕の状況），そのほかの自覚症状（冷感・倦怠感など）について確認する。とくに浮腫がみられる部位とその原因は，下肢は心不全などによるもの，顔は腎性の浮腫❶，四肢などはリンパ管閉塞によるもの❷などがある。ほかにも，飢餓による浮腫や肝硬変などによるものがある。そのため，既往歴において肝臓疾患，心疾患，手術の経験などがあるかを確認する。

　浮腫が生じた場合には，低アルブミン血症の有無を確認し，ナトリウム値，カリウム値，体重の増減と尿量の変化をみるために水分出納の把握を行う。

◆ 視診

　①顔色および口唇・耳・手足の爪のチアノーゼ　心拍出量が低下していると，顔面は蒼白となる。また，粘膜のチアノーゼについては，中心性のものか末梢性のものかを判断する。

　②骨格・胸郭の変形と爪の形状　漏斗胸（胸骨の異常な陥没）や樽状胸（肺気腫などでみられる肺過膨張による胸郭前後径の増大）などの変形がないかを観察する（◉190ページ）。必ず左右対称かどうかを確認する。チアノーゼ

NOTE

❶腎性浮腫
　腎機能の障害によって生じる浮腫である。尿量が減少して水とナトリウムが貯留すること，またはネフローゼ症候群に起因する膠質浸透圧低下によって水とナトリウムが間質へ移動することによって生じる。

❷リンパ浮腫
　術後などにおけるリンパ管閉塞によって，患側に著しい浮腫が生じることがある。

---

column　なぜ循環器系の異常で呼吸困難が生じるのか

　循環器系の異常による呼吸困難は，左心不全状態と関係がある。左心系ポンプ機能が低下すると，全身に血液を送ることができず，左心房圧と肺静脈圧が上昇する。これによって毛細血管から肺実質へと血漿成分が漏出し，肺うっ血や肺水腫となり，呼吸困難や起座呼吸へとつながる。

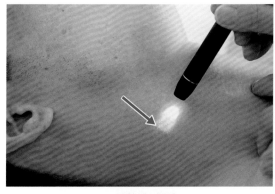

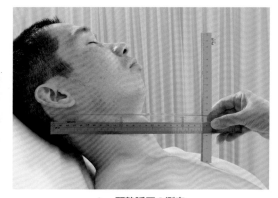

a．頸静脈の視診	b．頸静脈圧の測定
ペンライトで影をつけると血管の影が直線になり観察しやすい。	胸骨角から拍動点までの垂直距離を測定する。

▶**図 4-40　頸静脈の視診と頸静脈圧の測定**

を有する先天性心疾患や肺疾患の場合には，長期の低酸素状態の結果としてばち状指（▶190 ページ）がみられる。

| 根拠とポイント |一般的に胸郭の形状や肩の高さ，鎖骨の位置などはほぼ左右対称である。脊椎の側彎などがある場合には，肺機能障害による肺性心（肺の循環障害によって生じる右心室の肥大・拡張）をおこすこともある。

　③**頸静脈の視診と頸静脈圧の測定**　内頸静脈は右心房と直結しているため，右心房圧をよく反映する。そのため頸静脈圧は，**中心静脈圧** central venouspressure（**CVP**）❶を推測する際の簡単な目安となる。正常な場合，仰臥位では頸静脈の怒張と拍動が見られるが，上半身を挙上していくと見えなくなる。挙上しても見られる場合は，右心房圧が上昇していることを示している。

（1）まず，仰臥位で頸静脈を観察し，拍動している静脈の上端を確認する。ペンライトで影をつけると血管の影が直線になりわかりやすい（▶図 4-40-a）。観察しづらい場合は，鎖骨付近で静脈を圧迫すると頸静脈が怒張する。頸動脈は触知できるが，頸静脈は拍動していても触知できない。

（2）次にベッドを 45 度に挙上すると，仰臥位のときの拍動の上端が下がる，もしくは見えなくなる。この状態でも頸静脈の怒張が見られる場合は，右心不全の徴候があると判断される。

（3）胸骨角からその拍動点までの垂直距離を測定すると，その測定値＋5 cm が右心房圧（基準値 5〜10 cmH$_2$O）を反映する（▶図 4-40-b）。測定値が 5 cm 以上の場合は心不全（基準値 10 cmH$_2$O 以上），仰臥位でも拍動が見られない場合は，脱水や出血などといった循環血液量の減少が考えられる。

　④**心尖拍動の視診**　座位または仰臥位で行い，ペンライトを斜めからあてて，前胸部，胸骨左縁の胸壁に動きがあるかを観察する。

◆ **触診**

　①**皮膚温の観察**　四肢における皮膚温の左右差をみていく。左右差がある

□ NOTE
❶中心静脈圧
　右心房から約 5 cm 以内の上・下大静脈領域の静脈圧をさす。測定においては，鎖骨下静脈または内頸静脈から穿刺し，やわらかいシリコンなどの材質でできた CVP カテーテルを上大静脈または下大静脈に挿入して行う。

場合には，動脈閉塞などが考えられる。

> **根拠とポイント**　皮膚温をみる際には，手掌よりも温度に敏感な手背を用いて，末
> 梢から中枢へ触診する。

　②**動脈の触診**　バイタルサインにおける脈拍測定の項を参照（◯157ペー
ジ）。

　③**心尖拍動の触診**　座位か仰臥位で行う。左鎖骨中線上（やや内側）第5肋
間に手指を置き，心尖拍動の触れる部位・範囲，強さを確認する。触れない
場合は，腋窩方向に移動させて確認する。触れにくいときはやや左側臥位に
なって心尖を胸壁に近づける。

　一般的に心尖拍動は2cmほどの範囲で触れる。触れる範囲が2cm以上
または2肋間にわたる場合，胸骨中央線から心尖拍動までの距離が10cm
以上の場合は，左心肥大や拡張が疑われる。

　④**猫喘**（びょうぜん）　心雑音が聴診される部位において，触知される振動を**猫喘**[1]と
いい，振戦やスリル thrill ともよばれる。血液が血管の狭くなっていると
ころを通過すると振動が生じ，それを手で感じることができる。心音を聴取す
る5領域（◯199ページ，図4-36）を手掌で軽く押さえ，振動の有無を触知す
る。正常な場合に猫喘はみられないが，みられた場合にはその領域の弁に狭
窄や不全などがあり，心雑音が生じている。

　⑤**浮腫の有無**　脛骨・足背部を母指で5〜10秒間軽く圧迫し，圧痕の有無
をみる。圧痕が残る場合は，明らかな浮腫の存在を示す（**圧痕浮腫**）。

◆ 聴診

　ここでは，心音と心雑音の聴診について述べる。血圧測定における聴診は，
バイタルサインの項（◯142ページ）を参照のこと。

● **心音**　以下の点に注意して聴診を行う。

　①**Ⅰ音とⅡ音を聞き分ける**　心音の聴取では，まず心音発生のメカニズム
を理解することが大切である。前述のように，Ⅰ音は僧帽弁・三尖弁の閉じ
る音であり心尖部で大きく聞こえ，Ⅱ音が大動脈弁・肺動脈弁の閉じる音で
あり心基部で大きく聞こえる。心音を聞き分ける際には，まずは5領域（◯
199ページ，図4-36）で心音を聴診し，大動脈弁領域（第2肋間胸骨右縁）と肺
動脈弁領域（第2肋間胸骨左縁）ではⅠ音＜Ⅱ音，エルブ領域（第3肋間胸骨
左縁）ではⅠ音＝Ⅱ音，三尖弁領域（第4肋間胸骨左縁），僧帽弁領域（左第5
肋間の鎖骨中線上交点）ではⅠ音＞Ⅱ音となることを理解することが重要で
ある。

　聴診の際には，Ⅰ音とⅡ音を判別するために頸動脈を同時に触診する。Ⅰ
音とほぼ同時あるいは少しあとに脈拍があり，そのあとにⅡ音が聞かれるた
め，Ⅰ音とⅡ音が判別しやすい。正常な場合には，Ⅰ音・Ⅱ音の大きさが上
記のような関係にある。また，収縮期が短く拡張期が長いため，Ⅰ音とⅡ音
の間は短く，Ⅱ音とⅠ音の間は長く無音の時間があることが聞き分けられる。
Ⅰ音とⅡ音の異常には亢進と減弱があるが，まずは両者の意味を理解し，聞
き分けることが大切である。

NOTE

[1]猫喘
　ゴロゴロと鳴いているネ
コののどを触ったときに似
た感覚からその名がある。
なお，振戦には不随意的に
出現する律動性振動 tremor
の意味もあり，注意が必要
である。

②**過剰心音（Ⅲ音・Ⅳ音）を理解する**　正常な場合では，過剰心音は聞こえない。音が生じた場合，低調なものであるため，ベル型の聴診器を用いる。

　Ⅲ音はⅡ音のあとに聞かれる低調な心音で，心室の拡張期に心尖部のみで聴診される。左心室が病的に拡大し，心室壁の伸展がわるく血流の急速な流入による衝撃を逃がすことができないことで生じる。うっ血性心不全や僧帽弁閉鎖不全症などで聞かれ，40歳以下の成人，妊婦や子どもの場合は正常でも聞こえる場合がある（●200ページ）。

　Ⅳ音はⅠ音の直前（拡張後期）に聞かれる弱く低調な心音で，心尖部で聴取される。左心室が心肥大していて伸展性がわるくなっていると，血液流入によって心室を拡張させることができず，衝撃が生じてⅣ音が聴取される。長期間の高血圧，大動脈弁狭窄により左室肥大が生じている場合などに聴取される。

● **心雑音**　心雑音は過剰心音ではなく，血液の流れの異常，つまり乱流がおきていることによる雑音で，持続時間が比較的長い。弁の狭窄または閉鎖不全，循環血液量の増加（妊娠や甲状腺機能亢進症などによる），動静脈シャントなど，狭い流れから広い流れへというように圧差が大きいほど生じやすい。Ⅰ音とⅡ音の間に発生するものを**収縮期雑音**，Ⅱ音とⅠ音の間に発生するものを**拡張期雑音**という。

４ 事例で学ぶ循環器系のフィジカルアセスメント

　これまで学んできた循環器系のフィジカルアセスメントについて，次の事例をもとにして，アセスメントを展開していく様子をみていこう。

事例

　76歳のBさん（男性）は，20年前に僧帽弁閉鎖不全症を指摘されたが治療しないまま過ごし，10年前に動悸と息切れを訴えて受診し，内服薬による治療を開始した。訪問看護を受けるようになって半年たつころ，看護職者が2週間ぶりに訪問すると，顔色がわるく，ベッド上でオーバーベッドテーブルをかかえるように座っていた。Bさんは「ここ2週間，かぜぎみで咳が出ていて，夜も息が苦しくなって目がさめてしまう。最近は不眠がちで，疲れがなかなかとれない」と言っている。

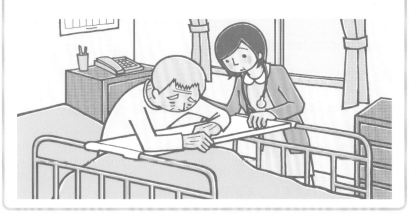

◆ 問診：自覚症状の確認と経過

- 咳嗽があり，夜間の呼吸困難と不眠がある。また，疲れがなかなかとれない。

- 2週間前から咳が出はじめて，食欲もあまりないと感じている。昼間は咳があまり出ない。夜，就寝してからしばらくすると咳が出て，息が苦しくなって目がさめる。そのためか，疲れがなかなかとれない。とくに動くとひどく疲れを感じるようになった。熱はないが，からだがだるくて，咳が出るのでかぜぎみだと思っていた。鼻汁，頭痛，のどの痛みなどはない。胸が痛いこともない。

- 20年前に僧帽弁閉鎖不全症の指摘を受けたが放置し，10年前に動悸と息切れから受診した。内服薬による治療を開始し，服薬は自分で管理できていた。喫煙歴なし。糖尿病歴なし。

◆ 全身の概観とフィジカルイグザミネーション

- 訪問時，ベッド上でテーブルをかかえるように休んでいた。

- 体格は小がらである。だるそうではあるが，会話はできる。毛髪と皮膚は正常，顔色は良好ではないがチアノーゼはない。下肢の浮腫をみとめる。

- 脈拍数は頻脈で110回/分，血圧102/66 mmHg，体温36.7℃，呼吸数20回/分。

● **視診からの情報** 以下のとおりである。

- ベッド上でテーブルをかかえるように起座呼吸をしている。

- 四肢，口唇にチアノーゼはみとめられない。

- 頸静脈の怒張がみとめられる。

● **聴診からの情報** 以下のとおりである。

- 呼吸音の聴取では，あらい断続性副雑音（水泡音，▶193ページ，表4-25）が下肺野で吸息時にのみ確認された。

- 心音の聴取では，Ⅲ音が心尖部で聴取された。

● **触診からの情報** 以下のとおりである。

- 顎下腺と耳下腺の腫脹はみられなかった。

- 下腿の脛骨前面を左右対称性に痛くない程度に約10秒間押すと，圧痕が残った。

- 左鎖骨中線より外側で，第5肋間に心尖拍動が触知できた。

◆ 得られた情報からわかること

　循環器のフィジカルアセスメントでは，緊急性を要するかどうか，基礎疾患のある慢性疾患の増悪であるかについて，迅速・簡便に予測をもって行うことができる。循環器疾患の臨床症状は病態や重症度によって多様であるため，適切な問診が大切である。

● **緊急度・重症度の推測**　Bさんは夜間の息苦しさを訴えてはいるが，胸痛がないこと，問診や意識レベルの観察，全体の概観，フィジカルイグザミ

ネーションの結果から，心筋梗塞・肺梗塞といった緊急性を要する状態ではないと判断できる。しかし，息苦しさがあるため，循環器系・呼吸器系の評価を行う必要がある。

● **アセスメントによる評価**　まず，本人はかぜぎみだと言っているが，発熱，頭痛，のどの痛み，鼻汁，のどの発赤などの症状がないことから，かぜや呼吸器系の感染によるものではないと考えられる。

　次に，既往歴によると僧帽弁閉鎖不全症があること，動悸や息切れなどの症状がすでにみられること，さらには，頸静脈の怒張，水泡音と過剰心音であるⅢ音の聴取，心尖拍動の触診から，心不全を疑わせる症状が確認できた。

　Bさんは慢性心不全の状態にあり，今回はこの慢性心不全が増悪した状況にあると考えられる。また，咳や夜間の呼吸困難，起座呼吸などは，左心不全による肺うっ血を原因とした症状であると思われる。夜間の呼吸困難は，仰臥位となることで循環血液量が増加することと，交感神経の刺激が抑制されて心機能や呼吸中枢が抑制されることによって増悪するといわれている。

　左心不全では喘鳴，ピンク色の泡沫状痰，胸水の貯留，夜間の頻尿，消化器症状などがみられ，右心不全では浮腫，体重増加，食欲不振，吐きけ・嘔吐，下痢，便秘，腹部膨満などがみられる。Bさんの場合には喘鳴，食欲不振，下腿の浮腫がみとめられることから，左心不全から右心不全もおこしていると考えられる。

● **ケアへのつながり**　在宅での心不全患者におけるコントロール指標となる体重測定を行った結果，2週間で3kgもの増加があり，全身性の浮腫を生じていると考えられる。心不全の程度については，血圧の低下がなく，四肢の冷感やチアノーゼなどもみられていないが，医師に報告するとともに，早期の受診行動をとることができるようにBさんとその家族に対応していく。

◆ アセスメント後の経過

　検査の結果，心胸比（CTR）60％，血中脳性ナトリウム利尿ペプチド（BNP）値の上昇などがみとめられた。心不全の急性増悪という医師の診断のもと，酸素投与や利尿薬の投与など，心不全に対する入院加療をしていくこととなった。

4　乳房・腋窩のフィジカルアセスメント

1　乳房・腋窩のフィジカルアセスメントの目的

　日本人女性における乳がんによる死亡数は年々増加している。乳がんは，一般的に早期に発見・治療されるほど，予後は良好である。乳房を観察することによって，しこりやはれを発見し，乳がんの早期発見・早期治療につなげることができる。しこりの大きさが小さいほど生存率が高いこと，また乳がんの発見の契機は腫瘍の触知が約9割を占めていることからも，乳房の観察が重要であることがわかる。しこりが，乳腺症や乳腺炎，乳腺線維腺腫な

どによる場合もあるが，まずはしこりなどを発見して，その後の受診に結びつけることが重要である。

　しこりなどの症状は，表在性で外側からの触診で発見できるため，医療者だけでなく，対象者自身の自己検診法が普及することで早期発見につなげることが望まれている。そのため，医療者が乳房の診査方法を身につけるだけでなく，対象者にも自己検診法を伝達していくことも重要である。

　なお，乳がんは低い割合ではあるが，男性にも発生することを忘れてはならない。

２ 乳房とリンパ系の基礎知識

● **乳房**　乳房は皮膚の付属器であり，妊娠・授乳時に乳汁を分泌するという大切な役割をもつ（○図 4-41）。乳房の位置は第２・３肋間から第６・７肋間の高さにあり，乳房の大きさや形状は体格・肥満度などによりさまざまである。乳房は大胸筋の上に位置し，その間をクーパー靱帯によって支持されている。乳房の支配動脈は内胸動脈・外胸動脈・肋間動脈で，静脈は動脈に沿って存在している。**乳腺**という腺組織が乳頭を中心に放射状に 15〜20 の腺葉に分かれて配列している。その他の大部分は脂肪組織であり，周囲をまもっている。

　また，乳房は体内でつくられる性ホルモンの標的器官であり，小学校低学年から発育が始まり，中学生ころに成人型に達する。それ以降は月経周期に伴う周期性の変化がみられる。卵胞期にはエストロゲンの影響で乳管上皮が増殖し，黄体期に入りプロゲステロンが上昇すると乳房は緊満状態になる。30 代後半から乳腺は後退期に入り，乳腺組織が退縮して脂肪組織におきかわる。

● **リンパ**　毛細血管を流れる血液からは血漿の一部がもれ出て間質液にな

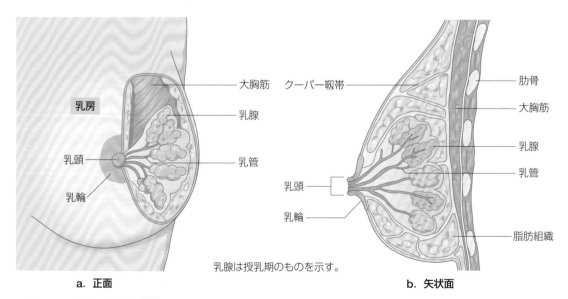

乳腺は授乳期のものを示す。

　　a．正面　　　　　　　　　　　　　　　　　　　b．矢状面

○**図 4-41　女性の乳房の構造**

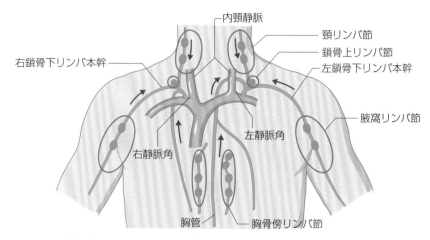

○図 4-42 胸部周囲におけるリンパの流れ

るが，これを集めて再び血液に戻す管が**リンパ管**である。リンパ管を流れる
液を**リンパ**(液)といい，破壊された細胞やリンパ球なども含んでいる。もれ
出した間質液を血液へ戻す機能や体内で発生した不要物を分別する機能のほ
か，異物や病原菌が体内に侵入してくることを阻止する免疫系としての機能
もある。

　リンパ管の合流部でフィルターのはたらきをする粟粒大の器官を**リンパ節**
という。乳腺所属のリンパ節には，腋窩リンパ節・胸骨傍リンパ節・鎖骨上
リンパ節がある(○図 4-42)。乳がんの転移としてはリンパ節転移が多いため，
リンパ節のはれを観察していくことも重要である。

3 乳房・腋窩のフィジカルアセスメントの実際

◆ 自覚症状の確認(問診)

　乳房・リンパ系に関する自覚症状として，次に示すことを確認する。
　①**乳房**　乳房にしこりはないか。ある場合はいつごろからか，大きさやか
たさはどうか，月経周期との関係はあるか。また，乳房の皮膚に赤みやオレ
ンジの皮のようなざらざらした感じはないか，あればいつごろからか。乳房
とその周囲に痛みはないか。あればいつごろからで，どのような痛みか。
　②**乳頭部**　乳頭部にただれやかさぶたはないか。乳頭部から分泌物はない
か。ある場合，分泌物の色はどうか(血液のまじった茶褐色のものか，透き
通ったものか)，においや量はどの程度か。
　③**腋窩**　わきの下にしこりやはれはないか。

> ▶**根拠とポイント**　乳房の皮膚にオレンジの皮のようなざらざらした感じや発赤，熱
> 感，疼痛などがみられる場合は，炎症性乳がんの可能性もある。授乳期以外に
> 乳頭部からの分泌物がみられる場合には，基本的になんらかの異常があると考
> えられる。また，腋窩のしこりやはれは，乳がんのリンパ節転移の有無を判断
> するために行われる。

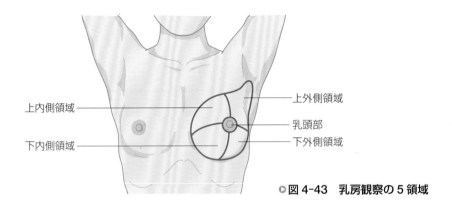

上内側領域

上外側領域

乳頭部

下内側領域

下外側領域

▶図4-43　乳房観察の5領域

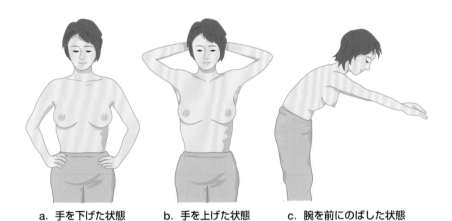

a. 手を下げた状態　　b. 手を上げた状態　　c. 腕を前にのばした状態

▶図4-44　乳房の視診

◆ 視診・触診

　乳房は，5つの領域に分けて観察する（▶図4-43）。視診・触診においては，両方の乳房をきちんと比較しながら行うことが大切である。そのためにも，対象者のプライバシーに配慮し，わかりやすい説明を加えながら，対象者の協力を得て行う。

　立位で視診し，つづいて座位で腋窩の触診，最後に仰臥位で触診するという手順であれば，対象者に負担をかけずに行うことができる。また，月経前は乳房がはり，触診時に痛みが伴うこともあるため，月経周期について確認しておく。また，触診の際には観察者の手をあたためてから行う。

● **視診**　乳房の視診は，次の順序で行う（▶図4-44）。

（1）対象者には手を自然に下げた状態にしてもらい，左右の乳房の大きさ，乳頭部の高さ，引きつれなどの左右の対称性を比較する。乳房の大きさや形には個人差があり，また正常であっても必ずしも左右が対称ではないため，ふだんとの違いを比較していくことが大切である。

（2）次に，腕を頭の上に上げた状態で視診する。通常，皮膚の表面はなめらかであるが，腫瘍が内側にできると皮膚のひきつれやえくぼのような陥

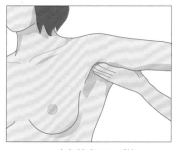

a. 中心腋窩リンパ節

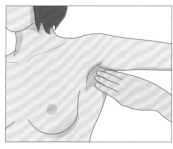

b. 後腋窩リンパ節

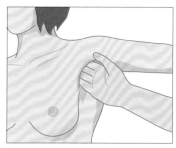

c. 前腋窩リンパ節

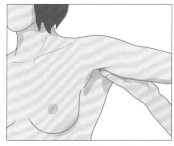

d. 外側腋窩リンパ節

◖**図 4-45　腋窩の触診**
図における観察者の手はすべて右手である。利き手ではないほう（図では左手）で対象者の上腕を持って支えながら実施する。

没ができる。これらを確認する際には，上記のような姿勢に加えて，手をゆっくりと頭の上に上げていく過程でひきつれがおきていないかを観察する。また，腕を前のほうに上げてのばし，ひきつれやくぼみができないかを確認し，皮膚の表面をよく観察していく。表面の皮膚がオレンジの皮のようにザラザラになっていたり，赤くなっていたり，痛みや熱感を伴う場合には，炎症性乳がんの可能性がある。

●**触診**　腋窩，乳房，乳頭・乳輪について触診を行う。まずは座位で行える腋窩の触診を行い，乳房の触診は仰臥位になってから行う。

　①**腋窩の触診**　対象者の脇に立ち，利き手ではないほうで対象者の上腕を持ち，利き手の第 2～4 指の指腹で腋窩を触診する。リンパ節の場所をイメージしながら行う（◖図 4-45）。腋窩の一番奥側に位置する中心腋窩リンパ節（中腋窩線上）から始め，後腋窩線上に位置する後腋窩（肩甲下）リンパ節，前腋窩線上に位置する前腋窩（胸筋）リンパ節を触診し，最後に外側腋窩リンパ節を上腕内側に沿って触診する。リンパ節は正常では触れないが，触れたときは大きさ，位置，圧痛の有無，かたさ，可動性を確認する。リンパ節に転移があると大きく，かたくなり，圧痛が生じ，リンパ液の流れがせきとめられて腕がむくんだり，神経を圧迫して腕のしびれをきたすこともある。

　②**乳房の触診**　触診しやすいように仰臥位になってもらい，腕は頭側に上げ，さらに肩の下にタオルなどを入れ，胸全体が広がり平たくなるようにする。上外側領域は乳がんの好発部位であるため，とくに入念に触診する。

　乳房の触診は，指 3 本（第 2～4 指）の指腹を乳房にあてて移動させることで行う。右手で触診する場合，左手は乳房を押さえ，触診する部位をできるだけ平らになるよう引っぱると触診しやすく，患者への負担も少なくてすむ。

左手で押さえた方向へ右手で図 4-46 の矢印のように触診し，約 1 cm ずつずらしながらしこりや圧痛の有無を確認する。

　腫瘤を感じたら，「右乳房上外側領域，乳頭より 10 時の方向 2 cm の部位に，1 cm 大のしこりあり。可動性なし，圧痛なし」といったように，位置，大きさ，可動性などを記録する。

　③**乳頭・乳輪の触診**　乳頭を軽くつまみ，分泌物の有無を確認する。妊娠後期から授乳期以外に乳汁はみられないが，それ以外の時期に分泌物がみられた場合にはなんらかの異常があるため，分泌物の色や性状を確認する。

5　腹部のフィジカルアセスメント

1　腹部のフィジカルアセスメントの目的

　腹部とは，横隔膜から骨盤底部（恥骨結合のところ）までの部位をさし，消化器系，泌尿器系，生殖器系などの臓器が位置している。ここでは，消化器系のみに焦点をあてる。

　消化器系は，口から食物を取り入れ，取り入れた食物の消化・吸収・排泄

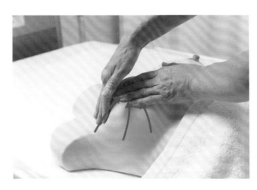

図 4-46　乳房の触診

MOVIE

---

column 乳がんの自己検診法

　乳がんの早期発見をはかるため，月 1 回の自己検診が推奨されている。行う時期は生理が終わったあと 4〜5 日とし，閉経後は日を決めて毎月実施する。
（1）鏡の前で上半身裸になり，腕を下げた状態および腕を上げた状態で乳房を観察する。乳房の大きさや左右の対称性に変化はないか（個人差があるためふだんの状態と比較する），極端なくぼみ，皮膚の異常，オレンジの皮様の浮腫や発赤はないか，乳頭に陥没がないか，乳頭からの異常分泌はないか（ある場合は，水様，漿液性，血性などの性状）について確認する。
（2）次に横になって触診をする。背中の下にタオルを

敷くと乳房が平たくなり触診しやすくなる。触診に際しては，第 2〜4 指の指腹で軽く行う。乳房の内側半分を触診する際は，触診する側の腕を頭の上に上げ，乳頭から胸骨方向へやさしく触診する。外側半分を触診する際は，腕を下ろして外側から乳房方向へ水平に触診する。とくに上外側領域は乳がんのできやすい部位であるが，ほかの領域と比べて乳腺が結節状に触れやすく間違いやすいため，ていねいに行うことと，前回との比較を行うことが重要である。
（3）座位になり，腋窩にしこりがないかを確認する。

を行う。生命の維持や成長・発達，活動に必要なエネルギーの補給を行う，生きていくうえで重要な器官系である。腹部の消化器系をアセスメントすることによって，栄養状態のほか，炎症や腫瘍の有無，腸管の動きの異常，腸閉塞などの徴候を確認することができる。

2　腹部の基礎知識

● **腹部臓器の位置関係**　消化器系は，口から咽頭，食道，胃，小腸（十二指腸，空腸，回腸），大腸（盲腸，上行結腸，横行結腸，下行結腸，S状結腸，直腸），肛門まで続く1本の消化管と，これらに付属する膵臓，肝臓，胆嚢で構成されている（◖図 4-47）。

　アセスメントを進める際には，腹部を区分けして観察する（◖図 4-48）。

　4区分法では，臍と胸骨中央線を基準に，右上腹部・左上腹部・右下腹部・左下腹部に分ける。右上腹部には肝臓，胆嚢，十二指腸，膵頭部，右副腎，右腎の一部，結腸の肝彎曲部，上行結腸と横行結腸の一部などが位置している。腹部を体表から4区分した場合に臓器の位置がどこにあるのかをイメージしていくことが大切である。

　同様に**9区分法**では，横の基準を肋骨弓下縁と上前腸骨棘，縦の基準を左右の鎖骨中線として区切り，心窩部，左右季肋部，臍部，左右側腹部，下腹部，左右腸骨部に分ける。

　両方の区分法を理解し，目的に応じてわかりやすいほうを選択し，使い分けられるようにする。

● **腹膜腔**　腹部の臓器の多くは膜におおわれており，これを**腹膜**という。臓器の表面をおおう腹膜（臓側腹膜）と腹壁の内面をおおう腹膜（壁側腹膜）があり，2つの腹膜にはさまれた空間を**腹膜腔**という。腹部を理解するうえでは，腹膜腔の構造と腹部臓器との関係性が重要である。

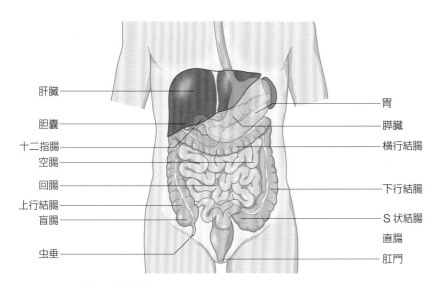

◖図 4-47　消化器系の概観

肝臓
胆嚢
十二指腸
空腸
回腸
上行結腸
盲腸
虫垂

胃
膵臓
横行結腸
下行結腸
S状結腸
直腸
肛門

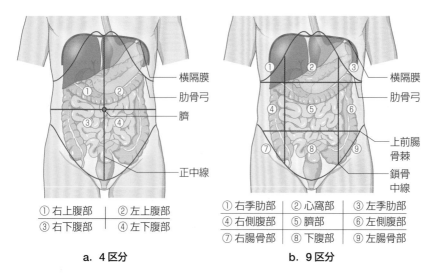

a. 4 区分

| ① 右上腹部 | ② 左上腹部 |
| ③ 右下腹部 | ④ 左下腹部 |

b. 9 区分

① 右季肋部	② 心窩部	③ 左季肋部
④ 右側腹部	⑤ 臍部	⑥ 左側腹部
⑦ 右腸骨部	⑧ 下腹部	⑨ 左腸骨部

▷**図 4-48　腹部の体表区分**

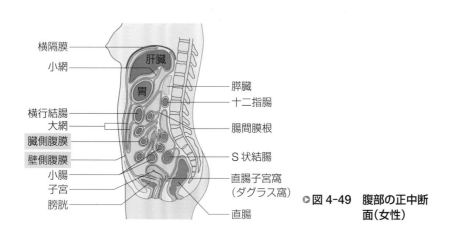

▷**図 4-49　腹部の正中断面（女性）**

　腹膜腔の内側は少量の漿液を含む閉ざされた空間で，腹部の臓器は腹膜腔の外側にあり，腹膜の中に臓器が陥入している（▷図 4-49）。腹膜と臓器の位置関係は，風船（腹膜）に拳（臓器）をあてて押し込んだ状態を考えると理解しやすい。▷図 4-49 をみると，大網の垂れ下がった様子や，腸をぐるりと腸間膜が取り囲んでいることがわかる。下行・上行結腸は後腹膜に固定されているが，横行結腸とＳ状結腸は腸間膜に取り囲まれており，後腹膜に固定されていない。

　栄養状態の悪化によって低タンパク質血症がおこると，組織の細胞から漏出した水分が腹膜腔内にたまる。これを**漏出性腹水**という。

　急性虫垂炎・胆囊炎・膵炎などの臓器の炎症が腹膜へ波及することによって生じる傷害，あるいは消化管疾患や腸間膜の虚血による消化管穿孔❶によって，胃液や胆汁などが腹膜へ漏出すると，急性腹膜炎が生じる。急性腹膜炎では，腹膜の侵害受容器により激しい腹痛がみられる。

● **消化器の機能**　口・食道・胃・十二指腸・小腸・大腸・肛門は一本の消化管としてつながっており，食物を口から取り入れ，消化し，栄養分・水分

▭ NOTE

❶消化管穿孔
　消化管の穿孔が原因となる急性腹膜炎では，急激に症状が始まり，激しい腹痛のほか，発熱，嘔吐，白血球増加，筋緊張，腸蠕動音の消失，圧痛，筋性防御などがみられる。

を取り込み，食物残渣などを便として排泄するしくみになっている。膵臓や胆嚢，肝臓はこの消化管の機械的消化機能とは異なる化学的な消化機能をもっており，酵素を含んだ消化液による消化を行っている。

● **腹部の血管の走行**　腹部大動脈は上腹部の中心よりやや左側にあり，臍の約2cm下で左右の総腸骨動脈に分岐している。腹部大動脈瘤がある場合は，血管雑音が聞かれる。

3 腹部のフィジカルアセスメントの実際

◆ 自覚症状の確認（問診）

①**腹痛**　まず，発熱や下痢，吐きけ・嘔吐の有無を確認し，感染性のものでないかを判断する。そのうえで，いつから・どの程度の痛みがどのくらい続くのかを確認する。突然おこる強い腹痛は緊急性が高く，消化管の穿孔や腹部大動脈瘤破裂などのほか，差し込むような鋭い痛みで苦悶様の表情の場合（**疝痛発作**）には，消化性潰瘍や腹膜炎，胆石発作，急性膵炎なども疑われる。

じわじわと続く鈍痛か，ときどき痛みが差し込むような間欠痛かなど，痛みの状態を具体的に患者の表現から読みとるようにする。

また，食事との関係があるかについても確認する。たとえば，食後にのみ上腹部痛がある場合には胆石症が，空腹時にのみ上腹部痛がある場合は十二指腸潰瘍が考えられる。

痛みのある部位が限局的か全体的かについても確認する。限局した部位の表現には区分法を使用し，心窩部痛や右下腹部痛のように表現する。ただし，腹腔内臓器には感覚神経がないため，痛みのある部位と臓器の位置関係は一致しないことが多い。

②**食欲不振・増進**　いつから始まったのか，食事量はどのくらいか，1日の食事の回数や時間との関係をみていく。明らかな体重減少を伴う食欲不振がある場合は，悪性腫瘍や抑うつ状態などが考えられる。

③**吐きけ（悪心）・嘔吐**　どのようなときにおこるのかを確認する。食後数時間して嘔吐を繰り返す場合は，胃がんなどの上部消化管の腫瘍による通過障害も考えられる。また，持続時間や吐物の内容も確認する。吐物は消化状態や血液の混入の有無を見る。多量の消化管出血が持続している場合は鮮紅色となる。消化管出血であっても出血がゆっくりな場合やすでにとまっている場合には，血液が胃酸で酸化されるため，吐いた血液がコーヒーかす（残渣）のように見える。

④**鼓腸や腸蠕動の低下・亢進**　いつから始まったのか，どの程度か，どのくらいの時間か，腹部の手術歴あるいは外傷の有無などについて確認する。

⑤**便秘または下痢**　いつから始まったのか，便の性状はどうか（下痢様かどうか，どのような色か，粘液や血液はまじっているか，においや未消化物はあるか）について確認する。黒色便は，消化管の上部に位置する食道・胃・小腸などからの出血がある場合にみられる。色が黒いのは出血した血液

が胃酸や酵素，腸内細菌などにより分解されるためである。また，血便はおもに大腸で出血がおきた場合にみられる。

◆ アセスメントの準備と流れ

　腹部のアセスメントでは肌を露出するため，プライバシーを保つことができ，また仰臥位になれる場所を選ぶ。対象者には，腹部の触診なども行うため，事前に排泄をすませておいてもらう。

　アセスメントを行う際には，剣状突起から恥骨結合までを露出してもらう。それ以外の部位はタオルなどでおおい，露出を最低限に抑えるように配慮する。一般的にほかの部位では聴診を最後に行うが，腹部では先に触診・打診をしてしまうと腸蠕動に刺激を加えることになるため，触診を最後に行う。また，痛みのある部位を圧迫すると痛みを増強させることになるため，痛みのある部位の触診・打診は最後に行う。

◆ 視診

　①皮膚の状態　皮膚のはり，変色，発疹，病変，妊娠線や線条の長さ・色など，腹部の皮膚の状態や腹壁静脈の怒張（メドゥーサの頭❶）の有無をみる。皮膚線条は皮膚が一度拡張したあとに弛緩した場合にみられるもので，急な体重変化，腹水貯留，妊娠などを示す。

　②腹部全体の膨隆の程度　視線を対象者の腹壁の高さに合わせて，側面から腹部の膨満，陥没，左右対称性などを観察する（◐図4-50）。腹部の膨満については，剣状突起と恥骨結合を結んだ線より上になっていれば膨満と判断する。膨満の原因としては，肥満，腹水，鼓腸，妊娠などが考えられる。また，表在性に腹壁が膨隆している場合には，腹壁ヘルニアなどが考えられる。

　③腹部大動脈の拍動　対象者がやせている場合には，正常な状態でも腹部大動脈の拍動が臍の近くで観察できる。腹部の拍動がみられる場合には，腹部大動脈瘤の可能性もあるため，注意を要する。

◆ 聴診

　基本的に腹部の触診は，看護職者が患者の右側に立ち，患者の表情を確認しながら右手を用いて行う。そのため，聴診も患者の右側に立ったときに近い部位で行う。

◻NOTE
❶メドゥーサの頭
　門脈圧亢進時に見られる臍を中心とした放射状の皮下静脈の怒張。

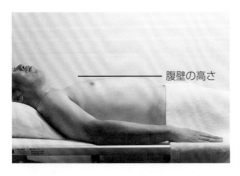

◐図4-50　腹部の視診
観察者の視線を腹壁の高さに合わせ，側面から観察する。

①**腸蠕動音**　聴診器の膜面を用いて，腸蠕動音の性状を観察する。聴診器をあてる力は最小限にし，腹壁に強く押しつけすぎないようにする。聴診する部位は1か所とし，移動させる必要はない（4分割法の右下腹部での聴診が基本）。聴診する時間は1分程度とし，その間にグウ，グル，キュルキュルといった音が不規則に生じるかを聴取する。この音は腸蠕動によって腸管内のガスや液体が移動することによる共鳴音であり，**グル音** gurgle ともよばれる。

腸蠕動音の低下（減弱）の場合，腸閉塞（閉塞性・絞扼性）かイレウス❶（麻痺性腸閉塞）が考えられる。経過を注意して観察する。

また，腸蠕動が亢進している場合は，狭い腸管腔を内容物が通過しようとして高い音となる。腸の炎症や下痢，腸閉塞（閉塞性・絞扼性）の可能性が考えられる。腸閉塞では狭窄部をガスや貯留液が通過するため，周期の短い金属性の高ピッチな蠕動音が聞かれる。

②**血管雑音**　腹部大動脈瘤や大動脈狭窄，腎動脈狭窄などがある場合，臍の近くで低調性の血管雑音が聞かれる。

NOTE
❶**腸閉塞とイレウス**
　従来，わが国では腸閉塞とイレウスは同義語として扱われてきた。しかし，欧米ではイレウスは機能的腸閉塞（麻痺性腸閉塞）のみを意味しており，わが国でも『急性腹症診療ガイドライン2015』の提言に基づき区別されるようになった。

◆ 打診

①**腸内のガスの貯留**　胃や腸管の部分にはガスが貯留しているため，打診を行うと多くの場合では鼓音が聞かれる。一般的に小腸にはガスが存在しないが，腸閉塞や便秘などの際にはガスが充満するために鼓音が聞かれる。また，便秘の場合は，便塊のある部位で濁音が聞かれる。膀胱に尿が充満している場合にも濁音が聞かれるので，区別が必要である。

②**腹水の有無**　ガスが貯留している場合は鼓音が，液体（**腹水**）が貯留している場合は濁音が聞かれる。腹水の貯留があるとき，片手を側腹部にあて，反対側の側腹部を軽く叩打するとその振動（波動）が手に伝わる（○図4-51）。ただし，皮下脂肪でも同じように波動が伝わるため，もう1人の手を腹壁の中央に立てて遮断しても伝わるものが腹水であり，このようにして区別する。

③**肝濁音界**　右鎖骨中線に沿って肺（清音が聞かれる部分）から下方へ軽く打診していくと，濁音に変化する境界がある。この境界を**肝濁音界**とよび，肝臓の上縁となる。肝臓の大きさが観察でき，正常な場合の肺と肝臓の境界

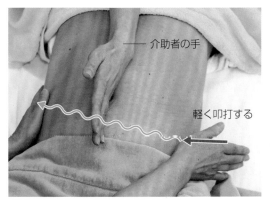

介助者の手

軽く叩打する

○図4-51　打診による腹水の感知
腹水の貯留がある場合には，波動が伝わる。

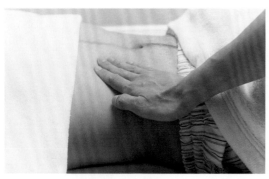

a. 浅い触診

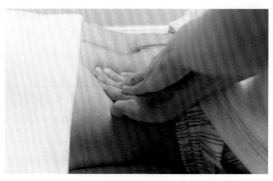

b. 深い触診

◉**図 4-52　腹部の触診**
浅い触診と深い触診のいずれにおいても，対象者に軽く膝を
曲げてもらい，腹壁の緊張をといたうえで行う。

は右鎖骨中線上・第6肋骨下縁か第6肋間である。

　④**叩打痛**　発熱と尿路感染症状（頻尿や残尿感）がある人で，右背部の肋骨
脊柱角付近を中心に叩打して痛みがある場合には，腎盂腎炎の可能性がある。

◆ 触診

　腹部の触診法には，浅い触診と深い触診がある。どちらも対象者に膝を軽
く曲げてもらい，十分に腹壁の緊張をといてもらうことが大切である。

　①**浅い触診**　手の指（第2〜4指）をのばしてそろえ，皮膚が1〜2 cm沈む
程度に軽く押さえながら，手の力を抜いて軽く触診する（◉図4-52-a）。4区
分の領域を順番に，そこにはどの臓器があるのかをイメージしながらやさし
く手を動かしていく。正常な場合には圧痛や腫瘤がなく，腹部はやわらかく，
腹壁反射のような緊張はない。腹膜炎などの腹腔内に炎症がある場合には，
腹筋が収縮して板のようにかたくなっている。軽く圧迫しただけで下から突
き上げるような緊張（**筋性防御**〔デファンスあるいはディフェンス〕）がみられ
る。腹部全体に緊張がみられる場合は腹膜炎が疑われる。

　②**深い触診**　腹部を4〜5 cm沈む程度に触診する。両手を使うことも多
く，その場合には利き手を下側にして行う（◉図4-52-b）。圧を加えて圧痛や
抵抗がないかを調べるため，対象者には腹壁に力が入らないよう膝を曲げて
リラックスしてもらう。正常な場合でも，剣状突起部，盲腸部，S状結腸部
には圧痛がみられる。胃・十二指腸の疾患では心窩部に，胆石や胆囊炎では
右季肋部に，虫垂炎では右下腹部と下腹部正中に限局した圧痛がみられる。

　③**圧痛点と反跳圧痛**　臍と右上前腸骨棘を結ぶ線上の右1/3の位置を**マッ
クバーニーの点**，左右の上前腸骨棘を結ぶ線上の右1/3の位置を**ランツの点**
という（◉図4-53-a）。これらの部位に圧痛がみられる場合には急性虫垂炎が
疑われるため，**急性虫垂炎の圧痛点**という。

　また，虫垂炎による消化管穿孔のために腹膜炎を生じた場合，腹部の一部
位に指を垂直に立てて深く押して急に離すと，腹膜刺激症状による強い痛み
がみられる。これを**反跳圧痛（ブルンベルグ徴候）**といい，緊急処置を要する

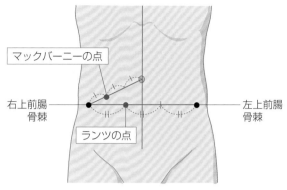

a. 虫垂炎の圧痛点

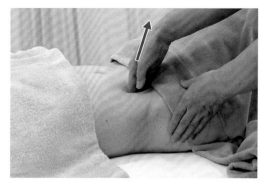

b. 反跳圧痛(ブルンベルグ徴候)の確認
右下腹部を深く押し,急に離す。

▶図 4-53　圧痛点と反跳圧痛

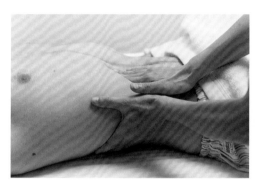

▶図 4-54　肝臓の触診
患者が息を吐くのに合わせて,両手で肝臓をはさむようにして触診する。

MOVIE

状態である(▶図 4-53-b)。

　④肝臓の触診　腹壁の緊張をとるため対象者には両膝を立ててもらい,対象者の右側から行う。打診によって推定した肝臓下縁よりも下腿側に観察者の右手を置き,左手は対象者の背部にあてて右手方向へ押し上げる(▶図4-54)。対象者に深呼吸してもらい,息を吐くのに合わせて右手と左手で肝臓をはさむように触診する。肝硬変などの場合には,かたさや表面の性状に異常がみられる。

4 事例で学ぶ腹部のフィジカルアセスメント

　これまで学んできた腹部のフィジカルアセスメントについて,次の事例をもとにして,アセスメントを展開していく様子をみていこう。

> **事例**
>
> 　62 歳の C さんは世話好きな女性で,少し大きめのからだを揺すりながら汗をふきふき,毎朝お寺の境内を掃除している。まだ残暑が厳しい夏の日,22 時ごろに上腹部の差し込むような痛み(疝痛)にみまわれた。痛みが強く,2 時間以上たっても一向におさまらないので,夫に頼んで救急車を呼んでもらい,0 時ごろに来院した。

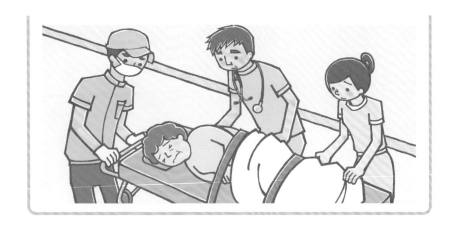

◆ 問診：自覚症状の確認と経過

- 上腹部の差し込むような痛みがある。以前からときどき腹痛はあったが，少しがまんすればおさまっていた。現在の痛みは，じっとしていると少しやわらぐこともある。
- 20時ごろに夕食を食べたが，魚介類の摂取はない。
- 痛みによる随伴症状と関連する症状（吐きけ・嘔吐，吐血，下血，血便）はない。腹痛を自覚してからの排便はないが，昨朝に便通があった。数年前から肩こりや背中の痛みがあった。ほかの既往歴はない。

◆ 全身の概観とフィジカルイグザミネーション

- 体格がよく，はりのある頬，全体として太った印象で，皮下脂肪が厚そうに見える。
- 苦悶様の表情であり，冷や汗をかき顔面は蒼白。黄疸はない。
- 上腹部を押さえ，上体を折り曲げている。
- バイタルサインに異常はみられない。
- **視診からの情報**　腹部の全体的な膨隆をみとめる。
- **聴診からの情報**　腸蠕動音の亢進および減弱はない。
- **触診からの情報**　右季肋部に圧痛をみとめる。波動や筋性防御，反跳圧痛はない。
- **打診からの情報**　鼓音を呈する部分はわずかである。

◆ 得られた情報からわかること

　腹部のフィジカルアセスメントでは，異常があるかどうか，緊急性を要するかどうか，重症かどうかを推測することが肝要である。単に，「圧痛がある」という情報だけでは不十分であり，それがどのような意味をもつのかを考え，問診を含むほかの身体診査の情報とつなぎ合わせることで，患者の体内でおきていることをいち早く推測し，必要なケアを選択していく。

- **緊急度・重症度の推測**　Cさんは疝痛を訴えているが，問診や全体の概観，聴診・触診などのフィジカルイグザミネーションによると，現在のとこ

ろ発熱や血圧低下を含むバイタルサインの異常はみとめられず，意識レベルの低下もないこと，また吐血・下血および黄疸，筋性防御や反跳圧痛などの腹膜刺激症状もないことなどから，急性腹症や消化管出血のような緊急性のあるものではなさそうだと考えられる。

● **アセスメントによる評価**　Cさんには腹部の膨隆があるが，聴診・触診・打診によって鼓腸や腹水はみとめられず，問診内容から妊娠や宿便も考えにくく，太った印象や皮下脂肪の厚みから肥満によるものと考えられた。

痛みを感じる部位は腹腔内の臓器の位置とは一致していないこと，Cさんが訴えている疝痛が右上腹部にあること，圧痛が右季肋部にみとめられることから，消化性潰瘍や胆石発作，腎結石，急性膵炎，腸閉塞に関連する情報収集を優先する。

● **ケアへのつながり**　Cさんは，疝痛のために苦悶様の表情をし，冷や汗をかき，腹部を押さえ，上体を丸めている。まずは腹痛が軽減するような姿勢が保てるよう，場所の確保や掛け物の調整を行う。

腹痛は消化器疾患だけでなく，全身疾患や胸部臓器の疾患の可能性があり，診察や検査を待つ間にも症状の悪化や急変も予測されるため，ショック症状の徴候を含めたバイタルサインの変化を観察しながら，吐きけ・嘔吐に備えたガーグルベースン❶の準備や，対症療法としての鎮痛薬投与あるいはショック時のためのルートの確保を行っていく。

■NOTE
❶ガーグルベースン
　ベッド上，臥床した状態で含嗽した水や嘔吐物を受けるための容器。

◆ **アセスメント後の経過**

検査の結果，Cさんには1cm大の胆石が見つかった。急性胆嚢炎などの合併症はおこしておらず，鎮痛薬の点滴投与を受けて帰宅した。その後，1か月たってから胆嚢摘出術を行った。

6 筋・骨格系のフィジカルアセスメント

1 筋・骨格系のフィジカルアセスメントの目的

私たちのふだんの日常生活動作 activity of daily living（ADL）は，**骨格筋**の収縮・弛緩や関節の動きによってなりたち，その骨格筋は神経系の支配によって動いている。筋・骨格系のフィジカルアセスメントにおける最終的な目的は，骨格筋の力や関節の動きを観察し，それらが対象者の日常生活動作にどのような影響を及ぼしているのかを考えていくことである。

2 筋・骨格系の基礎知識

人体において筋肉は，全体重の約40％を占めている。筋肉には横紋筋と平滑筋の2種類があり，横紋筋には骨格筋と心筋がある。骨格筋は**随意筋**（自分の意思で動かす筋肉），心筋は**不随意筋**（自分の意思とは無関係に動き，自律神経によって調節される筋肉）である。平滑筋には消化管壁や血管壁を構成する筋や，瞳孔括約筋などがあり，これも不随意筋である。運動にかか

◯表4-26　基本的な関節の動き

屈曲と伸展	基本肢位にある隣接する2つの部位が近づく動きを屈曲，遠ざかる動きを伸展という。基本的に矢状面の運動である。頸部，肩関節，肘関節，手関節，股関節，膝関節などにみられる。
背屈と底屈	足関節や足部において足背への動きを背屈，足底への動きを底屈という。矢状面の運動である。
外転と内転	体幹から遠ざかる動きを外転，近づく動きを内転という。多くは前額面の運動である。肩関節や股関節にみられる。
外旋と内旋	肩関節および股関節において，それぞれ上腕軸または大腿軸を中心にして，外方へ回旋する動きを外旋，内方へ回旋する動きを内旋という。
回外と回内	前腕において，前腕軸を中心にして外方に回旋する（手掌を上に向ける）動きを回外，内方へ回旋する（手掌を下に向ける）動きを回内という。
水平屈曲と水平伸展	肩関節を90度外転した状態から，上肢を前方へ屈曲する動きを水平屈曲，後方へ伸展する動きを水平伸展という。水平面の運動である。

（日本整形外科学会・日本リハビリテーション医学会：関節可動域表示ならびに測定法．2022 をもとに作成）

わるのは，骨格筋である。

　関節とは骨と骨が連結している部位であり，この関節の動きによって私たちはさまざまな運動を行うことができる（◯表4-26）❶。ただし，私たちの身体の動きは関節そのものが動くことによって行われているのではなく，関節の両側の骨に腱でつながっている骨格筋が収縮することで，関節が動き，身体が動いているのである。

　骨格筋の運動は，大脳皮質の運動野からの命令が下行伝導路によって脊髄の前角の運動神経細胞に伝えられ，さらに遠心性の運動神経線維によって目的の筋肉へと伝えられることで行われる。たとえば肘関節を屈曲させる場合には，大脳皮質の運動野から上腕二頭筋や上腕筋に収縮の指令が出され，肘関節の屈曲がおきる（◯図4-55）。逆に肘関節を伸展させる場合には，上腕三頭筋に収縮の指令が出され，肘関節の伸展がおきる。これらの経路のどこかに問題があれば，関節の運動になんらかの変化が生じることになる。

▶MOVIE
❶関節の動き

3　筋・骨格系のフィジカルアセスメントの実際

◆　自覚症状の確認（問診）

　筋肉と関節に関する自覚症状として，①疼痛・熱感，②関節の発赤・腫脹，③関節のこわばり感，④関節の動かしにくさ（可動域の制限），⑤筋力が低下した感覚，⑥感覚鈍麻などの有無を確認する。

　さらに自覚症状が確認された場合には，いつごろからその症状が出現したか，左右両方にみられるか，つねにその症状があるか，軽減・増強するのはどのようなときか，その症状のために ADL で不自由を感じる動作はないか，などについてさらに詳細に聴取していく。

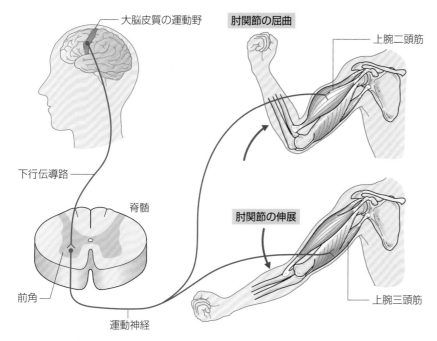

○図 4-55　肘関節の屈曲と伸展

◆ **視診・触診**

　問診によって自覚症状が確認された部位については，必ず視診および触診を行う。

　視診では，皮膚の色を観察し，あわせて発赤や腫脹，骨突出などの変形の有無を確認する。また触診では，圧痛，熱感や冷感，浮腫，関節の可動域制限，知覚の左右差の有無を確認する。

◆ **関節可動域の観察**

　関節の動きを観察する際には，いわゆる「気をつけ」の姿勢から手のひらを前方へ向けた姿勢を基準とし，これを**解剖学的正位**という（○図 4-56）。また，人体をあらわす際に基準となる面としては，**正中面**（身体を左右に等分する），**矢状面**（正中面に平行な面），**水平面**（解剖学的正位において地面に平行な面），**前額面**（矢状面と水平面に垂直な，額に平行な面）がある。

　関節の動きには，**屈曲・伸展**，**外転・内転**，**外旋・内旋**，**回外・回内**などがあり（○表 4-26），各関節が動く範囲を**関節可動域** range of motion（**ROM**）という（○361 ページ，巻末資料 2「関節可動域」）。

●**観察方法**　それぞれの関節可動域を観察する前に，必ず視診・触診を行い，関節の発赤や腫脹，熱感などの炎症所見がないか，また関節を動かす際に音がしないかを確認する。自覚症状や炎症所見が確認される場合は，無理に関節可動域の観察は行わない。

　関節可動域の測定においては，基本軸と移動軸を確認し，移動軸となる部

分を移動させ，2つの軸がなす角度を測定する（●図4-57）。通常は5度きざみで測定する。基本的には他動運動による測定値を記録として記載し，もし自動運動による測定であるならその旨を明記する。大腿骨頸部骨折後における股関節の可動域測定など，障害がある部位の関節可動域を測定する場合には，自動運動での測定を先に行い，そののちに他動運動での測定を行うとよい。また左右差を比べる際には，健側から測定するとよい。

<img_1 をここに> **根拠とポイント**　自動運動を先に行うことで，筋力の程度や関節を動かした際に痛みが出現する状況，実際の可動範囲などがわかる。また健側から行うのは，患側を測定する際の基準の確認ができ，また対象の不安を軽減させることにもつながるためである。

　関節可動域は，関節や骨格筋の疾患がなくても年齢などの影響で変化していくため，厳密な正常値はなく，参考可動域角度と比較することで評価を行う。また，経時的な視点で評価していくことも必要である。

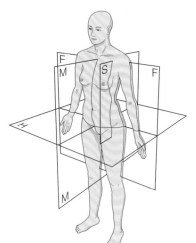

●**図 4-56　解剖学的正位と基準面**
F：前頭面（前額面）
H：水平面
S：矢状面
M：正中面（矢状面のうち，身体の中央を通るもの）

---

column　**看護職者の手の感覚**

　関節可動域を客観的に評価していくために，フィジカルアセスメントとして角度計を用いて測定することは確かに有用である。しかし，毎日の援助を行うなかで，患者の関節に触れ，関節可動域訓練などを行いながらでも，可動域が拡大しているかどうかを確認することはできる。たとえば，股関節の屈曲運動を行いながら，その可動域が拡大したかどうかは，図のように看護職者の手に感じる抵抗から評価できる。このように，看護職者の手の感覚も大事にしながら，患者の状態を評価していくことが大切である。

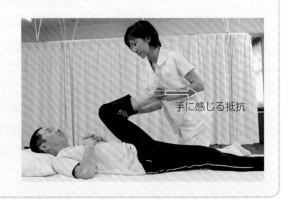

手に感じる抵抗

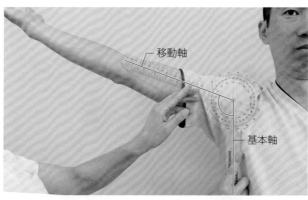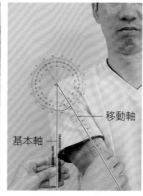

a. 肩関節の外転(左)・内転(右)

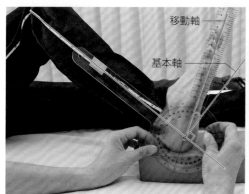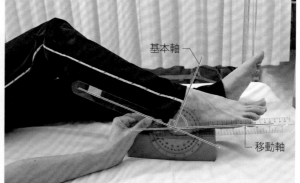

b. 足関節の背屈(左)・底屈(右)

◉図4-57 関節可動域の測定

◆ 徒手筋力テスト(MMT)

　筋力とは，随意的な筋の収縮によっておこる筋の張力である。筋力はきたえることによって増強し，使わなければ低下していく。たとえば，廃用症候群である。また，運動をつかさどる神経系(◉223ページ，図4-55)の障害によって筋力を失うことがある。この筋力を評価する方法の1つが**徒手筋力テスト** manual muscle testing(**MMT**)である(◉図4-58)。MMTの判定基準は◉表4-27のとおりである。

　MMTの実施にあたっては，まず段階3「重力に抗して運動ができるかどうか」の評価から行う。その後，段階3の結果によって，段階4・5，または段階2・1・0の評価を行っていく。段階4・5の評価において抵抗を加えるときは，運動がおこる関節の遠位端に力を加えることが基本である。また，左右差を評価することや，経時的な視点で評価していくことも必要である。

▶**根拠とポイント**　抵抗を加えるにあたっては，可能な限り，同じ抵抗を加える同一の検査者が行い，抵抗を加える部位を統一し，抵抗を加える手をつねに利き手とするなどの配慮が必要である。左右差を比べるのは，患側の筋力低下がどの程度かがわかりやすいためである。

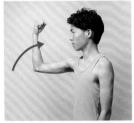
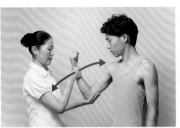
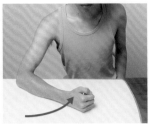

| 実施者が力を加える方向 |
| 対象者が力を加える方向 |

MMT3　　　　　　　　MMT5・4　　　　　　　　MMT2

a．上腕二頭筋（肘関節の屈曲）

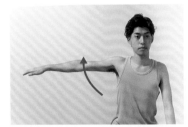
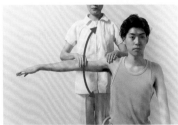
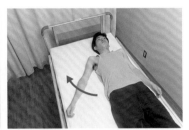

MMT3　　　　　　　　MMT5・4　　　　　　　　MMT2

b．三角筋（肩関節の外転）

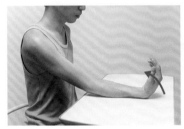
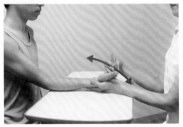
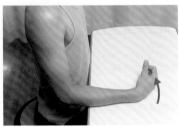

MMT3　　　　　　　　MMT5・4　　　　　　　　MMT2

c．手根屈筋群（手関節の屈曲）

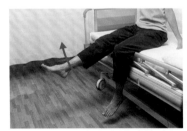
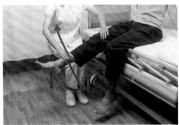
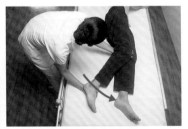

MMT3　　　　　　　　MMT5・4　　　　　　　　MMT2

d．大腿四頭筋（膝関節の伸展）

◎図4-58　MMTの実施方法

MOVIE

◆ 関節可動域測定・徒手筋力テストによるADLの　アセスメント

　ADLをアセスメントする方法として，関節可動域測定とMMTが利用できる。関節可動域の制限や筋力低下がみとめられた場合，患者の日常生活に

○表 4-27　MMT の判定基準

段階（表示方法）	判定する基準
正常（N：normal，5）	健常筋と同じ筋力を有する。強い抵抗を加えても運動ができる。
優　（G：good，4）	正常より弱いが，抵抗力・重力に抗して運動ができる。
良　（F：fair，3）	重力に抗して運動ができる。
可　（P：poor，2）	重力を除くと運動ができる。
不可（T：trace，1）	視診や触診によって筋収縮はみとめられるが運動はできない。
ゼロ（0：zero，0）	視診や触診によっても筋収縮がみとめられない。

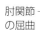
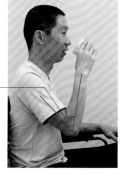
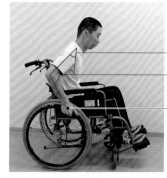

肘関節
の屈曲

肩関節の伸展

肘関節の屈曲

タイヤを押して
車椅子を動かす
には，手根伸筋
群・上腕三頭筋
MMT4〜5 が必
要

a．飲み物を口に運ぶ　　　b．車椅子で自走する

○図 4-59　ADL と筋力・関節可動域の関係

どのような支障が生じるのかを考え，必要な援助を実施していくことは看護
職者の大きな役割である。

　たとえば，座位でコップの水を飲むときの動作について考えてみよう（○
図 4-59-a）。この動作が円滑に行われるためには，まず座位の体位をとる必
要がある。そのためには，股関節・膝関節・足関節をそれぞれ 90 度に屈曲
することが必要である。さらにコップの水を口まで運ぶためには，約 30〜
45 度の肩関節の屈曲と，約 120〜130 度の肘関節の屈曲，約 15 度の手関節
の背屈といった関節可動域が必要となる。さらには，水の入ったコップを持
ちつづけることができる筋力，とくに手関節・手指の筋力が必要となる。

　ほかにも，車椅子をスムーズに自走させるためには，約 30 度の肩関節の
伸展と，約 90〜100 度の肘関節の屈曲が必要となり，さらに車椅子のタイヤ
を押すためには手根伸筋群と上腕三頭筋で MMT 4 以上の筋力が必要である
（○図 4-59-b）。

　こうした関節可動域に制限や，筋力の低下がある場合には，ADL に困難
が生じてくる。ADL に支障がある場合には，生活動作の再獲得を目標とし
て，関節可動域の拡大や筋力増強のために必要な訓練を検討する。それとと
もに，経時的にその関節可動域や筋力を観察し，自助具の使用など，動作を
補うための援助を考えていくことが必要である。

4　事例で学ぶ筋・骨格系のフィジカルアセスメント

　これまで学んできた筋・骨格系のフィジカルアセスメントについて，次の事例をもとにして，アセスメントを展開していく様子をみていこう。

> **事例**
>
> 　小学校の教員である 57 歳の D さん(女性)は，両側性の変形性膝関節症である。
>
> 　3 日前に全身麻酔下にて左の人工膝関節全置換術を行った。すでに膀胱留置カテーテルは抜去されており，現在の安静度は院内および病棟内であれば車椅子での活動が可能で，病室では持続的他動運動(CPM)を実施，リハビリ室でのリハビリテーションを行っている。しかし D さんは「あまり動きたくない」と表情を曇らせている。

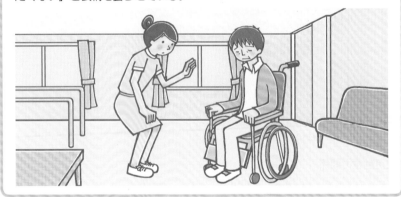

◆ 問診：自覚症状の確認と経過

- 創部に疼痛がある。痛みは体動時と持続的他動運動の実施時に強くなり，安静時には感じないという。
- 体動時・安静時ともに，しびれている感覚はない。

◆ 全身の概観とフィジカルイグザミネーション

- きちんとした入院生活を送っており，良肢位の保持もできている。
- 体温 36.6℃，血圧 128/85 mmHg，脈拍 98 回/分，呼吸数 20 回/分，SpO₂ 98％である。
- 膝関節の可動域は，持続的他動運動で約 110 度である。
- **視診から得られた情報**　以下のとおりである。
- 創部をおおっているガーゼに滲出液による汚染はない。
- 患側の創部周辺の腫脹が著明である。
- 足趾運動と足関節の背屈運動はともに良好。ホーマンズ徴候❶はない。
- **触診から得られた情報**　以下のとおりである。
- 患側の創部周囲は健側に比べて熱感があり，弾性ストッキング下の下腿はやや冷感を感じる。

> **NOTE**
> ❶**ホーマンズ** Homans **徴候**
> 　足関節を他動的に背屈させたときに生じる腓腹部の痛みのこと。

・足背動脈の触知に左右差はない。

◆ 得られた情報からわかること

筋・骨格系のフィジカルアセスメントでは，筋・骨格の動きが正常範囲か，異常があればその原因はなにかを推測し，対象者の日常生活動作にどのような影響を与えているかを見きわめていくことがかんじんである。そのためには，筋と骨格の構造や関節可動域に関する知識だけでなく，神経や炎症などの症状に関する知識も活用し，状態をアセスメントしなければならない。Dさんの「動きたくない理由」を，フィジカルイグザミネーションを活用し，自覚症状と関節可動域の観察を含めた他覚症状とあわせながらアセスメントしていく。

● **緊急度・重症度の推測**　Dさんは疼痛を訴えているが，問診やバイタルサイン，視診・触診のフィジカルイグザミネーションでは，患部の熱感・腫脹は術後の経過によるものであり，創部からの排膿もみられないことから，現段階では手術部位感染などのように重症度が高い状況ではなさそうである。

● **アセスメントによる評価**　疼痛や創部の腫脹はあるものの下肢の浮腫は著明でなく，足背動脈の触知が可能なことから，患側の循環動態が保たれていることがわかり，ホーマンズ徴候もみとめられないため循環障害や深部静脈血栓の徴候はみられない。

しかし，下肢人工関節置換術では手術部位の感染を併発すると重大な機能障害につながるため，創部の観察をはじめとして，バイタルサインの変化や炎症マーカーなどの血液検査にも注意が必要である。また，人工膝関節全置換術は深部静脈血栓症のハイリスク手術であることや，静脈の血流が保たれているときの血栓では臨床症状に乏しい場合もあることから，「動きたくない」理由が血栓による下肢のだるさではないことや，うっ血や表在静脈の怒張などの徴候がないかを確認していく必要がある。

持続的他動運動による膝関節の可動域は，術後の順調な経過を示すものと考えられる。

● **ケアへのつながり**　Dさんの疼痛や「動きたくない」原因をさぐっていくため，持続的他動運動にあわせて膝関節の屈曲運動を行い，運動時に看護職者が手に感じる抵抗から可動域の拡大や疼痛の程度について，前日との比較や評価を行っていく。また，深部静脈血栓症の予防のためにも，疼痛の増強時や運動後は適宜アイシングを行う。ADLの拡大に努めながら，Dさんの気持ちに寄り添い傾聴し，ADLの様子を観察していく。

◆ アセスメント後の経過

Dさんは，1つひとつの動作に細心の注意をはらいながら生活しており，気疲れしていることに加えて，体動時に疼痛を伴うことから，ADLが拡大していても「動きたくない」と考えていた。非ステロイド性抗炎症薬によって疼痛がコントロールできるようになると，Dさんは早期離床に向けて積極的に活動するようになった。

7 神経系のフィジカルアセスメント

1 神経系のフィジカルアセスメントの目的

　中枢神経や末梢神経が正しく機能し，生命活動や日常生活動作に影響がないかを評価していくことが目的である。とくにアセスメントを行った結果，神経系の機能低下がみられた場合には，患者のADLにどのような影響をもたらしているか，あるいはどのような安全面への配慮が必要となってくるのかまでをも含めてアセスメントしていく必要がある。

2 神経系の基礎知識

　神経系は，中枢神経である脳と脊髄，末梢神経である12対の脳神経と31対の脊髄神経（運動性と感覚性）からなる（◐図4-60）。中枢神経は私たちの生命活動に必要な呼吸・循環動態・体温・排泄・運動（活動）・睡眠などを調整し，必要に応じて命令を出し，その命令を末梢神経に伝える。末梢神経は命令を効果器に送り，必要な生命活動が行われる（◐223ページ，図4-55）。また，末梢神経は受容器で受けた感覚情報を中枢神経に伝達する。中枢神経である脳では，言語や感情，記憶，思考などもつかさどっている。

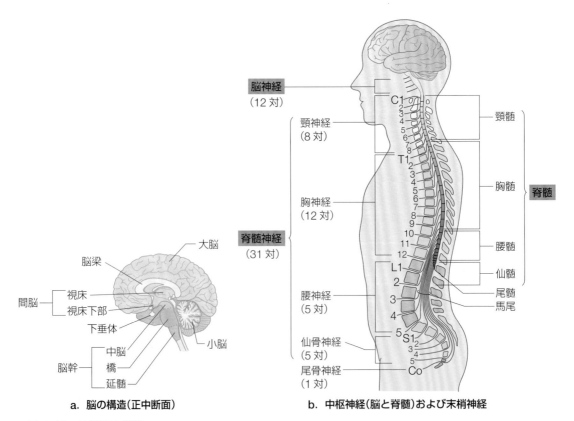

a. 脳の構造（正中断面）　　　b. 中枢神経（脳と脊髄）および末梢神経

◐図4-60　神経系の構造

3　神経系のフィジカルアセスメントの実際

　神経系のフィジカルアセスメントにあたっては，◐表4-28の項目について確認する。運動麻痺や感覚障害，小脳機能の障害がある対象者の場合には，転倒などの危険性があるため，検査を行う際には安全に配慮することが重要である。また，評価のための検査を思うようにこなせないと患者は不安を感じることも多いため，コミュニケーションを十分にとりながら実施することが大切である。

◆ 自覚症状の確認（問診）

　自覚症状がある場合には，いつからか，どのような経過をたどっているかなどを詳細に聞いていく（◐表4-29）。ただし，神経系に関する疾患がある場合，あるいはその疑いがある場合には，対象者から確認するのに時間がかかることや十分な確認ができないこともある。ていねいに聞くとともに，家族

◐表4-28　神経系のフィジカルアセスメントでの確認項目

機能	確認項目
意識状態に関するもの	意識レベルの観察（◐169ページ）
運動機能に関するもの	筋力の評価（MMT〔◐225ページ〕など），バレー徴候の観察
感覚機能に関するもの	表在感覚・深部感覚の観察 視覚・聴覚・嗅覚・味覚・平衡感覚などの観察
反射に関するもの	腱反射・表在反射の観察
小脳機能に関するもの	協調運動・平衡覚の観察

◐表4-29　神経系のフィジカルアセスメントにおいて確認すべき自覚症状・徴候

項目	内容
頭痛	・いつからか（はじめて／1〜2週間前から／長い間） ・どの程度の痛みか（突然の激しい痛み／これまであった痛みが徐々に増強した／繰り返していた痛みが突然増強した）
めまい	・めまいが発生するきっかけの有無 ・めまいの持続時間 ・めまいの種類（回転性：自分自身や周囲がぐるぐると上下・前後左右に動く，非回転性：ふらつき，浮遊感，脱力感）
運動障害	・運動障害の部位 ・いつからか ・どのような症状か（動かない，動かしにくい，力が入らない，スムーズに動けない・ふるえる） ・どのように経過しているか（進行している／改善してきている／一過性である／変化はない）
感覚障害	・感覚障害の部位 ・いつからか ・どのように知覚しているか（しびれ，痛み，感覚鈍麻・消失など） ・どのように経過しているか（進行している／改善してきている／変化はない）
その他	・言語障害，理解力や記憶力の低下：いつからか，どのような状況か ・ADLの状況：ADLが以前に比べて低下しているか，どのような動作が困難であるか

などからも聞いていくことが大切である。

　自覚症状に合わせて，脳血管障害，頭部外傷，痙攣発作，脳炎，髄膜炎，脊髄系の疾患などの既往歴と後遺症の有無についても聴取していく。

◆ 運動機能の評価

　自分の身体をどの程度動かすことができるかを評価していく。身体を動かすという命令は，大脳皮質の運動野から出て中脳・橋を経て延髄にいたり，延髄下端で神経線維が左右交差して脊髄に入る。さらに脊髄髄質の前角に入り，脊髄の前根を通って目的の筋肉へ到着する（◉223ページ，図4-55）。つまり，自分の身体を動かせるということは，大脳皮質からの命令が脊髄を通り，末梢神経から目的の筋肉を動かすまでの経路に問題がないことが前提となる。

● バレー徴候　運動機能を評価する方法には，前述の関節可動域の測定や徒手筋力テストのほかに，おもに運動麻痺の有無を確認し，運動機能の評価を目的に行われる**バレー** Barré **徴候**の観察がある（◉図4-61）。上肢の観察では，手掌を上に向け，両腕を前方水平位に上げる。不全麻痺がある場合には，徐々に麻痺側の上肢が回内しながら，水平位から下がってくる。下肢の観察では，腹臥位で大腿と下腿が約135度になるように膝関節を曲げる。上肢と同様に，不全麻痺がある場合には徐々に麻痺側の足が下がってくる。

　バレー徴候がみられる場合には，錐体路のどこかに障害があると考えられる。麻痺の程度を確認するとともに，麻痺が進行しているのか，あるいは改善しているのかについても評価していく。

◆ 感覚機能の評価

　感覚には，感覚器の存在する部位によって，体性感覚・特殊感覚・内臓感覚の3種類が存在する（◉図4-62）。ここでは，体性感覚である表在感覚・深部感覚・複合感覚の評価方法について取り上げる。

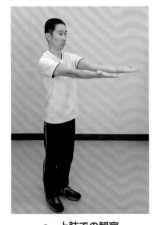

約135度になるように膝を曲げる

a. 上肢での観察　　　　　b. 下肢での観察

◉図4-61　バレー徴候の観察

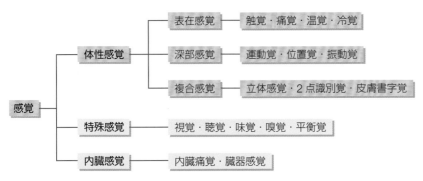

▷図4-62 **体性感覚・特殊感覚・内臓感覚**

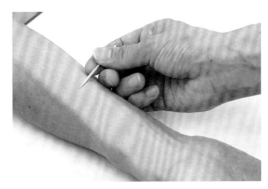

▷図4-63 **痛覚の検査**
つまようじなどを刺さらないように寝かせて用いる

▍表在感覚の観察

　表在感覚とは，皮膚や粘膜でとらえられる感覚であり，**触覚・痛覚・温度覚**がある。表在感覚が大脳皮質の感覚野へと伝わる経路は感覚の種類によって異なり，①後索-内側毛帯路（精細な触覚や筋の伸長状態などが伝わる），②前脊髄視床路（あらい触覚が伝わる），③外側脊髄視床路（痛覚と温度覚が伝わる）がある。温度覚は痛覚と同じ神経経路であるため，痛覚の検査を実施したならば，温度覚の検査は必要ない。

● **感覚障害**　感覚障害には，①鈍麻（感覚がふつうより鈍くなる），②消失，③過敏（過剰に感じる），④錯感覚（加えた刺激とは違った感覚としてとらえてしまう），⑤異常感覚（刺激を加えていないのになんらかの感覚を感じる）の5つがある。

● **表在感覚の観察方法**　表在感覚の観察は，全身すべてにおいて実施するのではなく，運動麻痺のある部位や患者が感覚の違和感を訴えている部位から観察していく。触覚の検査にはティッシュペーパーや筆を，痛覚の検査にはつまようじや安全ピンなどを（▷図4-63），温度覚の検査には約40〜45℃のお湯や10℃程度の冷水を試験管に入れたものを用いて行う。異常のある部位がみとめられた場合には，同部位の左右差や同側の上下肢の差，同一肢の近位部と遠位部の差を確認する。

▐**根拠とポイント**　ある部分の皮膚感覚は，その部位に対応する脊髄神経（▷231ページ，図4-60）によって感知される。どの部位の皮膚がどの神経に支配されている

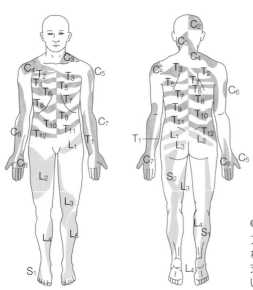

C：頸神経
T：胸神経
L：腰神経
S：仙骨神経

●**図4-64　脊髄神経の皮膚分布**
アルファベットと数字であらわされる脊髄神経ごとに，その神経が支配する皮膚の部位をぬり分けている。

かをあらわしたものが●図4-64である。皮膚で受けた感覚刺激は，脊髄神経から脊髄，大脳皮質感覚野へと伝わる。先に述べたように，大脳皮質感覚野までの経路には①後索-内側毛帯路，②前脊髄視床路，③外側脊髄視床路がある。この伝導路のどこの部位が障害されたかによって，感覚障害の出現の仕方は異なる。そのため，表在感覚の異常部位が明らかになると，障害部位をある程度推測することができる。

■ 深部感覚の観察

　深部感覚とは，視覚を用いずに身体の運動の方向や速さ，四肢の位置を，骨膜や筋肉，腱にある受容器を通して検知する感覚である。深部感覚は，**運動覚**（四肢の運動の方向や速さを感知する感覚），**位置覚**（四肢の位置を感知する感覚），**振動覚**（揺れる物体からの振動を感知する感覚）に分けられる。たとえば，私たちが立位を保持できるのは，骨膜や筋肉，腱からの情報が脊髄を通って大脳皮質に送られることで，自分の身体の姿勢や位置が認知され，それに応じて筋肉の緊張が調整されているためである。脊髄の障害（後根・後索）がある場合には，深部感覚がおかされるため，開眼していれば立位を保持することも可能であるが，閉眼すると立位が困難となる（ロンベルグ試験〔236ページ，図4-66-a〕）。

● **深部感覚の観察方法**　深部感覚を観察する方法として，振動覚の観察がある。振動させた音叉を対象者の手首（橈骨茎状突起），肘（肘頭），足首（内果・外果），胸骨などにあて，振動を感じるかどうか，あるいは音叉の振動をとめたときにそれを感じられるか，検査者と比べて時間差があるかを確認する（●図4-65-a）。

　また，運動覚と位置覚の観察も有効である。運動覚の観察は，眼を閉じた対象者の手指をつまんで動かし，どのように動いたのか（上か下か）を患者に説明してもらう（●図4-65-b）。位置覚は，眼を閉じた患者の片側の上肢または下肢を一定の位置に動かし，患者にその位置を説明してもらうか，反対側

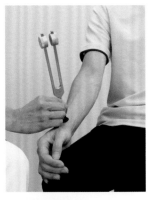
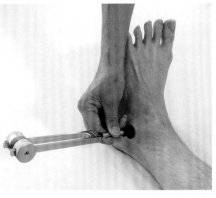

a. 振動覚の観察方法
振動させた音叉を手首や足首などにあて，振動あるいはその停止を感じられるかどうかを確認する。

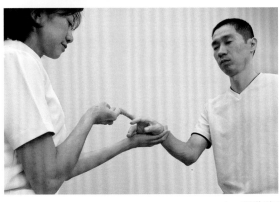
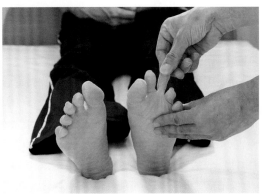

b. 運動覚の観察方法

▶**図4-65 振動覚と運動覚の観察方法**

の上肢または下肢でその位置をまねしてもらう，あるいは「目をつぶって，右手の親指を左手で触ってください」などと声をかけ，触れてもらう。

▐ 複合感覚の観察

複合感覚には，**立体感覚**や**皮膚書字覚**，**2点識別覚**がある。複合感覚に異常がみとめられた場合には，頭頂葉の障害が考えられる。

> **根拠とポイント** 複合感覚とは，表在感覚や深部感覚などからの情報が，頭頂葉の体性感覚連合野で統合され，物の形態や性質などを認識する，つまりその刺激がなにを意味するのか理解することまでを含めた感覚である。そのため，表在感覚・深部感覚の障害がないにもかかわらず，複合感覚の障害をみとめた場合は，頭頂葉の前述の部位に障害のある可能性がある。

● **立体感覚** 立体感覚とは，物体に触れたときに，単に痛い・熱い・触っているという表在感覚だけでなく，それがどのような大きさ・形・厚みなのかを識別する感覚である。眼を閉じた患者に，対象者がふだんよく使用しているものを渡して触れさせ，それがなにであるのかを答えてもらう。

● **皮膚書字覚** 皮膚書字覚とは，皮膚に書かれた文字や記号を識別する感覚である。検査者は対象者の皮膚（手掌・前腕・下腿前面・足背・顔面など）に数字や○×などの記号を書き，対象者はなにが書かれたのか答える。表在感覚が正常であるにもかかわらず，皮膚書字覚の検査で異常がみとめられる

ときには，反対側の頭頂葉の障害が考えられる。

●**2点識別覚** 2点識別覚とは，同時に2点を触れられていることを識別する感覚である。コンパスや綿棒の棒の部分など，2本の鋭利なもので対象者の皮膚に触れ，2点触れたのか，1点触れたのかを対象者に質問する。ただし，2点識別覚は身体の部位によって異なる。2点を識別できるおおよその最短距離は，指先3～6 mm，手掌8～10 mm，手背30 mm，前腕40 mm，背部65 mm，上腕や大腿75 mmといったように，部位によってさまざまである。この距離以上でないと識別ができない場合には，なんらかの異常が考えられる。

▎小脳機能の評価

小脳には，正確でなめらかな運動を行ったり（協調運動），身体のバランスをとったりする機能（**平衡覚**）がある。小脳半球はおもに協調運動をつかさどり，小脳虫部は平衡覚をつかさどっている。

●**立位の観察** 両足をそろえて立位を保持できるかどうかを開眼時と閉眼時で確認することを**ロンベルグ試験❶**という（◐図4-66-a）。正常であれば，開眼時・閉眼時どちらでも立位を保持することができる。しかし小脳虫部に障害があると，開眼時・閉眼時ともにふらつきがみられ，立位が困難となる（陰性）。また，閉眼時のみ立位が困難となる場合には，脊髄後根や後索の障害（深部感覚の障害）の可能性がある（陽性）。

▶**根拠とポイント** 小脳では，内耳からの平衡感覚，脊髄からの深部感覚，大脳皮質からの情報を統合する。その結果，身体の平衡機能がはたらき，運動調節が行われる。ロンベルグ試験において開眼時・閉眼時ともにふらつきがあるということは，これらの情報が小脳に入っても小脳の機能が障害されているため情報を処理できず，平衡機能や運動調節がはたらかないことを意味している。深部感覚が障害された場合に「開眼時には立位をとれるが，閉眼したときにふらつく」ようになるのは，開眼時には視覚の情報や内耳の平衡感覚によって小脳機能がはたらいていたが，閉眼時にはそれらの情報が小脳に届かないために立位

🗖 NOTE
**❶ロンベルグ試験の
判定基準**
ロンベルグ試験では，①開眼していれば立てる，②閉眼すると立てない，の2点をともに満たす場合を陽性とする。開眼時・閉眼時ともに身体が動揺して立位保持が困難な場合，または開眼時・閉眼時ともに身体の揺れがない状態は陰性となる。

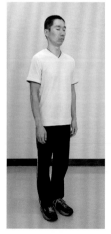
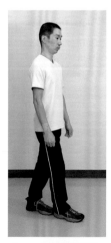

a. ロンベルグ試験 　　b. つぎ足歩行試験 　　◐**図4-66　小脳機能の観察（立位，歩行）**

をとることがむずかしくなるためである。このように，立位保持が可能かどうかを観察することで，障害部位をある程度推測することができる。

● **歩行の観察**　歩行を行うためには，股関節・膝関節・足関節・指関節などの関節の動きが十分であることと同時に，筋力・協調運動・平衡覚なども必要となる。まずはふつうの速さで歩いてもらい，歩幅や歩く速さ，歩く際の姿勢などを観察する。小脳の障害がある場合，歩行が困難になるか，あるいは両足を広げながら歩行する様子が観察できる。

　また，**つぎ足歩行試験**により，支持足のつま先に次の足の踵かかとをつぎ足して，1本の線の上を歩くことが可能かどうかを確認する（◐図 4-66-b）。小脳虫部の障害がある場合には平衡障害のため，また錐体外路系❶の障害がある場合には歩行時にふらついたり下肢がなめらかに運べなかったりと，歩行やつぎ足歩行が困難となる。

● **鼻指鼻試験**　**鼻指鼻試験**とは，対象者の鼻と 45 cm 程度離れた観察者の指を交互に正確に触れることができるかどうかを確認する試験である（◐図 4-67-a）。観察者の指を適宜動かしながら，対象者の左右両方の指で行う。小脳半球の障害があると，その障害部位と同側の指でこの運動が困難あるいはまったくできない場合がある。これは，目的のものに近づくと手がふるえてしまったり（企図振戦），距離や運動量の調整がうまくできないために，距離が足りなかったり逆に行きすぎてしまうためである（測定障害）❷。

● **踵膝試験**　**踵膝試験**とは，仰臥位において片方の踵をもう一方の膝の上に置き，そこから下腿をこすりながら踵を滑り下ろし，これが正確にできるかどうかを確認する試験である（◐図 4-67-b）。小脳半球の障害（測定障害）があると，膝に踵をのせることができない，または踵が下腿から落ちてしまう，なめらかに滑り下ろすことができないなどの様子が観察される。

● **回内・回外検査**　手掌を上に向けたり下に向けたりして，前腕の回内・回外をなるべく速く左右同時に行い，その左右差を比較する。運動が遅くなったり，リズムが一定しなかったりする側は，同側の小脳の障害（反復拮抗運動不能）が疑われる。

📄**NOTE**
❶錐体外路（錐体路以外の伝導路とされるもの）が障害されることで，不随意運動，運動過少または運動遂行障害などが生じる場合がある。

📄**NOTE**
❷大脳基底核の障害では，安静時に振戦が観察される。

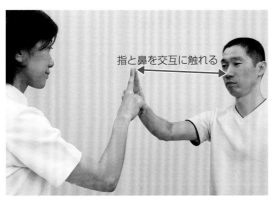

指と鼻を交互に触れる

a. 鼻指鼻試験

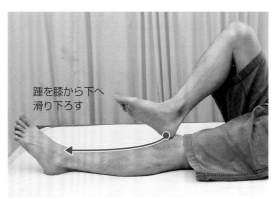

踵を膝から下へ
滑り下ろす

b. 踵膝試験

◐**図 4-67　小脳機能の観察（鼻指鼻試験，踵膝試験）**

◆ 反射

　反射とは，痛みや光，摩擦などの刺激を与えた際に，意識とは無関係にお
こる反応である。たとえば，私たちがなにかとがったものを触ったとき，「痛
い！」と感じると同時に手をそこから遠ざけている。「痛い！」と感じるのは，
表在感覚が感覚神経を興奮させ，その情報が脊髄に到達し，脊髄から大脳皮
質の感覚野に到達するためである。これと同時に，感覚神経から脊髄に到達
した情報は，脊髄内の運動神経を興奮させ，その結果，筋肉が収縮し，痛み
を感じた手を動かすことでそれ以上の痛みを避けることができるのである。

● **腱反射**　腱反射とは，腱に刺激を与えることで筋肉に引きおこされる反
射である。与えられた刺激は，その部位から脊髄へ伝わるが大脳皮質には伝
わらず，遠心性の伝導路を直接伝わり，筋肉の収縮が生じる。この経路を**反
射弓**といい，反射弓に障害があると，反射は低下あるいは消失する。逆に反
射が亢進している場合は，反射弓より中枢側（**錐体路**）に障害があることが予
測される。下記のほか，アキレス腱反射，上腕三頭筋反射などがある。

> ▶**根拠とポイント**　膝蓋腱反射などの腱反射において，錐体路がその反射運動の亢
> 進・抑制をコントロールしている。そのため錐体路の障害があるとその運動は
> 抑制されず，反射が亢進する。

　①**膝蓋腱反射**　膝蓋骨の下にある膝蓋腱をたたくと，膝関節が伸展する反
射である（▶図4-68-a）。膝蓋腱をたたくと，大腿四頭筋が伸長し，筋肉の長
さを感知する筋紡錘が興奮して，その興奮が脊髄に伝わる。脊髄ではこの興
奮が直接遠心性の伝導路（運動神経）に伝えられ，効果器である大腿四頭筋に
興奮が伝わって筋肉が収縮した結果，膝関節が伸展する（▶図4-68-c）。反射
中枢は，第2～4腰髄である。高齢者では低下する傾向があるが，正常な場
合には必ずみられる。

　②**上腕二頭筋反射**　肘窩にある上腕二頭筋の腱を観察者の指で軽く押さえ，
指の上を打腱器でたたくと肘関節が屈曲する（▶図4-68-b）。反射弓の中心は
第5頸髄である。

● **表在反射**　表在反射とは，皮膚や粘膜に刺激を与え，筋肉の収縮を引き
おこすものである。足底の外側から母趾に向けてこすると，足指が底屈する。
これを**足底反射**という（▶図4-69）。逆に，背屈したときには**バビンスキー反
射**といい，錐体路の障害を疑う。

◆ 得られた結果を看護援助につなげる

　フィジカルアセスメントによって得られた結果が，どのような意味をもつ
のかをつねに考えるようにしよう。それぞれの観察項目ができる・できない
という評価から神経系のどこに問題があるのかを推測することも大切である
が，患者ができなかったこと・できにくかったことから，どのような援助を
実施していく必要があるかを考えていくことが必要である。

　たとえば，バレー徴候がみられ運動麻痺が疑われる対象者の場合では，
ADLにどのような影響をもたらしているのか，どのようなリハビリテー

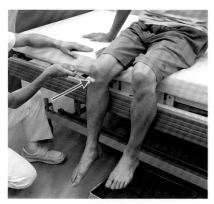

a. 膝蓋腱反射

膝蓋骨の下にある膝蓋腱を軽くたたく。

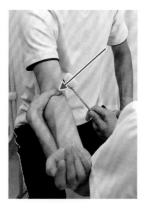

b. 上腕二頭筋反射

上腕二頭筋の腱を指で押さえ，その指をたたく。

膝蓋腱を叩打すると大腿四頭筋が伸長して，筋紡錘が興奮する。

大腿四頭筋に興奮が伝わり，筋肉が収縮して膝関節が伸展する。

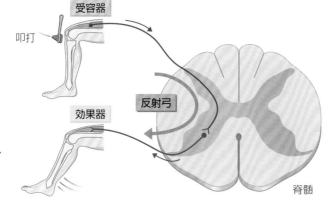

受容器

叩打

反射弓

効果器

脊髄

c. 膝蓋腱反射がおきるしくみ

▶図4-68　腱反射の観察

MOVIE

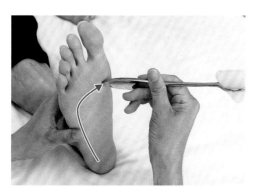

▶図4-69　足底反射

足底を外側から母趾にかけてこすると，足底が底屈する。

ションが必要となってくるのかを考えていくことが必要であろう。また，麻痺の進行がみとめられるならば，病状の悪化なども考えられるため，早急に医師へ報告することも必要となってくる。さらには，皮膚感覚である温覚が鈍くなっていれば，温罨法時の低温熱傷への注意が必要となり，触覚や痛覚の鈍麻をみとめれば，上肢が体幹の下敷きになっていないかなど，身体損傷のリスクへも十分な配慮が必要となってくる。

8 頭頸部と感覚器（眼・耳・鼻・口）の フィジカルアセスメント

1 頭頸部と感覚器のフィジカルアセスメントの目的

　眼・鼻・耳・口は，視覚・嗅覚・聴覚・味覚という特殊感覚にかかわる器官である。これらの感覚器を通じて得た情報が脳に伝達されることで，周囲の環境についての情報を得て，危険を察知し，ここちよさや満足を感じる。また，これらの情報への反応として脳から指令が出て，危険を回避して安楽を求める行動をとる際にも，眼・鼻・耳・口が重要なはたらきを担っている。さらに，鼻・口は空気の通り道として生命維持に不可欠であるだけでなく，人間らしい生活を営むために大切な言語的コミュニケーションにおいても重要である。口はまた，命をつなぐ栄養摂取のための器官でもある。これらの器官は12対の脳神経のはたらきによって機能しており，それぞれの機能を観察することで，脳神経の機能が正常にはたらいているかどうかを評価することができる。

　頭頸部のフィジカルアセスメントでは，脳神経の機能を評価し，なんらかの異常があった場合にはそのことから生じる日常生活への影響を含めてアセスメントする。さらには機能障害を生じさせている原因を推測し，必要に応じて医師への連絡や受診をすすめる（医療機関外でアセスメントを行う場合）。

　また，感覚器のアセスメントを行う場合には，副鼻腔および頸部から肩（僧帽筋や甲状腺）の異常に関するスクリーニングも行うことが望ましい。

2 頭頸部と感覚器の基礎知識

　まずは，眼，鼻，耳，口の構造や12対の脳神経の機能について理解しておくことが必要である（●表4-30）。脳神経の機能を診査するには，視覚・聴覚・嗅覚・味覚といった感覚器の機能を査定するとともに，唾液の分泌や舌の動き，咀嚼・嚥下の状態，表情筋や眼の動きなどを観察する。

　頭頸部ではとくに診査項目が複雑で多岐にわたるが，そのほとんどは12の脳神経の機能をみていることになる。1つひとつの診査項目（テスト）がどの神経のどのような機能を観察しているのかを理解し，通常とは異なる反応がみられたならばどの脳神経の機能に異常がおきているのかを推測し，緊急の対応が必要かどうかを判断できる力を身につけておく。

3 頭頸部と感覚器のフィジカルアセスメントの実際

◆ 自覚症状の確認（問診）

　対象者自身に，眼，耳，鼻，口（味覚，咀嚼・嚥下）に違和感が生じていないかを確認する。診査に入る前にまとめて聞いてもよいし，「はじめに眼の機能をみます。視力はどうですか。視力が低下したと感じることはあります

○表4-30　脳神経とその機能

脳神経	感覚系機能	運動系・自律神経系機能
嗅神経（Ⅰ）	嗅覚	——
視神経（Ⅱ）	視覚	——
動眼神経（Ⅲ）	——	眼球を上下方向・鼻側に動かす。上眼瞼を上げて眼を開く。毛様体によってピントを合わせる。瞳孔括約筋によって瞳孔を収縮させて光の量を調節する。
滑車神経（Ⅳ）	——	眼球を外方（耳側）や下向きに動かす（上斜筋）。
三叉神経（Ⅴ）	顔面，眼，鼻腔，口腔の感覚	下顎を引き上げ上顎に押しつける，下顎骨を前後左右にずらす（咀嚼筋）。
外転神経（Ⅵ）	——	眼球を外転（外方へ回転）させる（外眼筋）。
顔面神経（Ⅶ）	舌の前方 2/3 の味覚，外耳などの感覚	口唇の開閉，口すぼめ，閉眼などを行う（顔面の表情筋）。顎下腺・舌下腺・涙腺からの分泌。
内耳神経（Ⅷ）	聴覚（蝸牛神経）および平衡感覚（前庭神経）	——
舌咽神経（Ⅸ）	舌の後方 1/3 の感覚・味覚と咽頭の感覚	嚥下（咽頭筋），耳下腺からの分泌。
迷走神経（Ⅹ）	咽頭・喉頭から胸腹部の内臓感覚	胸腹部の内臓運動，咽頭・喉頭の運動。
副神経（Ⅺ）	——	肩の上下運動および頸部の屈曲（僧帽筋および胸鎖乳突筋）。
舌下神経（Ⅻ）	——	舌の形をかえる（内舌筋），舌の位置をかえる（外舌筋）。

か」などのように，診査する部位ごとに不都合を感じていないかを聞いてもよい。もし，対象者自身がなんらかの不都合を感じていれば，関連情報を収集するため重点的に診査を行っていく。

　問診では症状の有無について聞き，症状がある場合には具体的な自覚できる症状はなにか，いつから始まったか，症状の悪化・範囲拡大の有無，症状は反復するかなどについて詳細に聞き，痛みがある場合には，痛む範囲，痛みの性質（ズキンズキン，きりきり，ズーンと重いなど），痛みの軽減・増悪にかかわることがら（どのようにしたらその痛みは軽くなる，または重くなるか）などを聞いていく（○表4-31）。

◆ 頭頸部と感覚器のアセスメント

　頭頸部全体のアセスメントでは，感覚器の構造と機能に問題がないかを観察し，12対の脳神経の機能をみていく。観察においては，専用の道具（瞳孔計，鼻鏡，ペンライト，耳鏡など）を用いるなどして最大限可能な範囲の視診を行う。直接視診できない部位に関しては，打診・触診などのさまざまな方法を用いることで，器質的変化がないか，その機能に問題がないかを詳細に観察していく。

◯表4-31　頭頸部と感覚器のフィジカルアセスメントで確認すべき主訴と異常・障害

項目	注目すべき主訴 （意図的な問診内容）	主訴から予測される異常や 障害	注目すべき診査項目 （一部，頭頸部以外も含む）
頭頸部全体	頭部・頸部の手術や外傷，脳血管障害，脳腫瘍など頭蓋内疾患の既往	全身の運動麻痺・知覚麻痺など	神経系全般のアセスメント
	意識消失の経験	高次脳機能や脳神経（末梢）の障害	頭部全体の視診・触診（頭皮の状態，頭蓋骨の形など）
	頭痛や頸の痛みなどの症状	頭蓋内や頸椎などの疾患・外傷	頸椎の偏位や動きの制限の有無
眼	眼鏡やコンタクトレンズの使用歴	──	視診による観察
	見えにくい，ものが二重に見える，眼がかすむ，まぶしい，浮遊物が見える，一部が欠けて見える，片側のものによくぶつかる	視神経の異常，網膜の異常，複視（脳神経Ⅲ・Ⅳ・Ⅵの異常），角膜の混濁などの異常，眼圧の異常	視力検査，視野検査，眼球運動検査，カバーアンカバーテスト（眼振テスト）
	眼の痛み，かゆみ，眼やに，涙目あるいは乾燥などの症状	眼の炎症，角膜・結膜の異常	──
耳（聴覚・平衡感覚含む）	痛みや熱感，分泌物（耳だれ）に関する自覚症状	耳腔の炎症	痛みや異物がある場合，耳鏡は使用しない
	難聴（耳が遠くなった，特定の発音が聞こえにくい，テレビの音量を上げないと聞こえない，人から耳が遠いと指摘されたなど）	聴覚にかかわる神経（内耳神経・蝸牛神経）の障害	外耳や鼓膜の視診（耳鏡による），聴覚機能検査（ウィスパー検査，高周波音の聴力検査）
	耳鳴りや耳閉感，めまいなどの自覚症状	内耳疾患（突発性難聴，メニエール病，聴神経腫瘍など）	平衡感覚機能検査（ロンベルグ試験などのめまいの検査）
鼻・副鼻腔	鼻の手術・外傷，鼻閉，鼻汁や鼻出血の症状	既往による変形，粘膜変化（炎症・充血）	（鼻鏡による視診）鼻腔内の炎症，充血など
	においがわからない，嗅覚の変化	嗅粘膜変化，嗅神経障害	嗅神経（嗅覚検査）
	繰り返す鼻炎や副鼻腔炎の既往，副鼻腔周辺（頬など）の痛み	副鼻腔炎，アレルギー性鼻炎など	──
口腔	歯痛や歯肉のはれ，痛み，出血，義歯が合わない	──	──
味覚	味を感じない，特定の味覚がわかりにくい	味覚障害（舌の異常，顔面神経・舌咽神経障害など）	舌または消化器の病変（舌苔や炎症など）がないか，顔面神経検査（舌前2/3味覚）
咀嚼・嚥下機能	ものがかみにくい，食事中に口からこぼれる，舌の動きがわるい	咀嚼，食塊形成，食塊の口腔内保持機能障害（顔面・三叉・舌下神経麻痺）	顔面神経（表情，口すぼめ，舌の動き），三叉神経（咀嚼筋），舌下神経（舌の形・動き）
	飲み込みにくい，むせるなどの症状	嚥下機能障害（おもに舌咽頭神経麻痺）	舌咽神経（咽頭筋運動）
甲状腺	甲状腺疾患の既往	甲状腺機能亢進・低下	──
	動悸，発汗，体重変化（減少・増加），顔面・四肢の浮腫，手足の冷え，イライラ感などの精神症状	──	甲状腺腫大・結節などの異常 **機能亢進**：眼球突出，頻脈，発汗・皮膚湿潤，体重減少，手指の振戦，精神症状（落ち着かない，イライラ），下痢症状 **機能低下**：顔面・四肢の浮腫，皮膚乾燥，体重増加，末梢冷感，便秘などの消化器症状

①**頭部全体**　対象者の正面から視診で観察し，体幹や肩との位置関係をみる。頭部振戦があれば錐体外路系の障害，頭蓋が大きければ水頭症の可能性がある。

②**顔面の視診**　顔色，左右対称性，不随意運動（小きざみな痙攣様の動き）の有無，表情などについて観察する。顔面蒼白，黄疸，貧血，チアノーゼなどはさまざまな疾患の存在を意味する。不随意運動は支配神経の障害，表情のゆがみや左右非対称は顔面神経・三叉神経の麻痺が疑われる。

③**頭蓋・毛髪・頭皮**　両手の手掌で頭蓋全体を包み込むように触診し，頭蓋全体の大きさ・形・左右対称性をみる。頭部が不動で頭蓋の大きさが極端でなく，変形や陥没，腫瘤，外傷，圧痛などがなければ正常である。変形や腫瘤，陥没または突出などがあれば，外傷が疑われる。両手掌の軽い圧迫でも痛みがある場合は，頭皮または頭皮下（頭蓋骨の外側）の異常が疑われる。

毛髪の色調・太さ・光沢などを観察しながら，頭頂部から側頭部，後頭部と毛髪を大きくかき分けて頭皮の異常（脱毛，発疹，湿疹，外傷，落屑，皮脂過多，寄生虫卵など）や悪臭はないかを観察する。毛髪に光沢があり，ある程度の太さがあれば正常である。毛髪の光沢のなさは栄養状態の不良の，円形脱毛はストレスやホルモン異常の，湿疹・落屑・皮脂過多などは皮膚炎の可能性がある。

なお，頭髪・頭皮は細菌などの微生物が繁殖しやすい部位なので，触診後は必ず手指消毒してからほかの部位の診査に移る。

◆ 眼のアセスメント

眼のアセスメントとして，以下に示す視力や視野，眼球の位置，瞳孔の対光反射などについての観察を行う。ここにあげたほかにも，眼底鏡を用いた眼底検査によって，眼底の血管，網膜，視神経を調べることができ，網膜剝離や眼底出血，動脈硬化，脳腫瘍，高血圧などの生活習慣病の検査としても有効である。

①**視力**　刺激を与える触診などの前に，視力検査を行う。明るい部屋で視力表を用いて行う。通常，5 m 離れた場所に立ってもらい，片側の眼をおおって左右それぞれの視力を測定する。矯正している場合は矯正視力も測定する。一般的に，視力 1.0 以上を正常とする。

②**視野**　観察者は対象者から 60 cm の距離をおき，視線の高さが合うように正面に対座する。観察者・対象者ともに，向き合う同側の眼をおおい，両者の視線を合わせた状態で眼の位置を固定する。この状態で観察者は，手を自身が見える範囲で上方，下方，側頭方向，鼻方向へと動かし，対象者の見える範囲を観察する（◎図 4-70）。

左右ともに観察者と同じ範囲が見え，視野狭窄や左右差がない場合を正常とする。片側の視野狭窄は，網膜，視神経，後頭葉の視覚中枢に障害がある疑いがある。

③**外眼筋運動**　観察者は対象者と 45 cm の距離をおき，患者の正面に座る。鉛筆や指先などの標的の動きを，顔を動かさずに眼の動きだけで追って

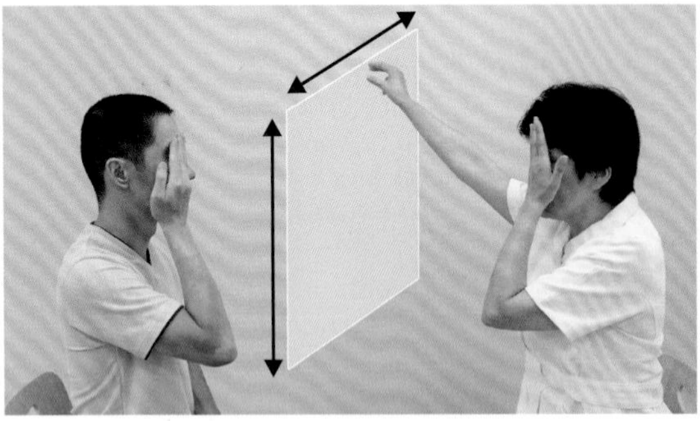

図 4-70　視野検査
観察者は対象者と視線の高さを合わせ，60 cm 離れて対座する。両者で向き合う同側の眼をおおい，手を動かして視野を確認する。

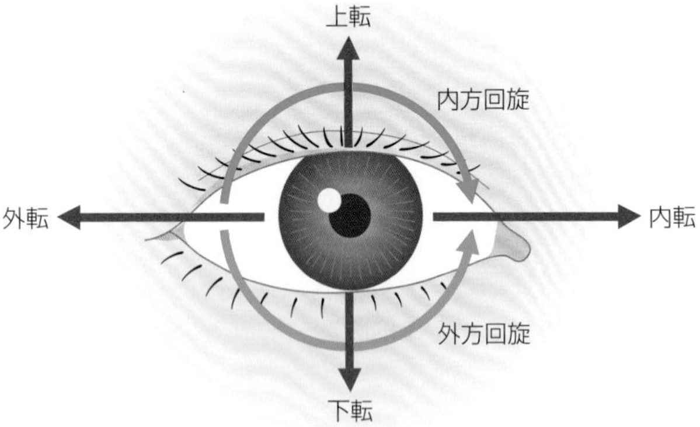

a. 眼球運動の方向(右眼)

種類	支配神経	作用方向(太字は強い作用)
外直筋	外転神経	**外転**
内直筋	動眼神経	**内転**
上直筋	動眼神経	**上転**，内方回旋，内転
下直筋	動眼神経	**下転**，外方回旋，内転
上斜筋	滑車神経	**内方回旋**，下転，外転
下斜筋	動眼神経	**外方回旋**，上転，外転

b. 外眼筋の支配神経と筋肉の作用方向

図 4-71　外眼筋の動きと神経支配

もらう。

左右の眼がそろってなめらかに動けば正常である。追視できない場合や左右の眼の動きにずれがある場合，最大限に外転・内転したときに目尻(外眼角)または目頭(内眼角)に白目(強膜部分)が残るなど十分に外転・内転できない場合には，外眼筋または脳神経Ⅲ・Ⅳ・Ⅵ(動眼神経・滑車神経・外転神経)の障害が考えられる(図 4-71)。

④カバーアンカバーテスト　外眼筋の安定性をみる。対象者に遠くを見てもらい，片側の眼をおおう。このとき，おおっていない側に眼振があるかを観察する。また，おおいを外した直後，おおいをしていた側に眼振があるかについても観察する。

外眼筋運動とカバーアンカバーテストのいずれにおいても眼振がない場合を正常とする。眼振がある場合は，脳や内耳の障害が疑われる。おおいをしたときにおおっていない側の眼が動いたり，おおいを外したときにおおっていた側の眼が動いたりする場合には，脳神経Ⅲ・Ⅳ・Ⅵの障害が疑われる。

⑤眼位　対象者に近くの照明を見てもらう，または 30〜40 cm 離れた所からあてたペンライトを見てもらい，左右の瞳孔の同じ位置に光があるかを観察する。左右の瞳孔の同じ位置に光がある場合を正常とする。片側だけ瞳孔から外れている場合は斜視が疑われる(内側に外れれば外斜視，外側に外れれば内斜視)。

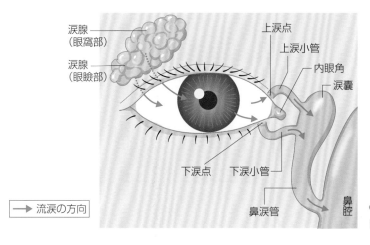

◎図 4-72　涙器の構造
図は右眼をあらわしている。

涙腺
（眼窩部）

涙腺
（眼瞼部）

上涙点

上涙小管

内眼角

涙囊

下涙点　　下涙小管

鼻涙管

鼻腔

→ 流涙の方向

⑥**眼球突出**　対象者に正面を向いてふつうに開眼してもらう。上眼瞼と虹彩の間に強膜（白目部分）が見えなければ正常とし，見える場合は眼球突出とされる。眼球突出では，甲状腺機能障害の可能性がある。

⑦**眼瞼・睫毛**　対座し，開閉眼してもらい視診を行う（ここまでの流れのなかで観察しておく）。左右対称性，腫瘤や腫脹，下垂などの有無，睫毛の方向などを観察する。

眼瞼浮腫は腎疾患などが疑われるため，全身の浮腫も観察する。腫瘤は麦粒腫など，眼瞼下垂は脳神経Ⅲの障害が疑われる。睫毛内反（逆さまつげ）があれば，角結膜を刺激して流涙などを引きおこす。

⑧**涙腺**　視診で，涙腺・涙管の周囲に発赤や腫脹，流涙がないかを観察する（◎図 4-72）。触診では，涙腺・涙管の周囲に圧痛や圧迫による分泌物がないかを観察する。異常がある場合には，炎症，腫瘍，膿瘍などの疑いがある。また，過剰な流涙がある場合には，鼻涙管や涙小管が閉塞している可能性がある。

⑨**眼瞼結膜**　観察の際，観察者は必ず衛生的手洗いを行う。対象者の下眼瞼の下側を母指で引き下げ，上眼瞼をつまみ上げて反転させるようにし，眼瞼結膜を十分に露出させてから観察する。赤色で腫脹がなければ正常とする。白みを帯びていれば，貧血が疑われる。

|根拠|　眼瞼結膜を露出させる際に結膜に触れる可能性があり，手指が微生物で汚染されていると容易に結膜が侵入門戸となって感染が生じる。衛生的手洗いは，それを防止するために行う。

⑩**瞳孔反射**　室内照度を少し落とし，対象者の片側の瞳孔に十分な明るさの光（ペンライトなど）を差し入れて観察する（◎図 4-73）。対光反射があり，光を差し入れてないほうの瞳孔も収縮すれば正常である（間接反射）。

⑪**その他**　瞳孔の大きさと左右差，虹彩の色・形・左右対称性，角膜の左右対称性と混濁の有無，強膜の色の変化の有無を観察する。瞳孔は 2.5〜4 mm の左右同大で，混濁や白濁がないのが正常である。

高齢者では，**老人環**（角膜周囲の白色の輪）がみられる。瞳孔不同は脳神経

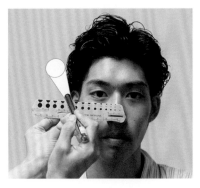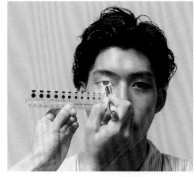

◉図4-73　対光反射の観察
対象者の視線の外側から, すばやく光を差し入れる。

Ⅱ・Ⅲ(視神経・動眼神経)の障害が疑われる。瞳孔の大きさは光刺激により調整されるが, 網膜剥離や眼底出血では片眼からの光刺激が入らないために左右差が生じる。瞳孔不同は, 脳出血・脳梗塞や腫瘍などにより動眼神経が圧迫された場合にも生じるため, 危険な状態を示しているときがある。また瞳孔不同は, 脳浮腫により頭蓋内圧が亢進しているときにもみられる。進行すると小脳扁桃ヘルニアによって延髄の呼吸中枢が圧迫され, 呼吸停止にいたる危険性もある観察項目である。

> **ポイント**　瞳孔不同は, 脳卒中や頭部外傷の急性期では重要な観察事項である。とくに発症(受傷)直後は, 頭蓋内病変をいち早くとらえるために, 1〜数時間ごとに一定の間隔で観察する必要がある。眼のアセスメントの項目に記してあるが, 頭蓋内圧亢進の徴候を捉えるための観察事項であることをよく理解しておく。

◆ 鼻のアセスメント

①**鼻全体**　鼻全体について, 変形や外傷痕, 腫脹などの有無, 左右対称性をみる。鼻孔についても, 変形や発赤, 腫脹の有無, 鼻汁の有無, 左右対称性をみる。鼻中隔が正中にあり, 変形や腫脹がなければ正常である。鼻中隔の変形や左右非対称, 圧痛などがある場合は, 外傷の可能性がある。また, 鼻孔の異常は鼻前庭の炎症の可能性がある。

②**鼻中隔**　鼻梁に沿って眉間から鼻尖に向かって, 母指と示指ではさむようにして触診する。痛みや腫瘤がなければ正常である。

③**鼻腔内**　対象者にやや上方を向いてもらい, 鼻鏡をゆっくりと挿入する(◉図4-74)。鼻鏡が深く入りすぎないように, 小指・薬指を対象者の頬にあてて安定させる。また, 一方の手で対象者の顔を動くのを防ぐ。

ピンク色で鼻中隔の偏位がなければ正常である。発赤や腫脹, 鼻汁の異常(大量, 粘稠, 黄色など)があれば炎症の可能性がある。鼻中隔の大幅な偏位があれば外傷の可能性がある。

④**嗅覚**　対象者に眼を閉じて片側の鼻孔をふさいでもらい, においの強いもの(コーヒーなど)を鼻孔に近づけ, なんのにおいかを答えてもらう。においのもとをかえて片方ずつ, 両側で行う。

両側でにおいがわかれば正常であるが, 片側または両側でわからなければ

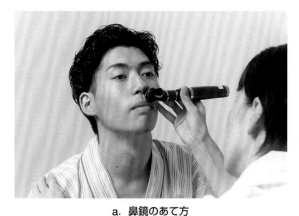

a. 鼻鏡のあて方

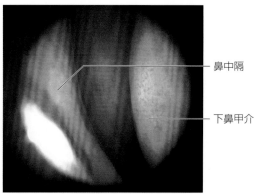

鼻中隔

下鼻甲介

b. 鼻腔内部の様子

◉図 4-74　鼻鏡を用いた鼻腔内の観察

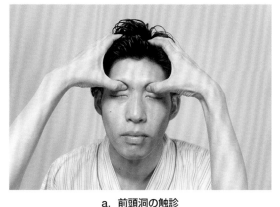

a. 前頭洞の触診

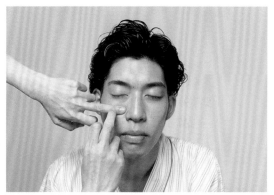

b. 上顎洞の打診

◉図 4-75　副鼻腔の触診・打診

脳神経Ⅰ(嗅神経)の異常が疑われる。

　⑤**副鼻腔**　副鼻腔の病変の有無を調べるため、上顎洞と前頭洞を観察する。まず、両手の母指を左右の上顎洞に置き、下から持ち上げるように圧迫を加える。前頭洞の触診では、眼窩上端のすぐ上、眉の上に母指を置き、同様に持ち上げるように両側同時に触診する。さらに上顎洞・前頭洞ともに、中指1本または中指と示指の2本を用いて左右片方ずつ打診する(◉図 4-75)。

　圧痛があれば副鼻腔炎や腫瘍などの可能性があり、打診によって濁音が聞かれれば膿の貯留が疑われる。なお副鼻腔のうち、蝶形骨洞や篩骨洞はさらに奥に位置するため直接触れることはできない(◉図 4-76)。

◆ 耳のアセスメント

●**耳介**　対象者の正面から、耳介の位置や形の左右対称性を観察し、触診する。変形や痛み、におい(膿汁や滲出液、多量の耳垢があることを示す甘く腐敗したようなにおい)がなく、左右対称であれば正常とされる。その場合、次に方法を述べる耳鏡を用いた外耳道や鼓膜の観察を行う。

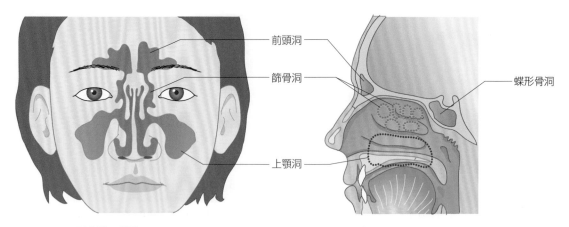

▶図 4-76　副鼻腔の構造

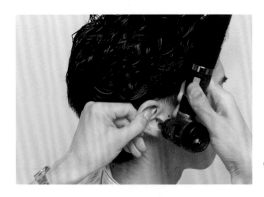

▶図 4-77　耳鏡を用いた外耳
道の観察

● **外耳道**　触診と打診，および視診を行う。

①**触診・打診**　耳介とその周囲に痛みはないかを観察する。耳介に触れた
とき，あるいは耳孔前方を軽くたたいたときに痛みがあれば，耳腔内炎症の
可能性があるため，看護のアセスメントとしての観察では耳鏡を用いた観察
は行わず，医師に照会する。

②**視診**　外耳道の視診には，耳鏡を用いる（▶図 4-77）。まず観察者が対象
者の横に立ち，対象者に観察者とは逆の方向に首を傾けてもらう。耳介上部
を引き上げ，外耳道がまっすぐ見えるようにする。耳鏡は鉛筆持ちとし，小
指を対象者の側頭部に密着させることで意図しない動きを防ぎながら，耳道
を傷つけないようにゆっくりと挿入する。外耳道の色，耳垢や分泌物の有無，
鼓膜の色や構造（形状や緊張部）を観察する。

　耳垢は若干あっても分泌物がなく，発赤や腫脹がなければ正常である。外
耳道の分泌物や発赤・腫脹は外耳道炎を，耳垢のかたまりは耳垢閉塞を疑う。
鼓膜が青色ならば出血を，赤色ならば炎症を，混濁色ならば穿孔を疑う。穿
孔と分泌物の付着は中耳炎によるものの可能性がある。

● **聴覚機能**　以下の検査を行う。

①**ウィスパーテスト**　観察者が対象者の斜め後方 50 cm に立ってささや
き声で話しかけ，その内容を復唱してもらう。左右両方で復唱できれば正常
である。

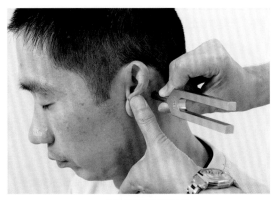

a. 骨伝導時間の測定

振動させた音叉を乳様突起にあて，聞こえなくなるまでの時間（骨伝導時間）をはかる。

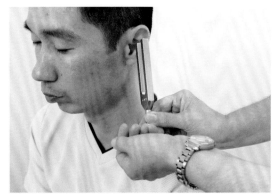

b. 気伝導時間の測定

外耳道孔に近づけ，聞こえなくなるまでの時間（気伝導時間）をはかる。

◐図 4-78　リンネテスト

②**ウェーバーテスト**　音叉の先端部をたたいて振動させ，音叉の基部を頭頂部に置いて，左右の聞こえ方を確認する。左右同じであれば正常である。左右差がある場合には，なんらかの異常がある可能性がある。**感音性難聴**（音を感じる細胞や神経の異常による難聴）では健側が，**伝音性難聴**（外耳や中耳の異常による難聴）では患側が大きく聞こえる。

③**リンネテスト**　骨伝導時間と気伝導時間とを比較する（◐図 4-78）。振動させた音叉を乳様突起にあて，音が聞こえなくなるまでの時間を測定する（**骨伝導時間**）。次に音叉をそのままの状態で外耳道孔に近づけて聞こえるかどうかを確認し，聞こえる場合には聞こえなくなるまでの時間を測定する（**気伝導時間**）。

気伝導時間が骨伝導時間の 2 倍以上であれば正常とされるが，気伝導時間が骨伝導時間と同程度〜2 倍以下の場合は感音性難聴の可能性が，気伝導時間が骨伝導時間よりも短い場合は伝音性難聴の可能性がある。

④**高周波音簡易検査**　外耳道孔の近くに時計を近づけ，秒針の音が聞こえるかをテストする。聞こえない場合は，高周波音域の聴力低下が疑われる。

◆ 口腔と咀嚼・嚥下機能のアセスメント

まず口腔粘膜の形状や色調など，視診で得られる情報のほか，さまざまな動きによって脳神経の一部，つまり，三叉神経（Ⅴ）・顔面神経（Ⅶ）・舌咽神経（Ⅸ）・迷走神経（Ⅹ）・舌下神経（Ⅻ）の機能のアセスメントを行う。

①**口唇・口腔内**　口唇や口腔内が適当な唾液分泌によってうるおっているか，歯肉や粘膜の状態（発赤や腫脹，びらんや出血などがないか）や歯の数を観察する。口腔内の乾燥（唾液分泌の減少）は，顔面神経の麻痺や脱水などの可能性がある。粘膜の異常や極端な歯の欠損は，食物摂取に問題があることを示す。

②**軟口蓋・口蓋垂の動き**　開口したまま「あー」と発声してもらい，軟口蓋と口蓋垂の動きを観察する。正常な状態では，発声時に左右の軟口蓋が上

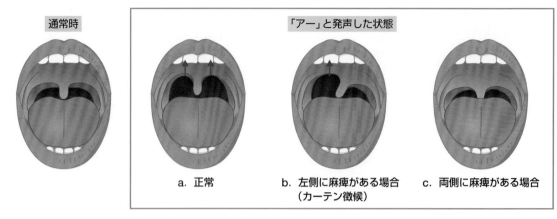

通常時	「アー」と発声した状態		
	a. 正常	b. 左側に麻痺がある場合（カーテン徴候）	c. 両側に麻痺がある場合

○**図4-79 口蓋垂の偏位**

方に収縮するが，麻痺があると収縮しないため，口蓋垂が健側に偏位する（○図4-79）。

③**開口・かむ機能（三叉神経）** できるだけ大きく開口し，下顎を左右に動かしてもらう。また，歯を食いしばってもらう。これらがスムーズに行えないときは咬筋・側頭筋あるいは三叉神経の障害が疑われる。また，開口時に下顎が片側に偏位していたり，片側の動きがわるい場合には，三叉神経麻痺が疑われる。

④**表情筋の動き（顔面神経）** 自然な表情の変化を観察し，左右の差異がないかを確認する。その後，額にしわをよせる，かたく閉眼する，口をすぼめる動作をしてもらう。また，できる限り口角を広げて「いー」と言ってもらい，口角の偏位や鼻唇溝の左右差を見る。無表情，左右非対称，かたく閉眼できない，口すぼめができない，片側の口角に偏位があるなどの場合は，顔面神経麻痺が疑われる（口もとの動きだけでは，末梢性麻痺か中枢性麻痺かは判断できない）。また，片側の額にしわがよらない場合は，末梢神経麻痺が疑われる。

⑤**舌の動き（舌下神経）** 舌をまっすぐ前に突き出し，そのまま左右に動かしてもらい，左右差がないかを観察する。舌下神経麻痺では，突き出した舌が麻痺側に偏位する。

⑥**嚥下機能（舌咽・迷走神経）** 唾液または少量の水を飲んでもらい，むせがないか観察する。また，頸部を観察し，喉頭挙上（いわゆるのど仏が上下するか）を観察する。嚥下時の喉頭挙上が不明瞭な場合は，嚥下反射が衰えていることを意味するため，誤嚥の危険性が高いと考えられる。なお，嚥下反射が鈍い場合には，明らかなむせ込みがみられなくても，飲食物が気管に流入（誤嚥）している可能性があることを念頭におく。

嚥下機能にかかわっているのは，脳神経のうち三叉神経（V），舌咽神経（IX），迷走神経（X）である。

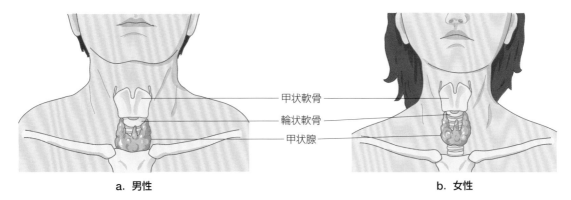

a. 男性　　　　　　　　　　　　　　　　　　　b. 女性

▶図 4-80　甲状腺の位置

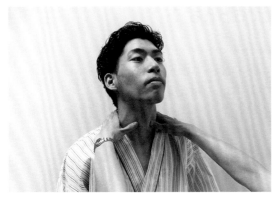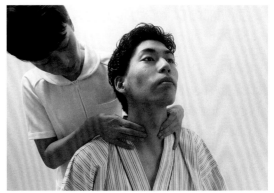

a. 正面から　　　　　　　　　　　　　　　　b. 背後から

▶図 4-81　甲状腺の触診

◆ 頸部・肩・甲状腺のアセスメント

● **頸部全体**　頸部の外観を観察する。偏位がなく動きが円滑ならば正常であるが，偏位や痛み，動きの制限があれば，頸椎の傷害を疑う。

● **甲状腺**　通常は甲状腺を視診・触診しにくいが，腫大すると観察が容易になる（▶図 4-80）。

　①**視診**　甲状軟骨下部付近に腫大がないかを観察する。

　②**触診**　対象者に頸部を軽く後屈してもらう（胸鎖乳突筋の緊張を緩和させる）。対座し，正面から両母指で甲状腺をはさむように触診する（▶図 4-81-a）。背部からの触診では，両母指を後頸部に置いて両方の示指・中指・薬指を用いて触診する（▶図 4-81-b）。まずは触知しやすい甲状軟骨（のど仏）をさがし，そこから徐々に指を下ろして甲状軟骨下端，輪状軟骨，気管軟骨と触れていき，凹凸のある軟骨とは異なるやわらかい感触に変化したところが甲状腺である。

　左右対称で腫大や結節，圧痛がなければ正常である。甲状腺の腫大は甲状腺腫，結節は甲状腺がん，圧痛は甲状腺の急性・亜急性炎症や腫瘍などを疑う。

● **肩・首の筋力テスト** 副神経(XI)支配である肩・首の筋力を，次の試験で確認する。

①**胸鎖乳突筋負荷試験** 対象者に左右どちらかに顔を向けてもらい，向いている側の頬から下顎にかけて観察者が手をあてる。観察者は対象者の首を正面へ向けるように力を加え，対象者にはそれに抵抗してもらう。これによって，胸鎖乳突筋の収縮力を観察する。左右差なく首の位置を固定できれば正常であるが，抵抗できない場合は胸鎖乳突筋の問題または副神経の障害が疑われる。

②**肩挙上試験** 観察者は対象者の肩に手を置いて下方へ圧迫し，対象者にはそれに抵抗して肩を挙上してもらう。左右差なく挙上できれば正常であるが，挙上できない場合は僧帽筋の問題または副神経の障害が疑われる。

◆ **頭頸部のフィジカルアセスメントに加えて行われる臨床検査**

看護職者が行う頭頸部のフィジカルアセスメントにおいて得られた異常所見は，その後の検査や治療につながっていく。ここでは，おもな検査項目について紹介する。

①**頭頸部画像所見** 胸部X線写真，コンピュータ断層撮影 computed tomography(CT)，磁気共鳴像 magnetic resonance imaging(MRI)などがある。

②**耳の検査** 聴力検査，平衡機能検査(誘発眼振検査−温度眼振検査，回転眼振検査，身体動揺検査−重心動揺計検査など)などがある。

③**眼の検査** 眼底検査(眼底写真撮影など)，眼圧検査などがある。

9 外皮系(皮膚・爪)のフィジカルアセスメント

1 外皮系のフィジカルアセスメントの目的

外皮系は，身体の最外層にあり，直接生体の外に接している**皮膚**と，その**付属器**(毛・爪・汗腺・脂腺)の総称であり，生体の内なる外界に接する粘膜は含まない。外皮系は，外界からの侵襲および，さまざまな刺激に対して身体全体を保護し，内部環境を一定に保つというはたらきをもっており，生命維持に重要な役割を担っている。

このことから，外皮系のフィジカルアセスメントを実施する際，皮膚や付属器の病変部だけをみるのでは不十分である。すなわち，外皮系のアセスメントの目的とは，全身状態への影響や，呼吸・循環の状態，栄養状態，生活環境や精神状態といった症状・徴候とつねに関連させながら観察を行い，適切な看護につなげていくことといえる。

2 外皮系の基礎知識

● **皮膚の構造・機能** 皮膚は，外層からみて，**表皮・真皮・皮下組織**の3層からなる。また，その厚さは1.5〜4.0mmであり，とくに手掌と足底で厚

○表4-32　**皮膚の機能**

外部刺激から身体の保護機能	• 機械的刺激からの保護 • 温度刺激(温熱・寒冷)からの保護 • 化学的刺激(酸・アルカリ)からの保護 • 紫外線からの保護 • 病原性微生物からの保護
免疫機能	• サイトカインの産生
保湿機能	• 生体内の水分の蒸散防止 • 外部刺激からの保護
体温調機能	• 外界の温度を察知し，体温調節中枢に伝える • 毛細血管を拡張や，汗の分泌によって熱を逃がす • 毛細血管を収縮させ，血流を抑制して熱を保持する
知覚機能	• 痛覚・瘙痒・触覚・圧覚・冷温感を受容する
分泌・排泄機能	• 皮脂を分泌し，皮膚表面を保護する • 汗によって尿素と尿酸を排泄する

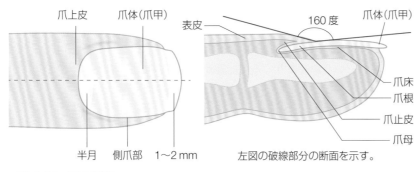

○図4-82　**爪の構造**

い。このような構造をもつ皮膚は「人体で最も大きい臓器」ともよばれ，成人でみると，皮膚の面積は約 1.6 m²(およそ畳 1 畳分)もある。また，その重さは約 9 kg であり，皮下組織を除いたとしても約 3 kg である。

　皮膚は正常であれば，人種に応じた肌の色をしている。触れるとあたたかく，適度な保湿性がある。また，押したりつまんだりしてもすぐにもとに戻るなど，弾力性も適度にある。

　皮膚は，前述したように，外界由来の侵襲や刺激から身体を保護する機能と，体温を調節する機能，感覚器としての機能などをもつ(○表4-32)。そのため，発疹や浮腫，痛みや瘙痒感といった外皮系の異常は，身体的な異常ををあらわす場合がある。

● **付属器の構造・機能**　皮膚の付属器である爪は，角質が特殊に変化したもので，指先を保護し，手の爪は小さなものをつまみやすくする役割を，足の爪は安定して体を支える役割をもっている(○図4-82)。

　そのほかの付属器としては，毛，脂腺(皮脂腺)，汗腺があり，皮膚の機能の一部を担っている。

3　外皮系のフィジカルアセスメントの実際

◆ 自覚症状の確認（問診）

外皮系のアセスメントでは，問診で以下の事項について聴取する。

①**自覚症状**　皮膚の色調，皮膚表面の凹凸，瘙痒感や疼痛といった症状の有無を聴取する。また，症状の強さや部位について，発生時からの変化の有無，日常生活への影響や対処方法についてもあわせて聞く。

②**現病歴・既往歴**　皮膚疾患および，全身性の疾患の現病歴と既往歴について聴取する。その際，現在あるいは過去に受けた治療についても聞く。

③**生活に関する状況**　患者の年齢や性別，職業歴，身体活動レベル，ストレス，食生活，清潔に関する習慣，ペットの有無などについて聞く。

◆ 外皮系のフィジカルイグザミネーション

外皮系のアセスメントは，視診と触診が中心になる。また，身体のほかの部位のアセスメントや，清拭などの援助とあわせて実施することも多い。

観察部位によっては衣類を脱いで肌を露出させることが必要であるため，患者に寒さを感じさせたり，羞恥心をいだかせたりする可能性がある。アセスメントは，適温かつプライバシーを確保できる場所で，患者に十分に説明を行い，同意を得たうえで実施する。

アセスメントは，自覚症状のある部位から行う。そのあと，問診で聴取した既往歴や生活に関する状況を参考に，皮膚あるいは付属器のうち必要な部位を観察する。皮膚が重なる関節の裏側や頭頸部，手指・足趾の間などの観察しにくい部位にも注意する。

▌皮膚

●**皮膚の色調**　自然光あるいは，十分に明るい電灯のもとで，皮膚の色調を観察する。蒼白の場合は，末梢血管の収縮による末梢循環不全などが考えられるため，皮膚の温度や意識レベルの観察もあわせて行う。黄色の場合は，黄疸の可能性があるため，眼球の色や血清ビリルビン値の上昇の有無も確認する。柑皮症の場合もあるため，柑橘類を過剰に摂取していないかなども問診の際に確認しておく。近年は，がん薬物療法の影響で，本来もっている皮膚の機能が低下し，皮疹や色素沈着といった症状をもつ患者も多い。そのため，既往歴とあわせてアセスメントをする必要がある。

いずれの場合においても，皮膚の色調には個人差があるため，腕の内側などの日焼けしていない部分を基準とする。また，左右対称性や爪床の色，眼瞼結膜などの観察を行い，疾患や生活習慣の確認をして，それらの結果とあわせて判断する。

●**皮膚病変の有無**　皮疹などの病変がないかを確認する（●図4-83）。皮膚病変がみられた場合には，感染予防のため，観察する看護職者はディスポーザブル手袋を着用する。皮膚病変の観察は，部位，大きさ，随伴症状（疼痛・瘙痒感・滲出液・出血など）の有無を観察する。

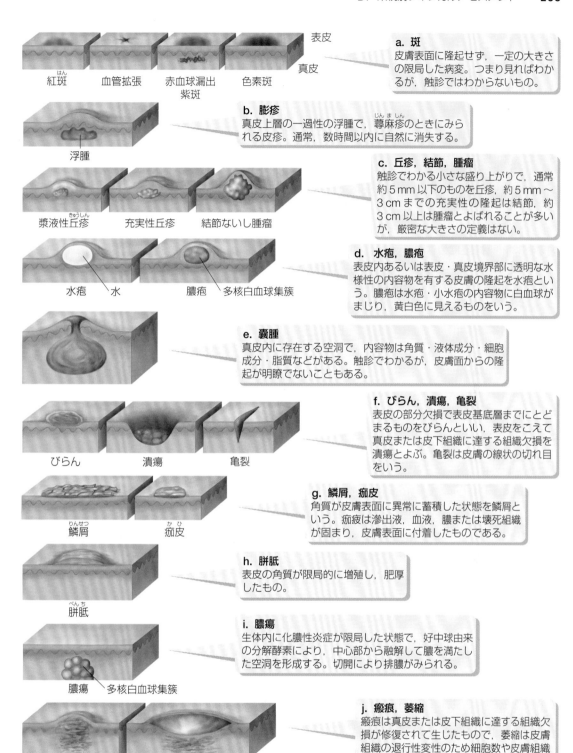

表皮
真皮

紅斑　　血管拡張　　赤血球漏出　　色素斑
　　　　　　　　　　紫斑

a. 斑
皮膚表面に隆起せず、一定の大きさの限局した病変。つまり見ればわかるが、触診ではわからないもの。

浮腫

b. 膨疹
真皮上層の一過性の浮腫で、蕁麻疹のときにみられる皮疹。通常、数時間以内に自然に消失する。

漿液性丘疹　　充実性丘疹　　結節ないし腫瘤

c. 丘疹、結節、腫瘤
触診でわかる小さな盛り上がりで、通常約5mm以下のものを丘疹、約5mm〜3cmまでの充実性の隆起は結節、約3cm以上は腫瘤とよばれることが多いが、厳密な大きさの定義はない。

水疱　　水　　　膿疱　　多核白血球集簇

d. 水疱、膿疱
表皮内あるいは表皮・真皮境界部に透明な水様性の内容物を有する皮膚の隆起を水疱という。膿疱は水疱・小水疱の内容物に白血球がまじり、黄白色に見えるものをいう。

e. 囊腫
真皮内に存在する空洞で、内容物は角質・液体成分・細胞成分・脂質などがある。触診でわかるが、皮膚面からの隆起が明瞭でないこともある。

びらん　　潰瘍　　亀裂

f. びらん、潰瘍、亀裂
表皮の部分欠損で表皮基底層までにとどまるものをびらんといい、表皮をこえて真皮または皮下組織に達する組織欠損を潰瘍とよぶ。亀裂は皮膚の線状の切れ目をいう。

鱗屑　　痂皮

g. 鱗屑、痂皮
角質が皮膚表面に異常に蓄積した状態を鱗屑という。痂皮は滲出液、血液、膿または壊死組織が固まり、皮膚表面に付着したものである。

胼胝

h. 胼胝
表皮の角質が限局的に増殖し、肥厚したもの。

膿瘍　　多核白血球集簇

i. 膿瘍
生体内に化膿性炎症が限局した状態で、好中球由来の分解酵素により、中心部から融解して膿を満たした空洞を形成する。切開により排膿がみられる。

瘢痕　　萎縮

j. 瘢痕、萎縮
瘢痕は真皮または皮下組織に達する組織欠損が修復されて生じたもので、萎縮は皮膚組織の退行性変性のため細胞数や皮膚組織が減少したものをいう。

▶**図 4-83　おもな皮膚症状**
（渡辺晋一ほか：皮膚〔系統看護学講座〕，第 15 版，p.39，医学書院，2020．による）

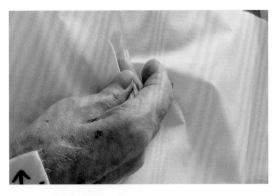

◖図 4-84 **スキン-テアの治癒した状態**
白い線状の瘢痕をみとめる。

◖表 4-33 **個体要因のリスクアセスメント表**

個体要因のリスクアセスメント （該当項目の□に印をつける）	
全身状態	皮膚の状態
□加齢(75 歳以上) □治療(長期ステロイド薬使用，抗凝固薬使用) □低活動性 □過度な日光曝露歴(屋外作業・レジャー歴) □抗がん剤・分子標的薬治療歴 □放射線治療歴 □透析治療歴 □低栄養状態(脱水含む) □認知機能低下	□乾燥・鱗屑 □紫斑 □浮腫 □水疱 □ティッシュペーパー様(皮膚が白くカサカサして薄い状態)

(日本創傷・オストミー・失禁管理学会編：ベストプラクティス スキン-テア(皮膚裂傷)の予防と管理. p.19, 照林社, 2015 による)

● **スキン-テア** スキン-テア(**皮膚裂傷**)❶とは，摩擦・ずれによって，皮膚が裂けて生じる真皮深層までの損傷(部分層損傷)である[1]。加齢や疾患によって脆弱になった皮膚に発生しやすく，強い疼痛を伴う急性の皮膚損傷である。

　皮膚のアセスメントにおいて，持続する圧迫がない部位にびらんや潰瘍，亀裂がみられる場合は，スキン-テアを疑う。また，皮膚に白い線状や星状の瘢痕をみとめた場合は，スキン-テアが治癒した可能性がある(◖図 4-84)。

　スキン-テアは，物にぶつかるどの本人の行動だけでなく，絆創膏をはがすなどの日々の行動やケアによっても容易に発生するため，リスクアセスメントを行い，発生を予防することが重要である(◖表 4-33，34)。また，スキン-テアは，医療職者だけでなく患者や家族も，皮膚をまもるための知識を習得する必要がある。

● **皮膚の弾力性** 弾力性の観察では手掌を用いる。観察者は十分に手をあたため，着衣時でも露出している部位(前腕部など)の皮膚に触れ，弾力性や

◻NOTE
❶スキン-テア発生の具体例としては，①四肢がベッド柵にすれて皮膚が裂けた(ずれ)，②絆創膏をはがすときに皮膚が裂けた(摩擦)，③更衣時に衣服がすれて皮膚が裂けた(摩擦・ずれ)などがあげられる。一方で，持続する圧迫・ずれ，または失禁によっておこる創傷はスキン-テアではないため，除外すべき例である。

1) 日本創傷・オストミー・失禁管理学会編：ベストプラクティス スキン-テア(皮膚裂傷)の予防と管理. p.6, 照林社, 2015.

○表 4-34　外力発生要因のリスクアセスメント表

外力発生要因のリスクアセスメント （該当項目の□に印をつける）	
患者行動 （患者本人の行動によって摩擦・ずれが生じる場合）	管理状況 （ケアによって摩擦・ずれが生じる場合）
□痙攣・不随意運動 □不穏行動 □物にぶつかる（ベッド柵，車椅子など）	□体位変換・移動介助（車椅子，ストレッチャーなど） □入浴・清拭等の清潔ケアの介助 □更衣の介助 □医療用テープの貼付 □器具（抑制具，医療用リストバンドなど）の使用 □リハビリテーションの実施

（日本創傷・オストミー・失禁管理学会編：ベストプラクティス スキン-テア（皮膚裂傷）の予防と管理．p.19，照林社，2015 による）

保湿性の程度，発汗の有無について確認する。皮膚の弾力性は加齢だけでなく，脱水によっても失われていくため，年齢による変化なのか病的な変化なのかを，ほかの症状とあわせて判断する。脱水の判断は手背を痛みがない程度につまみ，すぐに戻るかでも観察できる。

●**皮膚温**　手背には温度受容器が多く存在するため，温度変化に敏感である。そのため，皮膚温の観察には手背を用いる。観察者は手背を対象者の皮膚にあて，熱感あるいは冷感の有無を確認する。

▋爪

●**色・形状**　一般に，爪はピンク色で適度な丸みと厚みがあり，表面はなめらかである。視診では，両手の爪を同時に観察し，表面や爪の根もとと爪の角度が 160 度になっているか，左右対称であるかを観察する。なお，爪の丸みや角度は，1 本ずつ真横から観察する。

●**表面の規則性・厚さ・損傷や病変の有無**　爪の表面がなめらかで割れ目などの損傷や過度の凹凸，病変がないかを観察する。爪は，呼吸器疾患や血液疾患などの末梢神経障害や代謝異常の影響を受けやすいため，爪が薄い場合はほかの臓器の疾患や栄養状態との関連を考える必要がある。

　また，がん薬物療法の影響で爪が黒ずみ，爪甲が薄くなり，剝離することがある。爪に白濁した肥厚や肥大が見られる場合は真菌感染・疥癬・外傷などが疑われる。

　爪は，指の先端まで（白い部分が 1～2 mm 程度）あることが望ましい。爪が短かすぎると，陥入爪となって周囲の皮膚に炎症をおこしてしまうことがある。そのため，爪の観察時は，周囲の皮膚についても発赤や腫脹，疼痛といった症状の有無を観察する。また，爪を切るときは深爪にならないように注意する。

E 心理・社会状態のアセスメント

● **アセスメントの目的** 心理・社会状態のアセスメントを行う目的は，対象者の全体像を把握して，対象者みずからが健康の維持・増進を行えるように支援することである。多くの場合，健康状態は心理・社会状態に影響を及ぼし，また逆に心理・社会状態は健康状態に影響を及ぼす。

たとえば，家族をもった40代の男性が胃がんの手術後に社会復帰する場合を考えてみよう。まず，食事の量・内容・方法を変更しなければならないため，栄養・代謝面において問題を生じやすい。加えて，「これまでどおりに仕事ができないかもしれない」という不安がストレスとなり，実際に社会での役割変更が生じる可能性もある。社会での役割変更に伴って収入が低下すると，生活費や医療費の支払いが困難になり，体調に不調を感じていても受診行動が遅れるなど，健康状態の悪化をまねくこともある。これは患者本人だけでなく，家族にも同様の影響がある。

また臨床の場面では，観察者が最初に対象者に出会ったときの印象から心理・社会状態のアセスメントの手がかりとなる情報を得ることができる。たとえば，バイタルサインや身体の計測時に，季節に合った服装をしているか，清潔感があるか，会話時の表情はどうか，などを観察することができる。これらの情報は，対象者に特別な質問をしなくても短時間で効率よく得ることが可能であり，心理・社会的状態が健康上の問題に影響しているかのスクリーニングとなる。しかし，全体の印象からだけでは，十分な情報が得られなかったり，判断を誤ったりする危険性もあるため，系統別のアセスメントなどの情報と合わせて総合的に判断する必要がある。

● **アセスメントの方法** 心理・社会的状態のアセスメントは，おもに面接によって行う。初回の面接では対象者と観察者の関係が確立されていないため，心理・社会的側面に関する個人の生活様式や価値観などについては，対象者が話しにくい(話したがらない)場合がある。そのため，まずは主訴，現病歴，既往歴，家族歴，家庭や社会での役割，ADL，信念，健康や病気に対する考え方や対処などについて問診・観察を進めていく。その後，ヘルスアセスメントの全過程を通して，すでに得ている情報を整理し，これらを活用しながら対象者の全体像を把握する。

さらに，対象者の心理・社会的側面について知る努力をし，対象者が話しやすい雰囲気や，答えやすいような面接技術を修得していることも重要である。これらのコミュニケーション技術については，第1章(●17ページ)で述べた。

1 心理的側面のアセスメント

人間は，眼・耳・皮膚などの感覚器官を通して外界からの情報を得て，これを中枢神経系で解釈し，行動する。対象者の心理面の状態をアセスメント

するためには，感覚機能・認知機能・身体運動機能が円滑かどうかを評価する必要がある。

　ここでは，おもに心理的側面を知るためのアセスメントとして，意識状態，ストレスに対する対処方法，自己に対する知覚などに関するアセスメントの目的と方法について述べる。

1 意識状態のアセスメント

● **アセスメントの目的**　臨床医学的立場からみた**意識**とは，自分自身と周囲のことがよくわかっており（感知性・意識性 awareness），精神活動性を維持し，外部からの刺激や内部からの欲求に適切に反応する（反応性responsiveness）状態である。このシステムがうまくはたらくためには，外部環境からの刺激を受け取る**感覚機能**（視覚・聴覚・嗅覚・触覚・運動感覚）が正常にはたらくこと，また受け取った刺激が脳内で適切に処理されること（**認知機能**）が重要である。

　意識をアセスメントすることとは，対象者の学習能力や意思決定能力に関して評価することであり，これによって得られる情報は，健康の維持・増進を支援するために必要不可欠なものである。

　ここでは，おもに意識の状態および見当識，記憶などの状況について評価する方法について述べる。

● **アセスメントの進め方**　一般的には，●表4-35 に示すような項目について観察または問診を行う。しかし，対象者の服装が年齢・性別・季節にそぐわない，身だしなみが整っていない，いまいる場所がわからないなどの異常がみられた場合は，認知機能が障害されている可能性が考えられる。このような場合には，改訂長谷川式簡易知能評価スケール（HDS-R），時計描画検査（CDT），簡易知能検査（MMSE）などを用いて認知機能の障害の程度をアセスメントする。

　家族が同席しているならば，対象者の日常生活の状況（食事や排泄，更衣などに手だすけが必要か，時間の感覚は正常か，など）についても情報を収集して判断する。

> **根拠とポイント**　これらの検査では，対象者の年齢，簡単な計算，記憶に関する問題などが設問内容とされるため，短時間で施行できる。その一方で，単純な問題であるために気分を害したり，気分が落ち込んで検査が行えなくなったりしてしまうような場合もあるので，実施にあたっては注意が必要である。

2 ストレスとその対処方法に関するアセスメント

● **アセスメントの目的**　人はつねに心身が充実した状態を目ざして生活しているが，外部からの刺激（疼痛，熱い・寒いといった感覚，さまざまな不快感，新しい生活スタイルへの移行による環境の変化など）などにより，この状態が保持できなくなることがある。このような外部からの刺激によって生じるゆがみ**ストレス**といい，ストレスによって心理・身体の両面でさまざまな反応がおきる。

○表4-35　意識に関するアセスメント項目

項目		内容
感覚機能	視覚	• 新聞や読書をするのに不自由はないか。 • 眼鏡やコンタクトレンズを使用しているか，使用していればそれはいつからか。
	聴覚	• テレビやラジオの音が聞きとりにくくないか。 • 他人の話し声が聞きとりにくくないか。 • 補聴器を使用しているか，使用していればそれはいつからか。
	感覚	• 四肢末端のしびれや感覚の鈍さはないか，あればそれはいつからか。
	痛み	• 身体のどこかに痛みや不快症状があるか，あればそれはいつからか，どのような痛みか。 • 痛みに対してなにかしらの対処（薬物やマッサージなど）をしているか。
認知機能	覚醒と注意	• 生年月日，氏名，場所が言えるか。 • 面接者の質問に集中できているか。 • 面接者の指示に適切に従えているか。
	記憶	• 既往歴や現病歴が説明できるか。 • 年齢や，対象者にとって重要な日時（結婚，出産，就職など）が想起できるか。
	言語	• 対象者の話し方は流暢で自然か。 • 声の大きさやトーンは適切か。 • 適切な語彙を使用して応答しているか。 • 質問の内容や意味が理解できているか。
	運動	• ペンを持って文字を書くことができるか。 • 机上にある紙を移動することができるか。
	意識レベル	• 対象者の反応が鈍くないか。 • 閉眼がちではないか。閉眼しがちであればグラスゴー-コーマ-スケール（GCS）またはジャパン-コーマ-スケール（JCS）で評価する。
	意思決定能力	• 自分のことに関する意思決定ができるか。

　人が生きていくうえでストレスを避けることはできないが，このストレスをのりこえることができれば，個人や家族が成長することができる。一方，ストレスに対して適切な対処ができない場合には，問題を残してしまうこともある。

　アセスメントにあたっては，対象者のストレスに対する考え方や受けとめ方，また対処の方法（**コーピング**）について理解し，健康の維持・増進が行えるように支援する必要がある。

● **アセスメントの進め方**　ストレスは，① 心身の安全をおびやかす環境や刺激（**ストレッサー**），② 環境や刺激に対応する心身の諸機能・諸器官のはたらき（**ストレス対処**または**ストレス状態**），③ 対応した結果としての心身の状態（**ストレス反応**）の3側面から構成される。

　ストレスが加わると，心身両面にわたって変化がおきる。たとえば，ストレスが加わり自律神経系が長期に興奮すると，心疾患や高血圧，うつ状態などにつながることが知られている。そのため，ストレスとその対処方法に関するアセスメントを行う場合は，面接による問診だけではなく，血圧や脈拍数，高血圧や心臓病の有無，夜間の睡眠の状況（十分に眠れているか，睡眠時間はどのくらいか）などの情報もあわせて収集することが重要である（○表4-36）。

◉表4-36　ストレスに関するアセスメント項目

項目	内容
生活におけるできごと	• 対象者またはその家族に，過去1〜2年で配偶者の死亡，離婚，健康異常などの大きな変化があったか。
日常の過ごし方	• リラックスして日常生活を過ごしているか。 • リラックスするために，薬剤やアルコールを使用しているか。
身体反応	• 血圧が高くないか。 • 不安そうな表情をしていないか。 • 声のふるえはないか，面接に集中できているか。
問題への対処	• 重要な問題について相談できる相手はいるか，その相手は近くにいるか。 • 重要な問題がおきた場合，どのように対処するか。

　なにがストレスになるかは人により異なるため，ストレス状態を評価することはむずかしい。対象者の日常生活・社会生活でのできごとや役割の変化について知ること，ストレスを回避する手段やその有効性について情報を収集すること，またストレスと関係の深い自己知覚や役割などの情報と総合することなどによって，対象者の全体像を評価する。

▶根拠とポイント　対象者の1日の過ごし方，役割（家族・地域・社会），現在気になっていることなどについて問診を進めながらストレスに関する情報を得るようにすると，多角的に対象者をとらえることができる。

3　自己についての知覚に関するアセスメント

● **アセスメントの目的**　**自己知覚**とは，自分にはどのような能力があるか，どのような性格か，体調はどうか，自分の外見に対してどのように評価しているか，などの，自分自身に関する知覚のことである。

　対象者の自己知覚を知ることは，その人が自分自身をどのように考えているかを知ることである。自己の評価が低い場合には，健康を維持・増進するための行動がとられにくくなる可能性があるなど，自己知覚は健康や病気に対する考え方や個人の価値観や信念，家族などにも関連が深い。このように，対象者の全体像を理解するためには，自己知覚に関して総合的にアセスメントすることも重要である。

● **アセスメントの進め方**　自分のことをどのように思っているのか，心配なことや不安なことはないかなどについて，問診を通してアセスメントを行う（◉表4-37）。

▶根拠とポイント　初回の面接で個人的なことを話すことは少ないが，会話の内容だけでなく，声の調子や表情，服装などを観察して，対象者がなにを言おうとしているのかを聞きとろうとすることが重要である。家族から情報が得られる場合は，家族の話もよく聞き，対象者自身が自分をどうとらえているかを多角的にアセスメントする。

○表 4-37　自己についての知覚に関するアセスメント項目

項目	内容
性格	• 自分はどんな性格だと思うか。 • あなたのことをよく知っている人は, 　あなたをどんな人だと言っているか。
体調	• 身体の調子はどうか。 • いらいらすることはあるか。 • 心配なことはあるか。 • 気分がすぐれないことはあるか。
外見の評価	• 自分の身体についてどう思うか。 • 自分の外見についてどう思うか。 • 身だしなみは整っているか。

4　事例で学ぶ心理的側面のアセスメント

> **事例**
>
> 　製パン業を営むEさん(45歳, 男性)は, 定期健康診断で受けた内視鏡検査の結果, 胃の前庭部にがんを指摘され, 手術を目的として2日前に入院した。「検査でがんだと言われてびっくりしました。食欲はあるし, 痛いところもないのです。本当に病気なのか, 手術しなければいけないのか, いまだに信じられません。間違いではありませんか」と話している。

◆ 問診：自覚症状の確認と入院までの経過, 社会背景

• 健康診断の結果, 胃の前庭部にがんがあることが指摘され, 手術をすすめられた。
• 吐きけ・嘔吐, 胸やけなど, 消化器症状や痛みなどの自覚症状はない。
• 食欲の低下はなく, 食事はいつもどおりである。
• 自宅での仕事はいつもどおり行っている。
• 喫煙歴はない。飲酒は付き合い程度(1回/月, ビール1合)。
• 家族は妻, 母親, 2人の子(大学1年生, 高校3年生)の5人暮らし。
• 家族で協力して製パン業を営んでいる。
• 入院前は, 規則正しい生活を送っていた。

◆ 全身の外観とフィジカルイグザミネーション

• 身だしなみは整っており, 入院までの経過について的確に説明できる。
• 体温36.0℃, 血圧140/80 mmHg, 脈拍99回/分, 呼吸数22回/分, SpO_2 98%, 全身倦怠感なし。
• 身長170 cm, 体重65 kg, 入院までの半年間体重の変化なし。病院食は全量摂取。
• 術前の検査データに異常はみられない。

◆ 得られた情報からわかること

● **緊急度・重症度の推測**　Eさんについて，自覚症状の確認と入院までの経過，全身の外観とフィジカルイグザミネーションによる情報では，受け答えが明確で，身だしなみも整っており，バイタルサイン，栄養状態，術前検査の状態に大きな異常がなく，食欲もあり痛みもない。これらのことから，現時点では緊急度・重症度が高い状況にはないと考えられる。しかし突然がんの宣告を受けたことや手術に向き合っていることから，ストレス反応が生じる可能性がある。

● **アセスメントによる評価**　Eさんは，自分ががんと診断されたことをまだ十分に受け入れられていない状態であり，血圧がやや高く，呼吸数や脈拍数も正常よりやや多い。これらのことから，大きなストレスをかかえていることが推測される。

　ストレスが加わると，心身両面にわたって変化がおきる。前述のように，ストレスが加わって交感神経系が長期に興奮すると，心臓病や高血圧，うつ状態などにつながることが知られている。そのため，ストレスとその対処方法に関してアセスメントを行う場合は，面接による問診だけではなく，血圧や脈拍数，高血圧や循環器疾患の有無などの情報も合わせて収集する。

　今後は，Eさんのストレスに対する考え方や受けとめ方，ストレス対処の方法（コーピング）について知り，健康の維持・増進を行えるように支援するのと同時に，ストレスによる身体的反応（血圧の上昇，脈拍・呼吸数の増加，不眠など）および心理的反応（不安そうな表情，声のふるえ，面接に集中できていない）などの有無について情報収集を行う。

● **ケアへのつながり**　Eさんは自分の疾患や状態について不安を表出しているため，まずは1日の過ごし方，病気についてどう考えているか，心配なことや気がかりなこと，なにか問題があったときに相談できる人は誰か，などについて傾聴する。それと同時に，ストレスによる身体的反応についても観察し，できるだけ安心して手術を受けられるように支援する。

◆ アセスメント後の経過

　身体的反応・心理的反応を注意深く観察し，支援を行った結果，手術当日までバイタルサインの変化や不眠もみられず，Eさんは大きなストレスに押しつぶされることなく，予定どおり手術を受けることができた。

2　社会的側面のアセスメント

　人はそれぞれ，家族や地域社会，職場や学校などの集団に所属し，そのなかで夫-妻，親-子，教師-生徒，先輩-後輩といったさまざまな役割を果たしながら日常生活を送っている。そのなかでの体験を通して，好ましい考え方や適切な行動の仕方を学び，生涯にわたり成長・発達をしている。

　したがって，対象者の全体像を理解するうえでは，どのような集団に所属

しているのか，そのなかでどのような役割を担っているのか，就学・就労状
況はどうかなどを知る必要がある。また，健康や病気に対する考え方や価値
観は，対象者が所属している文化に大きく影響されるため，対象者が所属し
ている文化的背景（地域の特徴など）についても目を向ける必要がある。

　ここでは，文化，社会・経済状況，家族，健康や病気に対する考え方，個
人の価値観や信念といった社会的側面を知るためのアセスメントの目的と方
法について述べる。

1 文化

　文化とは，ある社会あるいは集団の成員が共有する，学習により獲得され
た観念（ものごとに関する考え方），行動様式および加工品の複合的全体であ
り，世代から世代へ伝達されるものであるとされている。人間社会の基本的
構成単位である家族はもとより，職業集団・社会集団などにもそれぞれ固有
の文化があり，文化に関するアセスメントにおいては，対象者個人の文化的
背景だけでなく，所属する集団についても合わせて知る必要がある。

　また，文化に関する情報は，個人・集団の価値観や信念をアセスメントす
る際の手がかりとすることもできる。

　文化に関してアセスメントする項目としては，① 出生地および育った場
所，② 職業および職歴，③ 信仰や宗教の有無があげられる。

> ▶**根拠とポイント**　出生地および育った場所，職業および職歴，信仰や宗教について
> は，初回の面接で情報収集されることが多い。対象者によっては，家族以外に
> は知られたくない内容が含まれている。そのような場合は，日常生活の過ごし
> 方や生活習慣などからアセスメントしていく。

2 社会・経済状況

　社会とは，一定の結合・共同関係にある複数の人間の集合，あるいはその
関係をさす。自然的に発生したものと，利害・目的などに基づいて人為的に
つくられたものとがあり，家族・村落・会社・国家などが主要な形態である。

　多くの場合，健康上の問題は社会での役割や経済活動に影響を及ぼし，逆
に社会・経済状況が悪化すると健康上の問題を引きおこすこともある。対象
者の全体像を理解するためには，対象者の文化や家族に加え，社会・経済状
況についてもアセスメントする必要がある（●表4-38）。

3 家族

　家族とは，成員相互の親密な対面的結合関係に基づく集団で，人間社会の
基本的な単位である。遺伝的なつながりのある人々（親，きょうだい，子ど
もなど）の集団をさし，広義には，同じ家に住む者や結婚によって結ばれた
人々，近隣集団などをいう。家族には性，生殖，情緒，経済，保護，教育，
保健などの多様な機能があり，ライフサイクルを有し，発達に伴って家族関
係は変化する。

　対象者が所属する家族および家族内での役割をアセスメントすることに

よって，家族構成員との関係や，重要事項を誰が意思決定しているのかなど
が明らかとなり，健康の維持・増進に関する有用な情報を得ることができる
（◐表4-39）。

4　健康や病気に対する考え方

　看護の目的の1つは，対象者みずからが健康を維持・増進することができ
るように支援することである。そのためには，対象者が健康の維持・増進に
対してどのように考え，行動しているかを知ることが必要である。また，こ
れらの考え方や行動に対する家族や社会からの影響も大きいため，対象者の
自己知覚の情報とあわせて，全体を理解するように努めなければならない
（◐表4-40）。

5　個人の価値観や信念

　価値観とは，なにが正しく，なにを有意義と考えるかの基準であり，また，
なにが重要でなにが重要でないかという判断やものごとの優先順位を決定す
る基準である。価値観の形成には，対象者とその家族が所属する集団や，個
人的体験が大きく影響する。また，**信念**とは，ある教理や思想などをかたく
信じて動かない心のことをいう。いずれも，あることがら（健康上の問題へ

◐表4-38　社会・経済状況に関するアセスメント項目

項目	内容
経済状況	• 自分や家族にとって必要なものをそろえるのに十分な収入を得ているか。 • 収入より支出が多くなっていないか。
就学・就労状況	• 仕事や学校生活はうまくいっているか。 • 職場・学校・家庭内での役割はなにか。
集団への所属	• 職場・学校・地域でのサークルやクラブ活動に所属しているか。 • 所属する集団の一員であると感じられているか。 • 居住している地域で孤立していると感じていないか。
周囲との人間関係	• 職場・学校・地域で信頼できる親しい友人はいるか。 • 職場・学校・地域での人間関係はどうか。

◐表4-39　家族に関するアセスメント項目

項目	内容
家族の構成と状況	• ひとり暮らしか，あるいは誰と同居しているか。 • 家族がそろって食事をすることはあるか。 • 家族の誰かに健康上の問題があるか。
家族内の役割	• 家族内での問題にはどのように対処しているか。 • 重要事項の決定はどのようになされるか。
家族内の関係	• 現在の家族の関係に安心感はあるか。 • 家族は互いにたすけ合っているか。

◑表4-40　健康や病気に対する考え方のアセスメント項目

項目	内容
健康状態	・最近の健康状態(体調)はどうか。 ・現在治療中の疾病はあるか(あればそれはなにか)。 ・アレルギーはあるか。 ・健康のことで気がかりなことはあるか。 ・過去1年間にかぜをひいたか。 ・仕事や学校を1週間以上休んだか。
保健行動と健康管理	・健康維持のために行っている最も大事なことはなにか。 ・漢方薬や民間療法を使用するか。 ・本人や家族は健康診断を定期的に受けているか。 ・本人や家族はタバコやアルコールを使用するか。 ・これまで医師や看護職者からの健康管理についての指示 　に困難を感じたことはなかったか。

◑表4-41　個人の価値観や信念に関するアセスメント項目

項目	内容
価値観	・全般的に対象者自身が希望するとおりの人生を過ごせているか。 ・人生で最も重要なことはなにか。 ・生きがいとしていることはなにか。
目標	・将来への計画で重要なことはなにか。
信念	・人生・生活における信条はなにか。 ・対象者にとって宗教は重要か。

の対処や休養をとるかどうかの判断など)に関して，個人が意思決定や行動をおこす場合に基本となるものである。

　とくに，治療・看護方針の決定などについては，対象者が「こうしたい」と思うことと，対象者にとって望ましいことが一致するとは限らない。そのため，対象者とその所属する集団の価値や信念を十分に理解したうえで援助する必要があり，アセスメントが重要になる(◑表4-41)。

6　事例で学ぶ社会的側面のアセスメント

事例

　製パン業を営むEさん(45歳，男性)は，10日前に胃がんの治療として幽門側胃切除術を受けた。腸閉塞を予防するため，病棟内を1日5回以上歩行している。「食事を1日に6回もとって，下痢が5回もあって，このままでは仕事ができない。うちは家族で仕事をしているので，1人欠けただけでも仕事がなりたたないんです。子どもたちにもまだまだお金がかかりますし，自分が稼がなくてはいけません。早く帰りたいけれど，下痢が多くてこんなにやせてしまったし，食事を全部食べられないからだめかな」と力なくつぶやいている。

◆ 問診：自覚症状の確認と経過

● **身体症状**　問診によって，以下の身体に関する情報を得た。

- 創部の痛みは内服薬（1日2回）でコントロールしている。
- 全粥食を1日6回摂取（1回食を半分としている）。
- 5日目にドレーン抜去，7日目に創部の抜糸。創部・ドレーン抜去部に発赤や腫脹なし。
- 1日5回程度の下痢があり，肛門周囲の皮膚が発赤している。

● **家族構成と経済状況**　家族や経済状況に関する情報は以下のとおりである。

- 家族は妻（45歳），母親（70歳），子ども2人（大学1年生，高校3年生）
- 現在のおもな収入源は，製パン業である。
- 入院前の1日の過ごし方は，朝3時に起床してパンの下ごしらえ。7時30分に店を開けてパンを販売する。9時に朝食をとり，10時30分ごろまで休憩する。休憩中は，妻が店をみている。18時に閉店し，20時ごろ夕食，22〜23時に就寝する。
- Eさんの母親は，子どもの世話と食事の用意，洗濯などをしている。妻が外出するときは店を手伝っている。学校が休みの日は，子どもたちも手伝っている。

◆ 全身の概観とフィジカルイグザミネーション

- 身だしなみは整っており，術後から現在までの経過について的確に説明できる。
- 体温 36.0℃，血圧 120/70 mmHg，脈拍 86 回/分，呼吸数 20 回/分，SpO$_2$ 98％，全身倦怠感なし。
- 身長 170 cm，体重 62 kg，病院食は 2/3 程度摂取（全粥）。
- 1日5回程度の下痢がみられる。
- 腹痛や鼓腸，腸蠕動運動の低下・亢進なし
- 術後の検査データに異常はみられない。

◆ 得られた情報からわかること

　多くの場合，心理的側面のアセスメントと同様に，初回の面接で対象者から得られる情報は少なく，また表面的になってしまう傾向がある。したがって，時間をおいて詳細なアセスメントを行うことによって必要な情報を得るようにする。

　また，経済状態や職業，家族に関することなどは，個人の生活様式に深くかかわることであるため，看護職者が直接的な質問をすることはたいへんむずかしい。状況によっては，対象者の気分を害することもあるため十分に注意する。

　対象者と家族の生活について「食事は何時ごろ食べますか」「1日をどんなふうに過ごしていますか」「1週間の過ごし方を教えてください」などと質問

することで，食事の時間や内容に加えて，対象者とその家族が大事にしている決まりごとなどがわかることもある。

　また，対象者のおかれている社会的な状況が，心理的側面のアセスメント項目であるストレスにつながったり，自己に対する評価や，健康・病気に対する考え方などにも影響したりすることから，社会的な情報と心理的な情報の双方を手がかりにしながら社会的側面のアセスメントを進めていく。

● **緊急度・重症度の推測**　術後のバイタルサイン，検査データ，創部の状態に問題はない。創部の痛みがあるものの内服薬によってコントロールできている。また，術後の腸閉塞を予防するため，積極的に病棟内を歩いている。質問への受け答えも明確で，身だしなみが整っており，緊急度・重症度が高い状況にはないと考えられる。また，病気に対して向かい合い，積極的に行動できている。

　しかし，退院後の生活（とくに経済面）に不安があるため，まずは身体的側面の問題（下痢）を解決しながら，退院後の生活が具体的にイメージできるように支援する必要がある。

● **アセスメントによる評価**　Eさんは，術後の検査データとバイタルサインに問題がなく，創部にも異常がみられないことから，身体面においては順調に回復していると推測される。

　しかし，下痢が多いため退院できないのではないか，仕事に復帰できないのではないか，といったように，身体的側面の問題が経済面での不安を生じさせている。

　ただし，このような不安をかかえながらも，Eさんは積極的に病棟内を歩行しており，社会復帰する意欲が高いことがうかがえる。

● **ケアへのつながり**　まずは，下痢による肛門周囲の皮膚の発赤に対して皮膚の清潔と保護に努める。

　下痢があり食事も進まずに体重が減少していることに対しては，Eさんと家族から食事に関する情報を収集し，本人が好きなものがあれば家族に持参してもらい病院食に加えて食べてもらうことや，下痢をしない食べ方の工夫（ゆっくり食べる，食事の回数を増やす，乳酸菌を含む食品を摂取する）などについて情報提供をする。

　経済的状況に関する支援については，医療ソーシャルワーカー（MSW）と連携し，Eさんと家族が利用できる制度を確認して情報を提供する。また，Eさんが仕事を休まなければならない間，家族以外にサポートしてくれる人を確認し，協力が得られるようであれば状況を話して調整する。

◆ アセスメント後の経過

　Eさんは，食事の工夫を行った結果，術後14日目から下痢の回数が1日2回程度となり，食事（全粥食）をほぼ全量摂取できるようになり退院となった。

✏ work 復習と課題

❶ ヘルスアセスメントとフィジカルアセスメントおよびフィジカルイグザミネーションはどのような関係にあるか。

❷ 全体の概観を行う際に見ていく点について，具体的にあげてみよう。

❸ バイタルサインはどのような因子によってどの程度変動するだろうか。体温・呼吸数・脈拍・血圧のそれぞれについて調べてみよう。

❹ ◯ 158 ページ図 4-11 を参考にして，自分または他者の脈拍を実際に触知してみよう。

❺ 異常呼吸音と副雑音にはどのようなものがあるか。

❻ 腹部を 4 区分・9 区分した際に，それぞれの臓器が大まかにどのあたりに位置するのかを図示してみよう。

❼ 肩関節と股関節について，屈曲・伸展，外転・内転，外旋・内旋がどのような動きをさすのかを自分や他者の身体で確認しよう。

❽ ストレス，自己知覚，家族に関するアセスメントはどのような項目について行うか，具体的にあげてみよう。

参考文献

1. T. ヘザー・ハードマンほか編，上鶴重美訳：NANDA-I 看護診断──定義と分類 2021-2023. 医学書院，2021.
2. 井上智子・窪田哲朗編：緊急度・重症度からみた症状別看護過程＋病態関連図，第 3 版. 医学書院，2019.
3. 小田正枝編：ロイ適応看護理論の理解と実践，第 2 版. 医学書院，2016.
4. 鎌倉やよい：実践するヘルスアセスメント──身体の構造と機能からアセスメントを導く. 学研メディカル秀潤社，2012.
5. 看護アセスメント研究会訳：ゴードン看護診断マニュアル──機能的パターンに基づく看護診断. 医学書院，2010.
6. 小杉正太郎編：ストレスと健康の心理学(朝倉心理学講座 19). 朝倉書店，2006.
7. サンドラスミスほか原著，川原礼子ほか訳：看護技術目でみる事典. 西村書店，2006.
8. 大徳真珠子ほか：セルフケア行動評価尺度　SDSCA の日本人糖尿病患者における妥当性および信頼性の検討. 糖尿病 49(1)：1-9，2006.
9. 高間静子ほか：糖尿病患者のセルフケア実践度測定尺度の作成. 富山医科薬科大学看護学会誌 4(1)：61-67，2001.
10. 滝澤寛子：糖尿病セルフケア能力の自己評価表の信頼性・妥当性の検討. 日本地域看護学会誌 8(2)：21-27，2006.
11. 中村丁次：医療・福祉における実践的栄養アセスメント──臨床現場からのアプローチ. 日本医療企画，2008.
12. 任和子・井川順子編：根拠と事故防止からみた基礎・臨床看護技術，第 3 版. 医学書院，2021.
13. 福井次矢ほか監修：ベイツ診察法，第 2 版. メディカルサイエンスインターナショナル，2015.
14. 古橋洋子編著：NEW 実践！看護診断を導く情報収集・アセスメント，第 6 版. 学研メディカル秀潤社，2019.
15. 細谷憲政編：人間栄養の実際──栄養状態と食事. 日本医療企画，2008.
16. 本庄恵子：慢性病者のセルフケア能力を査定する質問紙の改訂. 日本看護科学会誌 21(1)：29-39，2001.
17. マージョリー・ゴードン著，江川隆子監訳：ゴードン博士の看護診断アセスメント指針──よくわかる機能的健康パターン. 照林社，2008.
18. 吉田百合子ほか：成人糖尿病患者の日常生活自己管理度測定尺度の開発. 日本看護研究学会雑誌 25(3)：217，2002.

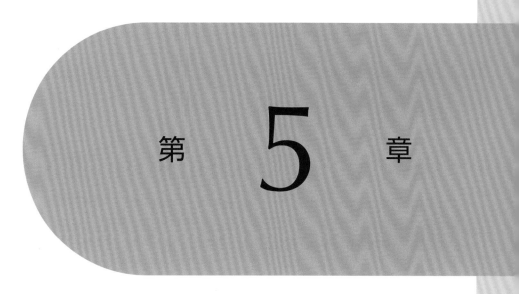

第 **5** 章

看護過程展開の技術

□ 看護過程を構成する要素とそのプロセス，また看護過程を用いることの意義を理解する。

□ 実際の事例をもとに，問題解決過程やクリティカルシンキング，リフレクション，倫理的判断といった看護過程の基盤となる考え方について学ぶ。

□ アセスメント，看護問題の明確化，計画立案，実施，評価といった看護過程の各段階について，その基本的な考え方と実際を学ぶ。

□ 看護記録の目的と留意点，その構成について学ぶ。

A 看護過程とは

　「看護過程とはなにか」を考えるにあたって，まずはあらためて「看護とはなにか」について確認しておこう。

　日本看護協会は，看護の目的について「看護は，あらゆる年代の個人，家族，集団，地域社会を対象とし，対象が本来もつ自然治癒力を発揮しやすい環境を整え，健康の保持増進，疾病の予防，健康の回復，苦痛の緩和を行い，生涯を通して，その人らしく生を全うすることができるよう身体的・精神的・社会的に支援することを目的としている」と述べている[1]。またその機能については「身体的・精神的・社会的支援は，日常生活への支援，診療の補助，相談，指導及び調整等の機能を通して達成される」[1]と述べている。つまり，看護の対象はさまざまであるが，対象となる人がその人らしく生きることを支援することが，看護の目的の１つなのである。

　このような目的や機能をもった看護を具体的に実践するための方法論の１つが，**看護過程**である。看護が対象となる人のニーズに応じたものであることから，看護過程とは，対象者にとって必要な援助を見きわめ，提供するための手段・方法論であるといえる。

1 看護過程の５つの構成要素

　看護過程では，まず情報を収集してその情報がもつ意味を分析し，その分析から対象者の顕在あるいは潜在する健康上の問題を明らかにする。そしてこの問題を解決するための援助計画をたて，実践し，評価を行うという経過をたどる。これは，系統的❶かつ科学的なプロセスであり，問題解決過程（◯277ページ）と類似している。

　日本看護科学学会では，看護過程を「看護の知識体系と経験に基づいて，人々の健康上の問題を見きわめ，最適かつ個別的な看護を提供するための組織的・系統的な看護実践方法の１つであり，看護理論や看護モデルを看護実

◻NOTE
❶系統的
　原則・法則などに従って順序だち，統一がとれていること。

1）日本看護協会における看護職に関する呼称等の定義プロジェクト：看護にかかわる主要な用語の解説．p.10，日本看護協会，2007．

○表 5-1　看護過程を構成する 5 つの要素

①アセスメント	対象者についての情報収集を行い，集めた情報の意味を考える(情報の分析)。
②看護問題の明確化(看護診断)	看護で解決すべき問題(看護問題)を明らかにする。
③計画立案	期待される成果を掲げ，具体的な援助計画をたてる。
④実施	対象者に計画した援助を実施する。
⑤評価	期待される成果に到達できたかという観点から，看護過程を評価する。

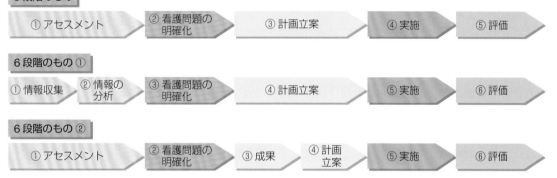

○図 5-1　看護過程の構成要素(5 段階と 6 段階の違い)

践へつなぐ方法である。看護過程は，5 つのステップ(アセスメント，看護診断[看護問題の明確化]，計画立案，実施，評価)に分けられている場合が多く，これらのステップは互いに関連して動的に循環しらせん状に進み，『評価』に基づいて再び次の『アセスメント』へとつながっている」としている[1]。

　看護過程には，その構造を 5 段階としているものと 6 段階としているものとがあるが，本書では，① アセスメント，② 看護問題の明確化(看護診断)，③ 計画立案，④ 実施，⑤ 評価の 5 段階構造として学習していく(○表 5-1，図 5-1)。

1 アセスメント

　看護過程の 1 段階目である**アセスメント**では，対象者に関して，身体面・心理面・社会面など多方面における情報を収集する。得られた情報から対象者がかかえている問題を明らかにするためには，できる限り多く，正しい情報が必要である。ただし，情報はやみくもに集めるのではなく，看護理論に基づく枠組み(○293 ページ)などを用いて系統的に収集する。

　続いて，集めた情報がもつ意味について考えていく(**情報の分析**)。現在どのような状況なのか(現状)，その状況はなぜおきているのか(原因)，そのま

1) 日本看護科学学会看護学学術用語検討委員会(第 9・10 期)：看護学を構成する重要な用語集. p.7, 日本看護科学学会, 2011.

まの状態が続くとどのようなことがおきてくるのか(なりゆき)を分析していく。

2 看護問題の明確化(看護診断)

アセスメントの結果をもとに,看護として解決していくべき問題(**看護問題**)を明らかにしていくプロセスを**看護問題の明確化(看護診断)**という。看護問題の明確化を行うためは,アセスメントが正確に行われていることが前提となる。

看護問題では,現時点で存在する問題だけでなく,これからおこりうる問題についても取り上げていく。また,複数ある問題について,その対象者にとって解決すべき順に優先順位をつけていく。

3 看護計画の立案

看護問題1つひとつに対して,看護介入によってその問題が解決・緩和したときに対象者にもたらされる状態(期待される成果)を定める。つづいて,期待される成果に到達できるよう,**看護計画**をたてる。

4 実施

立案した看護計画を実行に移す。実施の際には,患者の反応を確認する。実施後は,実施内容およびそのとき観察できた患者の反応を記録し,またその反応などから,適宜アセスメントや看護計画について追加・修正を行う。

5 評価

看護計画に基づき看護援助を行いながら,決められた評価日に,期待される成果に到達できたかを**評価**していく。到達できていれば,その看護問題は解決できたとする。解決できていなければ,アセスメント,看護診断,看護計画,実施のどこに原因があるのかを検討し,必要に応じて計画の修正,期待される成果の変更,看護診断の見直し,アセスメントの再実施を行う。

2 5つの構成要素の関係性

1 連続的なプロセス

看護過程の5つの構成要素は,それぞれが独立したものではなく,前の段階を受けて進んでいく連続的なプロセスである(◐図5-2)。すなわち,アセスメントの内容を受けて看護問題があげられ,看護問題を解決することを目的として計画が立案される。その計画を受けて看護援助が実施され,実施した結果を受けて評価が行われる。したがって,それぞれの構成要素を正しく実施するためには,前の段階が正確であることが求められる。

看護過程を展開していくなかで,各段階でうまく進まないことがあれば,いったん前の段階に戻り,見直しを行ってから進むとよい。たとえば,あげ

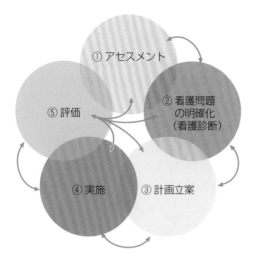

○図 5-2　**看護過程における 5 つの構成要素の関係性**
看護過程の 5 つの構成要素は，それぞれが前の段階を受けて進む連続的なプロセスである。また，評価の結果に基づいて各構成要素の見直し・再出発を繰り返す循環的なプロセスでもある。

られた看護問題とその時点での患者の状態に違和感があるのならば，アセスメントをもう一度見直すことで適切な看護問題が抽出され，その後の段階をスムーズに進めることができるだろう。

2　循環的なプロセス

　看護過程とは，5 つの段階を経ればそれで終わりというものではない。評価の結果，期待される成果に到達できず，また看護問題が解決されていないことがわかった場合には，看護過程の各構成要素を見直すことで，その原因はどこにあるのかを明らかにしなければならない。さらには，原因となった構成要素に戻り，修正し，その段階から再出発することも必要となる（○図 5-2）。このように看護過程とは，つねに患者の問題解決に向けて繰り返される循環的なプロセスなのである。

3　看護過程を用いることの利点

　看護過程を用いることは，患者にとっても，また看護職者にとっても利点がある。
● **患者にとっての利点**　看護過程では，患者の身体面のみならず，患者の家族，生活背景，価値観，療養生活に対する思いなど，社会面・心理面に関する情報も含め，幅広く情報を収集する。さらに，そこで抽出される看護問題は，患者の生命維持活動（呼吸・循環・体温維持など）や日常生活動作（ADL）の変化，身体的・精神的な苦痛と多岐にわたるものである。
　そして，抽出された看護問題に対して実施される看護援助は，患者のニードに合った個別性のある援助となる。また，患者のニードに変化があれば，

それに対応してアセスメントをつけ加えたり修正したりするため，つねにそのときに必要な看護援助を行うことができる。さらには，看護過程の流れを記録として残すことによって，看護職者間だけでなく，多職種と情報を共有することができ，継続的に期待される成果に向けた援助を多職種と連携して提供することができる。

　これらのことは，患者の安全・安楽と身体面・精神面の早期回復につながり，入院の長期化を回避することにもつながるだろう。個別性のある看護援助を提供することによって，患者と看護職者の間に信頼関係を築きやすくなることも期待できる。

● **看護職者にとっての利点**　看護過程を用いることで，看護職者はつねに「これでよいのだろうか」「なぜこうなっているのだろうか」と，憶測ではなく規準や根拠に基づいてものごとを考える能力，つまり**クリティカルシンキング**(○280ページ)の能力を高めることができる。また，看護学生にとっては，その規準や根拠に基づいてものごとを考えるために，基本的知識を確認する過程を経ることになり，そのことが，看護に必要な知識の集積にもつながる。これにより，看護職者は患者のかかえている看護問題について実感をもってとらえることができ，また客観的な評価を通して患者の回復を実感することもできるようになる。

　自分が行った援助の結果を客観的に評価することは，看護師という職業についての価値観の形成にもつながり，ひいては仕事への意欲へとつながっていくだろう。

　これからの看護には，看護過程の各段階，とくに看護問題の明確化(看護診断)と計画立案の段階において，患者自身が参加して自分自身の問題としてとらえ，健康の回復や維持・増進のための行動をとれるようになることが期待されている。

---

column　看護過程のある看護とない看護

　家族の誰かが「熱がある」と伝えてきたとき，あなたはどうするだろうか。「熱が出たら冷やす」という漠然とした知識をもってはいても，これを実行することはその人のニーズに合った援助といえるだろうか。看護を学び，看護過程を展開することができれば，対応は異なってくるはずである。

　まず，看護過程の第1段階となるアセスメントでは，「熱は何℃か，悪寒はあるか，鳥肌はたっているか，その他の症状はないか」などの情報を収集する。「熱は37.5℃だった。ぞくぞくと寒けがしてつらい，鳥肌もたっているし，手の先が冷たい」という家族の情報から情報の分析をすると，「37.5℃ということは

発熱しているが，悪寒があるということは体温のセットポイントに達しておらず(○150ページ)，しばらくは悪寒と体温の上昇が続くだろう」ということがわかる。本人にとっていま最もつらいのは寒けであり，これを看護問題として設定し，解決するための計画をたてなければならない。服を1枚重ねて着ることや，湯たんぽ・電気毛布などを使用することで，寒けが少しは解消するだろう。

　この場合は冷やしてはいけない状況であり，看護過程の展開に基づいて情報収集をし，その意味を，憶測ではなく発熱のメカニズムという知識を根拠に考えることで適切な援助を実施することができるのである。

B 看護過程を展開する際に基盤となる考え方

看護過程を学び，看護援助において有効に利用するためには，看護過程の基盤となる考え方を理解しておく必要がある。ここでは，問題解決過程およびクリティカルシンキングと看護過程との関係，倫理的判断，リフレクションについて学ぶ。

1 問題解決過程

1 問題解決過程とは

なんらかの問題に出合ったとき，私たちはどのように問題解決を進めているのだろうか。

まずは問題に関係するあらゆる情報を集めることから始めるだろう。そして集めた情報から現状を分析し，問題の原因や今後のなりゆきを推測し，問題解決のために最善と思われる方法を選択しようとする。このような意思決定の流れを**問題解決過程**という❶。

ここでは問題解決過程の流れを，「学校の授業日に寝坊をしてしまった」という，ごく身近な例を通してみていこう（◯表5-2）。

2 問題解決に必要な力

問題の有効な解決につなげるためには，次のような力が必要となる。

◆ 問題に気づく力

問題が存在していても，それに気づかなければ解決はできない。問題に気づくためには，問題だと認識するための基準（知識）をもっていることや，つねに周囲の人や物に対して関心をもっていることが必要である。日常生活のなかでも，ものごとを敏感にとらえることができる人とそうでない人がいる。これは，周囲に対する関心のもち方の差異とも考えられる。◯表5-2の事例では，1限の授業に出席するためには7時に起床するという基準があったため，7時45分に対して問題に気づいた。

◆ 十分な情報量を得る力

問題を解決するためには，その問題に関連する情報を集める力が必要である。どのような情報が関連するのかを自分自身で考え，目的をもって情報を集めなければならない。情報量が不足していると，あるいは情報が不正確であると，次の段階の情報の分析や行動計画にも影響を与えるため，できるだけ多くの正しい情報を得ることが大切である。

NOTE

❶**問題解決過程の起源**
　問題解決過程について論じたのは，アメリカの哲学者・教育学者デューイDewey, J.(1859-1952)である。デューイは，「知識を獲得する過程が始まるのは，特定のことがらに対する信頼性や価値に対して探究が始まるときである」と述べた。この探究の過程は「反省的思考」とよばれ，著書『思考の方法』においてその5段階説について解説されている。

●表5-2 事例を通してみる問題解決過程

6つの段階	私の気づきや言動	問題解決に必要な力
①問題の認識	朝，目がさめて時計を見ると7時45分，寝坊だ！	・問題に気づく力 　←人やものごとに対して関心を寄せる。 　　問題だと認識する基準・知識をもつ。
②情報収集	①7時に起きて7時45分に出発しようと思っていた。 ②いまは7時45分で，大学まで1時間5分かかる。 ③1限の科目「看護過程」の開始時刻は9：00で，グループワークの予定である。 ④「遅刻30分以上は1回の欠席」と以前オリエンテーションがあった。 ⑤夜2時ぐらいまでYouTubeを見ていて，知らない間に寝てしまった。	・問題に関連した多くの正しい情報を得る力 　←なにが問題に関連するのか考える力
③情報の分析	①②③より：予定よりも45分遅く目がさめた。このまま出かける準備をすると学校到着は9時35分ごろであろう。 ⑤より：今回の寝坊の原因は夜遅くまでおきていたことであろう。 ③④より：このままだと35分遅刻することになる。30分以上の遅刻は，「看護過程」の授業は欠席扱いになってしまう。しかもグループワークなので，グループメンバーにもワークの作業が遅れて迷惑をかけてしまう可能性がある。 問題の本質：授業に途中から参加しても欠席扱いとなる可能性，グループメンバーまで巻き込んでしまう可能性	・集めた情報がなにを意味するのかを考え，問題の本質を見きわめる力 　←情報の意味を考えるための問題に関連した知識
④行動計画	目標：遅刻しない，あるいは遅刻時間が最小限になる。 ・まずは，ふとんから，いますぐ出る。 ・ふだんより行動を早める。 ・駅まで母に車で送ってほしいと頼む。 ・ドライヤーの時間短縮のため，今日は髪の毛はうしろに1本に結び，メイクはなし。朝ごはんは時間のロスとなるから食べない。 ・グループメンバーに連絡をする。	・情報の分析から問題解決に向けた最善の計画をたてる力
⑤行動計画の実行（＋結果の確認）	・ふとんからすぐに出て，むだな時間がないように行動を早めた。髪の毛は1本に結び，洗顔後は化粧水のみとして，メイクは実施せず，牛乳をコップ1杯飲むだけにした。 　→結果：8時20分に出発の支度が完了した。授業に遅刻はしたが15分ですみ，グループワークには間に合った。ただし，朝食が牛乳だけであったため，2限目にはすでに空腹で授業に集中できなかった。 ・母に駅まで車で送ってもらった。 　→結果：母は少しいやな顔をしていた。 ・駅までの車の中でグループメンバーのTさんに遅刻するかもしれないことをLINEで連絡した。 　→結果：「了解，気をつけて」との返信がきた。	・行動計画を実行に移す力 ・結果を確認する力
⑥結果の評価	遅刻は15分と最小限にとどめることができた。グループワークにもまに合い，友人にも迷惑をかけなかった。その点では計画は適切であったと考える。しかし，出発まで35分要したことから，もう少し行動を早めることが必要であった。また実行した「朝ごはんは食べない」という計画は，2限目より空腹を引きおこしたため，車内でなにか飲食するなどの計画でもよかったと考える。また母の表情から，母にとっては迷惑な計画であったと推測する。今回のことがおきてしまった大きな原因は夜遅くまでおきていたことである。生活のリズムをくずさないよう気をつけたい。	・得られた結果を客観的に評価する力

◆ 集めた情報の意味を考え，問題の本質を見きわめる力

　情報の分析とは，集めた情報がなにを意味するのか，情報どうしにどのような関連があるのかを考えることである。また情報を分析することによって，問題の本質がなんであるのかを見きわめなければならない。事例では，最初に気づいた問題は「寝坊」であったが，この問題の本質は，途中から授業に出席しても30分以上の遅刻であれば欠席扱いとなる可能性，あるいは友人に迷惑をかける可能性があることであった。もしここで問題のとらえ方が異なっていれば，行動計画もまったく異なるものになっていただろう。

　なお，情報の意味を考えるには問題に関連する知識が必要となることもある。事例でいえば「遅刻30分以上は1回の欠席」という知識があって適切な分析につながっている。また問題の本質は，当事者のおかれている状況によって違ってくる。事例のように友人への迷惑を問題の本質であると考えるか否かは，それまでの当事者の友人との関係，グループワークへの参加状況によって決まってくるだろう。

　情報の分析については，「C　看護過程の各段階，①アセスメント（情報の収集と分析）」（●292ページ）で詳しく述べる。

◆ 情報分析の結果から行動計画をたてる力

　行動計画は，問題解決に向けた最善なものである必要がある。そのためには，前段階で明らかになった情報分析の結果や問題の本質をふまえて計画をたてなければならない。事例では，情報の分析によって得られた「このままだと35分の遅刻となる」という結果から，問題の本質を「欠席扱いになる可能性」「友人に迷惑をかけてしまう可能性がある」ととらえている。これによって，単に「寝坊した」という問題解決のための行動計画ではなく，できる限り早く学校に到着するような行動計画，友人に少しでも負担が少なくなるような行動計画をたてることができるのである。

◆ 行動計画を実行に移す力・結果を確認する力

　立案した行動計画を実行に移す際には，自分で行動するだけではなく，他者にその計画への参加・協力を依頼する力も必要である。この事例では，母親に駅まで送ってもらうことを依頼している。

　また，実行しながら，あるいは実行したあとに，必ずその結果を確認していく力も必要である。これは，次の段階で行う評価の前提となるものである。

◆ 結果を客観的に評価する力

　問題解決過程の最後の段階では，結果を事実として受けとめ，その計画，さらにはこの過程全体が妥当だったのかを客観的に評価する力が求められる。評価が客観的に行われていれば，同じような問題がおきないよう，あるいは同じような問題が再びおきたときに役だてることができる。そのため，解決できたことだけを重視するのではなく，なにが解決につながったのかを考え

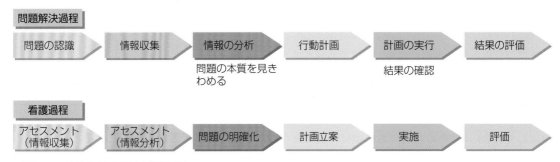

◉図 5-3　問題解決過程と看護過程

ることが大切である。当然ながら，解決にいたらなかった場合でも，その原因を考えていくことが大切である。

3　問題解決過程と看護過程

　私たちは日常生活において，とくに自分自身に関係する問題にぶつかった際には，無意識のうちにこの問題解決過程をたどっている。問題解決過程と看護過程はとても似ている（◉図5-3）。このことは，誰もがこの考え方を利用して看護過程の展開ができる素地をもっているということをあらわしている。日常生活における問題解決においてはこの過程を意識して取り組むようにし，また看護過程に対する際には少しらくな気持ちで取り組んでほしい。

　看護過程が問題解決過程と異なるのは，現時点で存在する問題だけでなく，これからおこりうる問題や，まだ現象としてあらわれていない問題についても明らかにしていくことが必要とされる点である。

2　クリティカルシンキング

1　クリティカルシンキングとは

　クリティカルシンキング critical thinking とは，看護過程の展開に必要な思考方法である。「critical」という言葉は，「批判的・批評的な」「口やかましい」などと訳され，不備や欠点をさがしてけなすという意味合いにとられてしまう場合もある。しかし，ここでいうクリティカルに思考することとは，適切な規準や根拠に基づいて論理的でかたよりのない思考をすることである[1]。

　クリティカルに思考することの最大の利点は，日常生活におけるさまざまな困難・問題につきあたったときの解決に役だつということである。ポールPau, R. とエルダー Elder, L. は，「クリティカルシンキングは，特別な問題状況になくとも，人生のあらゆること，つまり買い物をするとき，人に教える

1）E. B. ゼックミスタ・J. E. ジョンソン著，宮元博章ほか訳：入門篇クリティカルシンキング——あなたの思考をガイドする40の原則. p.4，北大路書房，1996.

とき，学ぶとき，人とつき合うとき，投票するとき，評価するときなどに必要な思考の手段として役だち，考える人を成功に導き，時間やエネルギーを節約させ，やりがいを感じさせてくれる」と述べている[1]。すなわち，みずからの意思で使いこなせる思考の手段を習得できれば，さまざまな局面において，目的・目標に達するための方略や事態の改善へとつながる道を引き出すことができるのである。

● **看護過程とクリティカルシンキング**　クリティカルシンキングは，看護過程の展開のプロセスにおいても，とても有効である。すなわち，看護の対象となる人の健康上の問題を解決するための効果的な方略を導き出していく過程において，クリティカルシンキングを用いることにより，最小の時間と労力で事態改善への道をさがし出せるようになる。また，これによって，患者にとっての問題解決をはかることができれば，結果的に看護職者にやりがいを感じさせてくれることにもなる。

　看護過程は，その手段・方法論だけを知っていればよいというものではなく，使いこなすためには技能が必要である。クリティカルシンキングは，いわば頭の使い方という技能であり，看護においては，ツールとしての看護過程を使いこなすために必要となる。また，クリティカルシンキングは，生まれつきもっている考え方ではなく，繰り返しトレーニングすれば習得可能なものである。したがって，看護職者は，看護過程を展開する際にこの思考方法を使えば使うほど，うまく使いこなせるようになるだろう。

2　クリティカルシンキングの要素

　クリティカルシンキングには，① 問題に対して注意深く観察し，じっくり考えようとする態度，② 論理的な探究法や推論の方法に関する知識，③ 論理的な探究法や推論の方法を適用する技術，という主要な 3 つの要素がある[2]。

● **クリティカルシンキングモデル**　クリティカルシンキングを使うための能力について，アルファロ-ルフィーヴァ Alfaro-LeFevre, R. は，前述の 3 つの要素に，④ **対人関係のスキル**を加えたクリティカルシンキングモデルを示した（●図 5-4）。このモデルでは，4 つの要素を兼ね備えてこそ，クリティカルに考えることができるようになることを示している。

　対人関係の技術については，「第 1 章 C　関係構築のためのコミュニケーションの基本」（●29 ページ）で詳しく述べたが，これはクリティカルシンキングの観点からも必要であり，看護職者にはぜひ身につけてほしいものである。

◆ 考えようとする態度

　クリティカルにものごとを考えられるようになるためには，態度が最も重

---

1 ）R. ポール・L. エルダー：クリティカルシンキング実践編――「仕事」と「人生」を豊かにする技術．p.21，東洋経済新報社，2003．
2 ）E. B. ゼックミスタ・J. E. ジョンソン著，宮元博章ほか訳：前掲書．p.5．

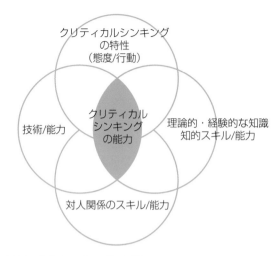

○図5-4　クリティカルシンキングモデル
ⓒ2002 R. Alfaro-LeFevre　www. AlfaroTeachSmart.com
（ロザリンダ・アルファロ–ルフィーヴァ著，本郷久美子監訳：基本から学ぶ看護過程と看護診断，
　第7版. p.46, 医学書院, 2012による）

要である。注意深く観察し，徹底的に考えようとする態度と習慣がなければ，技術として推論する方法を知っていても役にたたない。考えようとする態度こそがクリティカルシンキングの入り口であり，基本である。このような態度を新しく身につけることは，食習慣や運動習慣のように習性として身についてしまったことがらをかえることと同じように，困難で相当の努力が必要なことである。クリティカルに考える態度を意識し，自分自身の考え方の傾向を知り，改善すべき態度を明らかにして新しく習慣化していくことが肝要である。

　ゼックミスタ Zechmeister, E. B. とジョンソン Johnson, J. E. は，クリティカルに考える人の特性（態度や行動の傾向）として，「根拠に基づいた行動をとる」「ほかの人の考えを尊重することができる」「新しいものにチャレンジするのが好きである」といった多くの側面をあげている（○表5-3）。これをもとに，自分がもっている特性はなにか，強化すべき点はどこかを確認し，自分自身の特性を客観的に把握しておこう。

◆ 論理的な探究法や推論の方法に関する知識

　学問にしても職業にしても，まずはそれぞれの専門性に応じて必要とされる知識領域を確認することが必要となる。看護の専門領域に求められるものとして，アルファロ–ルフィーヴァは○表5-4のような項目をあげている。
　○表5-4では，看護と医学における役割・責務の違いを前提としたうえで，その人の健康問題と合併症の知識，関連する解剖・生理・病理学的知識，薬品の知識，治療方針と医療処置の根拠といったように，基礎医学的知識について多くの項目があげられている。ほかにも，生物・心理・社会・文化・スピリチュアル面の機能における正常と異常やその原因，心理学・社会学・発達・法律に関連する多くの知識，さらには自分の価値観・信念や組織の使命

◉表5-3　クリティカルに考える人の特性

①知的好奇心：いろいろな問題に興味をもち，答えをさがそうとすること

- ふつうの人が気にもかけないようなことに疑問をもつ。
- 新しいものにチャレンジするのが好きである。
- いろいろな分野について，本を読み，精通している。

②客観性：なにごとかを決めるとき，感情や主観によらず，客観的に決めようとすること

- 冷静な態度で判断を下す。興奮状態でものごとを決めたりすることはない。
- 判断を下す際には，義理人情よりも事実や証拠を重視する。
- 判断を下す際には，自分の好みにとらわれないようにする。

③開かれた心：いろいろな立場や考え方を考慮しようとすること

- 問題のよい面とわるい面の両面をみる。
- 1つ2つの立場だけではなく，あらゆる立場から考慮しようとする。
- かたよりのない判断をしようとする。

④思考の柔軟性：自分のやり方・考え方を自在に改めることができること

- 独断的で頑固な態度にならない。
- 必要に応じて妥協することもできる。
- 1つのやり方で問題が解決しないときには，いろいろなやり方を試みる。

⑤知的懐疑心：十分な証拠が出されるまでは結論を保留すること

- なにごとも，少しも疑わずに信じ込んだりはしない。
- 確たる証拠の有無にこだわる。
- 根拠が弱いと思える主張に対しては，ほかの可能性を追求する。

⑥知的な面で誠実である：自分と違う意見でも，正しいものは正しいと認めることができること

- 自分の立場に有利なものも不利なものも含めて，あらゆる根拠を求めようとする。
- 自分とは別の意見を理解しようと努める。
- 自分の立場に反するものであっても，正しいことは支持する。

⑦筋道だった考え方をすること：きちんとした論理を積み重ねて結論に達しようとすること

- 問題と関係あることと無関係なことをきちんと区別できる。
- 論理的に議論を組みたてることができる。
- 結論は根拠から直接導かれることにとどめ，無理な論理の飛躍を行わない。

⑧問題解決に関する追求心：決着がつくまで考え抜いたり議論をしたりすること

- 問題を解決することに一所懸命になる。
- 考えうる限りすべての事実や証拠を調べる。
- ほかの人があきらめても，なお答えをさがし求めつづける。

⑨決断力：証拠に基づいてきちんと結論を下すことができること

- 結論を下すべきときには 躊躇しない。
- 根拠に基づいた行動をとる。
- いったん決断したことは最後までやり抜く。

⑩他人の立場の尊重：他人のほうが正しい場合は，それを認めることができること

- ほかの人の考えを尊重することができる。
- ほかの人が出したすぐれた主張や解決案を受け入れる。
- 自分の考えも1つの立場にすぎないと認識している。

(E. B. ゼックミスタ・J. E. ジョンソン著，宮元博章ほか訳：入門篇クリティカルシンキング——あなたの思考をガイドする40の原則．pp.8-10，北大路書房，1996 を参考に作成)

○**表 5-4　看護で求められる知識領域**

次の項目を明確に説明できる
• 看護用語と医学用語の違い
• 看護モデルと医学モデル，その他のモデルの役割と責務の違い
• 典型的な問題や合併症の症状と徴候
• 関連のある解剖，生理，病理学の知識
• 機能の正常と異常(生物・心理・社会・文化・スピリチュアル面の機能)
• 正常な機能を促進または抑制する因子(生物・心理・社会・文化・スピリチュアル面の機能)
• 薬品の知識(作用，適応，副作用，看護上の注意)
• 介入と診断検査の根拠
• 成長・発達の正常と異常
• 看護過程，看護理論，研究の原則
• 適用される基準や法律，看護業務法
• 治療方針や医療処置とその根拠
• 倫理的・法的な規程
• 社会的・文化的・スピリチュアルな概念
• 情報源を見つけることができる場所
• 自分の考え方や人格，学習法の好みは他者の好みとは違うこと
• 自分の価値観や信念，ニーズ
• 組織の使命と価値観

次の項目を実際に示すことができる
• 薬品の投与に関する数学の問題を解くスキル
• 焦点を絞った看護アセスメントのスキル(例：呼吸音や静注部位のアセスメント)
• 技術的なスキル(例：経鼻胃チューブなど，器具の管理)

(Critical Thinking Indicators ™ © 2004 R. Alfaro-LeFevre.)
(ロザリンダ・アルファロ-ルフィーヴァ著，本郷久美子監訳：基本から学ぶ看護過程と看護診断，
　第 7 版．pp.43-44，医学書院，2012 による)

などを熟知していることなど，必要とされる知識領域は広い。また，看護実践を行ううえでの技能的側面(たとえば器具の管理など)についても知識領域の範疇(はんちゅう)としてあげている。

　このように，看護学を学び，また看護職者として就業してその専門性を発揮するには，幅広い知識が必要である。とくに看護過程の第 1 段階であるアセスメントでは，生理学的側面での情報収集技術(問診や観察によるフィジカルアセスメント)と心理・社会的側面のアセスメントの両方を合わせて行わなければ正しい患者理解ができない。また，次の段階である計画立案においても，さまざまな知識を駆使しなければ効果的な計画を立案できない。

◆ 論理的な探究法や推論の方法を適用する技術

▌ 因果関係に関する思考(原因帰属)

　クリティカルシンキングにおける技術とは「思考の手段」であり，その軸となるのは事象の正しい理解である。なにが原因となってその問題がおきているのか，どのようにおきているのか，なぜそのようになるのか，といった因果関係に関する思考(**原因帰属**)は，その後の行動を決定する際にたいへん重要な影響を及ぼす。

　ゼックミスタらは，原因を知ることには，① さまざまな意味や秩序を理

解することができる，② 未来のできごとや人の行動を予測することが可能になる，という 2 つの重要な意味があり，日常的に多くの意思決定はこのような原因帰属によって得られた知識に基づくと述べている[1]。

▌ 看護過程における因果関係に関する思考

看護過程を展開する際にも，因果関係に関する思考を用いることは，正しく事象を把握し，的確な看護診断を下し，効果的な看護計画を立案することにつながる。なぜならば，看護問題を解決するためには，問題の原因に直接はたらきかけをしなければならず，また看護計画を立案するまでに問題の原因を徹底的にさぐっておく必要があるからである。

さらに，これにあわせて，いまある問題が将来的にどのように変化していくのか，問題が解決されないときにどういった影響があらわれるのかといった，いわゆる「なりゆき」を予測し，おこる可能性がある問題（潜在的問題）を抽出することも必要である。このような「原因⟺現にある事象⟺なりゆき」といった因果関係に関する思考は，訓練することで強化できる。

▌ 因果関係を考える

● **因果関係を決定する基準**　因果関係を明らかにするためには，基準に基づいて考えることが必要である。因果関係を決定する基準とは，① できごと A とできごと B はともに変化する（**共変関係**），② A が B の原因ならば A が先におこらなければならない（**時間的順序関係**），③ B がおこるもっともらしい A 以外の原因を排除する，の 3 つである。

● **原因を正しく推測する**　原因を推測する際には，陥りがちな誤りについて知っておくことが重要である。目につくできごとだけに注目してしまう，自分が期待しているとおりに見てしまう，共変していないのに共変しているように見える，実際よりも強い関係に見える（**相関の錯覚**）などの点に，看護職者は注意する必要がある。

たとえば，呼吸のたびに叫び声をあげて呼吸困難を訴える患者がいたとしよう。症状の激しさに気をとられると呼吸器系の重大な疾患を推測してしまいがちだが，このような呼吸困難は極度の不安などによる心因反応の場合も多い。見た目のできごとにとらわれず，本当の原因を見失わないように検証していくことが重要である。

③ 倫理的配慮と価値判断

1 看護職者自身の価値観と他者の価値観を知る

日常生活のなかでも，自分がよいと思ってしたことが，ほかの人にとっては自分が考えているほどよいことではなかったり，逆にわるいことをしたと思っていたことが，実はよいことになっていたりする。ものごとの善悪を自分の価値観だけで判断しようとした場合，このようなくい違いが生じること

1）E. B. ゼックミスタ・J. E. ジョンソン著，宮元博章ほか訳：前掲書. p.17.

が少なくない。ものごとの善悪について判断するためには，まず，自分の価値観・信念と他者の価値観・信念は異なるということを知っておくことが前提となる。

　看護実践においても，看護職者が最善と思う介入（治療）方法について患者とその家族が納得しなかったり，患者と家族の意見が異なる状況において医療者としてどのようにかかわるのがよいのかと悩んだりと，人それぞれの価値観が対立・衝突すること（**倫理的課題**）につきあたる場面は多い。また，患者の価値観・信念を確認しないまま，看護職者の価値観・信念のみに基づいて判断した場合には，そのかかわり方がはたして最善だったのか，もしかしたら患者にとっては迷惑なことやがまんをしいることになっていたのではないかと疑問をおぼえることもある。

　このような疑問や悩みが生じるのは，患者とその家族，医師や看護職者など，それぞれの価値観・信念がさまざまに異なることを察知したり，あるいは看護職者自身の価値観・信念が誤った方向に向いていないかと迷ったりしたときであろう。患者の権利をまもるためには，自身の価値観を知るとともに他者の価値観を知り，それぞれの価値観の対立を認識する力を備えなければならない。

　看護過程の展開，とくに看護計画の立案や評価・計画修正の段階においても，看護の方向性を決定・または修正する際には「看護職者としての最善のかかわりはどうあるべきなのか」「これまでのかかわりが最善といえるのだろうか」といった疑問が日常的に生じる。ここでは，こういった倫理的課題に直面したときに，どのように解決していけばよいのかを考えてみよう。

2　倫理の原則と課題の解決方法

　倫理的課題を認識してなんらかの解決策を考えるには，まず生じた倫理課題をどのような視点で分析し，判断していくのかといった基本的な考え方を身につけなければならない。

◆ 倫理の原則

　医療者が治療・ケアを行うにあたっては，医療を受ける個人を「人間として尊重する」ことが大原則である。そのうえで，次に示す医療に関する4つの倫理原則にのっとって意思決定し，行動しなければならない。
（1）その人の自律性を尊重すること（**自律尊重原則**）
（2）その人にとって最も善となることを追求して施すこと（**善行原則**）
（3）その人の害になることをしないこと（**無危害原則**）
（4）正義・公平を保つこと（**正義原則**）
　この4つの原則に，医療専門職の義務の基礎となる2つの原則（誠実の原則，忠誠の原則）を加え，6つの原則によって行為の正しさを判断する場合もある（●表5-5）。これは，看護過程の展開，とくに看護方針を決定する際にも同様である。

○表5-5　医療・看護における倫理の原則

医療に関する4つの倫理原則	
自律尊重原則 autonomy	人は，自由かつ独立して考えて決定する能力をもち，またそのような考えや決定に基づいて行為する能力をもつ存在である。臨床場面において，医療者は，患者のみずからの意思決定を支援すること，すなわち重要な情報の提供，疑問へのていねいな説明などを行い，患者自身の決定を尊重し，従うことが求められる。
善行原則 beneficence: the promotion of what is best for the patient	医療において「善をなすこと」とは，患者のために最善をつくすことであり，医療者は広い視野をもってその患者の最善の利益を決定しなければならない。なお，ここでの「最善」とは，医療者の考える最善の利益をさすのではなく，患者の考える最善の利益を考慮したものである。
無危害原則 non-maleficence: avoiding harm	善行原則と連動し，「人に対して害悪や危害を及ぼすべきではない」という原則も導かれる。医療者としては，患者に危害を与えないことに加え，危害のリスクを背負わせないという責務も含んでいる。看護においては，転倒・転落の防止や褥瘡の予防など，リスクの予測，継続的な観察や注意，十分で適切なケアなどがあげられる。
正義原則 justice	正義とは「正当なもち分を公平に各人に与える意志」であり，正義原則とは「社会的な利益や負担は正義の要求と一致するように配分されなければならない」ことをいう。臨床場面においては，最善の医療資源（災害医療時の医療資源，あるいは手術対応や入院病床など）をすべての人に提供できるわけではないため，さまざまな状況のなかで，個々の患者に費やすことができる資源の範囲，提供できる治療の限界について判断することが求められる。
医療専門職の義務の基礎となる2つの倫理原則	
誠実 veracity	真実を告げる，うそを言わない，あるいは他者をだまさないという義務である。人に対して正直であることは，医療現場において信頼関係を構築するうえで，とくに重要である。しかし，病名や予後の告知について家族から「本人には知らせないでほしい」という意向がある場合などでは，誠実の原則とぶつかるため，しばしば倫理的葛藤をまねくことになる。
忠誠 fidelity	人を尊重することであり，ここには専心や献身，確約が含まれる。医療者は，患者に関する多くの個人情報や秘密情報を知ることになる。医療者と患者の信頼関係には，守秘義務や約束をまもるということが基礎となる。

（小島操子：看護倫理──看護教員としてこう考える．Quality Nursing 4(1)：6-7, 1998 を参考に作成）

◆ 倫理的課題の解決方法

　6つの倫理的原則にのっとって倫理的課題を解決しようとするとき，1つの原則に従おうとすると，ほかの原則が成立しないという状況になることもある。

　たとえば，筋力低下のため歩行能力が著しく低下し，転倒・骨折のリスクが高い患者が，自力（介助なし）でトイレでの排泄をしたいと強く希望した場合を考えてみよう。前記の原則(1)からは患者の希望どおりにすることが最善であるが，医療者としては，転倒・骨折のリスクを回避しようとする原則(3)との間で大きなジレンマ（葛藤）を生じる。

　このような倫理的課題を解決するためには，まず，患者自身が，転倒・骨折のリスクが高い状況や，それによって自分の生活の質(QOL)が低下するおそれがあることをどの程度理解しているのか，あるいは現在の介入内容のどのあたりに抵抗感をおぼえているのかを詳しく知る必要がある。これは，患者が自分の状況とリスクを十分に把握したうえで希望しているのか，それ

とも正確な自己評価ができないままに主張しているのかによって，対応の仕方が異なるからである。また，患者が拒否しているのが介助内容の一部であるならば，危険性が低い場合には部分的に介助なしとすることも可能かもしれない。

倫理的課題を解決する際に最も基本となるのは，看護職者どうしやほかの医療者と話し合うこと，そして患者・家族と十分に話し合い，正確な情報提供と意向の確認を行うことである。

4 リフレクション

1 リフレクションとは

リフレクション reflection という言葉は，「省察(する)」「内省(する)」「熟考(する)」などと訳される。リフレクションの概念は，近代教育学に大きな影響を与えた哲学者のデューイ Dewey, J.(●277ページ)によって最初に示された。デューイは，リフレクションの概念について「人がなにかを学び成長していくためには経験が重要であり，その経験を意味あるものにするためには**省察的思考** reflective thinking が不可欠である」と明確に示した[1]。

このように，リフレクションとは単に反省することではなく，間違いをただすために行うものでもないとされており，現代では，学校教育だけでなく，教師や看護師といった専門職の成長にとっても必要不可欠な考え方となっている。

リフレクションという言葉は，デューイの提言以来，100年近くにわたって，教育者以外の職業においても用いられているが，統一された意味で用いられているとは限らない。以降では，デューイ以降のリフレクションに関する代表的な概念を紹介する。

2 省察的実践としての看護

デューイの考え方を基盤に，医療職者や建築家，会計士といった専門職者(専門家)の行動や思考の特性を明らかにしたのがショーン Schön, D. A. である。

看護学や医学，工学，気象学，経営学といった，科学に基礎をおく分野の専門職者は，技術的合理性だけに基づいて問題の解決をはかると思われやすい。しかしショーンは，専門職者の実践現場を観察し，葛藤が多く刻々と変化する複雑な状況のなかで，専門職者は単に既存の理論をあてはめるのではなく，状況を読みといたうえでみずからの活動を省察し，対応していることを明確にした[2]。

ショーンは，こうした実践を**省察的実践**とよび，それを行う専門職者を**省**

---

1) J. デューイ著，松野安男訳：民主主義と教育〈上〉．岩波書店，p.222-237，1975.
2) D. A. ショーン著，柳沢昌一・三輪健二監訳：省察的実践とは何か──プロフェッショナル行為と思考．pp.307-325，鳳書房，2007.

察的実践者 reflective practitioner としている。省察的実践者は，実践のなかの知を公開して省察し，クライアント（医療であれば患者）と向き合うことのできる存在として期待されるとしている❶。

　専門職である看護師は，みずからの看護が影響する対象が存在してこそ成立する職業であり，省察的実践者であることが求められる。また，看護師は，その専門性を獲得する過程においても，クライアント（患者）と向き合って，実践したことを省察せずには，その役割を果たすことはできない。

NOTE
❶省察的実践者は，クライアントとの距離をおき，知っていることを前提にふるまう「専門家」とは区別される存在である。

3 行為のなかのリフレクションと行為についてのリフレクション

　専門職者は，省察的実践を行うとき，行為のなかのリフレクション reflection-in-action と行為についてのリフレクション reflection-on-action を行っている。これらを実施することによって，専門的実践における「知の生成」が可能となると考えられている[1]。

◆ 行為のなかのリフレクション

　行為のなかのリフレクションとは，刻々と複雑に変化する状況を感じとり，そのときどきの問題を意識的・無意識的にとらえ，状況と対話しながら行為を修正していくことである。

　すなわち，自分がしていることについて，ときに行っている最中であっても，暗黙のうちに「自分はどのような特徴に気づいているのか」「このように判断するときの基準はなにか」「この技能を実施するときの手続きはどのようなものか」などと，自問自答することである。

　たとえば，患者の身体をふくという場面を考えてみよう。看護職者は寒さを感じさせないことに気をつけていたが，あたたかいタオルを背中にあてた瞬間に，患者が安堵のため息をついた。看護職者は，あたたかいタオルが患者にとって安楽をもたらすものだと気づき，貼付時間を少し長くとると患者から喜ばれた。

　ここで看護職者は「寒さを感じさせないためにどうすればよいか」を考えながら実行し，あたたかいタオルをあてた瞬間の対象の「ため息」を感じとり，それを「安堵」と意味づけた。そして，それが「あたたかいタオルをあてたことによってもたらされたものである」と関連づけ，「貼付時間を延長することで安楽の効果が高まる」という経験によって身につけた知を適用したと説明できる。このように，看護には，行為のなかのリフレクションを行っている場面が多い。

◆ 行為についてのリフレクション

　行為についてのリフレクションとは，行為について，実践したのちにあらためてふり返ることである。前述の看護援助についていえば，患者の身じた

1）D. A. ショーン著，柳沢昌一・三輪健二監訳：前掲書. pp.50-75.

くや物品のかたづけが終わったあと，看護記録を記載するときや，1日の勤務(実習)の終わり，あるいは，看護実践が終了してから(患者が退院してから)，意図的にふり返ることである。

　ふり返りは，寒さを感じさせないための手技，あたたかいタオルを貼付した範囲や時間などの手技，あたたかいタオルがもたらす効果，その効果が得られた理由(患者の心身の状態)などといったことについて，さまざまな観点・内容から行う。そして，① 自分のはたらきかけがどのようなものであったのか(正当性)，② 患者にどのような影響をもたらしたのか，③ その影響はなぜ生じたのか，④ さらに状況をよくするためには今後どのようなはたらきかけが望ましいのか，といったことについて，知識・技術や考え方を整理して意味づける。

4 リフレクションのプロセスと方法

● **経験的学習サイクルモデル**　経験からの学びを説明するものとして，認知心理学者のコルブ Kolb, D. の提唱した経験的学習サイクルモデルがある。

　コルブは，「経験」を変換することで知識をつくりだすプロセスであるととらえ，経験的学習における4つのステップを示した(◉図5-5)[1]。
(1)具体的な経験 concrete experience
(2)省察的な観察 reflective observation
(3)要点の概念化 abstract conceptualization
(4)実践にいかすこと active experimentation

　このモデルでは，学習が上記4ステップのサイクルをまわすことで成立するとしている。ここで重要なのは，経験したことを省察的に観察し，その経験を解釈して教訓や法則を得るという点である。また，同じ経験をしてもどのように省察するかによってそこから得る教訓・法則，つまり学びの内容が異なり，その後の行動の違いにもつながる。

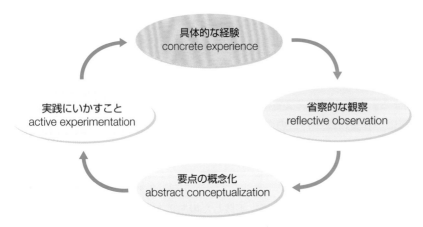

◉**図5-5　経験的学習サイクルモデル**

1）デイヴィッド・コルブほか著，中野真由美訳：最強の経験学習. 辰巳出版, 2018.

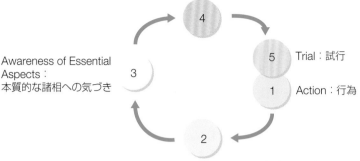

Creating Alternative Methods of Action：行為の選択肢の拡大

Awareness of Essential Aspects：
本質的な諸相への気づき

Trial：試行

Action：行為

Looking Back on the Action：行為のふり返り

○**図 5-6　ALACT モデル**
（学び続ける教育者のための協会編：リフレクション入門. p.16, 学文社, 2019 による）

○**表 5-6　8 つの問い**

1.　私はなにをした？	5.　相手はなにをした？
2.　私はなにを考えていた？	6.　相手はなにを考えていた？
3.　私はどう感じていた？	7.　相手はどう感じていた？
4.　私はなにを望んでいた？	8.　相手はなにを望んでいた？

（学び続ける教育者のための協会編：リフレクション入門. p.17, 学文社, 2019 による）

● **ALACT モデル**　リフレクションを実施する際に参考になるのが，教師教育の研究者であるコルトハーヘン Korthagen, F. が提唱した **ALACT モデル**である。

　コルトハーヘンは，リフレクションのプロセスを下記の 5 段階からなるサイクルとして考え，それぞれの頭文字をとって ALACT モデルとして示した（○図 5-6）。

（1）行為 action（A）

（2）行為のふり返り looking back on the action（L）

（3）本質的な諸相❶への気づき awareness of essential aspects（A）

（4）行為の選択肢の拡大 creating alternative methods of action（C）

（5）試行 trial（T）

● **8 つの問い**　コルトハーヘンは，ALACT モデルを示したうえで，モデル中の L（行為のふり返り）の段階に用いる 8 つの問いを開発している（○表5-6）。

　これらの 8 つの問いは，教師の生徒に対する教授活動のふり返りを想定しているが，看護学生にとっては，臨地実習における日々のカンファレンスなどにおいて役だつものである。具体的には，日々のふり返りでなんとなく違和感をおぼえた事象（あるいは，うまくいった事象，うれしかった事象）について，複数の学習者でリフレクションを実施しようとするときに活用するとよい。

　ALACT モデルと 8 つの問いを活用し，リフレクションを進めることにより，以下のようなステップをたどって，らせん状に専門性が発達していくこ

NOTE

❶**本質的な諸相**
　自己と相手の間，あるいは自己の内面と行為との間にある不一致や悪循環に向き合い，そこから見いだされた「違和感の背景にある物事の本質」や「そこにあった大切なこと」をさす。

とが期待できる。

(1) ある行為(A)について違和感あるいはうまくいったという実感をもったとき，なぜ違和感をおぼえたのか(あるいはなぜうまくいったのか)について8つの問いを活用しながら報告する。参加者も十分な答えが得られるように質問していき，ふり返り(L)をうながす。

(2) 次に，学習者間で(あるいは教師などのコーチ役をたてて)「違和感の発生した原因」「そのことがもつ意味」などを話し合い，本質を探る(A)。

(3) 本質的な諸相に気づくことができたならば，「次はこうする」と次の実践を考えられるように，行為の選択肢の拡大(C)ができるように，本人やほかの参加者の意見を求める。

(4) それに続く試行(T)は，次のサイクルにおける行為となる。

C 看護過程の各段階

　本節では，前述した看護過程の各段階について，具体的な内容とその実践方法を学ぶ。また，本節の内容に関連して具体的な看護過程の展開をみていけるように，「腰椎圧迫骨折で入院したWさんの事例」を巻末に示した(▶363～379ページ)。

　学習にあたっては，本文とあわせて巻末の事例を関連づけて読むことで，どのように看護過程を展開していけばよいのかを学んでほしい。

1 アセスメント(情報の収集と分析)

　看護過程の第1段階は，**アセスメント**(情報の収集と分析)である。アセスメントの妥当性は，その後の看護計画にまで大きく影響する。ここでは，アセスメントとはなにか，そしてどのように情報を収集し，分析すればよいのかをみていく。

1 情報収集とは

　一般的に，**情報**とは「ある事柄についての知らせ，判断を下したり行動を起こしたりするために必要な，種々の媒体を介しての知識」[1]とされている。看護においても，対象となる人がどのような状態であるのかを考え，その人が必要とする援助を行うためには，その人に関する情報が必要である。

● **看護における情報の特性**　看護おける情報には，それが対象者の健康に関するものであるという特性がある。**健康**とは身体のみならず心理的・社会的側面も含めたものであり，看護職者は患者を包括的にとらえて情報を収集する必要がある。

　たとえば，ある疾病のために入院をした患者には，その疾病による身体的

---

1) 新村出編：広辞苑，第7版．岩波書店，2018.

変化がおきている。しかし，看護職者は，身体的側面だけに目を向けるのではなく，入院することによる不安や苦痛といった心理的側面，疾病による社会的役割の中断といった社会的側面の変化にも注目する必要がある。そして，これらが対象者の健康を阻害する要因となっている可能性を考え，関係する情報を集めて，必要な援助を提供していかなければならない。

◆ 看護理論と情報収集

　前述した人間とその健康，看護の役割などは，さまざまな看護理論において述べられており，それぞれの理論に基づく看護の視点から，アセスメントの枠組みがつくられている。看護過程の展開においては，これらの特定のアセスメントの枠組みを選択し，それにそって情報を収集する。

● **アセスメントの枠組み**　看護理論に基づいたアセスメントの枠組みには，以下のおもなものがある（○表5-7）。

（1）ヘンダーソン（○134ページ）による **14の基本的ニード**（欲求）に基づく枠組み

（2）オレム（○132ページ）による **セルフケア理論** に基づく枠組み

（3）ロイ Roy, S. C. による **適応モデル** に基づく枠組み

（4）ゴードン（○134ページ）による **機能的健康パターン** に基づく枠組み

　①**ヘンダーソンの基本的ニード**　ヘンダーソンは『看護の基本となるもの』[1]のなかで，看護は人間の基本的欲求に基づくものであり，対象の基本的欲求を充足できるように援助する，またできる限り自立してできるように援助すると述べている。ヘンダーソンの看護理論によるアセスメントの枠組

○表5-7　アセスメントの枠組み

ヘンダーソン：14の基本的ニードに基づく枠組み	オレム：セルフケア理論に基づく枠組み〈普遍的セルフケア〉	ロイ：適応モデルに基づく枠組み	ゴードン：機能的健康パターンに基づく枠組み
①正常な呼吸 ②適切な飲食 ③老廃物の排泄 ④活動と望ましい姿勢 ⑤睡眠と休息 ⑥適切な衣類選択と着脱 ⑦体温の維持 ⑧身体の清潔 ⑨環境の危険因子を避け，他者を傷害しない ⑩コミュニケーション ⑪自分の信仰や価値感に従って行動する ⑫達成感をもたらす仕事 ⑬遊びやレクリエーションへの参加 ⑭学習・発見・好奇心の満足	①十分な空気の摂取 ②十分な水の摂取 ③十分な食物の摂取 ④排泄 ⑤活動と休息のバランス ⑥孤独と社会的相互作用のバランス維持 ⑦生命・機能・安寧に対する危険の予防 ⑧正常であることの促進	• 生理的様式 　①酸素化 　②栄養 　③排泄 　④活動と休息 　⑤防衛（保護） 　⑥感覚 　⑦体液・電解質 　⑧神経学的機能 　⑨内分泌機能 • 自己概念・集団アイデンティティ様式 • 役割機能様式 • 相互依存様式	①健康知覚・健康管理 ②栄養と代謝 ③排泄 ④活動・運動 ⑤睡眠・休息 ⑥認知・知覚 ⑦自己知覚・自己概念 ⑧役割・関係 ⑨セクシュアリティ・生殖 ⑩コーピング・ストレス耐性 ⑪価値・信念

　1）ヴァージニア・ヘンダーソン著，湯槇ます・小玉香津子訳：看護の基本となるもの，再新装版. 日本看護協会出版会，2016.

みは，この考え方に基づく枠組みであり，呼吸や飲食，さらには学習に関することを含めた 14 の人間の基本的欲求から構成されている。

②**オレムによるセルフケア理論** オレムは，セルフケアとは生命と健康および安寧の維持を目的として個人が自分自身のために実施する実践活動のことであり，健康上の理由からセルフケアが遂行できない場合に看護援助を実施していくことになるとしている。オレムの看護理論によるアセスメントの枠組みは，対象者がセルフケアを実施できているかどうかを観察し，セルフケアが不十分な場合には必要な援助を実施していくという考えに基づくものであり，普遍的セルフケアとして空気・水・食物の摂取や危険の予防など，8 つの項目から構成される。

● **アセスメントの枠組みの利用** 看護過程をはじめて学習するにあたって，これらのアセスメントの枠組みを学習することは，看護とはなにか，看護の目的を達成するためにはどのような情報が必要か，さらには看護の情報とはなにか，といったことを考える道筋となる。対象者の健康状態についてやみくもに考えるのではなく，枠組みを利用しながら目的をもって情報を収集し，1 つひとつの項目をていねいにみていくことで，対象者全体の状況がみえ，情報をもれなく確実に収集することができるだろう。

どの枠組みを利用して情報収集をしていくかは，学校・施設によってさまざまである。しかし，どれを利用しても，看護にとっての情報とはなにかということが導き出され，また系統的・包括的に情報を収集することができる枠組みとなっている。

2 情報収集の方法

◆ 情報源

対象者に関する情報の多くは，対象者から直接得ることができる。また，対象者の家族や地域の人，勤務先の人などからも，必要に応じて情報を得ることができる。

医師や理学療法士・栄養士・薬剤師など，ほかの医療職者も対象者についての情報をもっており，そこには看護職者ではなかなか得にくい情報も多い。また，診療録や看護記録などの記録物からも，対象者の情報を得ることができる。

情報源を多くもつことは，対象者をより正確に理解することにつながる。つねに情報源となる人や物について意識するとともに，医療職者間で情報を共有するためにコミュニケーションを十分にとることや，対象者に関する記録を正確に記載していくことも重要である。

巻末の事例では，本人と次女から直接聞いたり，診療記録から情報収集を行ったりしている（○365 ページ）。

◆ 情報収集の手段

● **面接・フィジカルアセスメント** 対象者の情報は，一般的に患者との**面**

接（インタビュー，問診）や**フィジカルアセスメント**を通して得ることができる。

面接においては，対象者が自分自身の思いや考えを伝えやすい場を提供し，面接者が対象者の理解を深めることができる機会となること，また対象者が自分自身の考えを知る機会となることが望ましい。そのためには，礼儀はもちろんのこと，相手の話を聞く姿勢などのコミュニケーション技能が重要となる。また，フィジカルアセスメントにおいては，正しい技術を習得して使用することで，正しい結果を得ていくことが必要である。

●**観察**　情報収集のもう1つの手段は，**観察**である。観察はどのような場面でも行われる。フィジカルアセスメントも看護職者の感覚や観察用の道具を用いて行う一種の観察といえるが，ここでいう観察とは，対象者に関心をつねに寄せることで生じる小さな気づきである。

たとえば，朝に患者の病室を訪室した際にも，表情はどうか，こちらの問いかけに返答する声の大きさはどうか，いまなにをしていたのかなど，観察を通してさまざまな情報を得ることができる。やや表情が暗い様子に気づいたなら，「今朝はいつもより元気がないようにみえますが，あまり眠れなかったのですか」と声をかけることで，夜間の睡眠に関する情報も得ることができるだろう。また，それまでは痛みのため十分に行えていなかった歯みがきを患者自身が実施している姿を見かけたなら，痛みがやわらいできたのかと考え，患者にそのことについて声をかけることで，痛みの状態や痛みに対する患者の思いなどを新たな情報として得られるであろう。つねに対象者に関心を寄せ，五感を活用して観察することで，より多くの，質の高い情報を得ることができるのである。

川島は，「感性を豊かにしていき，気づきのアンテナを高くしていくための努力が看護の観察の基本である」と述べている[1]。学生時代には，学業だけでなく，多くの経験を通して人の感情や他者の考えなどを知り，相手への関心をもつ力を高め，そして観察する力につなげていってほしい。

◆ 情報収集の時期

情報収集は，対象者の入院から退院にいたるまで行われるだけでなく，退院後も訪問看護や外来に引き継がれて，継続的に行われていくものである。

●**入院時の情報収集**　入院した際には，現病歴や既往歴，現在の症状，入院前の日常生活の状況に関する情報，家族構成や職業などの社会的側面に関する情報，さらには入院や疾病に対する患者の思いといった心理的側面に関する情報を，面接を通して得ていく。これらの情報収集を，一定の形式をとった記載用紙（データベース）にそって行うことを**データベースアセスメント**ともいい，入院時における健康状態を把握するために行われる。記載用紙は，その施設で用いられるアセスメントの枠組みにそったものであることが多い。

1）川島みどり：看護観察と判断——看護実践の基礎となる患者のみかたとアセスメント，新装版. p.38-42，看護の科学社，2012.

　また，データベースアセスメントを行ったあとに気がかりな点があった場合は，その気がかりなことに焦点をあて，その気がかりがどのような状態であるのかを重点的に考えていくための情報収集を行う。これを**フォーカスアセスメント（焦点アセスメント）**という。ただし，緊急入院などの場合にはフォーカスアセスメントが先に行われ，その後に対象者の状況をみながら基本的な情報を収集していく。フォーカスアセスメントを実施するには，情報を統合する力とそのための知識が要求される。

● **入院後の情報収集**　入院時にすべての情報を得ることは不可能であり，また患者と看護職者間の関係性が成立することによってはじめて得られる情報もあることから，情報収集は継続して行わなければならない。そこでは，必要不可欠な情報と，あとから確認してもよい情報とを区別する力も必要となる。

　この過程で大切なことは，アセスメントの枠組みを構成するそれぞれの項目に対してすべての情報を収集するのではなく，どのような情報をいつ集めていくかを考えながら，目的をもって情報を収集することである。

　入院後の情報収集は，データベースアセスメントの補足をしたり，焦点をあてたフォーカスアセスメントを継続したりして情報を得ていく。あらためて面接の場を設けなくとも，清拭や食事介助，排泄介助などといった援助を行うなかでも情報を得ることはできる。

◆ 情報の種類

　情報は，**客観的情報**と**主観的情報**の2種類に分けられる。

　①**客観的情報** objective data（**O データ**）　呼吸音や腹部を聴診した結果や，血圧や脈拍数などの観察・測定された情報や，看護職者の観察によって確認できた患者の行動・動作・表情，さらには医師の診察結果や血液検査，X線検査の結果などの情報である。

　②**主観的情報** subjective data（**S データ**）　患者自身の直接的な言語的要素による情報である。

● **情報の記録**　どちらの種類の情報でも，まずは正しく記録することが重要である。とくに主観的情報においては，できる限り対象者の言葉どおりに残すように気をつける。たとえば，「ずいぶんがまんしたのですが，痛くてしかたありません」と患者が言ったにもかかわらず，「痛くてしかたありません」としか記録しなかった場合，記録を見たほかの人に対して，痛いことは伝わるが，がまんしていたことは伝わらなくなってしまう。また，とくに気がかりな情報については，客観的情報・主観的情報の両方を確認・記載していくことが望ましい。

● **客観的情報と主観的情報の関係**　客観的情報と主観的情報は，互いに補うことができる（▶表5-8 ①）。そのため，主観的情報と客観的情報の両方を得ることで，対象者の状況を理解しやすくなる。

　しかし，必ずしも補い合っているとは限らず，相反する場合もある（▶表5-8 ②，③）。相反する場合には，それぞれのデータの信頼性を確認する。②

●表5-8　客観的情報と主観的情報の関係

	①互いを補っている場合	②相反する場合（その１）	③相反する場合（その２）
具体例	Sデータ：「息が苦しいんです」 Oデータ：呼吸回数：25回/分， SpO₂：90%	Sデータ：「とくにつらくありません」 Oデータ：室内歩行後，脈拍数70回/分から90回/分へ上昇，呼吸数：25回/分，肩呼吸をみとめる	Sデータ：「手術前ですが，とくに心配はありません」 Oデータ：手術日が近づくにつれて，言葉数が少なくなっている。夜間に訪室するとすぐに開眼する。
関係性	SデータとOデータは互いを裏づけている。	SデータはOデータを裏づけていない。	SデータはOデータを裏づけていない。
対応	呼吸困難感があり，実際に呼吸回数も多く，SpO₂も90%と低値である。 ⇒必要な看護援助を実施する。	歩行による呼吸回数・脈拍数の増加，呼吸様式の変化がみとめられる。しかし本人に自覚症状はない。 →データの信頼性を再確認する。 →データは両方とも正確だった。 ⇒SpO₂：98%などの関連するほかの情報から，呼吸数・呼吸様式・脈拍数に変化は生じたものの自覚症状はないと考えられる。	手術日が近づき，会話が減り，夜間は熟睡していない。しかし，本人は心配ないと言う。 →データの信頼性を再確認する。 →データは両方とも正確だった。 ⇒Sデータの表現は，患者の真意とは異なり，実際は心配している可能性があるため，引きつづき確認していく。

の場合のように，ほかの情報を集めることで，2つの関係性がみえてくることもある。また，③のように，客観的情報の内容が患者の真意とは異なる可能性もあることを念頭におき，その後の対応を考えていく必要もある。

● **対象者の強みも情報として含める**　看護過程において収集する情報では，健康な状態から逸脱しているような対象者の情報が多くなりがちである。しかし，対象者の強みも看護援助を提供していくうえで重要な要素となってくるため，これらについても重要な情報としてとらえていく。

　巻末のWさんの事例では，アセスメントシートの「10. 自分の感情，欲求，恐怖あるいは気分を表現して他人とコミュニケーションをもつ」のアセスメント項目において，「できていること」「基本的欲求が充足されていること」にも着目し，アセスメントしている（●367ページ）。

◆ 情報の分類・整理

　入院時から継続的に続けられる情報収集によって，患者に関する情報は膨大な量となる。あらかじめアセスメントの枠組みを利用し，意図的に情報収集して得られた情報もあるが，気づきや観察によって意図せずに得られた情報もあるだろう。これらの情報を分析するためには，アセスメントの枠組みにそって分類し，整理しておかなければならない。

3　情報の分析

◆ 情報の分析とは

　情報は，そのまま存在しているだけでは看護にはつながらず，その意味を考えなければならない。**情報の分析**（情報の意味を考えること）とは，その情

報から現状としてなにが言えるのか(**現状**),その現状を引きおこしている原因はなにか(**原因**),このままの状況が続けばどのようなことがおこりうるのか(**なりゆき**)について,推測・判断していくことである。

適切な判断や推測を行うためには,できるだけ多くの情報を集め,その情報を理論や知識を用いてていねいに分析していくことが必要である。ここでは,臨床場面における看護職者の臨床判断の具体例をもとに,情報の分析について述べる。

◆ 情報の分析の具体的方法

▍事例でみる情報分析の方法①

▶図 5-7 に示した A さん(80 歳,女性)の事例をみてみよう。

● **情報収集と分析**　A さんは「ちょっと痛いです」と疼痛を訴えており,健康な状態から逸脱している状態であるとすぐに判断できる。ただし,痛いという 1 つの情報だけでは十分ではないため,必要な情報を集めていく。まずは相手への関心をもち,どこが・いつから・どのように痛いのかなど疑問に感じたことを,相手に直接確認する。「お尻が痛いです」という情報を得たならば,さらなる探究心から「なぜ殿部が痛いのだろう」と考え,いまの状態を説明できる知識がないかと思いをめぐらしながら,関連した情報を集める。

次に患者が車椅子に長時間座っていることや,自力ではくずれた姿勢を直すことができないという情報を得ることができれば,同じ姿勢で長時間座っているため,坐骨結節部あるいは尾骨部に圧迫がかかることで痛みを感じているのだろう,と推測することができる。相手への関心や探究心をもつことが多くの情報を得ることにつながり,痛みの原因へとたどりつくことができるのである。

さらにこの事例では,A さんが座り直すことで圧迫がいったん解除されて痛みは軽減されたが,そのまま同一体位でいることがどのような弊害もたらすかと考え,患者のその場の安全・安楽だけでなく,褥瘡の危険性を問題としてあげている。つまり,痛みを訴え,また自力で姿勢を整えることが困難な患者の状態を説明できる知識がないかと思いをめぐらせ,これまで学習してきた褥瘡に関する知識と結びつけたのである。その結果,褥瘡の原因がほかにないかという,さらなる情報収集につなげることができ,今後のなりゆきとして褥瘡を形成する危険性があると推測することができるのである(最終的な情報の分析は▶図 5-7 最下段を参照のこと)。

● **分析のポイント**　収集した情報を健康時の状態と比較し,相手への関心と探究心とたくわえてきた知識をもとに情報をさらに収集し,たくわえてきた知識を用いて集めた情報を分析することが,正しいアセスメントには欠かせない。さらに,▶図 5-7 の事例では褥瘡についてある程度の知識があり,あらためて学習し,確認したうえで患者の状態と照らし合わせて情報分析を行っている。知識を用いる力は,このような経験を繰り返すことで身についていく。とくに学生の間には,知識を入れておく引き出しを多くつくり,い

対象者からの情報 （Sデータ・Oデータ）	看護師の考え・言動	情報の分析に必要な要素
本日，ほかの病院から転院してきたAさん（80歳，女性）が，「ちょっと痛いです」と訴える。	痛い？	相手のメッセージに気づく。 健康な状態から逸脱していないか検討する。
	「どこが痛いんですか」 「いつからですか」 「どのように痛みますか」	相手に関心をもつ。
「お尻がジーンと痛いんです」	なぜ殿部が痛いのだろうか。 転倒したのだろうか。 この人は現在どのような状態の人なのだろうか。	探究心をもってさらに情報を集める。
自力の歩行はできない。車椅子に長時間座っており，姿勢がくずれている。	座位で長時間くずれた姿勢でいるため痛いのだろうか。 「車椅子に長く座っているからかもしれません。座り直してみましょう」と姿勢を整える。	
「らくになりました」 自力では座りなおして姿勢を整えることはできない。	車椅子に長時間同じ姿勢で座っていたため，坐骨結節部や尾骨部に圧迫がかかり痛みを感じていたのだろう。 このまま同一体位でいると，褥瘡となる危険性があるかもしれない。	たくわえてきた知識のなかからこの状態を説明できる知識（褥瘡）を用いて状況を分析する。
	褥瘡の原因にはほかになにがあるか。 この患者さんに原因となるものはあるか，書籍で再確認しよう。 体格や栄養状態，骨突出部の有無，ADL自立度，皮膚の湿潤の有無について確認する必要がある。	あいまいな知識について確認する。 理解できていないことを調べる。 調べた知識（褥瘡の原因）に基づいて，さらに情報収集をする。
身長148 cm，体重36 kg。 尿失禁のため紙おむつを使用。 血液検査ではTP（血清総タンパク質）6.0 g/dL，Alb（アルブミン）3.0 g/dL。	――	これまで集めた情報について褥瘡の知識を用いながら分析し，まとめる。

得られた情報	情報の分析
S：「ちょっと痛いです」 「お尻が，ジーンと痛いんです」 「らくになりました」（座りなおしたあと） O：自力での歩行や自分で体位を整えることはできない。 身長148 cm・体重36 kg，尿失禁のため，紙おむつを使用。 血液検査：TP（血清総タンパク質）6.0 g/dL，Alb（血清アルブミン）3.0 g/dL。 食事摂取量は1,200 kcalを6割程度（看護記録から）。	殿部の痛みは，長時間車椅子に座り，姿勢を自分で直すことができないために坐骨結節部や尾骨部に圧力がかかっていたためであろう。自力では歩行や座り直しができないことから，同一体位でいる可能性が高い。また，BMIは16.4であり，褥瘡好発部位の骨突出が予測される。さらにおむつを使用し，失禁があることから，殿部の湿潤環境も予測される。褥瘡の原因となる要素が多く，褥瘡を形成する可能性がある。

◖図5-7　情報の分析（その1）

つでも取り出せるように準備し，もしあいまいなものがあれば再度調べ直すという姿勢が大切である。

▎事例でみる情報分析の方法②

　次に，◖図5-8に示したBさん（52歳，男性）の事例をみてみよう。

●**情報収集と分析**　下血がみられたために入院してきたBさんのバイタルサインを観察したところ，呼吸回数が25回/分であった。呼吸回数の基準値

対象者からの情報 （Sデータ・Oデータ）	看護師の考え・言動	情報の分析に必要な要素
Bさん（52歳，男性），下血が続き入院。トイレ歩行のあと，呼吸回数25回/分	トイレから戻ってきたBさんの呼吸回数が基準値（成人で12〜20回/分）と比べて多い。なぜだろうか。	相手の様子の変化に気づく。健康時の状態・呼吸数の基準値と比較する。
昨日の血液検査の結果は以下のとおりであった。 赤血球数：286万/μL， ヘモグロビン濃度7.2g/dL， ヘマトクリット値：23.2% 顔色は蒼白である。	各検査値は基準値（成人男性の場合，赤血球数：435〜555×10⁴/μL，ヘモグロビン濃度：13.7〜16.8g/dL，ヘマトクリット値40.7〜50.1%）と比べて極端に低い ↓←------------------------ 下血のために貧血となり，それぞれが低値となっていると推測される。 ↓←------------------------ 貧血によって呼吸数が多いのかもしれない。貧血に伴うほかの症状もあるのではないだろうか。確認しておこう。 「歩くとき，めまいや動悸はありませんか？」	健康な状態や検査の基準値と比較する。この（Bさん）の状況を説明できる知識（貧血）を探す。 貧血の原因に関する知識を用いて分析する。 貧血の症状に関する知識を用いて分析する。
「ちょっとフラフラしますね。あまり動いていないけど，息切れがする気がします」	めまいや息切れなどもあるため，転倒の危険性も考えられる。「まずは座ってみましょう。フラフラして倒れるとあぶないですから」	貧血に伴う随伴症状とそのなりゆきに関する知識を用いて分析する。

得られた情報	情報の分析
S：「ちょっとフラフラしますね。あまり動いていないけど，息切れがする気がします」 O： ・下血が続いている。 ・赤血球数286万/μL，ヘモグロビン濃度7.2g/dL，ヘマトクリット値23.2% ・顔色は蒼白である。 ・トイレ歩行のあと，呼吸回数25回/分であった。	下血のため赤血球数などが基準値よりも低下し，貧血の状態である。呼吸数は25回/分と頻呼吸である。これは，トイレまでの歩行によって必要酸素量が増えたにもかかわらず，ヘモグロビン濃度の低下に伴って血液中の酸素が不足したことにより，その代償として呼吸数が増えたためと考えられる。 貧血の症状であるめまいや息切れを訴えているため，転倒の危険性もある。

◎図5-8　情報の分析（その2）

は成人で12〜20回/分であり（◎151ページ，表4-8），それに比べるとBさんの値は明らかに多い。また，血液検査の結果では，赤血球数（RBC）が286万/μL，ヘモグロビン濃度（Hb）が7.2g/dL，ヘマトクリット値（Ht）が23.2%と，それぞれの値が基準値と比較して極端に低い。これらに注目することによって，Bさんが貧血であると気づくことができる。そして，Bさんがこれらの状態にあるのはなぜだろうという疑問がわく。

　下血が続いているためにそれぞれの検査値が低下しているということは容易に推測できる。しかし，ヘモグロビン濃度の低下と呼吸数の増加の関係を結びつけて考えるのはむずかしいかもしれない。「貧血によるヘモグロビン濃度の低下は，血液中の酸素不足や二酸化炭素の蓄積をまねき，めまい，倦怠感，頻脈，頻呼吸などの症状につながる」という貧血の症状に関する知識があることで，はじめて「下血が続いている」「血液検査の結果からヘモグロビン濃度が7.2g/dLまで低下している」「呼吸数が25回/分と多い」とい

う3つの情報がつながり，それらの意味を結びつけて考えることができる。さらには，貧血の症状に関する知識を用いることで，ほかの症状に関する情報収集を進めることができ，最終的に今後のなりゆきとして，転倒の危険性まで推測することができた(最終的な情報の分析は◯図5-8最下段を参照のこと)。

● **分析のポイント**　この事例のような検査データだけでなく，日常生活動作の自立度や栄養・排泄などの基本的なニードについても，健康時と比較して変化していれば，「その状況を説明できるものはなんだろうか」と疑問をもち，たくわえた知識を総動員していくことで，対象者の現状・その原因・今後のなりゆきなどについて考えていくことができる。

▌事例でみる情報分析の方法③

　続いて，さまざまな理論を用いて対象者の状況を考えていく流れを，狭心症のために手術を受けることになったCさんの事例で，みてみよう(◯図5-9)。

● **情報収集と分析**　事例におけるCさんの状態を理解する際には，危機やストレス対処に関する理論が参考となる。これらは，人が予測していなかったことに出合ったとき，あるいは危機やストレスに直面したときに，どのような過程を経ていくのかについて述べた理論である。たとえば，フィンクFink, S. L.の危機理論，アギュララAguilera, D. C.とメズイックMessick, J. M.の危機介入理論，ラザルスLazarus, R. S.のコーピング理論などがあり，これらの理論を学ぶことによって，患者の状況や今後のなりゆきが推測できる。

　事例では，アギュララとメズイックの危機介入理論を用いた。この理論で

対象者からの情報 (Sデータ・Oデータ)	看護師の考え・言動	情報の分析に必要な要素
Cさん(50歳，男性)は狭心症のため入院して5日目，病状は安定している。医師から外科的手術が必要であると告げられた。説明を受けている間はうなずきながら，またときおり質問しながら聞いていた。 病室に戻ったあと，家族に向かって強い口調で「向こうに行っててくれないか」と言った。家族もびっくりし，とまどっている様子であった。	医師の説明はしっかり聞いていたように見えたが，なぜ家族に対してこのような発言をしたのだろうか。 手術ということに衝撃を受けたのだろうか。危機介入理論を用いて，Cさんの状態に関する情報分析を進めていこう。	Cさんの様子の変化に気づく。 Cさんの状態に応じた理論(アギュララとメズイックの危機介入理論)を活用して分析する。

情報の分析

Cさんは「手術が必要である」という事実に衝撃を受け，心理的不均衡状態となっていると考えられる。得られた情報はまだ少ないが，心臓の病気ということもあり，危機感や不安が強くなり，現実を適切に理解できず，「できごとを歪曲して知覚している」可能性がある。
また，強い口調で家族に言うなど，衝撃に対して情緒的なコーピングとなっており，適切な対処機制がない状況である。家族もこの状況にとまどっている様子で，Cさんの支援者としての役割をまだ担えていない状態であり，Cさんは社会的支持がない状態である。
まずはCさんが現状を正しく理解できるよう支援し，また家族へのサポートを行ってCさんの支援者となれるように介入していく必要がある。

◯図5-9　情報の分析(その3)

は，人がストレスの多いできごとに遭遇すると不均衡状態へと陥るが，均衡を回復させるバランス保持要因である「できごとの知覚」「対処機制」「社会的支持」の有無によって，その人が危機に陥るかどうかが決定されると考える。そのため，この3つのバランス保持要因の状態を分析することで，必要な介入が明らかになってくる。Cさんは狭心症のため入院となり，手術が必要であるという事実を知らされて衝撃を受けた。つまり，均衡状態であったCさんの心理状態は，ストレスの大きいできごとに遭遇し，不均衡状態となっている（Cさんのバランス保持要因の状況については，◐図5-9の最下段の記載を参照のこと）。

● **分析のポイント**　患者に関する情報を収集したものの，その意味を十分に理解できないことは少なくない。とくに，患者の心理的・社会的な反応（情報）からは，患者の状況を理解しづらい場合も多い。また，看護を学びはじめた時点では，患者がこれまでと違う反応を示していることに気づくことはできても，それがなぜなのかを理解することはむずかしいだろう。この事例であげた危機理論やストレス対処理論のほかにも，発達理論やニード論，役割理論，セルフケア理論など，看護において情報分析の参考となる理論は多い。

◆ 情報の分析のために必要な力

　ここまでの事例で述べてきたように，情報を分析するプロセスは，◐図5-10のような流れとなる。このプロセスでは，以下に示す力が必要である。

● **健康な状態や検査の基準値と比較する力**　この力によって，集めた情報から患者の変化をとらえることができる。変化をとらえることができれば，次のステップにつながる。そのためには，健康な状態に関する正しい知識をもち，バイタルサインや検査の基準値などを理解することが必要である。

● **状況を説明するために必要な知識・理論を考え，それを活用して分析する力**　この力によって，患者におきていることや変化について，正しく意味づけることができる。日々の学習と知識の蓄積が大切である。

● **気づく力，相手への関心，知りたい・理解したいという探究心**　この力は，情報の分析におけるすべての基盤となる。相手への関心があれば患者の状態や変化をとらえることにつながり，探究心があればその状態や変化を

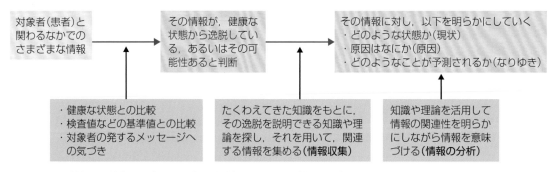

◐**図5-10　情報を分析するプロセス①：臨床場面における情報分析**

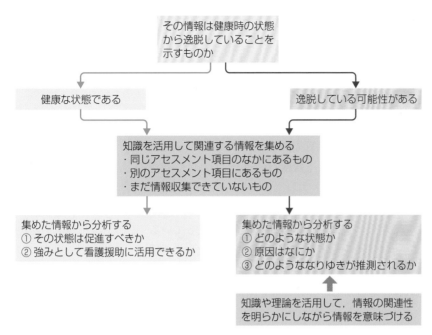

○図5-11　情報を分析するプロセス②：各アセスメント項目における情報分析の
　　　　　道筋

知識・理論・方法によって意味づけ，正しく理解することができる。

◆ アセスメントの枠組みのなかで情報を分析する

　各アセスメント項目における情報の分析にあたっては，次に示す道筋に
そって関連する情報を組織だって集め，その意味を考えていく（○図5-11）。
これを実施する際には，先述した「情報の分析のために必要な力」が基礎と
なる。

● **健康からの逸脱の見きわめ**　まずは，各アセスメント項目によって示さ
れた情報が，健康時の状態から逸脱しているかどうかを見きわめる。そのた
めには，バイタルサインや検査データなどの基準値，健康時の日常生活動作
やセルフケアの状況，健康な成長・発達段階などと比較していく。また，ヘ
ンダーソンのアセスメント枠組みを利用しているのであれば各項目について
人間の基本的欲求を満たしているかどうか，オレムのアセスメント枠組みを
利用しているのであればセルフケア不足は生じていないかなど，それぞれの
アセスメントの枠組みにそった視点で考えていく。

● **原因やなりゆきの検討**　次に，基準値や健康時の状態から逸脱している
ことが明らかになったならば，基本的な知識や理論を活用し，関連する情報
を集め，情報どうしの関連性を明らかにしながら，現在どのような状況にあ
るのか（現状），その原因はなにか，そのなりゆきについて考えていく。関連
情報は，① その時点で分析しているアセスメント項目にある場合，② それ
以外の項目にある場合，③ まだ収集できていない場合がある。この時点で
関連情報が不足していることに気づいたならば，あらためて情報収集を行っ

て情報を追加する。

　もし健康な状態であることが現状として分析できた場合には，その状態を促進するようにし，対象者の今後の強みとなりうる点があるか確認していく。

▌事例でみる情報分析④

　巻末に示した W さんの事例におけるアセスメント内容（●365〜368ページ）のうち，「2．適切に飲食する」の一部を抜粋して●図 5-12 に示す。

　患者の飲食の状態に関するアセスメント項目であるが，情報には臥床生活であることや排便の情報も記載されている（下線部 ①，②）。これはなぜだろうか。

　まず，O データにある「食事はつねに 3〜5 割程度の摂取」から，W さんは食事摂取量が不足していると考えられる。この食事摂取量が不足している原因について情報を集めようとすると，「2．適切に飲食する」に該当する情報だけではなく，食欲不振という症状に関連して「3．あらゆる排泄経路から排泄する」の情報や「4．身体を動かし，よい姿勢を保持する」の情報が必要であることがわかる。

　このようにして得られた情報どうしの関連を明らかにしながら，現状としては食事摂取量が不足しており，その原因として飲食に関連しないものもあ

■2．適切に飲食する
S：
・「漬物（つけもの）が好きなんです。きゅうりとか白菜とかあれば，もう少し食べられそうなんですが……」
O：
入院 5 日目
・減塩食，軟食 1,200 kcal を入院後より開始
・食事はつねに 3〜5 割程度の摂取
・①臥床で生活し，食事は側臥位でとる
・②入院後排便がなく，入院 4 日目に緩下剤内服
・身長 148 cm，体重 39.4 kg
・赤血球数 310×10⁴/μL，ヘマトクリット値 31.0%，ヘモグロビン濃度 10.3 g/dL
・アルブミン 3.2 g/dL，総タンパク質 6.1 g/dL
・水分は食事中のお茶を飲む程度（150 mL 程度 ×3 回）で，ときどき看護師が水分摂取を促している
（以下略）

→

　W さんの食事摂取量は，1,200 kcal のうち半分程度であり，十分とはいえない状況である。入院時の BMI は 17.9 で「やせ」に相当し，さらにアルブミンや総タンパク質も基準値に比べて低値である。

　入院前の食事量が不足していたことや加齢による影響なども考えられるが，摂取量の不足が続くとさらに低下していく可能性がある。

　食事摂取量不足の原因には，③活動量の低下，便秘，入院という環境変化によるストレス，側臥位での食事摂取による疲労，減塩食が好みに合わないことなどが考えられる。

（以下略）

■11．自分の信仰や価値観に従って行動する
S：
・「なんだか申し訳ないです，いろいろとみなさんにやってもらって……」
・「年をとってからは入院ばかりですが，家にいるときは家族のご飯をつくったり，家事も少ししてるんですよ」

→

　左記のような発言もあることから，W さんがこれまで自分のことは自分で実施してきたこと，家族のなかでも役割をもって生活してきたことがわかる。④この価値観や気持ちを強みとしてケアにいかし，長期臥床に伴う意欲低下などを回避していくことが必要である。

●図 5-12　事例から情報分析を考える

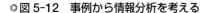

ることを述べている（下線部③）。さらに，今後 W さんが低栄養状態となる危険性についても述べている。

　また「11. 自分の信仰や価値観に従って行動する」では，W さんの複数の S 情報から，これまで自分で行うべきことは自分で行ってきたこと，また自分で行うということを大切にしてきたことが推測される。これは W さんの強みであり，この状態を維持し，強みをいかしたケアを行っていくことが望ましいと分析している（下線部④）。

4　全体像の把握

　アセスメントの枠組みの項目ごとに情報の分析を行ったあとは，あらためて全体をながめ，対象者がどのような状況であるのかを考えていく。項目ごとの分析は，対象者の健康状態が各項目で整っているかを査定するために行うものであるが，ここで行うのは，項目ごとの関連性を確認し，対象者の全体像を把握することである。

● **関連図**　　全体像を把握するにあたっては，**関連図**を用いることが有効となる場合がある。関連図とは，ある時点での対象者に，疾病によって引きおこされる（あるいはその可能性のある）身体的・心理的・社会的状況を図示したものであり，対象者にあらわれる反応が，互いにどのような関係にあるのかをあらわす。

　関連図をあらわす方法には，具体的な対象者の反応を短い単語で具体的にあらわす（アセスメント内容をそのまま図とする）方法と，アセスメント項目どうしの関連を図であらわす方法があり，どちらの方法でも対象者の状態を把握することができる。

② 看護問題の明確化（看護診断）

　アセスメントを行うと，疾病に伴って対象者におきている問題がみえてくる。みえてきた問題のどこに焦点をあてるべきかを考え，解決すべき問題（看護問題）を明らかにしていく過程を，**看護問題の明確化（看護診断）**という。

1　看護問題の見きわめ（看護診断の進め方）

　看護問題としてなにを取り上げるかは，対象者の健康回復に大きな影響を与えることになるため，その見きわめには適切な判断が求められる。しかし，看護過程を学ぶ段階においては，なにが看護問題となるのかを理解するのが困難である場合が多い。ここでは具体的な例を交えながら，看護問題を見きわめていく流れを見てみよう。

● **看護が取り扱う問題**　　アセスメントは，看護理論に基づくアセスメントの枠組みを用いて行うもの，つまり看護の視点で行うものである。したがって，その結果からみえてきた対象者のさまざまな問題は，すべて看護が取り扱うことのできる問題であろう。これらの問題のうち，その問題を解決することで，対象者がより健康的な生活を営むことができるものが看護問題にな

りうるといえる❶。

● **看護問題の設定**　アセスメントによって見えてきた問題のうち，なにを看護問題として最終的に取り上げていくか決定をしていかなければならない（看護問題の明確化）。ここでは看護問題を明確化していくための考え方の一例を示す。

(1) まず，すべてのアセスメント項目について，看護として問題解決をはかるべきことがらがあるかどうか，再度確認していく必要がある。はじめのうちは，アセスメントを行った際に，該当部分に下線を引くなどの目印をつけておくとよい。

(2) 対象者の全体像をとらえたら，援助を提供して健康を取り戻したときにどのような姿となることが望ましいかを，**対象者の望ましい姿**として考える。この望ましい姿になることを阻害する要因，あるいは阻害する可能性がある要因が看護問題となりうる。また，対象者の生命と安寧をおびやかすものがあれば，それも看護問題となりうる。

(3) さらに，関連図をもとに考えてみると，多くのことがらに影響を与えているもの（または与える可能性のあるもの），あるいはさまざまな原因によっておきているもの（またはおきうるもの）も看護問題となりうることがわかる（▶図5-13）。

● **看護問題の設定に迷う場合の考え方**　看護として注目すべきものや看護問題となりうる可能性のあるものがある程度把握できたものの，そのうちのどれに焦点をあてるべきかに迷うことがある。ここでは，次の事例をもとに考えてみよう。▶図5-14 は事例の関連図の一部である。

> **事例**
>
> 　脳梗塞の既往があり，軽度の左片麻痺のある高齢の入院患者。夜間覚醒があるため日中に傾眠傾向となり，このままでは身体活動の低下によってセルフケア能力が低下するリスクがあるとアセスメントされた。

　「夜間覚醒」を看護問題とするのか，「身体活動の低下」や「セルフケア能力の低下」を看護問題とするのか，さらには「生活リズムの変調のリスク」を看護問題とするのかに，迷う場面である。

NOTE

❶看護の視点において，疾患は看護問題とはならない。疾患に伴って対象者におこる身体・精神・社会面の健康問題を看護として解決をはかる。具体的に，看護が取り扱う問題としてどのようなものがあるかは NANDA-I などを参照されたい。

多くのことがら（①〜③）に影響を与えているもの，または影響を与える可能性があるもの

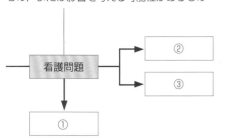

さまざまな原因（①〜③）によっておきているもの，またはおこりうるもの

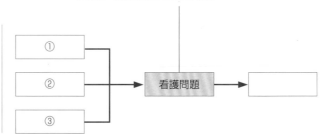

▶**図5-13　関連図から看護問題を考える**

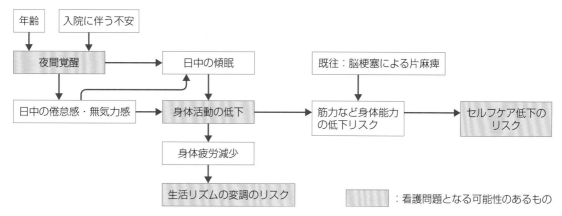

○**図 5-14　なにを看護問題として取り上げるか**

　このような場合には，まず対象者をあらためてよく観察する。夜間覚醒が
どの程度の頻度なのか，対象者はそれを苦痛と感じているのか，徘徊するこ
とで転倒などのリスクがあるのかなどについて，再度対象者の状態を確認す
る。苦痛や転倒のリスクがあるのであれば，「夜間覚醒(不眠)」を看護問題
として取り上げるべきだろう。また，「身体活動の低下」によって ADL や
セルフケアの低下をもたらす危険性が高く，さらに QOL の低下をまねきか
ねないという懸念があるなら，「身体活動の低下」を看護問題として取り上
げるべきである。その場合，「夜間覚醒」は身体活動低下の原因として取り
上げ，問題を解決するための援助の 1 つとして，夜間覚醒への援助(睡眠へ
の援助)を実施することができる。このように，問題を引きおこす原因・要
因を**関連因子**(◐310 ページ)という。場合によっては両者を看護問題として
取り上げることもあるだろう。

　はじめからどれが正解であると決まったものではないので，つねに対象者
の状態を十分に把握し，決定していくことが大切である。

■ **事例でみる看護問題の明確化**

　巻末に示した W さんの事例で，次のような考え方で看護問題を明確化し
ていった(◐369 ページ)。

　まず，アセスメント項目を見直し，看護として取り扱うべき問題があるか
を確認した。またその際には，各アセスメント項目を個々に見るだけではな
く，ほかの関連項目についても確認した。

　最終的に看護問題を決定するにあたっては，◐表 5-9 に示すプロセスをふ
みながら，先に述べた「対象者の望ましい姿を阻害するもの」「生命をおび
やかすもの」「関連図にするとほかの多くのことがらと関連するもの」につ
いて，以下の考え方で進めた。

　①**アセスメントの結果から，どのような状態になることが望ましいと考え
るか**　腰部の安静が保たれ，骨癒合が進み，リハビリテーションが開始され
る。この望ましい状態を阻害するものとして，「心不全の再燃のリスク」「下
肢の運動障害・感覚障害の発症のリスク」「廃用症候群がおきるリスク」「セ

○**表 5-9　W さんの事例における看護問題の明確化のプロセス**

アセスメント項目および注目した情報	看護問題の明確化のプロセス ●：看護問題として取り上げるもの ○：看護問題に関連することがら
①正常に呼吸する	●心不全が再燃する危険性がある。
②適切に飲食する	●食事摂取量の不足 ──────→ ○飲水量の不足 ○低栄養状態のリスク ──────→ ○脱水の危険性 （上記の関係において●を取り上げることで○の解決をはかる）
③あらゆる排泄経路から排泄する	●便秘
④身体を動かし，よい姿勢を保持する	●感覚障害・運動障害出現のリスク状態 ●廃用症候群のリスク状態
⑤睡眠と休息をとる	○睡眠障害 ⑩の精神的ストレスによって睡眠障害がおこるとも考えられるため，⑩で扱う。
⑥適切な衣類を選び，着脱する	●更衣に関するセルフケア不足
⑦体温を生理的範囲内に維持する	※現時点では充足できているため経過観察を行う。
⑧身体を清潔に保ち，身だしなみを整える	○清潔に関するセルフケア不足（⑥と合わせる）
⑨環境のさまざまな危険因子を避け，他人を傷害しないようにする	○尿路感染症のリスク ※リスクはあるが，経過観察として看護問題としてはあげない。
⑩自分の感情，欲求，恐怖あるいは気分を表現して他人とコミュニケーションをもつ	●精神的ストレス（自力体動制限，看護者の世話になる，入院，家族） ⑫と密接に関連している。
⑪自分の信仰や価値観に従って行動する	※⑫に同じ
⑫達成感をもたらすような仕事をする	○活動意欲低下の危険性 ⑪〜⑬は入院生活によって未充足となるリスクが高い。これらによって活動意欲の低下などがおきるが，現時点では具体的な問題がおきていないため④の廃用症候群のリスク状態とともに扱う。
⑬遊びやレクリエーションに参加する	※⑫に同じ
⑭正常な発達と健康を導くような学習をし，発見し，好奇心を満足させる	○安静の必要性に対する理解不足 ④と合わせる。あまりにも安静が保持できない場合は，個別に問題としてあげる。

ルフケア不足」「食事摂取量の不足」が考えられるため，看護問題としてあげる。

　②**生命をおびやかすような問題があるか**　心不全の再燃は生命をおびやかすことにつながるため，「心不全の再燃のリスク」を看護問題としてあげる。

　③**多くのことがらに影響するもの，またはさまざまな原因によって生じているものはなにか**　食事摂取量の不足は多くの原因によって引きおこされており，またこのままでは多大な影響を及ぼすと考えられるため，「食事摂取量の不足」を看護問題としてあげる。同様に，「便秘」「精神的ストレス」もあげられる。

2 看護問題と看護診断

● **看護診断とは**　看護過程においては，取り上げられた看護問題を簡潔で明瞭な言葉で表現する必要がある。看護問題の表現として，NANDA インターナショナル（以下 NANDA-I）が開発した**看護診断**を用いている医療機関も多い。

● **看護診断の発展**　看護過程という考え方が発展していく過程で，看護診断という概念が取り入れられ，実践されるようになっていった。その大きなきっかけの1つが，アメリカ看護師協会 the American Nurses Association（ANA）が 1980 年に発表した「Nursing's Social Policy Statement」である❶。このなかで「看護とは，現にある，あるいはこれからおこるであろう健康問題に対する人間の反応を診断し，かつそれに対処することである」と看護の定義が述べられ[1]，また看護過程と看護業務（看護ケア）の基準との関係も述べられている。そして「診断とは，感知されている困難ないしニードに名前をつけることによってそれを客観化し，その問題を解決するための行為を理解・実行するにあたっての基盤とし要素とする最初の作業である」と述べている[2]。

NOTE

❶わが国では，『いま改めて看護とは』として下記の脚注の翻訳版が発行されている。

　その後，1982 年に全米看護診断研究会から発展した北米看護診断協会 the North American Nursing Diagnosis Association（NANDA）が設立された。NANDA は2年に1回（2009 年からは3年に1回）の会議を開き，看護診断専門用語の分類を改訂しながら発展させ，また普及に努めている。2002 年には，NANDA インターナショナル（NANDA-I）と改名された。NANDA-I は，「看護診断とは，個人・介護者・家族・集団・コミュニティの，健康状態／生命過程に対する人間の反応，およびそのような反応への脆弱性についての臨床判断である」と述べている[3]。

● **NANDA-I の看護診断**　NANDA-I の看護診断は，13 の**領域（ドメイン）**と 47 の**類（クラス）**，多くの**看護診断**から構成されている（●372 ページ「巻末資料8」）。1つの領域にいくつかの類があり，そして1つの類にいくつかの看護診断が含まれる。看護診断が開発されることによって，看護として援助する・はたらきかける範囲がより明確になり，また看護職者間で同じ言語を用いることによって，対象者におきている問題を伝達できるようになった。

　ただし，NANDA-I のように標準言語として開発された看護診断を用いて看護問題を表現する場合にも，その診断までの過程，すなわちアセスメントが大切である。アセスメントが十分に行われなければ看護問題はみえてこないし，看護問題がみえてこない状況で看護診断を行うことはできない。

　近年では電子カルテ化が進むなか，診断までの過程や，情報収集から情報分析にかけての過程がみえにくくなっているが，あくまでも看護診断は十分

1）日本看護協会出版会編，小玉香津子・高﨑絹子訳：いま改めて看護とは．p.24，日本看護協会出版会，1984．
2）日本看護協会出版会編，小玉香津子・高﨑絹子訳：前掲書．p.25．
3）T.ヘザー・ハードマンほか原書編集，上鶴重美訳：NANDA-I 看護診断——定義と分類 2021-2023，原書第 12 版．p.144，医学書院，2021．

なアセスメントが行われたあとに実施されるものである。NANDA-I でも，「アセスメントとそれに続くデータ統合が，診断には不可欠である。アセスメント抜きの看護診断は，不正確な診断，不適切なアウトカム，患者に関係のない診断に対する効果のない無駄な介入，につながる可能性がある。そればかりか，患者にとって一番大事な臨床判断を，完全に見逃してしまう危険性すらある」とされている[1]。

最終的にその看護診断が妥当かどうかを検討するには，「NANDA-I 看護診断——定義と分類」における診断の定義や診断指標，関連因子，危険因子と実際に対象者をアセスメントした内容を照らし合わせる必要がある。

3　看護問題の種類

看護問題には，いま目の前に存在している問題（**実在型の看護問題**），これからおこりうる問題（**リスク型の看護問題**），さらに促進していくべき好ましい状態（**ヘルスプロモーション型の看護問題**）など，いくつかの種類がある。

●**実在型の看護問題**　実在型の看護問題とは，現在すでに生じている問題であり，NANDA-I では問題焦点型看護診断という。すでに存在する問題であるため，確認できる証拠（症状，徴候）があり，これらは NANDA-I において診断指標としてあらわされている。また実在型の看護問題には，その問題を引きおこしている原因（**関連因子**）が存在する。

実在型の看護問題では，関連因子を明らかにし，それに対して介入することが，問題の解決につながる。また，症状・徴候を観察することで，その問題が解決の方向に向かっているのかどうかがわかる。

たとえば「便秘」という看護問題に対し，その原因が身体活動量の低下や食事摂取量・水分摂取量の不足によるものであれば，身体活動や食事・水分の摂取へ介入することで，問題の解決につなげることができる。また，症状・徴候として排便回数の減少や腹部膨満感があれば，これらを観察することで便秘が解決の方向に向かっているのかどうかがわかる。

●**リスク型の看護問題**　リスク型の看護問題とは，現在はまだおきていないが，このままの状態であれば今後おこりうる可能性が高い問題である。リ

---

plus	**看護における標準言語の開発**

NANDA-I による看護診断のほかにも，看護介入（援助）について標準化して分類した看護介入分類 Nursing Interventions Classification（NIC）や，看護援助の結果（成果）を標準化して分類した看護成果分類 Nursing Outcomes Classification（NOC）がある。NIC・NOC ともにアメリカのアイオワ大学が中心となって開発しているものである。また，NANDA-I の看護診断ラベルと NOC・NIC を連動（リンケージ）させることも試みられている（◯ 317 ページ）。

1）T. ヘザー・ハードマンほか原書編集，上鶴重美訳：前掲書. p.106.

スク型の看護問題では，問題を引きおこす因子（**危険因子**）が存在していることが確認できる。

　リスク型の看護問題は，危険因子を明らかにし，それに対して介入を行うことで予防することができる。たとえば「褥瘡のリスク」という看護問題に対し，その危険因子が可動性の低下や骨突出である場合には，看護職者が体位変換を行い，マットやクッションなどを用いて褥瘡好発部位の除圧を行うことで，褥瘡を予防することができる。

● **ヘルスプロモーション型の看護問題**　問題や診断という言葉は，対象者にとって避けるべきもの・取り除くべきものと考えられやすい。しかし，看護として取り上げるべき看護問題のなかには，健康の実現に関する意欲や願望，健康のための行動など，その現象を促進させることで現在の状態よりさらに好ましい状態につながるというものもある。これをヘルスプロモーション型の看護問題という。実在型と同じく，主観的または客観的に確認できる証拠があり，NANDA-I では診断指標としてあらわされている。

　なお巻末の事例では，リスク型および実在型の看護問題のみとなっていることに注意して読んでほしい（◉369ページ）。

4 看護問題（看護診断）の表記方法

　看護問題（看護診断）を表記する場合には，その名称だけではなく，必ずその証拠（症状・徴候，NANDA-I では診断指標）や，その原因（関連因子・危険因子）を記載する。実在型かリスク型か，あるいはヘルスプロモーション型かによって，記載すべき内容は異なる（◉表5-10）。看護問題はアセスメントによって導かれたものであるため，看護問題および一緒に表記する症状・徴候，関連因子・危険因子は，新たに考えるものではなく，アセスメントの段階ですでに明らかになっているものである。

　巻末の事例についても，看護問題リストに，看護問題，症状・徴候，関連因子・危険因子を記載している（◉369ページ）。

◉表5-10　看護問題の種類と表記すべき内容と表記方法

看護問題の種類	表記すべき内容	表記方法と例
実在型	看護診断名 関連因子 症状・徴候	＿＿＿＿＿＿（関連因子）に関連した＿＿＿＿＿＿（看護診断）， ＿＿＿＿＿＿（症状・徴候）によって明らか 例：身体活動量の低下や食事摂取量・水分摂取量の不足に関連した便秘，4日間排便がないことや腹部膨満感があることによって明らか※
リスク型	看護診断名 危険因子	＿＿＿＿＿＿（危険因子）に関連した＿＿＿＿＿＿（看護診断） 例：可動性の低下や骨突出に関連した褥瘡のリスク
ヘルスプロモーション型	看護診断名 症状・徴候	＿＿＿＿＿＿（看護診断），＿＿＿＿＿＿（症状・徴候）によって明らか 例：健康管理促進準備状態，退院後における糖尿病の自己管理能力の向上を望む発言があることによって明らか※

※症状・徴候を表記しない方法もある。

5　看護問題の優先順位

　対象者の看護問題が複数あげられた場合には，介入すべき・解決すべき優先順位を決定する。多くの看護問題に対して優先順位をつけることなく介入していくと，全体の解決に多くの時間がかかるだけではなく，設定された時間内に解決できない可能性や，リスク型の看護問題であれば問題発生を回避できずに引きおこしてしまう可能性もある。

◆ 優先順位の決め方

　重要であり急を要する問題や，重要ではあるが優先順位として低い問題などを見きわめていき，優先順位の高いものについては集中してその問題に介入し，問題の早期解決やほかの問題への影響を防ぐように努める。

● **優先度の指標**　看護問題の優先順位を決定する際には，マズロー Maslow, A. H. の**基本的欲求階層説**が1つの指標となる（◯図5-15）。これは，人間の基本的な欲求（**ニード**）を5段階に分け，下層のニードが満足されると，新しい価値観によって1段高い層のニードが出現するという考え方である。最も下層の生理的ニードとは生命維持に関する欲求であり，これに関連する呼吸や循環，栄養などの問題は，優先順位が最も高くなる。下から2段目の安全のニードとは，安全や安定，秩序などに関する欲求であり，これに関連する痛みや不安などの問題も，生理的ニードに引きつづいて優先されるべきである。

● **その他のポイント**　また，その時点で解決しなければ別の問題を引きおこしかねないという状況にある問題や，すぐに介入しなければ解決により長い時間を必要としてしまう問題も，優先順位が高いものである。

　優先順位は，患者の病期によって変化するものである。入院時に看護問題を明確化する際にその時点での優先順位を確認するが，その後におこった問題については優先順位の確認を忘れてしまうことがある。いま優先順位が高いのはどの問題なのかをつねに意識しながら，患者のケアを行うことが大切である。

▌事例でみる優先順位決定のプロセス

　Wさんの入院5日目の看護問題リストを「巻末資料5」（◯369ページ）に示

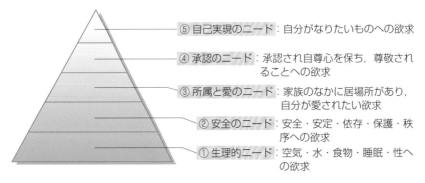

◯**図5-15　マズローの基本的欲求階層**

す。マズローの基本的欲求階層によれば「心不全のリスク」「食事摂取量の不足」が優先順位として高くなるが，入院5日目の状態と将来的なQOLを考慮し，「＃1下肢の運動障害・感覚障害の発症のリスク」「＃2廃用症候群のおきるリスク」「＃3セルフケアの不足」を決定した。

　また，精神的ストレスを最小限に抑えなければさまざまな問題を引きおこす可能性があるため，「＃4精神的ストレス状態」をあげた。

　「＃6心不全のリスク」は，入院時には疼痛や緊張のため血圧が高く，危険性が高くなっていたが，入院5日目では疼痛が消失し，血圧が低下したことから順位を下げている。「＃7便秘」については，ケアの実施によって解決される可能性があるため，優先順位を下げている。もし便秘の解決に時間がかかったり，Wさんに便秘による苦痛があらわれたり，血圧への影響がみられた場合には，優先順位を変更することになる。

6　共同問題という考え方

● **共同問題**　カルペニート Carpenito-Moyet, L. J. は，看護職者は2種類の臨床判断あるいは診断に責任をもつとした。それが看護診断と**共同問題**である。カルペニートは共同問題について，「看護職が病気の発症や状態の変化を見つけるためにモニタリング（継続観察）をする生理的合併症のことである。看護職は合併症の発症を最小限にするために医師及び看護職の指示による介入を行い，共同問題を管理する」と述べている[1]。

　共同問題は，記録などにおいて**RC**（合併症のリスク状態 risk for complications）とあらわされる。たとえば，心筋梗塞で入院してきた患者における共同問題としては，「RC：不整脈」あるいは「RC：心原性ショック」などがあげられる。これらは，医師による薬剤の投与や看護職者によるモニタリング（バイタルサイン，心電図，水分出納など）によって，より重症な不整脈への移行や心原性ショックによる循環動態の悪化を最小限に抑えることができる共同問題である。これらの共同問題は，疾患や検査・治療に伴っておこるものであり，毎日の看護のなかでつねに観察していくものである。

● **潜在的合併症**　また，アルファロールフィーヴァは，疾患や治療，侵襲的な検査やモニタリングによって生じるおそれのある器官や身体系統の問題を**潜在的合併症**であるとし，看護職者には「潜在的合併症の症状と初期徴候を判断するためにモニタリングする責任がある」と述べている[2]。

● **事例でみる共同問題**　巻末の事例における「＃1下肢の運動障害・感覚障害の発症のリスク」や「＃6心不全のリスク」（●369ページ）は，共同問題と考えることができる。看護職者の介入だけでは心不全の発症を回避することが困難であっても，医師の指示による介入やモニタリングを通して心不全の徴候を早期に発見して治療につなげ，さらなる循環動態の変動を最小限にすることができるものである。

1）リンダ J. カルペニート著，黒江ゆり子監訳：看護診断ハンドブック，第11版．p.8，医学書院，2018.
2）ロザリンダ・アルファロールフィーヴァ著，本郷久美子監訳：基本から学ぶ看護過程と看護診断，第7版．p.142，医学書院，2012.

7 看護問題リスト(看護診断リスト)への記載

　アセスメントと看護問題の明確化を行ったあとは，あげられた看護問題(看護診断)を優先順位の高い順に一覧を作成する。これを**看護問題リスト(看護診断リスト)**といい，それぞれの看護問題について症状・徴候，関連因子・危険因子を記載する。これによって，現在の患者の解決すべき問題が明らかになると同時に，患者の現在の全体像をみることができる。実際の内容や形式については，事例における看護問題リスト(◯369ページ)を参照してほしい。

3 看護計画の立案

　看護問題を明らかにしたあとは，それらを解決していくための介入方法について考えていく。行うべき介入方法は，年齢や性別，疾患，ニード，価値観，社会資源，家族支援といった患者のさまざまな状況に応じて考える必要がある。したがって，十分なアセスメントと看護診断が行われているかどうかが，看護計画の質に影響する。

　看護計画の立案は，次の順番で行われる。

(1)それぞれの看護問題に対し，期待される成果を明確化する。

(2)具体的な看護介入方法を考える。

1 期待される成果の明確化

● **期待される成果とは**　それぞれの看護問題に対して看護援助を行った結果，どのような状態となっているかを推測したものが，**期待される成果**である。

　期待される成果を明確化する際には，看護介入の結果として，① 看護問題(あるいは症状・徴候としてあらわれているもの)がどのような状態となることが望ましいのか，② 看護問題を引きおこしている関連因子や危険因子がどのような状態となることが望ましいのかを考える(◯図5-16)。

● **期待される成果の表記**　期待される成果を表記するにあたっては，患者の状態について，なにを・いつまでに・どのような状態になるのかを具体的にする必要がある。その際には，次に示す点に注意が必要である。

(1)患者が主語である(これが原則であるため，「患者は」と表現する必要はない)。

(2)患者にとって現実的で，達成可能な内容である。

(3)看護職者にとって，測定できる・観察できる内容である。たとえば「低血糖時の症状が理解できる」ではなく，「低血糖時の症状について説明することができる」とする。

(4)期日を設けることが望ましい場合は，達成可能な期日を設定する。たとえば「術後に早期離床できる」ではなく，期日を設け，より具体的な内容となるように「術後2日目までに，1日2回，病棟内を3周歩く練習

■看護問題：便秘
- 症状・徴候：排便回数の減少（4日間排便がない），腹部膨満感の訴え ──→ ①
- 関連因子　：身体活動量の低下
　　　　　　　食事摂取量の低下（量・食物繊維の不足）───→ ②
　　　　　　　水分の摂取不足

●期待される成果
① 看護問題や症状・徴候がどのような状態になることを期待するか
　→例1「排便が2日に1回ある」
② 関連因子・危険因子が看護介入によってどのような状態になることを期待するか
　→例2「水分を1日1,500 mL 摂取する」
　→例3「便秘改善のためにも食事をしっかりとる，と述べることができる」

◗図5-16　期待される成果の明確化

ができる」とする。

（5）1つの文章に1つの成果を記す。たとえば「ベッドから車椅子に1人で移乗でき，また歩行器を用いて歩行できる」ではなく，「ベッドから車椅子に1人で移乗できる」および「歩行器を用いて歩行できる」の2つを記す。

● **共同問題・潜在的合併症と期待される成果**　看護問題とは，看護職者が責任をもって解決をはかる問題であり，そこで期待される成果についても看護職者が責任を負うべきものである。

　一方で，共同問題は医師らと共同であたる問題であるため，その成果についてはどのように考えればいいだろうか。カルペニートは，共同問題には，看護職者が早期の変化に気づき，医師らとともに管理する責任があると述べている[1]。たとえば，共同問題「腎不全の合併症リスク状態」であれば，「1時間あたりの尿量 0.5 mL/kg 以上」や「尿素窒素 10〜20 mg/dL」などが期待される成果としてあげられ，看護職者と医師らがともに観察し，管理していく。

　本書では，この共同問題・潜在的合併症を解決すべき問題としてあげる場合には，看護職者の責務として合併症を早期に発見または予防した結果，「患者がどのような状態となっていることが望ましいのか」を考え，その期待される成果について生理的指標などで表記することとする。たとえば「RC：高血糖症」であれば，「空腹時血糖値が 70〜110 mg/dL で推移する」または「意識が清明で見当識がある」を，期待される成果として記載する。

2　介入方法の検討

　それぞれの看護問題に対して期待される成果が明確化されたならば，問題の解決に向けて具体的な介入方法を考えていく。

1）リンダ J. カルペニート著，黒江ゆり子監訳：前掲書．p.9.

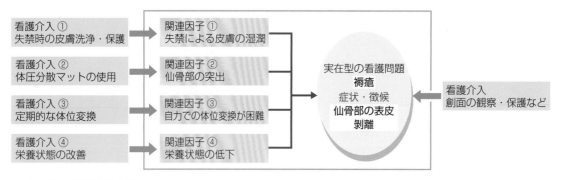

◖図 5-17　看護介入の計画

◆ 介入方法を考える際の基本

　実在型の看護問題であれば，問題と症状・徴候を観察しながら，その問題や症状・徴候がなくなる・軽減するように，さらにはその問題を引きおこしている原因（関連因子）がなくなる・軽減するように介入を行う。また，リスク型の看護診断であれば，まずはその問題がおきていないかを観察しながら，危険因子がなくなる・軽減するように介入を行う。

● **適切なアセスメント・看護診断の重要性**　実在型の看護問題として褥瘡があげられている場合での看護介入について考えてみよう（◖図 5-17）。褥瘡の原因（関連因子）として，① 失禁による皮膚の湿潤，② 仙骨部の突出，③ 自力での体位変換が困難，④ 栄養状態の低下，があげられている。このような場合では，看護問題そのものや症状・徴候への介入と，関連因子への介入が行われる。症状・徴候としてあげられる仙骨部の表皮剥離などの観察とともに，創面の保護を行うためにドレッシング材をはるなどの介入を行う。そして褥瘡の原因（関連因子）である仙骨部の突出に対しては，体位変換を行うことや，体圧分散マットを使用するなどの介入を行う。

　このように，患者にとって適切な介入が行えるかどうかは，アセスメントと看護診断を通して適切な問題があげられているか，関連因子・危険因子が的確にあげられているかに大きく影響される。

● **患者の個別性への配慮**　看護計画は，計画をたてた看護職者だけでなく，誰もがそれを確認し，患者に同じ援助を提供できるようにするためのものである。そのためには，患者にどのような問題があり，どのような成果に向かって，誰が・なにを・どのように実施するのかなどを具体的に記載する必要がある。

　体位変換やインスリンの自己注射の指導など，患者が異なればその介入方法も異なる。リハビリテーション期にある右半身完全麻痺の患者の褥瘡を予防するための体位変換であれば，「2時間ごとの体位変換」ではなく，「左半身の残存機能を利用するため，患者自身にも左半身を利用しながら可能な範囲で動いてもらう」と追記することで，実際に介入するのが誰であっても同じ体位変換を実施することができる。

○**表5-11　看護介入計画の分類**

観察計画 (O-P)	観察する項目に関する計画：循環動態や呼吸状態の観察，水分出納の管理，創面の観察，排便状態の観察，夜間の睡眠の観察，検査結果の把握など
直接ケア計画(援助計画) (T-P)	患者に直接実施する日常生活援助や診療補助行為などに関する計画：清潔ケア，排泄介助，創の処置，移乗・移動の介助，手術前の患者の不安な気持ちを聞くなど
教育計画 (E-P)	患者が自己の健康状態について認識できるように行う指導・教育に関する計画：退院後の生活に関する指導，インスリン自己注射に関する指導，治療や看護の必要性の説明など

　このように，その患者にとって必要とされる具体的な援助を計画することで，個別性のある援助が提供できる。具体的な介入方法を考えることができるかどうかは，アセスメントが十分に行われ，患者の状態をどの程度正確に把握しているかに影響される。

● **看護計画の表記**　看護計画を記載する場合には，看護問題と期待される結果，関連因子・危険因子を記したうえで，具体的な介入方法を記す。

　看護計画は，患者の観察に関する**観察計画** observational plan（**O-P**），直接患者に実施する援助などに関する**直接ケア計画**（**援助計画**）treatment plan（**T-P**），指導や教育に関する**教育計画** educational plan（**E-P**）の3つに分類される（○表5-11）。計画を記載する場合には，それぞれを分けるとよいだろう。

　看護計画を表記する方法は，施設や学校によって違いがあるが，1つの例として，巻末の事例における看護計画用紙（○370ページ）を参照してほしい。

◆ 看護計画に関連する事項

● **クリティカルパス**　**クリティカルパス**（**クリニカルパス**）とは，標準化できる疾患や治療を対象として，患者の到達目標を設定し，入院から退院までの時間経過にそってケア計画を一覧表にしたものである。最小のコストで質の高い医療を提供して最大の治療結果をあげようとする管理方法である。すべての医療職の同意によって作成され，医療施設ごとに開発されている。

　看護のクリティカルパスでは，実施すべき看護介入および成果（**アウトカム**）が記載されており，看護計画の内容が反映されている。また，成果目標からの逸脱を**バリアンス**という。

● **NANDA-NOC-NIC のリンケージ**　NANDA-I の看護診断を用いて看護問題を表記する場合には，NANDA と NOC・NIC のリンケージ（連動）を利用し，看護診断に対して「成果」と「介入」を決定していくことができる（○図5-18）。

　まずは成果を決定し，看護成果分類（NOC）からさらにその指標を選択する[1]。これがいわゆる期待される成果となる。期待される成果がどの程度の

1）Sue Moorhead ほか著，黒田裕子ほか監訳：看護成果分類（NOC）——成果測定のための指標・測定尺度．エルゼビア・ジャパン，2018 が参考になる。

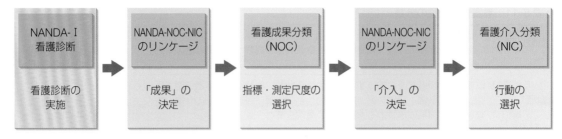

▷**図 5-18　NANDA-NOC-NIC のリンケージ**

レベルとなることを期待するかは，測定尺度を用いて選択する。あわせて，現在の状況についても測定尺度を用いてあらわしておく。

　次に，その期待される成果に対して看護介入方法を決定していくため，NANDA-NOCNIC のリンケージで選択した成果から介入を決定し，さらに看護介入分類（NIC）を用いて具体的な行動を選択していく[1]。この流れを電子カルテ上で行っている医療施設もある。

　これらを用いることによって一定の看護の質を確保することができる。使用にあたっては，成果・介入の定義を確認し，患者のアセスメントに基づいて成果と介入を選択していくことが大切である。

4 実施

1 実施の流れ

● **看護計画を実施に移す**　立案した看護計画を実施する際には，アセスメントの内容・看護問題・期待される成果をあらためて確認する。また，治療や看護介入を受けることで患者の身体状況・精神状態は日々変化しているため，日々の経過記録（▷371ページ）や診療録を確認し，看護職者間で患者の情報を交換し，さらには患者とコミュニケーションをとることによって，現在の患者の状態を確認する。これらを確認した結果をふまえて具体的な実施方法を考え，必要に応じて修正を加えながら計画を実施する。実施にあたっては，患者の反応を観察することが重要である。

　実施の流れを示す例として，糖尿病の患者に対してインスリンの自己注射を指導する場面を▷図 5-19 に示す。看護計画には「＊声をかけながら見まもり，患者自身に実施してもらう」と具体的に書かれている。しかし，看護職者間の情報交換において，すでに患者は声をかけながらであれば自己注射が実施できるという情報があったため，実際の実施内容は「間違った場合は声をかけることとし，患者 1 人で実施する」となっている。実施する際には，患者の手技の内容や，看護職者が声をかけなくとも実施できるかなどを観察していく必要がある。

---

1 ）Howard K. Butcher ほか著，黒田裕子ほか監訳：看護介入分類（NIC）．エルゼビア・ジャパン，2018 が参考になる。

(1) 看護問題と期待される成果の確認

> 看護問題＃２：疾患・治療の知識不足により健康破綻をきたす可能性がある。
> 期待される成果：インスリンの自己注射が１人で正しく実施できる。

(2) 看護計画の内容の確認

> 看護計画に記載されている内容の一部
> E-P
> 1）インスリン自己注射の実施方法の指導
> 　① インスリン投与の目的とその効果についての説明
> 　② インスリン自己注射実施の指導
> 　　＊声をかけながら見まもり，患者自身に実施してもらう。
> 2）………

(3) 診療録・看護記録・看護職者間の情報交換から患者の状態を把握する。

> 看護職者が１つひとつの手技について声をかければ，自己注射が実施できる。

(4) 具体的にどのように実施するかをあらためて考える。

> 現在の状況から，看護職者が声をかけなくとも実施することも可能であると考えられる。期待される成果にも近づくことができるため，忘れていたり間違った場合には声をかけることとし，患者１人で実施してもらうこととする。

(5) 実施し，患者の反応を観察する。

> 患者が途中で手技を忘れてしまったため，一度声をかけた。それ以外はゆっくりとした手技ではあるが実施できた。

(6) 評価（期待される成果との比較・適切な援助方法であったか）

> 期待される成果に近づくためにも，今回の援助方法は適切だったと考えられる。

記録へ

●図 5-19　看護計画を実施する流れ

● **実施後の評価**　援助が終了するごとに，必ず評価を行う。患者の状態や反応などから，期待される結果に近づいているか，実施した援助は適切だったかを検討する。もし近づいていない・適切でないと評価されるのであれば，その理由について考察し，必要に応じて看護計画を修正する。

　●図 5-19 の事例では，「患者が途中で手技を忘れてしまったため，一度声をかけた。それ以外は（中略）実施できた」ということが観察できた。今回の援助方法は，看護問題の解決のためにも，また期待される成果に近づくためにも適切であったと評価できる。

2　実施と記録

　実施した看護援助やそれに伴う患者の反応，実施後の評価については，経過記録やフローシート，アセスメント用紙，看護計画用紙，患者教育用紙な

ど，必要な記録場所に記載する。記録として残すことで，その時点での患者の状態が明らかとなり，看護職者あるいは他職種の間で患者に関する情報を共有でき，継続した援助および新たに必要となった援助を提供できる。

◐図5-19の事例では，まずは経過記録に記載する必要がある。その経過記録をもとにして，次の援助実施者も援助を継続していくであろう。

巻末のWさんの事例における看護問題「＃5食事摂取量の不足」に関する経過記録を「巻末資料7」(◐371ページ)に示す。記録はSOAP法(◐327ページ)で記載している。

5 評価

看護過程の最終段階は評価である。看護過程における評価とは，問題解決のために看護介入を行った結果，期待される成果に到達することができたかどうかを看護問題ごとに判断することである。

期待される成果に達したのであればその看護問題は解決となり，その後に計画されていた看護介入も必要がなくなる。しかし，期待される成果に到達できていなければ問題は解決できておらず，看護介入を継続していかなければならない。看護過程の最終段階である評価は，スタートラインを引き直す段階でもあるといえる。

1 評価の方法

● **評価を行う時期**　評価を実施する日は，あらかじめ決めておくとよい。期待される成果に到達すると予測される日を評価日として，看護計画用紙あるいは看護問題リストに記載する。もし，期待される成果のなかに「○月○日までに△△となる」と日時が記載されていれば，その前後が評価を実施する日となる。

また，患者の容体が変化した場合などに，看護計画・看護問題，さらにはアセスメントの見直しが必要となれば，そのつど評価を実施しなければならないこともある。

巻末の事例では，看護問題リストに評価日を記載している(◐369ページ)。

● **評価の進め方**　まず，期待される成果に到達できているかを判断する。そのためには，評価時の患者の状態を把握する必要がある。

①**到達できた場合**　到達できている患者の状態を実際に観察できれば，その看護問題は解決したと考えられる。しかし，到達してはいるがその状態を継続していけるかが疑われる場合には，看護問題をしばらくの間あげたままとして，あらたな評価日を設定し，立案している看護計画の実施を継続する。

②**到達できていない場合**　一方，到達できていないと判断された場合には，アセスメント，看護問題の明確化(看護診断)，計画立案，実施といった看護過程のそれぞれの段階について，到達できなかった原因がないかをていねいに考察していく(◐図5-20)。

原因が明らかになれば，その原因がある段階に戻り，一部あるいは全面的

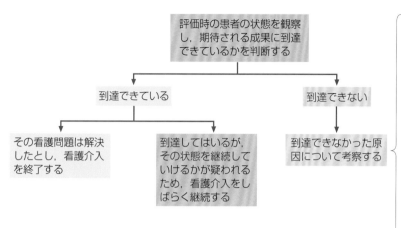

◎図 5-20　評価の進め方

に修正をして新たな看護過程の展開をスタートさせる。

　たとえば，期待される成果を「インスリンの自己注射を1人で正確に実施できる」としたが，達成することができなかった場合について考えてみよう。原因は，期待される成果の設定が高すぎたことではないかと考えられた。このような場合，最終的には1人で実施できることを目標としたいが，現段階では期待される成果を「看護職者の助言を受けながら正確に実施できる」に修正する。また，その期待される成果に合わせた看護計画に修正し，新たな評価日を設定して計画を実行していく。

● **評価の実施者**　評価は，プライマリーナース（患者の入院から退院までを一貫して担当する看護職者）を中心にできるだけ多くの看護職者で実施することが望ましい。評価者が多いということは，患者に関する情報が増えることであり，十分な情報量は適切な評価につながるためである。

2　看護過程と患者のかかわり

　これまでも述べてきたように，看護過程の展開はアセスメント，看護問題の明確化（看護診断），看護計画の立案，実施，評価という5つの段階でできている。これらの1つひとつは独立したものではなく，互いに関連し合っており，前の段階が十分かつ正確に行われることで，次の段階が成立する。各段階をていねいに進めていくことが，よりよい看護援助につながっていくのである。

　患者は日々変化していく存在である。看護介入を通した患者とのかかわりを大切にし，そのなかで得た患者の反応（情報）をまた看護過程にいかしていくことで，さらに患者にとって必要な，そして適切な看護援助を提供していくことができる。結果として，それは患者の健康回復につながっていくのである。

D 看護記録

1 看護記録とは

1 看護記録の法的位置づけ

看護職者が行う記録には，① 看護記録，② 訪問看護等の提供に関する諸記録，③ 助産録がある。訪問看護等の提供に関する諸記録に関しては「指定訪問看護の事業の人員及び運営に関する基準」第30条に，「助産録」については「保健師助産師看護師法」第42条に規定されている。

看護記録については，「医療法」ならびに「医療法施行規則」に定められている。「医療法」第21条において病院の，同法第22条において地域医療支援病院の，同法第22条の2において特定機能病院の設置要件として「診療に関する諸記録」が規定され，それを受けるかたちで，「医療法施行規則」第20条（病院），第21条の5（地域医療支援病院），第22条の3（特定機能病院）に，診療に関する諸記録の一部として看護記録が規定されている（◉表5-12）。

2 看護記録の規定

看護記録とは，看護実践の一連のプロセスを記録したものの総称である。日本看護協会の「看護業務基準」（2021年改訂版）では「看護実践の一連の過程の記録は，看護職の思考と行為を示すものである。その記録は，看護実践

◉表5-12　看護記録の法的規定

医療法
• 第21条　病院は，（中略）人員及び施設を有し，かつ，記録を備えて置かなければならない。 九　診療に関する諸記録

医療法施行規則：（医療法に定める病院，地域医療支援病院，特定機能病院に関する）規定による施設及び記録は，次のように定められている（太字は著者）
• 第20条（**病院**） 十　診療に関する諸記録は，過去2年間の病院日誌，各科診療日誌，処方せん，手術記録，**看護記録**，検査所見記録，エックス線写真，入院患者及び外来患者の数を明らかにする帳簿並びに入院診療計画書とする。 • 第21条の5（**地域医療支援病院**） 二　診療に関する諸記録は，過去2年間の病院日誌，各科診療日誌，処方せん，手術記録，**看護記録**，検査所見記録，エックス線写真，紹介状，退院した患者に係る入院期間中の診療経過の要約及び入院診療計画書とする。 • 第22条の3（**特定機能病院**） 二　診療に関する諸記録は，過去2年間の病院日誌，各科診療日誌，処方せん，手術記録，**看護記録**，検査所見記録，エックス線写真，紹介状，退院した患者に係る入院期間中の診療経過の要約及び入院診療計画書とする。

の継続性と一貫性の担保，評価及び質の向上のため，客観的で，どのような看護の場においても情報共有しやすい形とする。それは行った看護実践を証明するものとなる。看護実践の内容等に関する記録の取り扱いは，個人情報の保護，守秘義務を遵守し，他者との共有に際しては適切な判断のもとに行う」と規定されている[1]。

3　看護記録の目的と機能

看護記録には，次に示すような目的と意義がある[2]。

（1）看護実践を証明する。

（2）看護実践の継続性と一貫性を担保する。

（3）看護実践の評価および質の向上をはかる。

これらのうち，看護記録の最大の目的と考えられるのは，看護過程展開に基づく適切な看護実践を証明することである。そのためには，患者に生じた看護上の問題，それに対するケア計画，そしてケアの実践とそれに対する患者の反応を記述する必要がある。まさに看護過程展開のすべてのプロセスを看護記録として残すことが求められているのである。

また，看護記録は看護職者間の情報共有，あるいはほかの医療従事者との情報共有に際して最も確実な手段であり，看護記録なしにチーム医療は成立しない。看護記録による情報の共有があってこそ，看護の継続性・一貫性が担保される。また，看護記録の内容が充実していれば看護実践の評価が可能となり，看護の質の向上に役だてることができる。

4　看護記録の電子化

真正性・見読性・保存性の3つの条件を満たすことを条件に，診療録などの電子媒体による保存が認められ（1999年，厚生省〔現厚生労働省〕通知），また2001年に提言された「保健医療分野の情報化にむけてのグランドデザイン」のなかに，病院（400床以上）および全診療所の6割に電子カルテ普及をはかることが盛り込まれて以来，急速に診療記録のICT（情報通信技術）化が進んだ。看護記録に関しても，臨床看護の質そのものを向上させるためのしくみとしてICT化が意識され，各医療施設で導入されている。

2 記載・管理における留意点

1　看護記録の記載基準

看護記録への記載内容は，医療従事者間の情報共有のため，また患者への情報開示に備えるため，他者が理解しやすい内容であること，簡潔であること，状況がよくわかることが基本である。先述のように，看護記録は看護実

1）日本看護協会：看護業務基準，2021年改訂版．1-3-5．2021．
2）日本看護協会：看護記録に関する指針．p.2．2018．

践の適正さを証明するものであるため，それを可能とするために記載基準を明文化し，「○○病院看護記録記載マニュアル」「△△病院看護記録記載基準」などのように成文化し，職員であれば誰でも手にとれる場所に保管して活用できるようにする。

　基準やマニュアルの内容としては，記録様式，記載内容および方法，記載時の注意点，署名方法，訂正方法，施設内で取り決めた略語一覧などが必要である。とくに略語については，適切に使用できるよう施設内で検討し，使用してもよい略語を明確にしておく。院内略語集の存在を把握し，その基準にのっとって用語を使用する。

2　記録（個人情報）管理と守秘義務

　看護記録をはじめとした，診療にかかわるすべての記録類のセキュリティ対策も重要である。情報を閲覧できるのは，その施設から許可された者に限定し，通常では，ID・パスワードを付与したうえで，閲覧や記載の履歴が残るように管理する。閲覧を許可された者でも，記録内容の漏洩などの事故がないように心がけなければならない。

　近年では，看護職者が患者のベッドサイドにコンピュータや情報端末を持ち込み，検査値などの知り得た情報をその場で入力することも多い。しかし，端末の画面を開いたまま患者処置に専念し，通りかかった患者や面会者に内容を見られてしまうという事態がおきている。また，電子カルテの画面を開いたままその場を離れる，プリントアウトしたものを放置したり持ち帰ったりすることがあれば，情報の機密性が失われることになる。同様に，申し送り（勤務交代時の引き継ぎ）や医療者と患者との会話などといった，音声による漏洩についても注意したい。情報が第三者にさらされることがないように，1人ひとりが取り決められたたルールを理解し，その徹底をはかることが重要である。

　看護職者には患者の秘密保持が義務として課されている。それは，看護職者の資格を規定する「保健師助産師看護師法」第42条の2において規定されている。「保健師，看護師又は准看護師は，正当な理由がなく，その業務上知り得た人の秘密を漏らしてはならない。保健師，看護師又は准看護師でなくなつた後においても，同様とする」の条文を念頭におきたい。

3　看護記録の訂正

　記載を誤り，やむをえず訂正を行う場合には，訂正前の内容，訂正者，訂正日時がわかるようにする。紙カルテの場合では，訂正箇所の真上に二重線を引き，余白に訂正内容と訂正日時を記し，訂正者が押印（またはサイン）するのが標準的である。電子カルテの場合もこれに準ずるが，修正の方法は施設の取り決めによる。基本的に修正前の内容，修正後の内容，修正を行った日時，修正者のすべてがわかるようにする必要がある。それらの方法に従わない場合は，記録の改ざん（事実と異なる記載になるよう不当にあらためること）とみなされることがある。記録改ざんは，「刑法」により文書偽造・証

拠隠滅の罪に問われる場合があり，絶対に行ってはならない行為である。

　看護記録の電子化が進んでも，前述のような改ざん行為ができないように（真正性を維持するため），容易には削除したり書きかえたりできないように権限に制約を設けるなど，システム上での対応がなされていることも多い。しかし，システムによって制限されるのではなく，医療職者1人ひとりが記録の真実性を保持する基本姿勢を保ちつづけることが重要である。

4 看護学生の臨地実習における記録の記載

　看護学生の場合も，臨地実習においては患者の個人情報を扱うこととなり，またその情報を用いて患者ケアの計画，実施，評価を繰り返していくため，守秘義務を負うこととなる。実習記録の扱いについても，専門職者と同様に，プライバシーをまもるために記録記載上のルール（個人情報記載範囲の限定，電子媒体使用の制限など）を厳守するとともに，紛失や散逸などの事故防止に努めなければならない。

　実習終了後も，それぞれの教育機関で定めた方法に従って，複写の禁止や管理場所の限定，さらには実習中に使用したメモなどの不必要な書類を適切に処分するなど，徹底した情報管理に協力して患者の個人情報保護に努めることが基本的な姿勢である。

3 看護記録の構成

　看護記録は，① **基礎情報**，② **看護計画**，③ **経過記録**，④ **看護サマリー**という4つの要素によって構成される。いずれの施設においても，この4要素を備え，なおかつ施設の診療科目や患者の特性などの特徴をふまえた独自の記録様式を定めている。記録様式の種類やそれぞれのシートの名称については，施設ごとに取り決められている。

1 基礎情報（個人情報）

　患者氏名，生年月日，住所，保険の種類などの属性は，外来・入院を問わず必要事項として記録・管理される。これに加えて，入院の場合は入院時情報収集シート（施設によりアセスメントシート，看護歴，健康歴などのさまざまな名称がある）に，既往歴，現病歴，アレルギー，疾患への受けとめ方や健康管理方法，家族歴や家族の情報，療養上のキーパーソンとなる人の情報，これまでの日常生活行動の概略と健康障害による日常生活行動の変化などを記述する。これは必要な看護ケアについてアセスメントを行い，ケア内容を決定するための基礎となる情報である。

　入院時に行われる情報収集の内容とその枠組みは，施設の特徴や入院患者の特性をふまえ，必要事項が網羅できるように設定されている。

　また，対象者の日常生活状況や疾患・障害による日常生活行動の変化や介助の必要性など，対象者理解のための情報収集の枠組み（アセスメントシート）については，なんらかの看護理論に基づいて設定している施設が多い。

枠組みとして，ヘンダーソンの基本的ニード14項目に基づくもの，オレムのセルフケア論に基づくもの，ロイ看護論に基づくもの，ゴードンの機能的健康パターンによる分類などがある。

　近年では電子カルテの導入に伴い，看護上の問題の表現にNANDA-Iの看護診断ラベルを用い，看護に必要な情報をNANDA-Iの13領域にそって電子データとして入力していくシステムが汎用されている。

●**NANDA-Iを用いた記載内容**　「C　看護過程の各段階」（▶292ページ）と巻末のWさんの事例は，ヘンダーソンの基本的ニード14項目に基づく枠組みで解説している（▶365ページ「巻末資料4」）。では，もしWさんがNANDA-I看護診断ラベルを用いている医療施設に入院した場合，どのような記載内容になるだろうか。

　巻末に，NANDA-Iの13領域に基づいて情報を整理する電子看護カルテを採用している施設で，実際に用いられている画面を掲載したので参考にしてほしい（▶373〜380ページ「巻末資料9〜14」）。

　「プロフィール」のページには家族連絡先やキーパーソンなどの患者背景，現病歴や主訴などの診療情報を記載し，「総合」のページには，患者の基本情報として，身長・体重，血液型，既往歴・手術歴などの有無を示している（▶373ページ「巻末資料9」）。

　次に，必要な看護ケアを導くために重要な段階である「看護問題の明確化」について，NANDA-Iの看護診断ラベルを用いた場合の記載内容を見てみよう。NANDA-Iの看護診断ラベルは13領域に分類されるため，情報収集の項目も13領域となっている。

　「巻末資料5」（▶369ページ）に示したWさんの事例において，入院5日目の時点で抽出された優先順位の高い看護問題の情報は，領域1：ヘルスプロモーション，領域4：活動／休息，領域9：コーピング／ストレス耐性に記載されている（▶374〜378ページ「巻末資料10〜12」）。各領域のアセスメントを行うための情報は施設ごとにあらかじめ決められており，この施設の電子カルテでは，領域1：ヘルスプロモーションが2画面（▶374，375ページ「巻末資料10」），領域4：活動／休息が3画面に分割され（▶376，377ページ「巻末資料11」），領域9：コーピング／ストレス耐性は1画面に集約されている（▶377ページ「巻末資料12」）。

2　看護計画

　ここで記載されるのは，看護の対象者の基礎情報を活用したアセスメントに基づく看護問題リスト（看護診断リスト），看護計画（看護目標を含む）などの内容である。問題リスト（看護診断リスト）が別シート（電子カルテでは別画面）に独立して設定されている場合が多い。

　看護上の問題を表現する方法については，NANDA-Iやカルペニートによる看護診断ラベルを用いる場合と，誰もがわかるように自由に表現する場合，また施設独自の表記リストを定めて用いる場合などさまざまである。

　Wさんの看護問題（▶369ページ）は，自由な表現で記載する方法を紹介し

たが，NANDA-I の看護診断ラベルを用いた場合は「巻末資料13」(●379ページ)のようにあらわされる。

3 **経過記録**

経過記録とは，看護の対象者における健康上あるいは看護上の問題の経過や，行った看護実践内容を記録したもので，**叙述的記録**と**経過表**(**フローシート**)の2種類がある。

叙述的記録の記載方法は，**SOAP 法**(または **SOAP 方式**)もしくは**フォーカスチャーティング**で記載されることが多い。

● **SOAP 法**　SOAP 法とは，得られた情報を，S(subjective data：自覚所見，病歴などの主観的データ)，O(objective data：観察・診査・検査所見)，A(assessment：アセスメント)，P(plan；介入計画)の4要素に分けて記録する方法である。

SOAP 法は，**問題志向システム** problem oriented system(**POS**)または**問題志向型看護記録** problem oriented nursing record(**PONR**)において，患者のもつ健康上・看護上の問題別に情報を整理・分析するために用いられる。チーム医療を推進するにあたって，患者の健康問題を特定したうえで治療・看護計画を立案し，その問題を各医療者が共通認識して経過を追うことができるため，チーム医療に役だてることができる。

巻末の W さんの事例においては，看護問題「＃5 食事摂取量の不足」について，ある日の一勤務帯の経過について SOAP 法で示した(●371ページ「巻末資料7」)。

● **フォーカスチャーティング**　フォーカスとは，患者の問題の細部に焦点をあてて個別にみていくという意味である。フォーカスチャーティングでは，F(focus：焦点，注目すべき事項)，D(data：フォーカスのあかしとなるデータ)，A(action：提供したケア内容)，R(response：提供されたケアによる反応)の4要素を記入する。

● **経過表(フローシート)**　経過表(フローシート)の枠組みについても，その例を示した(●380ページ「巻末資料14」)。コンピュータ上の実際の画面では1画面の高さにはおさまりきらないことが多いため，スクロールしながら必要な情報を入力・閲覧することとなる。

4 **看護サマリー**

看護サマリーとは，看護の対象者の情報や療養の経過を要約したものであり，退院時に記載するもの(退院時サマリーとよばれることが多い)，あるいは必要に応じ途中経過の節目で記載するもの(中間サマリーなどとよばれる)などがある。

とくに，病院から介護老人保健施設や福祉施設などへ移動するとき，また在宅ケアへ移行するときなどには，対象者にとって必要なケアが継続されるように記載され，施設間あるいは部署間で情報提供が行われる。

⌇ work 復習と課題

❶ 看護過程における5つの構成要素とはなにか，またそれぞれでどのようなことを行うかを説明してみよう。

❷ 看護過程を用いることで，患者および看護職者にとってどのような変化が生まれるだろうか。

❸ クリティカルシンキングに必要な特性（態度／行動）には，具体的にどのようなものがあるだろうか。

❹ アセスメントの枠組みにはどのようなものがあるか，またそれらにはどのような特徴があるのかを調べてみよう。

❺ 実在型の看護問題，リスク型の看護問題，ヘルスプロモーション型の看護問題のそれぞれについて，具体的な例をあげてみよう。

❻ 看護計画の表記において，O-P，T-P，E-P はそれぞれなにをあらわすだろうか。また，それぞれの具体的な例をあげてみよう。

❼ 経過記録に用いられる SOAP 法とは，どのようなものか説明してみよう。

❽ 看護記録を閲覧・記載する際，個人情報保護・秘密保持の観点からどのようなことに注意すべきか説明してみよう。

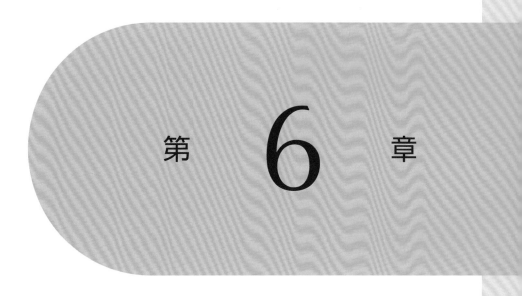

第 **6** 章

学習支援

本章の目標	□ 看護における学習支援の対象者と看護の役割について学ぶ。
	□ 看護における学習や学習支援に関する基礎的知識や理論について学ぶ。
	□ 学習支援の技術として，支援の進め方や，指導方法，教材について学ぶ。
	□ 事例を通じて，看護における実際的な学習支援について学ぶ。

　超高齢社会となったわが国では，慢性疾患や障害をかかえて生活する人々が増加している。医療においては入院期間の短縮化がはかられ，短時間で自身の健康状態を理解し，末長く健康管理を行っていくための具体的方法を習得することが求められている。住み慣れた地域において人々がみずから健康管理をすること，そのために健康増進や予防，疾病管理などに関する学習をして，知識や意識を高めることは，以前にも増して重要となっている。そのため，健康に関する学習支援は看護の重要な役割である。

A 学習支援の対象者と看護の役割

1 学習支援の対象者とそのニード

　看護の学習支援は看護活動のあらゆる場において行われる。その対象者は，健康に関する学習のニードをもつすべての人であり，あらゆる健康状態にある人である。また場合によっては，対象者だけでなく，その家族も対象に含まれる場合もある。

●健康状態　人々が健康に関する学習を行う目的は，① 健康の維持・増進，疾病予防，② 健康の回復，③ 健康問題を解決したあと（しながら）の社会復帰，に大きく分けることができる。これらは予防・治療・リハビリテーションといった医療の目的にも重なっている。

　①健康の維持・増進，疾病予防のニードをもつ人　健康の維持・増進，疾病予防のために，食事・運動・睡眠などの日常生活や職業生活に関する知識・行動や習慣を身につけ，セルフケア能力を高める学習というニードがある。ここには，現在の健康に問題を感じていない人もいれば，現在あるいは将来についてなんらかの不安をかかえている人も含まれる。

　②健康の回復のニードをもつ人　なんらかの健康上の問題をもち，治療や看護を受けている人は，健康の回復のための学習というニードをもつ。緊急・重症な状態にある人は，身体的な危機だけでなく，心理・社会的な危機を伴うことも多く，それらへの対処という学習ニードも存在する。

　③健康問題を解決しながら社会復帰をするというニードをもつ人　慢性疾患や障害をかかえながらも自立した生活を送り，安心して自分らしく暮らすための学習ニードをもつ。とくに退院して住み慣れた地域に戻るときには，

多くの患者やその家族が，療養生活における注意点や変更点，リハビリテーションの方法，緊急時の対処などについての学習ニードをもっている。また，医療技術が発達した今日では，終末期にある患者にどこまで医療的介入を行うかについて，本人やその家族が意思決定をするための情報を必要とする場合もある。

● **発達段階・ライフサイクル**　学習支援の対象者は誕生から人生をまっとうするまで，すべての発達段階の人でもある。そのため，学習ニードはライフサイクルによっても変化する。たとえば出産する人とその家族は，子どもを育てていくことについての知識や方法を必要とするだろう[1]。

2　看護の役割

　看護は，それぞれの人の健康に対する考え方を尊重し，その人が自立して，その人の考える健康な生活を送り，おだやかに死を迎えることができるよう継続的に支援する活動である。看護職者は学習支援により対象者の自立を支援し，その権利を擁護する。

● **自立の支援**　ヘンダーソンは，看護独自の機能について「看護師の独自の機能は，病人であれ健康人であれ各人が，健康あるいは健康の回復（あるいは平和な死）に資するような行動をするのを援助することである。その人が必要なだけの体力と意思力と知識とをもっていれば，これらの行動は他者の援助を得なくても可能であろう。この援助は，その人ができるだけ早く自立できるようにしむけるやり方で行う」[2]と述べ，「患者が学習するのを助ける」ことを基本的看護の構成要素の1つに掲げている。

　ここからわかるように，看護職者は学習支援によってその人の自立と成長を支援するという役割をもつ。対象者が**セルフケア**の能力を身につけ，セルフケアを実践するためのさまざまな内的・外的因子を自分で調整し，必要な行動変容ができるようにはたらきかけるのである。

● **権利擁護**　日本国憲法第25条には「すべて国民は，健康で文化的な最低限度の生活を営む権利を有する」「国は，すべての生活部面について，社会福祉，社会保障及び公衆衛生の向上及び増進に努めなければならない」と示されている。みずからの健康について学び，健康に生きていく力をもつことは，国民の基本的な権利である。また，人は自身の健康について真実を知る権利，医療についての自己決定権（ときには，誰かに決定をゆだねるという権利）をもっている。したがって，個々の希望にそった適切な情報を提供し，患者の意思決定を支えることは，権利擁護者としての看護職者の重要な役割である。

● **正確な情報を入手するための支援**　超高齢社会となったわが国では，健康に関して学びたいと希望する人が増え，その学習ニードは多様化している。

1）詳しくは『系統看護学講座　看護学概論』などを参照されたい。
2）ヴァージニア・ヘンダーソン著，湯槇ます・小玉香津子訳：看護の基本となるもの，再新装版. p.14，日本看護協会出版会，2016.

インターネットの普及に伴い，容易に情報を入手できるようになった一方で，不正確な情報にふりまわされる人もいる。看護職者には，活用できる確かな情報の入手源を提供し，人々がみずから活用できるように支援することも求められている。

● **職能団体の一員としての役割**　学習支援という看護実践は，国や自治体の健康推進政策や衛生行政にもつながっていくものである。政策提言を行うなど，幅広い活動を行うことが看護職者には期待されている。

B　学習の基礎知識

　学習支援を行うために，まず学習とはどのようなものかを知っておこう。ここでは，学習のとらえ方や，さまざまな学習理論について説明する。

1　学習の定義

　「学習」というと，一般には，言葉や知識を記憶することであると思われやすい。しかし，なんらかの作業ができるようになったり，他者に対する協力的な態度をとれるようになったりするなど，行動の変化や，態度の変化といったことも学習である。

　学習には多様な概念が含まれることから，さまざまな定義が提唱されている。おもなものとして，「経験や練習の結果として生じる行動や能力の永続的な変化」[1]などが知られている。つまり，学習とは，学習ニードをもったその人によってなにかがおこることであるとともに，その人みずからが発見したり，行動を変容したり，その人のもてる力を自覚することであるといえる。

2　学習のモデル

　ここでは，知識獲得・経験学習・正統的周辺参加の3つの学習モデルについて述べる。ただし，これらは必ずしもはっきりと分かれるものではなく，ある学習の場面で，複数のモデルの要素が含まれていることもある。

● **知識獲得**　学習者が情報を記憶してから，知識を形成・理解し，活用するまでが，どのようになされるかを説明するモデルである。学習者は，①情報を記憶し，②記憶した情報を構造化することで知識として長期に保持できるようにし，③複数の知識を整理することによって理解し，④最終的に獲得した知識を活用することが必要である。

● **経験学習**　学習者みずからが行ったり，感じたりした経験および，それに対するふり返りから得られる学習について説明するモデルである。学習者

1）鹿毛雅治：学習意欲の理論——動機づけの教育心理学．金子書房，2013．

が今後にいかせる知見を得るためには，経験だけでも，経験を伴わない内省だけでも不十分であり，日常生活において自分で経験し，その経験に基づいて適切にふり返ることが必要である。

● **正統的周辺参加**　ある共同体に参加し，そのなかで活動することそのものが学習であるとし，学習者の変化をとらえて説明するモデルである。学習者は，たとえば学校やクラブ活動，職場といった，ある分野に関する関心や熱意を共有し，その分野における知識や技能を相互交流しながら深めている集団(共同体)に参加することによって，さまざまな知識や能力を獲得し，やがて共同体の構成員としてのアイデンティティを形成する。

3 学習に関する理論

　人が学習をするしくみやプロセスについては，おもに心理学の分野で研究が行われ，さまざまな理論が提唱されてきた。ここでは，とくに人の行動変容につながる理論を紹介する。

1 行動主義に基づく学習理論

　行動(反応)は刺激によって生じるとし，行動と刺激の関係性を調べることによって，一般的な法則を見いだそうとする考え方を**行動主義**という。行動主義の学習理論では，観察できる行動の変化のみを学習とみなす。

● **オペラント条件づけ**　ある環境条件(弁別刺激)において特定の行動を行ったとき，肯定的な結果という報酬(刺激)がおこると，その行動がより多くみられるようになる。すなわち，その行動が報酬をもたらすと学習したのである。このように，なんらかの意図をもって行う行動(オペラント行動)に対する条件づけは**オペラント条件づけ**とよばれ，ある一定の刺激によって特定の行動を連想するように関連づける古典的条件づけ❶と区別されている(◖図6-1)。

　報酬(肯定的な刺激)によって，その行動(反応)が多くみられるようになることを，正の強化という。このほか，① 罰(否定的な刺激)による行動の増加(負の強化)，② 報酬による行動の減少(正の弱化)，③ 罰による行動の減少(負の弱化)がある。また，これらを引きおこす報酬あるいは罰を**強化子**と

▭ NOTE
❶古典的条件づけ
　心理学者のパブロフ Pavlov, I. による，犬に食物を与える前にメトロノームの音を聞かせ，それを繰り返すとメトロノームの音を聞いただけで唾液を分泌するようになったという実験が有名である。

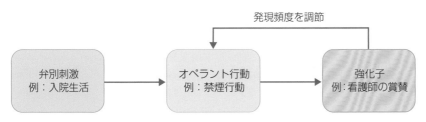

発現頻度を調節

| 弁別刺激 例：入院生活 | → | オペラント行動 例：禁煙行動 | → | 強化子 例：看護師の賞賛 |

◖**図6-1　オペラント条件づけ**
ある条件(弁別刺激)によって誘発される特定の行動(オペラント行動)をおこす頻度は，行動の結果としてもたらされる報酬あるいは罰(強化子)によって調整される。

よぶ。

　行動主義の学習理論は，禁煙，体重のコントロール，不安の緩和などといった行動に関する学習支援で活用される。たとえば，患者が1週間禁煙したという行動に対して，看護職者からの称賛などの肯定的評価（報酬）を行うことで，その行動を強化することができる。

2 認知主義に基づく学習理論

　観察可能な行動（反応）を取り扱う行動主義に対して，人間の内部にある学習メカニズムを重視する考え方が**認知主義（認知論）**である。ここでは，人間はものごとを整合的に理解（認知）したいという欲求をもつ存在であるととらえ，学習における情報の内的な構造および，その解釈や記憶の過程などが研究されてきた。

　認知主義に基づく学習理論では，人間がなにかを学習するとき，単にものごとを記憶するのではなく，それをはじめて知覚したときからなんらかの意味のまとまりをつくろうとすることや，それを統合して知識を組織化していくことが重要であると考えられている。

3 社会的学習理論（モデリング理論）

　ここまで述べてきた学習理論は，学習者の経験（直接経験）による学習の理論である。これに対し，他人の経験を観察すること（代理経験）によって社会的行動が学習されるという考え方を**社会的学習理論**といい，心理学者のバンデューラ Bandura, A. によって提唱された。

　社会的学習理論において，学習者は，まずモデルとなる人の行動に注意をはらい，次にその行動を記憶し，その行動を繰り返し再現して行う。モデルとなる人の行動の模倣を**モデリング**という。ここでは，他者の行動が賞罰によって強化されること（代理強化）を学習者が観察することによって，学習が成立するとされる。すなわち，モデリングとは単に動作を模倣することではなく，それによって行動の規範を学ぶということである。

　たとえば，糖尿病患者に対して，糖尿病の患者会に参加を促したり，糖尿病患者どうしが体験を話し合う時間を設けたりすることがある。このような支援は，対象者が患者会を通じて糖尿病に関する知識を増やすだけでなく，対象者が獲得した知識や同じ疾患をもつ人の行動を解釈し，みずからの行動に適用するようになることが期待できる。

4 学習に影響する因子

　学習にあたっては，学習者が学習の動機をもち，学習の能力，学習の準備状態を備えていることが必要となる。

1 学習動機

　動機とは，概念，感情，身体的ニードなどに対する知的な衝動であり，学

習しようという欲求をおこさせるものを**学習動機**という。また，動機の喚起（**動機づけ**）には，その人のもつ知識や価値観，社会的・文化的な因子，身体的状態や心理的状態などが影響する。

対象者にいくら熱心に健康に関する知識を伝えても，その人に学習動機がなければ，健康について学習する可能性は低い。たとえば，高血圧患者に食事制限の重要性や合併症の危険性を伝えても，患者自身は問題ないと思っていれば，それらに関する知識・技能を学習しようとはしないだろう。

2　学習能力

ある学習をするために必要な，身体的・精神的な能力を**学習能力**という。学習者の発達段階や運動能力などがこれに相当する。たとえば，ベッドから車椅子に移動する方法を習得するには，それができるだけの筋力が必要である。また，その人がもてる学習能力を発揮できるかどうかは，その人の身体的・精神的な状態，また周囲の環境などの影響を受ける。

3　学習準備性

学習準備性 readiness（**レディネス**）とは，効果的な学習に必要となる学習者の準備状態をいう。発達段階や経験・知識，学習意欲などが関連し合ってつくられる状態である。

さらに，レディネスには身体的・精神的な状態や環境も影響を及ぼす。たとえば，痛み，疲労，空腹といった身体的状態は，集中力を損なうことによって，学習を妨げる。また，健康上の大きな問題をかかえ，不安を感じている人は，生活をコントロールする能力に自信を失い，学習に対して無関心になることがある。しかし，病状が改善して回復に希望をもてる段階になれば，その人は治療の目標を達成するための知識をみずから進んで学習しやすい状態になるだろう。

C　学習支援の基礎知識

教えることは，対象者に学ぶという活動を引きおこすためのはたらきかけである。そして，看護職者のはたらきかけに対して対象者がなんらかの反応をすると，その反応はまた看護職者に影響を及ぼすという相互作用が生じる。教えること・学ぶことという一連の行為は，一方的な情報提供とその単なる受容ではなく，共同作業であるといえる。

1　学習支援の基本的な考え方

看護職者の行う学習支援の目標は，対象者が，① 正しい知識・技能を修得すること，② それに基づいた行動をしようと思い，実際に行動すること，③ その行動を習慣として日常生活に組み込むことである。

これらの目標を達成するため，看護職者は，生活者としての対象者を理解するとともに，対象者の自己効力感を高めるかかわりをすることが重要である。

1 対象者の価値観や生活の理解と尊重

健康のための行動をとるには，その人がこれまでの習慣や生活をかえなくてはならない場合がある。看護職者は，対象者がこれまでの人生のなかで大切にしてきた価値観や生活様式，その人の社会的役割などを理解し，それを尊重してかかわる。

たとえば，生活習慣病をもち，食事制限が必要な対象者を考えてみよう。食事制限の必要は理解していても，「出されたものは残さず食べなくてはならない」という価値観をもち，「人から食べたり飲んだりするのをすすめられると断れない」性格であった場合，それを理解せずに一方的な情報提供をしても，行動変容にはつながらないだろう。その人の価値観を尊重したうえで，どうすればセルフケアができるのか，対象者と一緒に考えていく姿勢が必要である。

また，行動変容に家族などの協力が必要な場合には，家族の価値観や生活についても理解し，それを尊重してかかわることが大切である。

2 対象者の特性の理解と尊重

学習支援に際しては，対象者の発達段階や学習能力・レディネスといった特性を理解し，それぞれの対象者に適した支援を行う。

同じ検査の説明をする場合でも，対象者が小児の場合と成人の場合とでは，用いる言葉やたとえは異なるものになるだろう❶。また，聴覚や視覚，あるいは認知機能に問題をかかえた対象者であれば，その人の学習能力に合った教材を選択する，説明の仕方を工夫するなどの配慮が必要である。

さらに，同じ対象者であっても，そのときどきの心身の状況や健康レベルにより，その人のレディネスは異なるものとなる。

3 自己効力感を高めるためのかかわり

学習による行動変容のためには，対象者本人の意欲ややる気がなくてはならない。

バンデューラは，学習における目標達成のために**自己効力感** self-efficacy が重要であるとした。自己効力感は，課題に対して技能を使うことによって効果的に対応できるという信念（結果予期）と，自分は実際にそれを行えるという確信（効力予期）からなる（●図6-2）。健康に関する学習では，ある知識や技能について，対象者が健康によさそうだと思えるほど，また，それをみずから実行できそうだという自信をもてるほど，その人は行動変容に進む傾向がある。

対象者は，成功によって成長し，また達成したことが認められたときに，よりよく行動する。また学習は，支持的な環境のなかで効果的に行われる。

☐ NOTE

❶教育学者のノールズ Knowles, M. S. は，子どもを対象とした学習支援理論をペタゴジー，成人を対象とした学習支援理論をアンドラゴジーとよんで区別することをとなえた。

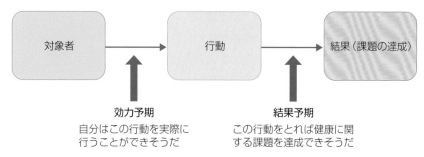

●図6-2　自己効力感
対象者が健康に関する行動変容に進むためには，結果予期と行動予期の両方をもてるように支援する必要がある。

したがって，学習支援者は，対象者が「自分は尊重されている」と感じられるような，支持的な環境を構築することが重要である。また，支援を行う際には，対象者に適切なフィードバックを行ったり，対象者が「これなら達成できそうだ」と思えるくらいの学習内容を提示したりするなど，工夫することが望ましい。これらによって，対象者の自己効力感を高めることができれば，能動的な学習行動が強化されるのである。

2 さまざまな場における学習支援

　看護における学習支援は，看護職者の活動するすべての場において行われる。おもな場として，医療施設，対象者の居宅（在宅），職場，学校，保健施設などがあげられる。

1 医療施設

　医療施設における学習支援は，健康に問題をかかえた患者やその家族が対象となる。疾病や検査・治療についての情報提供や，疾病や障害とともに生活する方法の指導がおもな内容である。近年，疾病構造の変化による慢性疾患患者の増加や入院期間の短縮化などから，医療施設における学習支援が推進されるようになった。医療施設における学習支援は，患者を中心とした医療チームで行われるため，多職種の連携が必要である。

● **外来**　外来に通院する人およびその家族が対象となる。とくに自己管理を必要とする，慢性疾患をもつ患者への支援が行われることが多い。

　慢性疾患をもつ患者の多くは，「治療に薬を飲むだけでなく，食事療法や運動が必要なことは知っていても，詳しい内容や方法を知っているわけではない」[1]と指摘されている。看護職者は，自己管理の方法や症状が出た場合の対処法について，適切な情報提供を行う。

　なお，外来での支援は長期にわたる場合も多い。時間の経過とともに患者

1）河口てる子編：熟練看護師のプロの技見せます！　慢性看護の患者教育——患者の行動変容につながる「看護の教育的関わりモデル」．メディカ出版，2018.

や家族の生活に変化が生じることがあるので，注意が必要である。

● **病棟**　入院中の患者およびその家族が対象となる。療養やリハビリテーションに関する学習支援のほか，とくに退院後にセルフケアを必要とする状況が想定される患者に対して，退院後の生活につながる学習支援が行われることが多い。

退院後の生活につながる学習支援は，入院時から準備を開始する。たとえば，自宅での転倒による大腿骨頸部骨折の患者では，退院後も転倒のリスクが予測されるため，それを予防するための学習支援が必要である。安全で安心な住環境を整えるためには，転倒につながる環境を理解してもらい，それを改善する必要がある。看護職者は，対象者の退院後の生活，居宅の段差や手すりの有無などについて早期から情報収集を行い，対象者とともに改善策を考えていく。また，継続的なリハビリテーションが必要な場合には，理学療法士などと連携をとりながら，退院後の計画をつくっていく。転倒予防の体操教室など，活用できる社会資源を紹介することもある。指導にあたっては，家族からも話を聞き，心配ごとや不安を解消するための情報提供を行うことも大切である。

そのほか，在宅において人工肛門の管理や在宅酸素療法といった継続的な医療処置が必要な場合には，自己管理の方法や生活の仕方のポイントについての学習支援が行われる。

退院指導の内容や方法は，患者がもつ課題により異なる。しかしいずれの場合も，その人が在宅でどのような生活を送りたいと望んでいるのか理解し，それが実現できるように支援する。

2　在宅

在宅における学習支援は，ライフサイクルのさまざまな段階にある人，さまざまな健康レベルの人が対象となる。

疾患や障害をかかえながら地域で生活する対象者やその家族に対しては，それぞれのニードに応じて，疾患の再発を防ぎ，回復の促進，症状悪化を防ぎ，安定した状態を維持するための学習支援を行うことが中心となる。具体的には，食事や排泄の方法といった生活の仕方や，薬の管理の方法，医療機器の使用方法，症状が悪化したときの対処の方法などの学習を支援する。

また，血圧や血糖値が高くなってきたといった疾患の徴候がある人，あるいはそのような徴候のない人に対しても，健康の維持・増進や，疾病の予防のための学習支援を行う。

そのほか，転倒や火災などの事故を予防し，対象者と家族が安全に生活するための支援も重要である。さらに，自然災害の多いわが国では，災害に備えて在宅療養者とその家族に対して防災に関する情報提供を行うことも大切である。

3　職場

職場における学習支援の目的は，職場における健康障害発生の防止と，心

身に問題をもつ労働者の支援である。おもに，企業や自治体などの職場に所属する看護師や保健師によって指導が行われる。

近年では，がんや糖尿病，脳卒中，メンタルヘルスなどの疾患をもつ患者が，治療を受けながら就労できるようにするための学習支援が求められるようになった。

また，職場での長時間労働は，ストレスに起因する身体的・精神的疾患や，自殺の発生などのリスク因子である。そのため，長時間労働を避け，さまざまな問題を予防するための取り組みが必要となっている。2015(平成27)年からは，「労働安全衛生法」の改正(第66条の10)によって職場におけるストレスチェック制度が義務化された。

4 学校

学校における学習支援の目的は，子どものころから健康についての知識をもち，健康的な生活習慣を身につけることである。また，心身の健康に問題をかかえた児童生徒への支援も重要な役割である。学校における学習支援の対象者は，「学校保健安全法」において児童生徒等❶および職員と定められている。さらに，児童生徒等の家族，学校周辺の地域住民も対象とする考え方もある。

学習支援は，おもに養護教諭や特別支援学校・学級に配置された看護職者によって行われる。養護教諭は，疾病や情緒障害，体力，栄養に関する問題など，心身の健康に問題をもつ児童生徒の個別指導にあたり，健康な児童生徒には健康の増進に関する学習支援を行う。また，「出張授業」といったかたちで，学外の看護職者が特定のテーマについて授業を行うなどの取り組みも実施されている。

NOTE
❶「学校保健安全法」第2条において，児童生徒等は「学校に在学する幼児，児童，生徒又は学生」と定められている。

5 その他

保健施設や福祉施設も看護における学習支援の場である。保健所や保健センターなどの保健施設における学習支援では，介護の負担が多い患者の家族や，日常生活における健康に不安をもつ人に対して，情報提供というかたちで学習支援を行う。

児童福祉施設，老人福祉施設，障害者福祉施設などの福祉施設においては，対象者が自分の将来をみずから考えて選択し，その人の思いを実現しながら生活できるように学習支援を行っていくことが望ましい。

D 学習支援の技術

学習支援の進め方

学習支援は，対象者がもつ学習ニードのアセスメントに基づいて，支援の

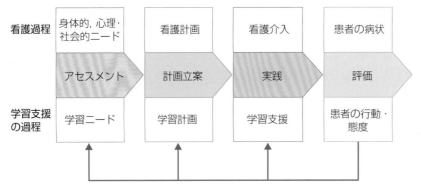

▶図 6-3　看護過程と学習支援の過程の比較

（Barbara McVan 編，武山満智子訳：患者教育のポイント　アセスメントから評価まで．p.11，医学書院，1990 による，一部改変）

内容と方法を決定する。この過程は看護過程と同様であり，絶えずアセスメントと評価を継続して，計画と指導の方向性を検討し，実践や評価を繰り返す（▶図 6-3）。

1 アセスメント

　学習支援では，まず，対象者が自分の健康問題に関して，どういった学習ニードをもっているかを把握する。同時に，対象者が学習能力やレディネスを備えているかについてもアセスメントする。たとえば，体重コントロール（減量）について学習支援をする際，対象者が体重を減らす気持ちになっていなければ，効果を得ることはできない。

　レディネスをはかる目安として，① 現時点でどのような知識を学ぶ用意ができているか，② 自分の病気にどのくらい適応しているか，③ 学習に責任がもてるだけの十分な精神的成熟をとげているか，④ 現実的な学習目標をもっているか[1]，加えて，④ 学習をすることが過大なストレスにつながっていないかなどについてアセスメントを行う。また，対象者が自身のかかえる課題を理解していながら実践していない場合は，実践を妨げている問題はなにかについても把握する。

2 計画立案

　計画を立案する際には，まず目的を明確にする。目標の設定は対象者とともに行うのがよい。目標が決まったら，優先準備を決めて，適切な学習支援方法と補助教材を選定する。学習は，簡単なことから複雑なことへと進めるのが基本であり，導入としては対象者の知っていることから始めるとよい。

3 実践

　支援にあたっては，その題材が対象者にとってどういう意味をもつのかを

1）Barbara McVan 編，武山満智子訳：患者教育のポイント　アセスメントから評価まで．p.44，医学書院，1990.

つねに意識し，具体的な支援を心がける。対象者が得た知識や技術を生活やセルフケアにいかせるよう，応用の具体的な方法を提案したり，その機会をつくったりするとよい。

　対象者にとって負荷の高い指導とならないよう，定期的に休みを入れることも必要である。対象者には学習の進捗状況を知らせ，望ましい学習ができたときにはほめる。対象者が理解できているかどうかを確認しながら進め，予定の学習が完了したところで学習ができているかをアセスメントし，必要があれば再度計画を立案する。

　なお，臨床の場では，看護職者が指導計画を立案する前に，対象者から適切な質問を投げかけてくるといった「学習支援が可能な瞬間」に出会う場合もある[1]。このような場合でも，ここまで述べてきた学習支援についての基本的な知識を看護職者がもち，それをいかすことで，その瞬間を最大限に利用し，効果的な学習につなげることができる。

4 評価

　対象者が必要な課題をどのくらい学習したか，看護職者の指導が適切であったかを検討する。この評価により，設定した学習目標に患者が到達するまでに，アセスメント，計画，実践の段階でどのような変更が必要かが明確になる。また，看護職者がより効果的な支援方法を検討できるようになる。

2　学習支援の方法

　看護における学習支援では，情報提供と技術指導が活動の中心となる。その方法にはさまざまなものがあり，学習内容や，対象が個人であるか集団であるか，対象の発達段階，学習能力，価値観，過去の体験などをふまえて決定する。

a 個人を対象とした支援と集団を対象とした支援

　学習支援は，個人を対象として行われる場合と，集団を対象として行われる場合がある。

1 個人を対象とした支援

　個人を対象とした学習支援では，1人ひとりの学習ニードや学習能力に合わせた支援を行うことができる。また，対象者のレディネスに合わせた適切なタイミングで，支援を行うことができる。基本的には1対1の関係性であり，看護職者と対象者のコミュニケーションがとりやすいため，信頼関係を構築しやすいといった利点もある。

　一方で，同じ学習内容をともに学ぶ人（仲間，ピア）がいない，あるいは少ないといった状況は，学習の継続についての動機づけをむずかしくする場合

1）Barbara McVan 編，武山満智子訳：前掲書. p.22.

がある。また，きめ細やかな支援ができる反面，対象者1人にかかる労力や時間が増えやすいため，対象者の数が多い場合には，支援が十分にできなくなる可能性がある。

2 集団を対象とした支援

　集団を対象とした学習支援には，健康教室，母親学級・父親学級のように共通の課題をもつ集団を対象としたものや，学校・職場・地域などの集団を対象としたものがある。また，当事者が運営するグループに対する支援も行われる。

　集団を対象とした支援は，一度に多くの人々に情報を提供できるという利点がある。また，参加する対象者は同じ課題をもった人々とともに学習したり，ほかの人の取り組みを見聞きしたりすることで，学習動機が高まり，行動変容が強化されるという効果がある。

　一方，レディネスが異なる複数の人々を同時に対象とするため，個人指導のような細やかな支援はむずかしい。看護職者はその集団の学習ニーズを把握し，適切な指導方法を選択してかかわる必要がある。また，集団のなかでは1人ひとりの対象者が受け身になりがちなため，参加者の主体性や参加意識を高める工夫も必要である。

b 学習支援の方法とその特徴

1 面接

　面接は，看護職者と対象者の対話によって，対象者が情報を得たり，理解をより深めたりすることをおもな目的として行われる。

　看護職者と対象者の1対1で行われる場合が多いが，対象者の家族などが参加する場合もある。医療機関・在宅・学校・企業など，さまざまな場で実施されている。

　面接にあたっては，その面接のゴールを対象者と共有しておくことが大切である。また，対象者が，気になっていることや心配ごとを安心して話せるよう，コミュニケーション技法を用いてかかわる（●42ページ，第1章D「効果的なコミュニケーションの実際」）。面接はプライバシーが保たれる場で行い，リラックスできるよう環境を整えることも大切である。

2 電話相談

　対象者が自身や家族の症状・対処について，医療機関や自治体が設置する健康相談窓口などへ相談をするとき，電話を使うことが多い。電話には，外出が困難な場合や緊急を要する場合などにも，自宅から連絡や相談ができるという利便性がある。ただし，音声のみでコミュニケーションをとる必要があるため，話す速度や言葉の選び方，また相手の口調などにも注意をはらう必要がある。

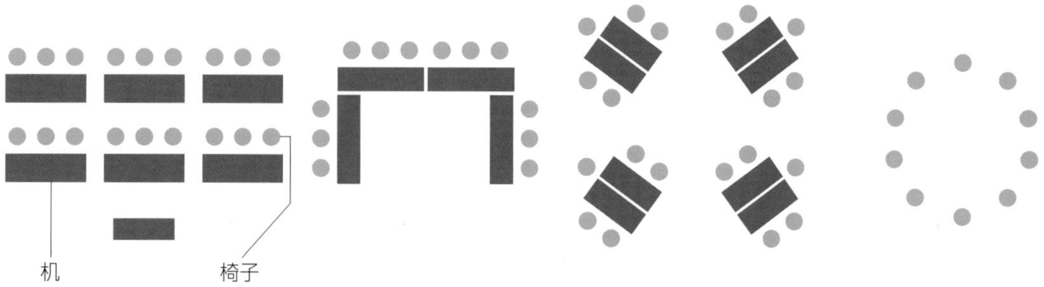

a. スクール型
大人数の講義に適しているが，対象者が受け身になりやすい。

b. コの字型
対象者どうしが意見を述べやすいほか，学習支援者が中央に入って説明できる。

c. アイランド（島）型
グループワークに適している。それぞれの島は距離が離れすぎないほうがよい。

d. サークル型
椅子だけを円形に並べる。対象者どうしが話をしやすいが，緊張してしまうこともある。

図 6-4 講義における机と椅子のレイアウトの例

3 講義

講義は，学校の授業のように，看護職者が対象者におもに口頭で知識を伝達する方法である。（対象者に知識を与えること目的として）集団を対象に実施されることが多い。糖尿病患者向けの栄養教室などがこれに相当する。

講義に際しては対象集団の特性を把握し，ゴールを対象者と共有する必要がある。また，講義形式は一方的な情報提供となりやすく，対象者が受動的になってしまうという欠点がある。質問や発言をしやすい雰囲気をつくることや，グループワークなどを実施することは，参加意識を高めることにつながる。また，視聴覚教材を使用すると，メリハリのある講義になる。

また，学習効果を高めるためには講義内容や人数に応じた適切な場を設定する必要がある。たとえば，会場の机と椅子のレイアウトなどはさまざまなものが考案されており，講義の内容や人数に応じて工夫するとよい（図 6-4）。

4 演習

演習は，対象者が実際に動作を行うことで学習する方法であり，おもに技術の習得を目的として行われる。インスリンの自己注射やストーマケアの方法などの技術の学習がこれに相当する。1 対 1 で行われることも，集団で行われることもあり，集団で行った場合には，参加者どうしの交流が技術習得の動機づけにつながるという利点もある。

看護職者は，対象者が技術を獲得できるように段階をふんで指導を行うとよい。具体的には，① 原理を教える，② 実践してみせる，③ 対象者の練習を支援して質問に答える，④ 対象者があとでわからなくなったときの対処方法を伝える，といった段階がある。

技術の習得には適したタイミングがあるため，対象者がどの段階にあるかを見きわめる必要がある。また，うまくできたときにはそれをほめ，努力をねぎらうことで，対象者の動機づけを強化する。

5 協同学習（ピア-ラーニング）

協同学習は，自分と似た状況・立場にある仲間（ピア）との交流を通じて，仲間とともに目標に取り組む姿勢や行動を学び合う方法である。

同じ状況・立場にある仲間から学ぶことは，ほかの方法よりもその内容を受け入れやすい。また，仲間とともに学ぶことによって，自分にもできそうだという自己効力感を高めることができる。そのため，1人では行動変容が困難な場合や，背景が異なる人々の集団では学習意欲がわきにくい場合などに適用できる。

アルコール・薬物依存者の自助グループや，糖尿病などの慢性疾患をもつ人がともに学び合う場，認知症当事者や家族などが集まる認知症カフェなどで用いられることが多い。

3 教材

対象者に必要な情報をわかりやすく提示したり，情報をより効果的に伝えたりするためには，さまざまな教材が使用される。教材には，パンフレット・リーフレット（疾患別の食事ガイドなど），ポスター（エイズキャンペーンポスター，手洗いポスターなど），標本・模型（乳がん自己検診用モデル，歯みがきモデルなど），DVDビデオ（禁煙教育など）といったものがある。対象者や提供する情報の内容，学習方法などから，それぞれの利点・欠点を考慮し，複数の媒体を組み合わせて使うことも検討する。

1 パンフレット・リーフレット

説明や案内などを記載した印刷物を束ねた小冊子のうち，1枚だけのものをリーフレット，2枚以上からなるものをパンフレットという。看護においてこれらの小冊子は，対象者が生活行動をかえていけるように，必要な情報および，治療や療養生活を継続するための方法を説明する資料である。疾患別の食事ガイドや呼吸がらくになる体位の説明資料（◐図6-5）といった個別のテーマについての教材として用いられることが多い。

パンフレットやリーフレットは，自宅に持ち帰って読み返すことができるため，必要なときに確認でき，家族も情報を共有できるという特徴がある。また，医療チームで統一した教材を用いて対象者に情報提供し，学習支援を行うことは，医療チーム内での情報共有にもつながるため，質の高い医療の提供につながることが期待できる。

パンフレットやリーフレットの作成では，具体的な内容にする，専門用語を少なくする，「してはいけない」ことではなく「できる」ことを伝えるなどに注意する。また，対象者の発達段階や障害の程度に応じて，文字の大きさや情報量を工夫する。写真や図を多めにすると読みやすく，対象者から受け入れられやすいものになる。

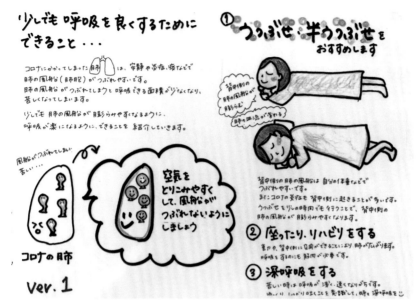

◉ **図 6-5　リーフレットの例（呼吸がらくになる体位の説明資料）**
（資料提供：石倉咲子）

2　ポスター

　ポスターは1枚の紙に，絵や写真や文字などによってデザインされた内容を掲載し，多くの対象者に認知されるよう視覚的に訴えるものである。パンフレットやリーフレットのように対象者が持ち帰るものではなく，特定の場所に掲示することを前提としている。そのため，ポスターを作成する際には，情報を整理して見ばえをよくする，専門用語や略語を避けて読みやすくするなどの工夫をするとよい。

3　視聴覚教材

● **動画教材**　動画教材は情報を映像と音声で伝えるものであり，必要な情報をあらかじめ編集して提供できる。禁煙教育の動画教材のように，健康課題を対象者に伝え，動機づけをする。講義と組み合わせて集団で一緒に見ることもあれば，対象者がひとりで視聴する場合もある。

　動きがあるため，体操の手順や，ストーマ装具の交換の手順を理解するといった学習に適している。また，アニメーションを用いたりドラマ仕立てにするなどの工夫が可能であるため，対象者の発達段階に合わせて健康上の課題を意識づけるきっかけとしても使用できる。

　動画教材には，DVD のかたちで販売されているものや，インターネット上に公開されているものなどがある。近年は動画の撮影・編集が容易になったため，看護職者自身が教材を作成したり，対象者が学習成果を発表するために用いたりすることもある。

● **スライド**　スライドは，映写装置（プロジェクター）で投影する画像媒体

である。写真やイラスト，文字，またはそれらを組み合わせて，提供したい情報を示す。スライドはスクリーンに投影しておおぜいの人が同時に見ることができるため，おもに講義に使用される。フィルムも用いられるが，近年はプレゼンテーションソフト❶で作成されることが多く，動画を組み入れることも可能になっている。

◻**NOTE**
❶おもなプレゼンテーションソフトとして，Microsoft（マイクロソフト）社のPowerPoint（パワーポイント）などがある。

4 情報通信技術(ICT)を活用した教材

　情報通信技術 information and communication technology（ICT）は，コンピューターやインターネットなどを活用したコミュニケーションおよび，その技術をあらわす言葉であり，情報通信産業や製造・販売業などの用途だけでなく，医療においても積極的な活用が始まっている。

　医療におけるICTを活用した学習支援の例として，スマートフォンアプリによる禁煙支援や，2型糖尿病の重症化予防のための体重コントロールの支援などが実用化されている。これらは，対象者側のデバイスから日常行動のデータを得て，医療職者側がそれらのデータをもとに学習指導や助言を行うというものである。糖尿病患者に対するICTの活用例では，その効果検証においてHbA1c❷改善や薬剤の減少の効果が報告されている[1]。

◻**NOTE**
❷HbA1c（ヘモグロビンエーワンシー）とは，血中において糖と結合したヘモグロビン（糖化ヘモグロビン）が存在する割合（%）をあらわす。過去1〜2か月の間の血糖値を反映する。

5 教材作成の過程

　対象者の学習ニーズに合致した教材を作成するには，学習支援の過程と同様に，アセスメント・計画立案・実施（作成・使用）・評価といった過程で考えるとよい。

●**アセスメント**　教材作成の第一歩は，対象者の学習ニーズや学習能力について情報収集し，レディネスを評価することである。どれほどすぐれた学習教材でも，対象者の学習ニーズからずれていては意味がない。

●**計画**　アセスメントに基づいて，次に示す事項を明確にしながら計画を立案する。

• 教材の対象者はだれか。
• 教材によって，対象者がどのようにかわることを目ざすのか。
• 教材の種類（パンフレット，リーフレット，ポスター，視聴覚教材など）。
• 教材をどのような学習支援において活用するのか。
• 教材の有効性を，いつ，どのようにして評価するのか。

●**実施**　教材作成では，実施の段階を「（教材の）作成」「使用」に分けて考えるとよい。これが，看護過程や学習支援の過程とは少し異なる点である。

　①**作成**　教材を介して対象者に届けるメッセージや，教材の具体的な内容を固めていく。下案を作成したら，支援者どうし（あるいは少数の対象者）で試験的に使用し，フィードバックを得て改良を重ねると，教材の内容を洗練させていくことができる。このような試行錯誤を経て教材の最終案を固め，

1）野村絵里・津下一代：IoTとスマートフォンアプリを活用した糖尿病管理──「健康応援七福神アプリ®」が伴走する毎日の糖尿病管理．月刊地域医療学 34(1)：18-22，2020．

作成する。

　②**使用**　作成した教材を実際の学習支援の場面で使用する。実践の場では，対象者の教材への反応を観察することが重要である。必要かつ可能であれば，その場で教材の内容や使用方法の改善を行う。

● **評価**　教材が，計画立案時の目標を達成できていたか，対象者の学習ニードに対して有効であったかを確認し，評価を行う。必要な改善点を明らかにし，次回以降の実践に向けて教材を洗練させていくことも重要である。

E　学習支援の実際

1　患者個人を対象とした学習支援

　ここでは，第5章および巻末で登場したWさん(363ページ)への学習支援を取り上げる。入院となったWさんを対象とした学習支援では，入院目的や，身体的状況，それまでの生活様式，入院生活をどのように感じているかといった情報を得ることから始まる。

　巻末事例から，Wさんの学習支援に重要な情報を下記に抜粋した。

事例

［基本情報］

　Wさん(82歳，女性)，診断名：腰椎圧迫骨折(L5)。家族は次女(52歳)とその夫，大学4年生の孫，高校2年生の孫との5人暮らし。夫は10年前に他界。次女夫婦はともに働いており，Wさんも家事などを行っていた。

　55歳のときに高血圧と診断され，内服療法を続けている。77歳と80歳のときに心不全の発作をおこし入院したことがある。また，80歳のときに大腿骨頸部骨折をおこしたが，リハビリテーションを実施したことで日常生活動作はほぼ問題なく実施できるまでに回復している。

［入院までの経過］

　入院の10日前(9月21日)，デイケアに行った際にトイレで転倒し，腰部を打った。冷湿布を貼付して様子をみていたが，入院2日前より腰部の痛みが増強，入院1日前にはほとんど動けなくなり，10月1日家族が救急車を呼んで来院した。

［入院時の状況と検査・治療］

　入院後MRI検査を行い，腰椎圧迫骨折(L5)と診断された。入院時も腰部の痛みを訴えており，自分でからだを動かすことはむずかしかった。鎮痛薬の静脈内注射を実施し，痛みはほぼ消失した。今後は，2週間の安静療法をしながらコルセットを作製し，骨折の具合をみてリハビリテーションを開始する予定である。

［入院後の経過］

　入院後，水やお茶などを飲んでいる様子が見受けられたので，点滴静脈内

注射は入院2日目に中止となっている。食事は減塩食・軟食1,200 kcal/日が入院後より開始されている。食事はつねに3〜5割程度の摂取で，水分も食事中のお茶を飲む程度（約150 mLを3回）であり，ときどき看護師から水分摂取を促している。本人は，「漬物が好きなんです。きゅうりとか白菜とかあれば，もう少し食べられそうなんですが……」と話している。

　入院4日目より，看護師が訪室すると身体の位置が以前の訪室時と比べて少しずれていることがあり，自分で動いてしまっている様子がみられた。看護師から，自分では動かないよう，からだを動かしたいときは看護師を呼ぶよう伝えた。本日（入院5日目）の回診では，医師より「入院時にもお伝えしましたが，骨がくっつくまで安静が必要です。からだは自分で動かさず，看護師と一緒に動かして下さい。2週間ほどこの状況は続きます。でも体力が落ちてしまうので，ベッドの上でリハビリテーションを少し始めたほうがいいですね」と話した。

　本人は，「痛みもなくなったから，自分で動きたいんですよね。なんだか申しわけないです，いろいろと皆さんにやってもらって。人にやってもらったことなんてないからストレスで……」「入院に慣れてくると，ずっと同じ姿勢で身体が痛い気がします」「私は年をとってから入院ばかりですが，家にいるときは家族のご飯をつくったり，家事も少ししてるんですよ。孫のお弁当をつくっているのは私なのよ。いまはお弁当を買っているのかしら。それとも自分でつくっているかしら。ちょっと心配ですね」といった発言をしている。

1 アセスメント

◆ 情報収集

● **対象の入院に対する理解・納得**　Wさんにとって，病院での療養生活は，これまでの生活様式や価値観に大きな影響を及ぼすできごとである。Wさんが問題なく療養生活を送り，治療の効果を最大限にするためには，入院の目的を正しく理解し，安静や飲食の制限といった治療上の制限について納得していることが重要である。看護職者は，日ごろのかかわりでWさんの反応をとらえ，入院に対する理解や納得の度合いを見きわめる必要がある。

● **情報収集の機会における学習支援**　看護職者は，治療内容の変化，検査の実施，安静度や食事制限の変化などについて必要な支援を実践しながら，それぞれに対する患者の反応をとらえて情報を収集する。これらの機会は，患者もこれから自分にふりかかることがらへの関心が高く，レディネスが高いときでもある。そのため，看護職者は，情報を収集するだけでなく，他の医療職者による治療・処置の説明や，今後の療養生活の見通しなどについて補足するなど，Wさんの学習支援の場面としての意識ももつ必要がある。

　以降では，Wさんに必要となる学習支援のうち，床上リハビリテーションと，食事・水分摂取についてのアセスメントを取り上げる。

◆ 床上リハビリテーションに関するアセスメント

　Wさんは，転倒による腰椎圧迫骨折(L5)の急性期にある。一般的には，受傷後1か月くらいまでは骨折部が変形しやすいため，安静が必要である。ただし，安静期間が長くなれば，筋力低下や，椎体の変形の進行を引きおこす可能性があるため，ある程度経過したあと床上リハビリテーションを開始する。一方，安静期間に患者が自己判断で運動をすると，感覚障害・運動障害といった症状の悪化をまねき，回復を遅延させる可能性がある。

　今後，Wさんは，① 安静の必要性に関する知識，② 床上リハビリテーションに関する知識や技術を身につけていく必要がある。

● **安静の必要性の理解**　現時点におけるWさんのレディネスをアセスメントするためには，安静の必要性についてWさんがどのように理解しているのか，対話を通して把握することが重要である。

　医療職者とのやりとりに注目すると，医師は，骨癒合まで約2週間の安静が必要であることと，床上リハビリテーションの開始について説明している。看護職者はWさんに，自分で動かないことと，からだを動かしたいときには看護職者を呼ぶことを説明している。これらに対して，Wさんは「痛みもなくなったから，自分で動きたい……」「申しわけない……」「人にやってもらったことなんてないからストレスで……」「ずっと同じ姿勢で身体が痛い気がします」と発言している。Wさんは，自分で動きたいという希望や，他人に身体を動かしてもらうことに対する罪悪感・ストレスという心情，同じ姿勢であることによって生じる苦痛状態を表出していると考えられる。

　また，入院4日目より，Wさんは自分で動いてしまっている様子が観察されている。Wさんは自分で動きたいという希望をもっており，安静によって腰痛が改善してきたことから，自分の力で動くことを試みた可能性がある。

　これらの情報から，Wさんが安静の必要性について，あまり理解していないように感じるかもしれない。しかし，この段階では，Wさんがどの程度理解できているかを判断するためには，情報が不足していると考えるべきであり，さらなる情報収集をはかる必要がある。

● **新しい知識や技術に対するレディネス**　Wさんは自己の状況や心情を表出できていることから，床上リハビリテーションのような新しい知識や技術に対するレディネスは整いつつある。

　また，学習支援の視点からみれば，自力での体位交換の制限がある条件下において自分で動いてしまうことには，肯定的な面もある。同じ姿勢であることに伴う身体的な苦痛に対して，からだを動かすことは自然な人間の対処行動といえる。すなわち，Wさんは，多少動くことでみずから苦痛の軽減をはかるというセルフケア行動を無意識に行っているととらえることができ，このセルフケア行動の芽は，Wさんが安静療法の必要性を理解し，起き上がるという行動をしないようにしているからこそ，あらわれたといえる。

◆ 食事・水分摂取に関するアセスメント

　Wさんは，これから床上リハビリテーションを開始する段階にある。骨折からの回復に必要なエネルギー量を摂取し，安静が解除となった際にリハビリテーションに耐えうる体力を温存しておくことの重要性を理解しておく必要がある。また，適切に水分を摂取することの重要性についても理解しておく必要がある。Wさんには高血圧や心不全の既往があり，塩分の摂取量にも注意しなければならないため，減塩食の必要性の理解や，その味に慣れることも重要である。

● **食事摂取の重要性の理解**　Wさんの食事摂取量は，入院後，つねに3〜5割程度であり，摂取量が不足している。この理由としては，Wさんに高血圧の既往があるために減塩食であることや，「漬物が好きなんです」という発言があるように，Wさんが濃い味付けを好んでいることがある。そのため，Wさんは，病院食を味けがないと感じてしまい，食事が進まなくなっていると考えられる。

　また，WさんのBMIは17.9で「やせ」に相当し，血液検査ではアルブミンおよび総タンパク質（TP）ともに，基準値と比べて低値である（○363ページ）。これらは，入院前からの，加齢によるタンパク質合成能の低下や食事摂取量の低下が影響していたとも考えられるが，さらに入院中の食事摂取量の不足が重なって続くと，低栄養状態に陥る可能性がある。

　これらのことから，Wさんは，療養生活において適切に食事をとり栄養を摂取することの重要性について十分には理解していないと考えられる。ただし，Wさんは「きゅうりとか白菜とかあれば，もう少し食べられそうなんですが……」と発言しており，食事をもう少し摂取したほうがよいと思っており，自分なりに工夫したいという気持ちを表出している可能性もある。

● **水分摂取の重要性の理解**　Wさんは，入院後排便がなく，入院4日目の夜に緩下薬を内服している。5日目の朝に便意があり，床上での排泄を試みたが排便できなかったため，看護職者が摘便を実施し，硬便〜普通便が中等量みとめられたが，便秘の状態である。排尿は，利尿薬を内服していることもあり，膀胱留置カテーテルを挿入中である（○364ページ）。

　食事中のお茶（150 mLを3回）のみでは，水分量が不足しているので，ときどき看護職者が水分摂取を促している。便秘の改善や，膀胱留置カテーテル挿入による尿路感染症の予防のため，必要な水分摂取ができることが望ましい。

　Wさんは，入院2日目以降，用意された水やお茶などを飲むことはできるが，十分な水分量を摂取していない。Wさんが水分摂取の重要性についてどのくらい理解しているかについては，この時点では判断できないため，さらに情報収集が必要である。ただし，看護職者から水分摂取を促した際に，Wさんはとくに拒否を示す言動をしていないため，ある程度は水分摂取の重要性について理解しているが，なんらかの要因によって，実行にうつせていない可能性がある。

2　学習計画の立案

◆ 床上リハビリテーションに関する学習計画

　アセスメントの結果，床上リハビリテーションの知識や技術について，Wさんのレディネスは十分であると考えられる。そのため，看護職者は，この時点を学習支援のチャンスととらえて，安静療法の継続と床上リハビリテーションの具体的な方法について学習計画をたてるとよい。

● **学習目標**　以下の事項がWさんの学習目標となる。

- 受傷部に負荷をかけないようにしながらできる動作を修得する。
- 深部静脈血栓症を予防するための運動を修得する。
- 回復を促すための適切な体位をとることについて理解する。

● **支援計画**　学習目標を達成するために以下の支援を行う。

(1) 受傷部の脊椎の回旋や深い体幹屈曲動作を避ける動きについて説明する。

(2) 上肢の運動について，痛みが少なくなるまでは，寝返り・起き上がり動作は腰をねじって行うのではなく，身体ごと回旋させるようにして行うように説明する。

(3) 深部静脈血栓症の予防を目的とした，足関節の足背屈運動（◐図6-6）について説明する。

(4) 回復を促すための適切な体位について説明する。疼痛の激しい急性期を過ぎたあとは，圧迫変形した椎体の軸圧（縦方向の圧力）を軽減できるように，姿勢を軽度伸展位（身体をそらせた姿勢）にすることが望ましいとされているため，その体位のとり方を伝える。

◆ 食事・水分摂取に関する学習計画

　アセスメントの結果，Wさんは，食事および水分ともに摂取量が十分とはいえない状態である。一方で，それぞれの摂取の重要性についてはある程度理解していると思われ，改善のための工夫への意欲も垣間みえる。そのため，看護職者は，食事摂取や水分摂取についてWさんに情報提供するほか，少しでもおいしく食べることができるように，利用できる資源について情報

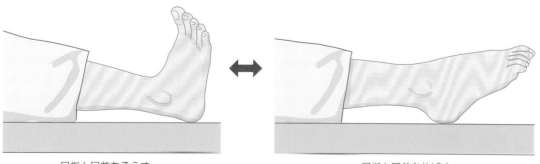

足指と足首をそらす。　　　　　　　　　　　　　足指と足首を伸ばす。

◐**図6-6　足関節の足背屈運動**

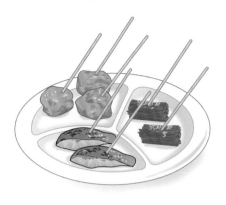

◯図6-7 串刺し食

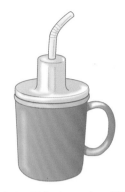

◯図6-8 ストローつきマグカップ

提供したり，工夫をともに考えたりする学習計画をたてるとよい。

● **学習目標** 以下の事項がWさんの学習目標となる。

• 適切な量の食事や水分を摂取することの重要性を理解する。

• バランスのとれた栄養摂取（とくに塩分とタンパク質）の重要性を理解する。

• 食事や水分を適切に摂取するための具体的な方法や利用できる資源について学び，具体的な実施方法を検討する。

● **支援計画** 学習目標を達成するために以下の支援を行う。

(1) 入院5日目の時点では，食事摂取量が3~5割であり，塩分についても必要量の3~5割程度しか摂取できていないと考えられる。そのため，Wさんの食事摂取量が増えるまでは，摂取できていない塩分に相当する漬物を摂取できることを伝える。

(2) 可能な範囲でWさんの希望を取り入れられるように，栄養士を交えて相談することによってメニューを調整できることを伝える。

(3) 臥床したままという慣れない姿勢であっても，食事や水分摂取ができる方法について，Wさんに情報提供し，ともに考える。たとえば，指示されたカロリーと塩分の範囲内で，本人の主食をおにぎりにしたり，副菜をひと口大の大きさにカットしたうえで串または楊枝に刺したりするなどは，食べやすくするための工夫である（◯図6-7）。

(4) 汁物，お茶などを飲む際に曲がるストローや吸い飲みを使用することは，水分を摂取しやすくするための工夫である。Wさんにこれらの情報を伝え，Wさんが自分でできそうだと思える方法をともに考える。ただし，これらの道具をWさん自身で用意することは現時点ではむずかしい。そのため家族に，ペットボトルの水，カフェインを含んでいないお茶など，Wさんの好みの飲み物，ストローつきのマグカップ（◯図6-8）などの準備を依頼する。

3 実施・評価

実施の段階では，対象となるWさんの理解度や，どの程度学習できているかについて再度アセスメントしながら，学習計画として立案した内容を

行っていく。ここでは，実施や評価の場面において，とくに注意すべきことがらについて述べる。

● **共感的なコミュニケーションの重要性**　最初のアセスメントの際，安静の必要性に関する W さんの理解度は，それが十分であるか判断するための情報が足りておらず，さらなる情報収集が必要な状況であった。

　そのため，実施の段階でも看護職者が再度，情報収集してアセスメントを行う。その際，W さんの知識や理解が不足していたとしても，まずは W さんが現在できていることを強みとしてとらえ，今後の学習についてともに考えていくことが大切である。安静の必要性や安静がまもられなかった際におこりうる不具合を繰り返し説明することは，逆効果である。なぜならば，このような一方的な知識の伝達は，W さんに「看護職者は自分のことを理解せず，指示をする存在である」と思わせてしまい，それによって良好なコミュニケーションがとれなくなるからである。一旦コミュニケーション不全に陥ると，学習支援がうまく進まないばかりか，ほかの必要な援助についても依頼されなくなってしまう可能性があることには注意が必要である。

　また，看護職者は，痛みが緩和している入院 4 日目において W さんが無意識にからだを多少動かしてしまうのはありうることであると，理解しておく必要がある。床上リハビリテーション学習を支援する際，まずは W さんに安静をまもっていることをねぎらい，そのあとで，徐々に知識や技術の学習を促していくとよい（▶図 6-9）。

● **学習支援のタイミングとポイント**　日常生活援助の場面，たとえば，環境整備，体位変換，清潔や更衣の援助のタイミングを活用する。その際，「身体を丸めないようにしましょう」「身体をひねる動きは，骨折したところをさらにいためる原因になって回復が遅れることにつながる可能性がありますよ」「手は自由に動かすことができますよ」「膝の曲げのばしを 10 回してみましょう」「足首をぐるりとまわしてみましょう」「足の裏をベッドに向かって倒して引き上げてみましょう」などと説明する。その際，看護職者も一緒に行うようにするとよい。

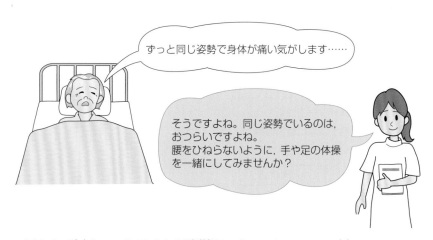

▶図 6-9　**臥床している W さんと看護師のコミュニケーションの例**

●**評価**　看護職者が学習計画にそって支援することに伴って，Wさんの安静の必要性に関する理解度は高くなっていった。また，受傷部に負担をかけないようにしながら床上リハビリテーションの動作を少しずつ実施できるようになっている。食事や水分についても，メニューや摂取方法を工夫することによって，以前よりも摂取できるようになっている。

　Wさんの経過は順調であるといえるが，学習支援を実施したあと，Wさんがどのくらい学習できたかや，看護職者の支援が適切であったかなどをWさんの言動からふり返り，検討する。検討した結果は，学習支援の内容にフィードバックし，Wさんへの継続支援や，次回以降の学習支援に活用できるように記録する。このとき，過小評価または過大評価にならないように，Wさんの発言だけから情報を収集するのではなく，行動を観察することが重要である。

2　患者とその家族を対象とした学習支援

　患者とその家族を対象とした学習支援の実際について，引きつづきWさんの事例を通して検討していく。

事例

　入院2週間後，Wさんは，回復期リハビリテーション病棟へ転棟となった。Wさんは，まだコルセットを装着しているが，ベッドからの起き上がり方や前かがみにならないように胸をはった姿勢で動作を行うといった，退院後の生活を見すえた日常生活動作についてリハビリテーションを行っている。転棟前までWさんは臥床したまま食事をとっていたが，転棟後は座って食事ができるようになっている。

　Wさんは，歩行器を使って歩行を練習しているが，これまでの安静療法によって下肢の筋力が低下しているため，日常生活での移動では車椅子を使用している。車椅子の使用に関して，ブレーキをかけなかったり，フットレストを上げずに立ち上がったりしている様子が医療職者によって何度か目撃されている。また，ベッドから車椅子へ移乗する際，ベッドと車椅子が離れすぎてしまい，うまく移乗できないことがある。

　膀胱留置カテーテルが抜去となり，トイレで排泄ができるようになった。排尿のため，日中8回，夜間3回程度の頻度でトイレに行っている。ただし，現段階では1人でトイレに行くことがむずかしいため，ナースコールで看護職者を呼び，看護職者が介助をしてトイレに行っている。また，入浴用コルセットを装着することによってシャワー浴ができるようになったが，前かがみの姿勢の制限があるため，洗髪する際には看護師が介助している。

　看護職者が，Wさんに心配なことがないかをたずねたところ，Wさんは，「尿の管がとれて，すっきりしたけど，トイレの回数が増えて，そのたびに，看護師さんに来てもらうのは申しわけない」「なにかにつかまれば車椅子に乗ったり，便器に座ったりするのはできるんじゃないかしら。娘や孫が面会に来たときに手伝ってもらうわ」と発言した。

1 アセスメント

◆ 車椅子の操作や移乗に関するアセスメント

入院2週間後の時点では，Wさんは下肢の筋力低下があるため，車椅子を使って移動する必要がある。ただし，ブレーキをかけないまま，フットレストを上げずに立ち上がる，ベッドと車椅子との間隔をとりすぎるなど，車椅子の操作に関する課題がある。

Wさんは，車椅子への移乗や，車椅子から便器への移動に課題があることはある程度認識しており，「なにかにつかまれば車椅子に乗ったり，便器に座ったりするのはできるんじゃないかしら」と，課題を解決するための方策を自分なりに考え，挑戦したいという気持ちを表出している。そのため，Wさんのレディネスは十分に高いと考えられる。

Wさんは車椅子の操作について，「娘や孫が面会に来たときに手伝ってもらうわ」と発言しており，面会時に，家族へ車椅子への移乗を依頼したいと考えている。そのため，看護職者は，車椅子の操作に関するWさんの学習を支援するだけでなく，家族がWさんの車椅子への安全な移乗を介助できるように，支援していく必要がある。具体的には，Wさんの課題について家族が理解できるように伝えるほか，家族が正しい車椅子操作や移乗の介助のポイントについて学習できるように支援する。

現時点で，Wさんがトイレに行くためには，ナースコールで看護職者を呼んで介助してもらう必要がある。Wさんは現在の状況に対し，「トイレの回数が増えて，そのたびに，看護師さんに来てもらうのは申しわけない」と発言しており，トイレに行くためにナースコールで看護職者に依頼することに対して遠慮している。ただし，家族へ車椅子への移乗を依頼したいという発言が聞かれたことから，介助の必要性そのものについては理解しており，家族による支援であれば，受け入れやすい心理的状況であると考えられる。

2 学習計画の立案

アセスメントの結果，Wさんは車椅子の操作に関する課題があるが，車椅子移乗に関する課題については認識しており，解決のための学習意欲も高い。看護職者は，Wさんに対しては，現時点での移動に関する介助の必要性や，正しい車椅子の操作方法，車椅子移乗に関する知識・技術について，学習計画をたてるとよい。また，退院後の生活に向けて，Wさんの家族にも同様を知識・技術を伝え，身につけてもらうように学習計画をたてる。

ここでは，Wさんとその家族に必要な知識・技能のうち，車椅子への移乗に焦点をあて，その学習目標と学習計画について述べる。

● **学習目標**　以下の事項が学習目標となる。

- 車椅子移乗の際，適正な車椅子の設置位置を理解する。
- 車椅子を正しい設置位置にとめるための方法を知り，実施できる方法を検討する。

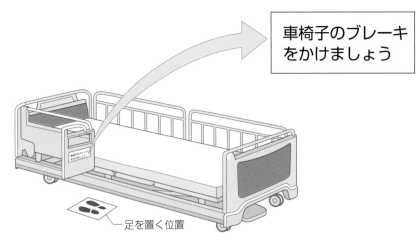

車椅子のブレーキ
をかけましょう

足を置く位置

◉図6-10 車椅子操作に関するベッドまわりの工夫の例
移乗の際に足を置く位置に目印をつけると，車椅子を設置する位置がわかりやすくなる。
またスイングバーなどの目に入りやすいところにブレーキをかけることの注意を促すメッ
セージをはるとよい。

- 移乗時に車椅子を固定することの重要性を理解する。
- 車椅子を確実に固定するための方法を知り，実施できる方法を検討する。

● **支援計画** 学習目標を達成するために以下の支援を行う。

（1）適正な車椅子の設置位置を伝える。W さんは移乗の際，ベッドと車椅
子との間隔をとりすぎることがあるため，看護職者は W さんおよび W
さんの家族に適正な間隔と車椅子の設置位置を伝える。

（2）正しい位置への車椅子の設置を確実に実施するための方法・工夫をとも
に考える。たとえば，車椅子の設置位置の目安を視覚的に表示するため
に，移乗をするときに足を置く位置に目印をつけるなどは有効な工夫で
ある（◉図6-10）。このとき，家族やほかの支援者が見ても同じように理
解できる目印を使うと情報を共有できるため，家族などにも工夫の仕方
について相談し，共通認識をつくるようにする。

（3）車椅子のブレーキレバーをかけることの習慣化を支援する。ブレーキを
かけないことや，フットレストを上げずに立ち上がることの危険性を，
W さんとその家族に伝える。また，その知識が定着するための工夫を
する。具体的には，ベッドのスイングバー❶を把持したときに見えやす
い位置に「車椅子のブレーキをかけましょう」などのメッセージを掲示
する（◉図6-10）。このような工夫によって，看護職者が不在であっても，
起居の練習時に W さんや家族がそのメッセージに気づいて，みずから
行動するようになることが期待できる。

━ NOTE
❶ベッドにスイングバーを
設置すると，安定して端座
位をとることができるほか，
ベッドから立ち上がる際あ
るいは，車椅子から立ち上
がる際に手すりとして活用
できる。

3 実施・評価

W さんの日常生活での動作方法に関するリハビリテーションは順調に経
過し，看護職者は学習計画を実施していった。入院4週間後，W さんは，
自宅への退院を目標にして前向きにリハビリテーションに取り組んでおり，

院内ではトイレや食堂までふらつかずに歩行できるようになった。ただし，段差がある場所ではつまずくことがある。

　日常生活動作に関するリハビリテーションや車椅子操作に関する学習が順調であると評価できることから，今後は2週間後の退院に向けた支援を行うことが必要である。具体的には，自宅でのWさんの入浴方法と，自宅で準備するとよい物品について情報提供する。また，Wさんの次女には，自宅の見取り図の作成と玄関，トイレ，キッチン，浴室，Wさんの居室の段差の測定を依頼するとよい。これらは，単に今後の生活環境に関する情報提供や情報収集という意味があるだけでなく，Wさんとその家族が，骨折前の生活では意識していなかった自宅での危険性を意識することにつながる。

参考文献

1. Bandura, A. 著，原野広太郎・福島脩美訳：新装版モデリングの心理学——観察学習の理論と方法．金子書房，2020.
2. Barbara, N. I. ほか著，安酸史子監訳：ナースのための患者教育と健康教育．医学書院，1996.
3. Orem, D. E. 著．小野寺杜紀訳：オレム看護論——看護実践における基本理念，第4版．医学書院，2005.
4. 岡美千代編：行動変容を促す看護　患者の生きがいを支えるEASEプログラム．p.106，医学書院，2018.
5. 中井俊樹・小林忠資編：看護のための教育学，第2版．医学書院，2022.
6. パトリシア・A. ポッター，アン・グリフィン・ペリー著，井部俊子監修，桑原美弥子監訳：ポッター＆ペリー看護の基礎：実践に不可欠な知識と技術．エルゼビアジャパン，2007.
7. 本庄恵子：基礎から実践まで学べるセルフケア看護．p.17，ライフサポート社，2015.

❶ セルフケア能力のアセスメントの視点と関連因子

	アセスメントの視点	セルフケア能力低下の関連因子
入浴と清潔	• 浴室やシャワーまで移動できるか • 浴槽への出入りができるか • 浴室を利用することができるか • 入浴用品の調達が可能か • 温水を確保できるか • 浴槽の湯の調節が可能か • 身体を洗えるか • 身体をふけるか	• 認知障害 • 意欲の低下 • 不快感 • 環境による障壁 • 消耗性疲労 • 身体の部分を知覚することができない • 空間的関係を知覚することができない • 可動性障害のある状態 • 移乗能力障害 • 筋骨格系の障害 • 神経系の障害 • 疼痛 • 感覚障害 • 重度の不安 • 衰弱
更衣	• 衣類を身につけられるか • 衣類のひもやボタンなどを扱えるか • 衣類を選ぶことができるか • 衣類を持ち上げられるか • 上半身用の衣類をはおれるか（脱げるか） • 下半身用の衣類をはけるか（脱げるか） • 靴をはけるか（脱げるか） • 靴下をはけるか（脱げるか） • 補助具を使用できるか • 満足のいくレベルに外見を保てるか • 衣類を購入できるか	
摂食	• 一定時間食事を続けられるか • 食器を持ち上げられるか • 食具（箸，スプーン，フォークなど）を用いて食物を口へと運べるか • 食物を咀嚼できるか • 食物を安全に嚥下できるか • 必要な量の食物を摂取できるか • 容器を開けられるか • 食物を調理できるか • 自助具を使用できるか • マナーよく食事できるか	
排泄	• 排泄行動を衛生的に行えるか • トイレまで移動できるか • 排泄時の衣服の上げ下げができるか • 便器に座れるか • 便器から立ち上がれるか • 水洗トイレの水を流せるか	
身体を動かす・移動する	• 姿勢は安定しているか • 床（ベッド）⇔立位へと姿勢をかえられるか • 歩行は可能か（不自然さはないか） • 階段を昇降できるか • 縁石を乗りこえられるか • 斜面の登り・下りに問題はないか • 凹凸のある面を歩行できるか • 必要な距離を歩行するだけの能力はあるか • 関節可動域（ROM）の制限はないか • 運動時協調性はあるか • 反応時間の低下はないか • ぎこちない動きはないか（動きが鈍くないか） • 巧緻動作は可能か • ふるえはないか（運動誘発性かどうか）	• 環境的制約（例：階段，登り斜面，凹凸面，危険な障害物，遠距離，補助具や補助者の欠如，拘束具） • 感覚障害 • バランス障害 • 視力障害 • 筋力不足（低下） • 知識不足（身体活動・運動の価値，車椅子操作） • 持久力の低下 • 筋骨格系の障害（拘縮，硬直） • 神経系の障害 • 筋肉量の減少 • 栄養不良（BMI 低値など）

	アセスメントの視点	セルフケア能力低下の関連因子
身体を動かす・移動する	・身体の向きをかえられるか ・労作時の呼吸困難など，動きを制限する要素はないか ・立位・ベッド・床・自動車などから椅子（車椅子）へ移乗できるか ・車椅子の場合： 　高さの違う面から面へ移動できるか 　車椅子を操作できるか 　平らな場所，下り斜面，登り斜面，歩道の縁石，凹凸面で操作して移動できるか	・体調不良 ・疼痛 ・活動耐性低下 ・循環器系の耐性の減退 ・憂うつな気分 ・不安 ・動く気にならない ・不快感 ・転倒や落下への恐怖 ・認知障害 ・発達遅延 ・周囲からのサポート欠如 ・運動制限（治療上の必要性）

（T. ヘザー・ハードマンほか原書編集，上鶴重美訳：NANDA-I 看護診断——定義と分類 2021-2023. 医学書院，2021 を参考に作成）

② 関節可動域（青線——は基本軸をあらわす）

a. 上肢

関節名 （部位名）	運動の方向	参考可動域の角度	備考
肩甲帯	屈曲	0〜20度	屈曲／伸展
	伸展	0〜20	
	挙上	0〜20	挙上／引き下げ
	引き下げ	0〜10	
肩（肩甲骨の動きを含む）	屈曲 （前方挙上）	0〜180	屈曲 0 伸展
	伸展 （後方挙上）	0〜50	
	外転 （側方挙上）	0〜180	90 外転 0 内転
	内転	0	
	外旋	0〜60	外旋／内旋
	内旋	0〜80	
	水平屈曲	0〜135	水平伸展 0 水平屈曲
	水平伸展	0〜30	
肘	屈曲	0〜145	屈曲 90 伸展
	伸展	0〜5	
前腕	回内	0〜90	回外／回内
	回外	0〜90	
手	屈曲 （掌屈）	0〜90	伸展 0 屈曲
	伸展 （背屈）	0〜70	
	橈屈	0〜25	橈屈／尺屈
	尺屈	0〜55	

b. 手指

関節名 （部位名）	運動の方向	参考可動域の角度	備考
母指	橈側外転	0〜60度	橈側外転／尺側内転 0
	尺側内転	0	
	掌側外転	0〜90	掌側外転／掌側内転 0
	掌側内転	0	
	屈曲 （MCP）	0〜60	0 伸展／屈曲
	伸展 （MCP）	0〜10	
	屈曲 （IP）	0〜80	伸展 0 屈曲
	伸展 （IP）	0〜10	
指	屈曲 （MCP）	0〜90	伸展 0 屈曲
	伸展 （MCP）	0〜45	
	屈曲 （PIP）	0〜100	0 伸展／屈曲
	伸展 （PIP）	0	
	屈曲 （DIP）	0〜80	屈曲
	伸展 （DIP）	0	0 伸展
	外転	——	内転／外転
	内転	——	

c. 下肢

関節名 （部位名）	運動の方向	参考可動 域の角度	備考
股	屈曲	0〜125 度 （膝屈曲位 で行う）	骨盤を固定する
	伸展	0〜15 （膝伸展位 で行う）	
	外転	0〜45	
	内転	0〜20	
	外旋	0〜45	
	内旋	0〜45	
膝	屈曲	0〜130	
	伸展	0	

関節名 （部位名）	運動の方向	参考可動 域の角度	備考
足（関節）・足部	外転	0〜10 度	
	内転	0〜20	
	背屈	0〜20	
	底屈	0〜45	
	内返し	0〜30	
	外返し	0〜20	
1趾母趾	屈曲（MTP）	0〜35	
	伸展（MTP）	0〜60	
	屈曲（IP）	0〜60	
	伸展（IP）	0	
趾	屈曲（MTP）	0〜35	
	伸展（MTP）	0〜40	
	屈曲（PIP）	0〜35	
	伸展（PIP）	0	
	屈曲（DIP）	0〜50	
	伸展（DIP）	0〜50	

d. 体幹

部位名	運動の方向		参考可動 域の角度	備考
頸部	屈曲（前屈）		0〜60 度	
	伸展（後屈）		0〜50	
	回旋	左回旋	0〜60	
		右回旋	0〜60	
	側屈	左側屈	0〜50	
		右側屈	0〜50	

部位名	運動の方向		参考可動 域の角度	備考
胸腰部	屈曲（前屈）		0〜45 度	
	伸展（後屈）		0〜30	
	回旋	左回旋	0〜40	
		右回旋	0〜40	
	側屈	左側屈	0〜50	
		右側屈	0〜50	

❸ 事例でみる看護過程の展開

事例

[1]基本情報

　Wさん(82歳，女性)，診断名：腰椎圧迫骨折(L5)。家族は次女(52歳)とその夫，大学4年生の孫，高校2年生の孫との5人暮らし。夫は10年前に他界。次女夫婦はともに働いており，Wさんも家事などを行っていた。

　55歳のときに高血圧と診断され，内服治療を続けている。77歳と80歳のときに心不全のために入院したことがある。また，80歳のときに大腿骨頸部骨折をおこしたが，リハビリテーションを実施したことで日常生活動作はほぼ問題なく実施できるまでに回復している。

　自治会の高齢者を対象とした週1回の会合に出席し，カラオケや談話を楽しみにしている。

[2]入院までの経過

　入院の10日前(9月21日)，デイケアに行った際にトイレで転倒し，腰部を打った。冷湿布を貼付して様子をみていたが，入院2日前より腰部の痛みが増強，入院1日前にはほとんど動けなくなり，10月1日家族が救急車を呼んで来院した。

[3]入院時の状況と検査・治療

　救急外来に入室後，水分と電解質の補給のため点滴静脈内注射が開始された(乳酸リンゲル40mL/時)。入院後MRI検査を行い，腰椎圧迫骨折(L5)と診断された。入院時のバイタルサインと検査結果は次のとおりであった。

・血圧186/92mmHg，脈拍116回/分，呼吸数22回/分，SpO_2 96%，体温36.8℃

・意識清明：GCSでE：4，M：6，V：5

・身長148cm，体重39.4kg

・胸部X写真：心胸比55%，ほか問題所見なし

・血液検査：赤血球数(RBC)：$313×10^4/\mu L$，ヘマトクリット値(Ht)：30.1%，ヘモグロビン濃度(Hb)：10.2g/dL，白血球数(WBC)：6,800/μL，総タンパク質(TP)：5.9g/dL，アルブミン(Alb)：3.0g/dL，C反応性タンパク質(CRP)：0.1mg/dL，クレアチニン(Cr)：0.8mg/dL，血清尿素窒素(BUN)：10mg/dL，AST：20U/L，ALT：35U/L

・動脈血ガス分析：$PaCO_2$ 42mmHg，PaO_2 95mmHg

　入院時(2人部屋)も腰部の痛みを訴えており，自分でからだを動かすことはむずかしかった。鎮痛薬の静脈内注射を実施し，痛みはほぼ消失した。安静療法を中心とした保存療法で経過をみていくこととなり，自力体交(自分でからだの向きをかえること)禁止，ベッドアップ(頭部挙上)禁止(枕の使用は可)となった。今後は，2週間の安静療法をしながらコルセットを作製し，骨折の具合をみてリハビリテーションを開始する予定である。骨折部の安定

をはかるため，排泄については膀胱留置カテーテルの挿入を行った。

● [4]入院後の経過と入院後5日目の様子

　入院5日目，疼痛はほぼ消失した。いまのところ夜間は眠れている。

　バイタルサインは，血圧130/70〜160/90 mmHg，脈拍80〜90回/分，体温36.0〜36.5℃，呼吸数18〜20回/分，SpO_2 97％程度で安定し，息苦しさなどの症状はない。入院5日目の血液検査ではRBC：$310×10^4/\mu L$，Ht：30.0％，Hb：10.0 g/dL，WBC：5,500/μL，TP：6.1 g/dL，Alb：3.0 g/dL，CRP：0.0 mg/dL，Cr：0.8 mg/dL，BUN：10 mg/dLであった。

　入院後，水やお茶などを飲んでいる様子が見受けられたので，点滴静脈内注射は入院2日目に中止となっている。食事は減塩食・軟食1,200 kcal/日が入院後より開始されている。食事はつねに3〜5割程度の摂取で，水分も食事中のお茶を飲む程度（約150 mLを3回）であり，ときどき看護師から水分摂取を促している。本人は，「漬物が好きなんです。きゅうりとか白菜とかあれば，もう少し食べられそうなんですが……」と話している。

　排尿については膀胱留置カテーテルを挿入中であり，尿量は1,000〜1,200 mL/日で経過している。排便は入院後なく，入院4日目の夜に緩下剤を内服し，翌朝便意があり床上での排泄を試みたが便は出なかった。看護師が摘便を実施し，硬便〜普通便が中等量みとめられた。

　入院翌日は「痛みがとれてぐっすり眠れました」と言っていたが，「おとといと昨日は眠れませんでした」と話している。

　入院4日目より，看護師が訪室すると身体の位置が以前の訪室時と比べて少しずれているときがあり，自分で動いてしまっている様子がみられた。看護師から，自分では動かないよう，からだを動かしたいときは看護師を呼ぶよう伝えた。本日の回診では，医師より「入院時にもお伝えしましたが，骨がくっつくまで安静が必要です。からだは自分で動かさず，看護師と一緒に動かして下さい。2週間ほどこの状況は続きます。でも体力が落ちてしまうので，ベッドの上でリハビリテーションを少し始めたほうがいいですね」と話した。

　本人は，「痛みもなくなったから，自分で動きたいんですよね。なんだか申しわけないです，いろいろと皆さんにやってもらって。人にやってもらったことなんてないからストレスで……」や，「入院に慣れてくると，ずっと同じ姿勢で身体が痛い気がします」「私は年をとってから入院ばかりですが，家にいるときは家族のご飯をつくったり，家事も少ししてるんですよ。孫のお弁当をつくっているのは私なのよ。いまはお弁当を買っているのかしら。それとも自分でつくっているかしら。ちょっと心配ですね」といった発言をしている。

　上記の事例におけるアセスメントシートを ● 365〜368ページ，看護問題リストを ● 369ページ，看護計画用紙を ● 370ページ，経過記録を ● 371ページに示す。

❹ Wさんのアセスメント内容

氏名：Wさん，年齢：82歳，性別：女性，診断名：腰椎圧迫骨折，入院日：2022年10月1日

アセスメント項目および注目した情報 （S：主観的情報，O：客観的情報）	情報の分析（現状・原因・なりゆき）
▩ 1. 正常に呼吸する（循環も含めて考える） O： 【入院時】 ・バイタルサイン： 　血圧186/92 mmHg，脈拍116回/分，呼吸数22回/分，SpO_2 96％，体温36.8℃ ・動脈血ガス分析： 　$PaCO_2$ 42 mmHg，PaO_2 95 mmHg ・胸部X写真：心胸比（CTR）55％，ほか問題所見なし ・血液検査：RBC：313×10⁴/μL，Ht：30.1％，Hb：10.2 g/dL 【現在（入院5日目）】 ・バイタルサイン： 　血圧130/70〜160/90 mmHg，脈拍80〜90回/分，呼吸数18〜20回/分，SpO_2 97％前後で経過している。 ・息苦しさなどの症状はない。 ・血液検査：RBC：310×10⁴/μL，Ht：30.0％，Hb：10.0 g/dL ・疼痛は，来院時に鎮痛薬を使用してからは消失している。 ・利尿薬と降圧薬を服用している。	・入院時，血圧・脈拍ともに基準値を大幅にこえていた。鎮痛薬を使用したあとの状態をみると，これらは疼痛によるものと考えられる。ただし，降圧薬を服用しているにもかかわらず，現在，血圧は高めで経過している。高血圧は心不全の再燃につながる可能性があるため，継続的な観察が必要である。 ・心不全の要因となりうるものとして，貧血（アセスメント項目2参照）による酸素不足を代償するために心拍数が増加して心負荷が増大すること，環境変化（入院）に伴うストレスや疼痛のコントロール不良による交感神経系刺激に伴う心負荷増大など，さまざまなものが存在する。現在のところ，呼吸状態や，尿量，各種検査からは心不全の徴候はみとめられていない。 ・会話の減少などによる唾液分泌の低下，安静臥床に伴い清潔保持が困難になること，食事を側臥位でとることなどから，誤嚥性肺炎の危険性もある。
▩ 2. 適切に飲食する S： 「漬物が好きなんです。きゅうりとか白菜とかあれば，もう少し食べられそうなんですが……」 O： 【入院時】 ・水分と電解質の補給のため点滴静脈内注射が開始された。入院2日目に終了とした。 ・身長148 cm，体重39.4 kg 【入院5日目】 ・減塩食・軟食1,200 kcal/日を入院後より開始 ・食事はつねに3〜5割程度の摂取 ・臥床で生活し，側臥位での食事摂取 ・水分は食事中のお茶を飲む程度（150 mL×3回）で，ときどき看護師が水分摂取を促している。 ・RBC：310×10⁴/μL，Ht：30.0％，Hb：10.0 g/dL	・現在の食事摂取量は1,200 kcal/日の3〜5割（360〜600 kcal）と，70歳以上の必要エネルギー量（1,450 kcal）と比べて，かなり少ない状況で，基礎代謝と比べても少ない。入院時のBMIは17.9で「やせ」に相当し，血液検査においてはAlb・TPともに基準値と比べて低値である。これは加齢によるタンパク質合成の低下や食事摂取量が不足していたことも原因と考えられるが，このままではさらに低下してしまう可能性がある。 ・食事摂取量不足の原因には，活動量の低下，環境変化によるストレス，便秘（アセスメント項目3参照），側臥位での食事摂取による疲労，減塩食が好みに合わないことなどが考えられる。 ・食事摂取量の不足が続くと，低栄養状態になる可能性がある。低栄養状態は，貧血やそれに伴う倦怠感・めまい・ふらつきなどの症状，さらには筋力低下といった症状を引きおこし，今後予定されるリハビリテーションを行う際に転倒する危険性や，ADLの低下をまねく危険性につながる。さらに，血漿タンパク質の減少に伴う免疫機能の障害から易感染状態を引きおこしたり，やせによる骨突出からの褥瘡（アセスメント項目4参照），電解質異常（低ナトリウム・カリウム血症）をおこす危険性もある。食事摂取量が増え，栄養状態が低下しないことが望ましい。 ・食事を側臥位で行うことや加齢に伴う嚥下機能の低下から，誤嚥の危険性もある。 ・現在は点滴静脈内注射を終了しており，患者自身の飲水も1日600 mL程度と少ない。一方で，利尿薬の内服のため水分排出量

• Alb 3.0 g/dL，TP 6.1 g/dL • 尿量 1,000～1,200 mL/日	は増えている。さらには，高齢であるため口渇感が弱くなっていることや，腎臓における尿の濃縮力の低下の影響も考えられる。現時点では血圧や尿量から異常はないと考えられるが，ある程度の飲水量が得られないと脱水をおこす可能性もある。
■ 3．あらゆる排泄経路から排泄する O： • 排便：入院後みられず，入院 4 日目の夜に緩下剤を内服した。5 日目の朝に便意があり床上での排泄を試みたが出なかったため，看護師が摘便を実施し，硬便～普通便が中等量みとめられた。 • 年齢は 82 歳 • 疾患に伴う安静療法を実施中 • 食事摂取量は 1,200 kcal/日の 3～5 割程度 • 2 人部屋 • 排尿：膀胱留置カテーテルを挿入中，尿量 1,000～1,200 mL/日 • Cr 0.8 mg/dL，BUN 10 mg/dL	• 排便が入院してから 4 日間なく，便秘の状態である。原因としては，食事摂取量の減少に伴う胃大腸反射の減弱や直腸内圧不足による排便反射の減弱，安静療法に伴う活動量低下による腸蠕動運動の低下，入院生活や疾患への不安から生じる交感神経緊張による腸蠕動運動の低下，2 人部屋であることによる排泄への抵抗，排泄体位が仰臥位であること，などが考えられる。このまま便秘が続くと，食欲低下や睡眠障害につながる。さらには排泄時の強い努責と硬便は血圧の変動をもたらし，心負荷の要因にもなる（アセスメント項目 1 参照）。 • 排尿は，膀胱留置カテーテルを挿入して行っている。長期のカテーテル挿入は尿路感染の要因ともなりうる（アセスメント項目 7・9 参照）。 • 心不全のため入院した経験はあるが，尿量や腎機能に関する血液検査からは，腎機能に問題はないと考えられる。
■ 4．身体を動かし，よい姿勢を保持する S： 「痛みもなくなったから，自分で動きたいんですよね。なんだか申しわけないです，いろいろと皆さんにやってもらって」 「入院に慣れてくると，ずっと同じ姿勢で身体が痛い気がします」 O： • 保存療法として安静療法を実施中 • 自力体交禁止，ベッドアップ禁止（枕の使用は可）となっている。 • 今後 2 週間の安静療法を予定 • 昨日より自分で動いてしまっている様子がみられる。 • 今日，医師から安静が必要であることを再度伝え，ベッド上でリハビリテーションを行うよう話した。	• 治療上，安静が必要であるが，長期の臥床は廃用症候群につながる。とくに以下の症状などに注意が必要である。 ① 1 週間の安静によって筋力が 10～15%低下し，関節を動かさないと 4 日目には組織学的変化が生じ，3 週間で明らかな可動域の減少が生じるといわれている。安静臥床は，歩行訓練などのリハビリテーションに影響を及ぼし，ADL 回復を遅らせる可能性がある。 ②心肺機能の低下や起立性低血圧も，リハビリテーションの際に息切れやめまいによる転倒をもたらす危険性がある。 ③栄養状態，体格，年齢（皮膚の弾力性の低下）などの要因と合わせ，褥瘡形成の危険性につながる。 ④便秘や食欲低下も，安静臥床が原因の 1 つであると考えられる（アセスメント項目 2・3 参照）。 ⑤長期臥床によって，背側での沈下性肺炎を発症する危険性がある。 ⑥長期臥床は精神面にも影響を及ぼす。活動意欲（知的活動含む）の低下，うつ傾向，仮性認知症などをもたらし，QOL を低下させる可能性がある（項目 10・12・13 参照）。 • W さんは自分で動いてしまっている。S 情報から，同一体位による痛みがあることや，医療者に体位交換を依頼することへの遠慮が原因であると考えられる。また，痛みがなくなったために，動くことによる危険性の理解が不足していることや，自分のことは自分で行うというもともとの性格の影響が考えられる。動くことによって骨折部位の安静が保持できなくなり，椎体の圧潰を引きおこし，下肢の感覚障害や運動障害をおこす危険性があるため，注意が必要である。
■ 5．睡眠と休息をとる S： 入院翌日「痛みがとれてぐっすり眠れました」。4 日目「おとといと昨日は眠れませんでした」 O： • 安静療法を実施中である。 • 排便が入院後 4 日間なかった。 • 孫のお弁当のことを心配している発言がある。	• 入眠を困難にする要因として，体動の制限や看護師の世話にならなければならないことによるストレス，2 人部屋という環境，入院に伴う不安，家族に関する心配，便秘，日中の活動量の不足，腰痛の再燃などがあげられる。これらができるだけ少なくなるよう援助する。

■ 6. 適切な衣類を選び，着脱する O： ・安静療法のため，自力体交禁止，ベッドアップ禁止	・衣服を選び着脱する意義の 1 つは，外界の環境温度の変化に対応するためであるが，安静療法中であるため，患者自身での更衣はむずかしい状況である。環境や患者の寒暖の感覚などを確認し，看護師が対応する必要がある。また，衣服には身体のよごれを付着させる役割があり，患者がよごれによる不快を感じないよう交換する必要がある。 ・衣服の選択においては，疾患や安静療法などの状況をふまえて機能面から選ぶことに加え，本人の好みに近いものを選び，入院生活へ前向きな気持ちがもてるように配慮する。
■ 7. 体温を生理的範囲内に維持する O： ・年齢：82 歳 ・平熱：36.0～36.5℃ ・安静臥床 【入院時】 ・体温 36.8℃ ・WBC：6,800/μL，TP：5.9 g/dL，Alb：3.0 g/dL，CRP：0.1 mg/dL 【入院 5 日目】 ・WBC：5,500/μL，CRP：0.0 mg/dL	・体温は正常な範囲で維持できている。しかし，安静臥床であることから衣類や寝具，活動などによる体温調節をみずから行うことができない。また，高齢者では，暑さの感覚が鈍くなっていることや，汗をかきにくく体温が上昇しやすいこと，逆に寒い場合には皮膚の血流量が減少しにくいため熱が逃げやすく体が冷えるといった特徴があり，体温調節がむずかしいため注意が必要である。 ・血液検査の結果から，現在は感染徴候がなく経過している。ただし，栄養状態の低下があり，膀胱留置カテーテル挿入による尿路感染症の危険性や，安静臥床によって清潔の保持が困難であること，脱水や会話の減少による唾液分泌の低下，側臥位での食事や加齢による嚥下機能の低下から誤嚥性肺炎となる危険性など，感染症を引きおこす要因が多いため，経過観察が必要である。
■ 8. 身体を清潔に保ち，身だしなみを整える O： ・安静療法のために自力体交禁止，ベッドアップ禁止 ・膀胱留置カテーテルを挿入中	・安静療法のため，W さん自身による清潔保持や身だしなみを整えることはむずかしい。身体の清潔を維持できない場合，かゆみや臭気といった不快感だけでなく，これらが自尊感情の低下をもたらす可能性もある。清潔が維持されることや身だしなみを整えることは，W さんの自尊心の維持と生活リズムの維持にもつながる。 ・清潔が保たれないと，皮膚や粘膜の機能が低下して防御機能の低下をもたらす。W さんの場合，尿路感染にもつながる。また，口腔の清潔が保たれないと，唾液分泌が低下する。これは，側臥位での食事，加齢に伴う嚥下機能の低下とあわせて，誤嚥性肺炎にもつながる。
■ 9. 環境のさまざまな危険因子を避け，他人を傷害しないようにする O： ・WBC：5,500/μL，CRP：0.0 mg/dL ・平熱 36.0～36.5℃ ・膀胱留置カテーテル挿入中 ・食事はつねに 3～5 割程度の摂取のみ	・栄養状態の低下もあり，尿路感染や誤嚥性肺炎などの感染症を引きおこす危険性がある（詳細はアセスメント項目 7 参照）。 ・おこりうる合併症としては，長期臥床に伴う廃用症候群（アセスメント項目 4 参照），安静がまもられないことによる骨折の悪化と症状（感覚障害・運動障害）の出現（アセスメント項目 4 参照）が考えられる。
■ 10. 自分の感情，欲求，恐怖あるいは気分を表現して他人とコミュニケーションをもつ S： 「痛みもなくなったから，自分で動きたいんですよね」「いろいろと皆さんにやってもらって。人にやってもらったことなんてないからストレスで……」 「入院に慣れてくると，ずっと同じ姿勢で身体が痛い気がします」 「年をとってから入院ばかりですが，家にいるときは家族のご飯をつくったり，家事も少ししてるんですよ」 O： 自治会の高齢者を対象とした週 1 回の会合に出席し，カラオケや談話を楽しみにしている。	・W さんは，看護師の世話になることにとまどってストレスを感じているものの，現段階では自分の考えや思いを伝えることができている。この点については，今後も維持できるよう援助していく必要がある。医療職者と W さんの良好なコミュニケーションによって援助関係をつくりあげることで，治療を円滑に行うとともに，自力で動けないことに対する心理的な危機状態を患者自身が克服できるように援助することができる。 ・入院により医療職者以外の人とコミュニケーションをとる機会が減ってしまっているため，家族との面会時間などを十分にとれるよう配慮する必要がある。

■ **11. 自分の信仰や価値観に従って行動する** S： 「なんだか申しわけないです，いろいろと皆さんにやってもらって」 「年をとってから入院ばかりですが，家にいるときは家族のご飯をつくったり，家事も少ししてるんですよ」	・Wさんの発言から，これまで自分のことは自分でしてきたこと，家族のなかでも役割をもって生活してきたことがうかがわれる。この価値観や気持ちを強みとして利用し，長期臥床に伴う意欲低下などを回避していくことが必要である。
■ **12. 達成感をもたらすような仕事をする** S： 「家にいるときは家族のご飯をつくったり，家事も少ししてるんですよ。孫のお弁当をつくっているのは私なのよ。いまはお弁当を買っているのかしら。それとも自分でつくっているかしら。ちょっと心配ですね」 「自分で動きたいんですよね」「人にやってもらったことなんてないからストレスで……」 O： 次女夫婦はともに働いており，家事などについてはWさんも行っていた。	・入院生活によって，家族におけるWさんの役割がとだえてしまっただけでなく，看護師の世話にならなければならないことに対してとまどい，ストレスを感じている。達成感をもたらすような役割をもつことがむずかしくなっており，Wさんは喪失感を感じる可能性も高い。
■ **13. 遊びやレクリエーションに参加する** O： 自治会の高齢者を対象とした週1回の会合に出席し，カラオケや談話を楽しみにしている。	・現在は，入院前と同じように遊び・レクリエーションを行うことが困難な状況であり，患者の意欲低下をもたらす可能性もある。アセスメント項目11・12・13の未充足は，とくに高齢者にとって，活動意欲の低下，うつ傾向，仮性認知症をもたらす可能性が高い。どのように日常に近い状況を維持できるかが重要となる。
■ **14. 正常な発達と健康を導くような学習をし，発見し，好奇心を満足させる** S： 「痛みもなくなったから，自分で動きたいんですよね。なんだか申しわけないです，いろいろと皆さんにやってもらって」 「入院に慣れてくると，ずっと同じ姿勢で身体が痛い気がします」 O： ・保存療法として安静療法を実施（2週間予定） ・自力体交禁止，ベッドアップ禁止（枕の使用は可）となっている。 ・昨日より自分で動いてしまっている様子がある。 ・本日，医師より再度安静の必要性を伝え，ベッド上でリハビリテーションを行うよう話した。	・これまでの生活状況やさまざまなS情報から，Wさんは他者の説明を十分に理解できていると考えられる。自分でからだを動かしてしまっていることの理由はアセスメント項目4でアセスメントしたとおりであるが，あらためて患者がどのように理解しているのかを確認する必要がある。 ・リハビリテーションの必要性や食事摂取の必要性，その他臥床生活に伴う合併症予防について，どの程度理解しているのかを確認しながら，援助を実施していく。

⑤ W さんの看護問題リスト

番号	日付	看護問題	症状・徴候	関連因子・危険因子	評価日
＃1	10/4	下肢の運動障害・感覚障害の発症のリスク		・安静療法中であるが自分で動いてしまっている。 ・安静療法の必要性に関する知識と理解の不足	10/15
＃2	10/1	廃用症候群のおきるリスク（褥瘡・筋力低下・意欲低下を焦点にする）		・治療に伴う安静療法 ・年齢	10/15
＃3	10/1	セルフケアの不足（清潔・更衣セルフケアを中心に）	看護師による更衣などの介助・実施	・治療上の安静	10/15
＃4	10/3	精神的ストレス状態	「人にやってもらったことなんてないからストレスで……」 「おとといと昨日は眠れませんでした」	・体動制限 ・看護師の世話にならなければならない。 ・大部屋という環境，入院に伴う不安 ・家族に対する心配	10/15
＃5	10/2	食事摂取量の不足	摂取量 3〜5 割程度	・安静療法に伴う活動量の低下 ・便秘 ・好みと合わない食事 ・側臥位での食事摂取とそれによる疲労	10/15
＃6	10/1	心不全のリスク		・高血圧と貧血による心負荷の増大 ・入院に伴うストレス	10/15
＃7	10/5	便秘	4 日間排便がない	・安静療法による活動量の低下 ・年齢 ・食事摂取量低下 ・入院に伴う環境変化などのストレス	10/15

（10月5日における看護問題リストである）

❻ W さんの看護計画用紙

■看護問題 ＃5　食事摂取量の不足（評価日　10月15日）		10月5日立案

■症状・徴候
- 食事摂取量が3～5割

■関連因子
- 活動量の低下
- 便秘
- 好みと合わない食事
- 側臥位での食事摂取とそれによる疲労

■期待される成果	■看護問題に対する援助の実施計画	■評価
・食事を1,000 kcal/日程度摂取できる（8割程度摂取できる）。 ・体重がこれ以上減少しない（39 kg 以下にならない）。 ・これなら食べられる，あれなら食べてみたいという発言がある。	●観察計画（O-P） ①食事摂取量・食欲の観察（摂取量・内容・日内変動の有無，例：リハビリ後の摂取量） ②食生活に関する情報の確認（ふだんの食事量，食事をつくる人，好み，偏食の有無，食事時間） ③消化器系の症状の有無（吐きけ，便秘の有無，便秘に伴う症状などはとくに確認：＃7便秘参照） ④食欲に影響する症状の観察（疼痛，食事時の体位と疲労の関係，上記の消化器症状） ⑤脱水傾向の有無の観察（水分摂取量，尿量，水分出納，血圧，脈拍，血液検査：Na・K・Cl，RBC，Hb，Ht） ⑥栄養状態の把握・血液データの把握（TP，Alb，RBC，Hb，Ht，Na，K，Cr，BUN），週1回の体重測定 ●直接ケア計画（T-P） ①食事環境を整える：病室の環境調整（温度・照度，清潔感のある空間をつくる） ②食事前の身体的準備：手洗い，うがい，口腔ケアの実施，安楽な体位の調整（安楽な側臥位） ③食事内容・量の調整：（指示された塩分とカロリー量の範囲で）本人の好みのものを優先的に献立に入れる。本人の希望の強い漬物を1日1回入れる方向で検討，手で持って食べやすい形のものを出す。 ⇒医師・栄養士と相談 ④食事時間の調整：家族と一緒の食事を希望していれば，食事時間を調整する。 ⑤支持的援助：少しでも食事摂取量が増えた場合には一緒に喜ぶ。増えなかった場合は一緒に食事内容を検討する。 ⑥食後の口腔ケア（義歯は看護師が洗浄する） ●教育計画（E-P） ①食事・栄養を摂取する必要性を指導する（体力維持，感染予防，貧血・脱水予防） ②食事を摂取できるきっかけとなる食品を看護師とともに探していくことと，その必要性について説明する。	

❼ W さんの経過記録（SOAP 法）

日付	看護問題	記録
2022.10.3 13：00	＃5 食事摂取量の不足	S： 　ひさしぶりにおいしく食べられました。でも，先におにぎりを食べると，あとのおかずがさらにうす味に感じられるので，明日はおにぎりを最後のほうに食べてみます。ちょっと楽しみです。がんばって食べてみます。 O： 　本日より昼食のみ，主食をおにぎり 100 g とする。本人からは S で示した発言があり，摂取量は主食 10 割・副食 6 割であった。 　側臥位となり，自分でおにぎりを口に運んだ。ゆっくりと咀嚼し，むせる様子はなかった。口腔内に飯粒が残ったため，看護師が準備した物品を用いて，自分でうがい・歯みがきを実施した。義歯は看護師が洗った。 A： 　主食を変更し，本人の満足感につながったようである。食べることへの意欲のあらわれと思われる発言も聞かれ，摂取量が増えることを期待したい。口腔内の食物残渣は誤嚥につながる危険性があるため，食後の口腔ケアを十分に行う必要がある。 P： • 食事摂取量の観察（とくに昼食，また全体的な摂取量の変化） • 食後の口腔ケアの実施

❽ NANDA-I 看護診断 分類法（タクソノミー）Ⅱ

領域（ドメイン）と類（クラス）を抜粋

領域 1	ヘルスプロモーション
類 1	健康自覚
類 2	健康管理

領域 2	栄養
類 1	摂取
類 2	消化
類 3	吸収
類 4	代謝
類 5	水和

領域 3	排泄と交換
類 1	排尿機能
類 2	消化管機能
類 3	外皮機能
類 4	呼吸機能

領域 4	活動／休息
類 1	睡眠／休息
類 2	活動／運動
類 3	エネルギー平衡
類 4	心血管／肺反応
類 5	セルフケア

領域 5	知覚／認知
類 1	注意
類 2	見当識
類 3	感覚／知覚
類 4	認知
類 5	コミュニケーション

領域 6	自己知覚
類 1	自己概念
類 2	自尊感情
類 3	ボディイメージ

領域 7	役割関係
類 1	介護役割
類 2	家族関係
類 3	役割遂行

領域 8	セクシュアリティ
類 1	性同一性
類 2	性機能
類 3	生殖

領域 9	コーピング／ストレス耐性
類 1	トラウマ後反応
類 2	コーピング反応
類 3	神経行動学的ストレス

領域 10	生活原理
類 1	価値観
類 2	信念
類 3	価値観／信念／行動の一致

領域 11	安全／防御
類 1	感染
類 2	身体損傷
類 3	暴力
類 4	環境危険
類 5	防御的プロセス
類 6	体温調節

領域 12	安楽
類 1	身体的安楽
類 2	環境的安楽
類 3	社会的安楽

領域 13	成長／発達
類 1	成長
類 2	発達

（T. ヘザー・ハードマンほか原書編集，上鶴重美訳：NANDA-I 看護診断——定義と分類 2021-2023. 医学書院，2021 による）

❾ 患者基本情報（プロフィール）

プロフィール

基本情報

ID	氏名	カナ氏名	性別	生年月日
	W		女性	1940/06/30

入院日	入院時間	入院時年齢	国籍	現住所	自宅電話番号
2022/10/01	19 時 00 分	82 歳	日本		

緊急連絡先

① 03-xxxx-xxxx　②　③
氏名 Y　氏名　氏名
本人との関係　本人との関係　本人との関係
連絡先場所 自宅　連絡先場所　連絡先場所

情報提供者
☐ 本人
☐ 配偶者　☐ 母親　☐ 父親
☐ 子供
☐ きょうだい
☐ その他

結婚 2.既婚　**キーパーソン** 氏名 Y　本人との関係

診療情報

入院方法 救急

入院前の入所施設 ◉なし ○あり　施設名・電話番号

院外の薬局を利用している ○いいえ ○はい　施設名・電話番号

入院までの経緯（現病歴）
10日前，通所しているデイケアセンターのトイレで転倒し，腰部を打った。冷湿布を貼布して様子をみていたが，2日前より腰の痛みが増強し，昨日にはほとんど動けない状態となった。本日，家族が救急車を依頼し，本院に搬送され入院となった。

現在の症状（主訴） 腰が痛い。

備考

援助してほしいこと

介護保険 ◉無 ○有

総合

同性同名情報　**旧姓** 歴表示

身体的情報

新規登録

	身長	148 cm	測定日 2022/10/1	身長歴
	体重	39.4 kg	測定日 2022/10/1	体重歴
	胸囲	cm	測定日	胸囲歴
	座高	cm	測定日	座高歴
	頭囲	cm	測定日	頭囲歴

グラフ

血液型 ABO型 O 型　Rh型 + 　亜型

不規則抗体
結果	抗体1	抗体2	抗体3	抗体4	抗体5
陰性					歴表示

検査日 2022/10/2

アレルギー

アレルギーの有無　※アレルギーの詳細内容は「アレルギー」画面より入力を行ってください。

既往情報

既往歴	◉あり ○なし ○不明	薬歴	◉あり ○なし ○不明	放射線治療歴 ○あり ◉なし ○不明
手術歴	○あり ◉なし ○不明	輸血歴	○あり ◉なし ○不明	※既往情報の詳細内容は「既往」画面より入力を行ってください。

紹介・病診連携・訪問看護情報

紹介状 ☐あり ☑なし　病診連携・訪問看護情報

紹介先履歴
紹介日	当院診療科	紹介先病院	紹介先診療	紹

紹介元履歴
紹介日	当院診療科	紹介元病院	紹介元診療	紹

巻末資料

⑩ 領域1：ヘルスプロモーション

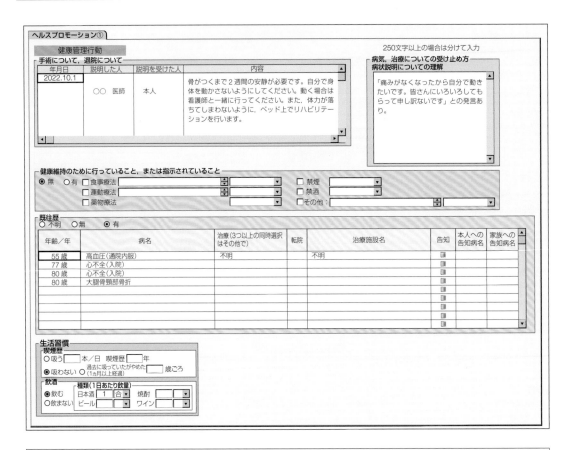

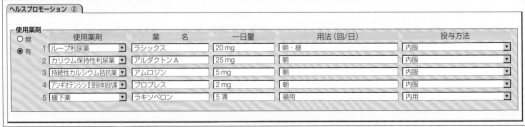

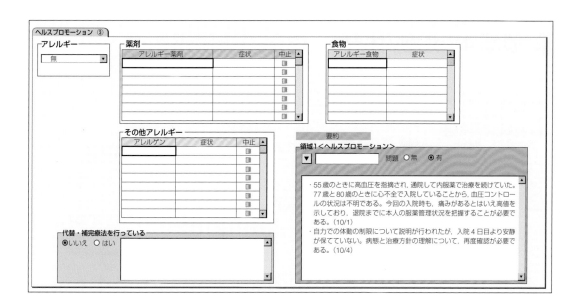

ヘルスプロモーション ③

アレルギー
無 ▼

薬剤

アレルギー薬剤	症状	中止

食物

アレルギー食物	症状

その他アレルギー

アレルゲン	症状	中止

要約

領域1＜ヘルスプロモーション＞

▼ 　　　　　　問題 ○無　◉有

・55歳のときに高血圧を指摘され，通院して内服薬で治療を続けていた。77歳と80歳のときに心不全で入院していることから，血圧コントロールの状況は不明である。今回の入院時も，痛みがあるとはいえ高値を示しており，退院までに本人の服薬管理状況を把握することが必要である。(10/1)
・自力での体動の制限について説明が行われたが，入院4日目より安静が保てていない。病態と治療方針の理解について，再度確認が必要である。(10/4)

代替・補完療法を行っている
◉いいえ　○はい

⑪ 領域4：活動/休息

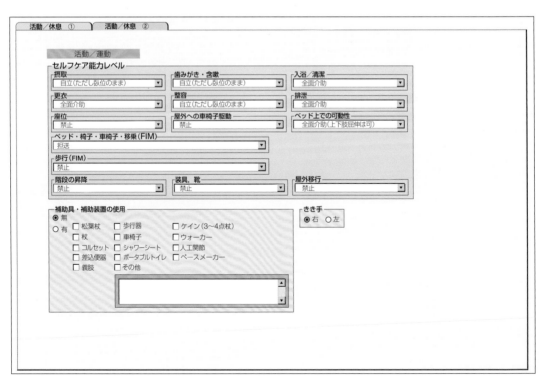

活動／休息 ①　　活動／休息 ②

睡眠／休息

睡眠時間/一晩　**就寝時間**　**午前仮眠**　**午後仮眠**　**睡眠パターン**　　**あくび（欠伸）**　**いらつき**
6 時間　23 時頃　0 時間　0 時間　　　　　　　　● 無 ○ 有　● 無 ○ 有

熟睡感
● 無　**無と答えた方/熟睡感を得られない理由**
　　　■ 痛み　□ 夜間の排尿　■ 心配事　□ 照明　□ 昼寝をしている　□ その他
○ 有　□ 瘙痒感　□ 咳嗽　□ 寝具が合わない　□ 騒音
　　　無と答えた方/入眠しやすくするためになにかしている
　　　□ 無　□ 飲酒　□ テレビ　□ 入浴　　　　　　　　　□ その他
　　　　　　□ 軽食　□ 常夜灯　□ 入眠剤
　　　　　　□ 音楽を聞く　□ 読書　□ リラクゼーション

活動／運動

運動障害
● 無 ○ 有

安静度（一般）
臥床安静

安静度（特殊）

日常生活の制限　　　**運動習慣**
○ 無　腰椎圧迫骨折のため自力体　● 無
● 有　動禁止。　　　　　　　　○ 有

骨折の既往　　**点滴療法**
○ 無 ● 有 ○ 不明　○ 無 ● 有

安全への配慮　　　　**社会活動の有無**
○ 無　体位変換は看護師の全面介　● 無
● 有　助によって行う。　　　　○ 有

骨転移
● 無 ○ 有　□ 胸骨　□ 脊椎　□ 上肢
　　　　　□ 下肢　□ その他

趣味・娯楽等気分転換活動の有無
● 無
○ 有

活動／休息 ①　　活動／休息 ②

活動／運動

セルフケア能力レベル
摂取　　　　　　　　　**歯みがき・含嗽**　　　　　**入浴／清潔**
自立（ただし臥位のまま）　自立（ただし臥位のまま）　全面介助

更衣　　　　　　　　　**整容**　　　　　　　　　　**排泄**
全面介助　　　　　　　　自立（ただし臥位のまま）　全面介助

座位　　　　　　　　　**屋外への車椅子駆動**　　　**ベッド上での可動性**
禁止　　　　　　　　　　禁止　　　　　　　　　　　全面介助（上下肢屈伸は可）

ベッド・椅子・車椅子・移乗（FIM）
担送

歩行（FIM）
禁止

階段の昇降　　　　　　**装具，靴**　　　　　　　　**屋外移行**
禁止　　　　　　　　　　禁止　　　　　　　　　　　禁止

補助具・補助装置の使用　　　　　　　　　　　　　　**きき手**
● 無　　　　　　　　　　　　　　　　　　　　　　　● 右 ○ 左
○ 有　□ 松葉杖　□ 歩行器　□ ケイン（3〜4点杖）
　　　□ 杖　□ 車椅子　□ ウォーカー
　　　□ コルセット　□ シャワーシート　□ 人工関節
　　　□ 差込便器　□ ポータブルトイレ　□ ペースメーカー
　　　□ 義肢　□ その他

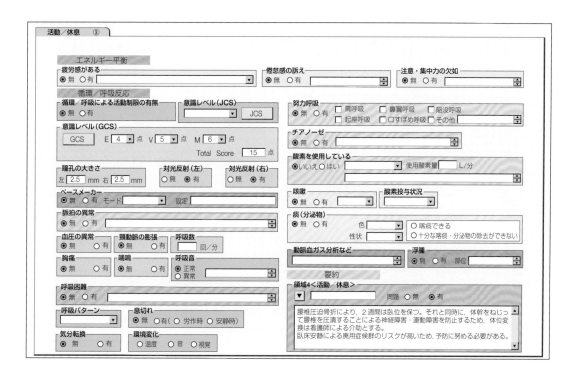

活動／休息　③

エネルギー平衡

疲労感がある
- ⦿ 無　○ 有 [_____] ▾

倦怠感の訴え
- ⦿ 無　○ 有 [_____] ⬍

注意・集中力の欠如
- ⦿ 無　○ 有 [_____] ⬍

循環／呼吸反応

循環／呼吸による活動制限の有無
- ⦿ 無　○ 有

意識レベル（JCS）
[_____] ▾　[JCS]

意識レベル（GCS）
[GCS]　E [4] ▾ 点　V [5] ▾ 点　M [6] ▾ 点
Total　Score　[15] 点

瞳孔の大きさ
左 [2.5] mm　右 [2.5] mm

対光反射（左）
○ 無　⦿ 有

対光反射（右）
○ 無　⦿ 有

ペースメーカー
- ⦿ 無　○ 有　モード [_____] ▾　設定 [_____]

脈拍の異常
- ⦿ 無　○ 有 [_____] ⬍

血圧の異常
- ⦿ 無　○ 有

頸動脈の膨張
- ⦿ 無　○ 有

呼吸数
[_____] 回／分

胸痛
- ⦿ 無　○ 有

喘鳴
- ⦿ 無　○ 有

呼吸音
- ⦿ 正常
- ○ 異常 [_____] ⬍

呼吸困難
- ⦿ 無　○ 有 [_____] ⬍

呼吸パターン
[_____] ▾

息切れ
- ⦿ 無　○ 有（○ 労作時　○ 安静時）

気分転換
- ⦿ 無　○ 有

環境変化
- ○ 温度　○ 音　○ 視覚

努力呼吸
- ⦿ 無　○ 有　☐ 肩呼吸　☐ 鼻翼呼吸　☐ 陥没呼吸
　　　　　　 ☐ 起座呼吸　☐ 口すぼめ呼吸　☐ その他 [____] ⬍

チアノーゼ
- ⦿ 無　○ 有 [_____] ⬍

酸素を使用している
- ⦿ いいえ　○ はい [_____] ▾　使用酸素量 [____] L／分
　[_____] ⬍

咳嗽
- ⦿ 無　○ 有 [_____] ⬍

酸素投与状況
[_____] ▾

痰（分泌物）
- ⦿ 無　○ 有　色 [_____] ▾
　　　　　　 性状 [_____] ▾
- ○ 喀痰できる
- ○ 十分な喀痰・分泌物の除去ができない

動脈血ガス分析など
[_____] ⬍

浮腫
- ⦿ 無　○ 有　部位 [_____] ⬍

要約

領域4＜活動／休息＞
▾　　　　　　　　　　問題　○ 無　⦿ 有

腰椎圧迫骨折により，2週間は臥位を保つ。それと同時に，体幹をねじっ
て腰椎を圧潰することによる神経障害・運動障害を防止するため，体位変
換は看護師による介助とする。
臥床安静による廃用症候群のリスクが高いため，予防に努める必要がある。

⑫ コーピング/ストレス耐性

コーピング／ストレス耐性

心的外傷後反応

コーピング反応

ストレスを感じやすい
○いいえ ◉はい

今回の入院の他にストレスとなるような大きな生活上の変化
◉無 ○有

ストレス解消のためにとる行動
○無 ◉有
□スポーツ　□買い物　　　□睡眠
□読書　　　◉おしゃべり　□食事
□飲酒　　　□音楽鑑賞
□日記を書く　□喫煙
□何もしない　□人や物にあたる　□1人で考える
□ペット
□好きなことをする
◉その他　　カラオケ(自治会のクラブ活動で週1回)

入院に起因する不安・悩み
○無 ◉有　　□病気　□治療　□予後
患者の言葉　家にいるときは家族の食事の準備をし, 孫のお弁当も
つくっていた。入院中の孫のお弁当のことを心配して
いる。

身体的な症状や行動(客観的情報)
「痛みもなくなったから自分で動きたい」と話す。ときどき自力体動して
しまい, 注意すると「すみません」と言うが, 繰り返してしまう。

支えになる人, 相談する人がいる
○いいえ ◉はい　□配偶者　◼子供
　　　　　　　　　□母親　　□きょうだい
　　　　　　　　　□父親　　□友人
　　　　　　　　　　　　　　□その他
コメント　夫は他界, 次女家族と同居している。

患者の入院による家族のストレス状況

困難や嫌なことがおきたときにとる行動
□がまんする　□無表情になる　◼解決方法を探す
□泣く　　　　□食事を食べない　□その他
□怒る　　　　□頭痛などを訴える
□暴れる　　　□誰かに相談する

要約

領域9＜コーピング／ストレス耐性＞
　　　　　　　　　　　　　　　　問題 ○無　◉有
入院前はデイケアに通うほか, 自治会のクラブ活動に参加してカラオ
ケをしたり, 家族の食事を準備したりと, 役割をもっていた。しかし,
いまはそれらの役割を果たせないことや, 自力体動できないことが大
きなストレスとなっている。

⑬ 問題リスト

表示条件	⦿ アクティブのみ表示 ○インアクティブも表示 ○ 歴も含めてすべて表示

表示切替	⦿ 問題リスト ○ 計画リスト

No.	内容	登録日	登録者	評価日	評価	次回評価日
#01	非効果的健康自主管理	2022/10/01	仁戸淑子	2022/10/15		
診断指標	・治療計画(安静)を毎日の生活に組み込めない					
関連因子	・治療計画についての知識不足 ・治療計画についての否定的な気持ち					
患者目標	・安静の必要を理解し自力体動がなくなり，神経障害・運動障害がおきない					
#02	不使用性シンドロームリスク状態	2022/10/01	仁戸淑子	2022/10/15		
診断指標	・皮膚統合性リスク状態 ・呼吸機能変調リスク状態 ・身体可動性リスク状態 ・便秘リスク状態 ・感染リスク状態(尿路)					
関連因子	指示による運動制限					
患者目標	・良好な皮膚統合性(褥瘡がおきない) ・最大関節可動域の維持 ・呼吸器の良好な機能状態 ・消化管の良好な機能状態 ・泌尿器系の良好な機能状態					
#03	セルフケア促進準備状態	2022/10/04	仁戸淑子	2022/10/15		
診断指標	・生活における主体性効果の願望(人の世話になりたくない)					
関連因子	・腰椎圧迫骨折による身体活動制限					
患者目標	・安静制限範囲内で可能なセルフケアを行うことができる					
#04	ストレス過剰負荷	2022/10/05	仁戸淑子	2022/10/15		
診断指標	・ストレスによる悪影響(睡眠障害・物忘れなど)					
関連因子	・ストレッサー(入院による環境変化，安静制限，人の世話になること)					
患者目標	・ストレス軽減のための行動・認識を見いだし実践できる					

⑭ 一般経過表

一般経過表

| 患者ID | ： | | | | | | | | |
| 患者氏名 | ： | | | 病棟： | 病室： | | 診療科：内科 | | |

タイトル＼日時				10/1(火)	10/2(水)	10/3(木)	10/4(金)	10/5(土)	10/6(日)	10/7(月)	10/8(火)
入院日数		入院日数									
術後日数		術後日数									
妊娠週数/		術後日数−妊娠週数/									
移動情報		移動情報									
		入力フォーマット									
BT	HR	BT	RR								
40	200	200	35								
39	160	160	30								
38	120	120	25								
37	80	80	20								
36	40	40	15								
身体拘束		身体拘束									
文書		看護記録									
IN項目		輸液									
		輸液計									
		輸血−輸血2段階実施									
		水分									
		IN合計									
OUT項目		OUT項目									
		OUT合計									
バランス		バランス									
食事		食事−食事（朝）									
		食事−食事（昼）									
		食事−食事（夕）									
		食事−間食									
		食事−流動食									
排泄		排泄−一日尿量									
		排泄−尿回数									
		排泄−便回数									
観察		観察									
測定		測定									
処置		処置									
看護処置		看護処置									
指示簿		指示簿									
検査結果		検査結果−検査									
		検査結果									
検査・手術		検査，手術									
薬歴		薬歴									
頓用薬		頓用薬									
薬剤		注射									
		処方									
ECGモニター		ECGモニター									
呼視		呼吸									
巡視		巡視（午前）									
		巡視（午後）									
記事		記事									

〔資料提供〔巻末資料9〜14〕：千葉市立海浜病院看護部，一部改変〕

動画一覧

QRコードから動画サイトのリンクを読み込むことができます。

1 コミュニケーションの例　p.32

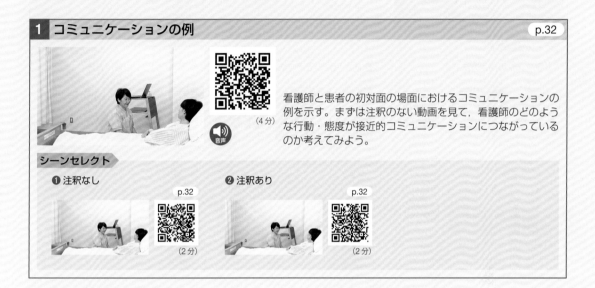

(4分)
音声

看護師と患者の初対面の場面におけるコミュニケーションの例を示す。まずは注釈のない動画を見て，看護師のどのような行動・態度が接近的コミュニケーションにつながっているのか考えてみよう。

シーンセレクト

❶ 注釈なし　p.32

(2分)

❷ 注釈あり　p.32

(2分)

2 流水と石けんによる手洗い　p.71

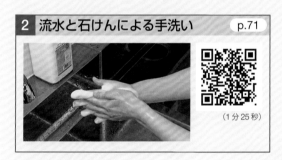

(1分25秒)

3 手指消毒　p.72

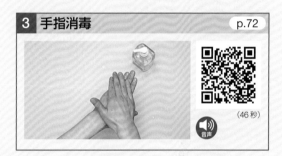

(46秒)
音声

* 本動画では，侵襲を伴う看護技術や，日常生活の中では見ることのない身体の部位を扱っています。閲覧の際には十分注意してください。また，無断での複製・送信は著作権法上の例外を除き禁じられています。

* パケット通信のご利用にあたっては，ご利用方法によりパケット通信料が高額となる場合もございます。ご契約内容をお確かめのうえ，思わぬ高額とならないように注意してください。なお，高額のパケット通信料が発生しても，当社では責任を負いかねますのであらかじめご了承ください。

* 本動画は，下記の動画配信サービスを利用しております。対応機種をはじめ，メンテナンス情報等は下のURLをご覧ください。ご利用される携帯電話の設定等によっては，意図しない表示になることがございます。
https://classtream.jp

* QRコードは，㈱デンソーウェーブの登録商標です。

4　個人防護用具の着用方法　　　p.74

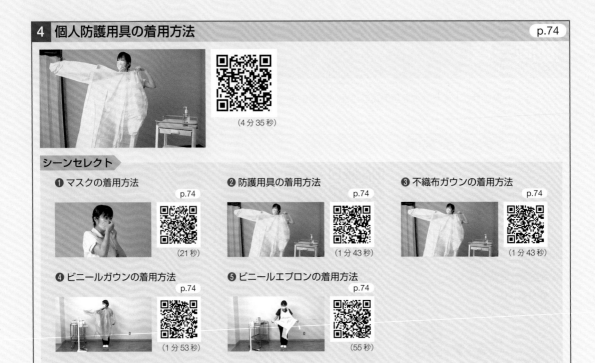

（4分35秒）

シーンセレクト

❶ マスクの着用方法　p.74
（21秒）

❷ 防護用具の着用方法　p.74
（1分43秒）

❸ 不織布ガウンの着用方法　p.74
（1分43秒）

❹ ビニールガウンの着用方法　p.74
（1分53秒）

❺ ビニールエプロンの着用方法　p.74
（55秒）

5　個人防護用具の外し方　　　p.75

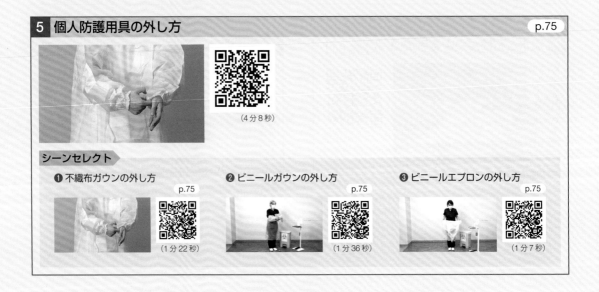

（4分8秒）

シーンセレクト

❶ 不織布ガウンの外し方　p.75
（1分22秒）

❷ ビニールガウンの外し方　p.75
（1分36秒）

❸ ビニールエプロンの外し方　p.75
（1分7秒）

| 6 | 手袋の外し方 | p.76 |

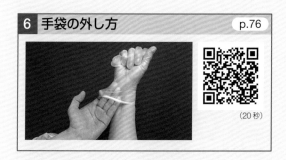

（20秒）

| 7 | 滅菌手袋の着用手順 | p.91 |

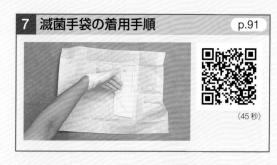

（45秒）

| 8 | 滅菌ガウンの着用手順の例 | p.93 |

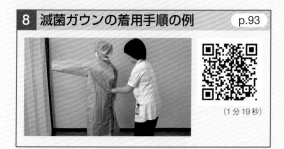

（1分19秒）

| 9 | 打診の方法 | p.145 |

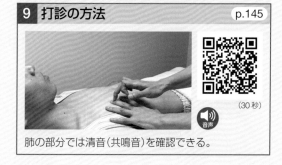

（30秒）

肺の部分では清音（共鳴音）を確認できる。

| 10 | 脈拍・呼吸の観察 | p.159 |

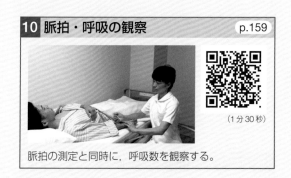

（1分30秒）

脈拍の測定と同時に，呼吸数を観察する。

| 11 | 血圧の測定 | p.167 |

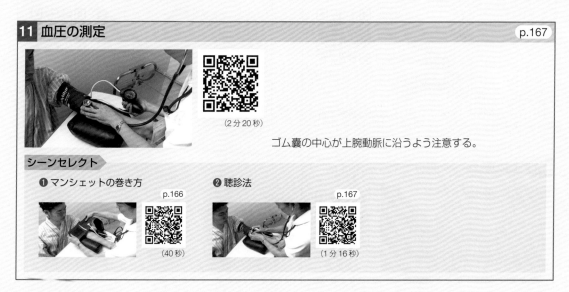

（2分20秒）

ゴム嚢の中心が上腕動脈に沿うよう注意する。

シーンセレクト

❶ マンシェットの巻き方　　p.166

（40秒）

❷ 聴診法　　p.167

（1分16秒）

12 水銀レス血圧計による測定　p.168

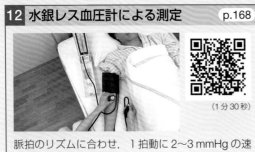

（1分30秒）

脈拍のリズムに合わせ，1拍動に2〜3mmHgの速さで圧力を下げていく。

13 胸郭の動きの観察　p.191

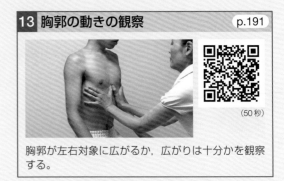

（50秒）

胸郭が左右対象に広がるか，広がりは十分かを観察する。

14 胸部の聴診・打診　p.194

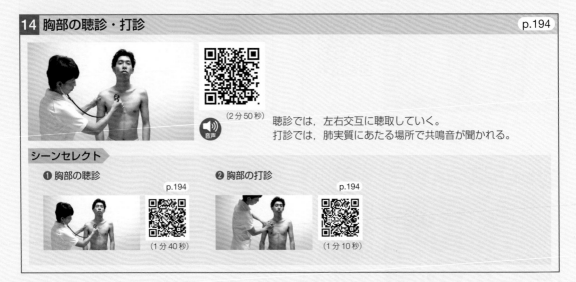

（2分50秒）

聴診では，左右交互に聴取していく。
打診では，肺実質にあたる場所で共鳴音が聞かれる。

シーンセレクト

❶ 胸部の聴診　p.194

（1分40秒）

❷ 胸部の打診　p.194

（1分10秒）

15 乳房の触診　p.212

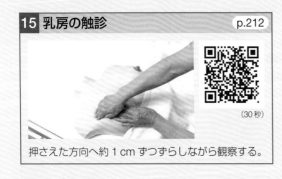

（30秒）

押さえた方向へ約1cmずつずらしながら観察する。

16 腹部の浅い触診と深い触診　p.218

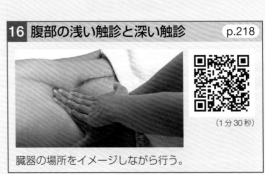

（1分30秒）

臓器の場所をイメージしながら行う。

17 肝臓の触診　p.220

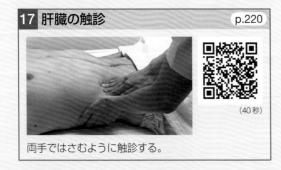

（40秒）

両手ではさむように触診する。

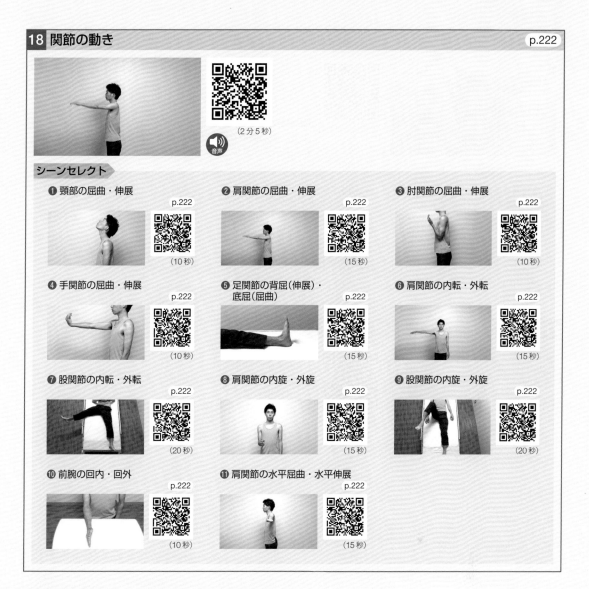

18 関節の動き　　p.222

（2分5秒）

シーンセレクト

❶ 頸部の屈曲・伸展　　p.222

（10秒）

❷ 肩関節の屈曲・伸展　　p.222

（15秒）

❸ 肘関節の屈曲・伸展　　p.222

（10秒）

❹ 手関節の屈曲・伸展　　p.222

（10秒）

❺ 足関節の背屈（伸展）・底屈（屈曲）　　p.222

（15秒）

❻ 肩関節の内転・外転　　p.222

（15秒）

❼ 股関節の内転・外転　　p.222

（20秒）

❽ 肩関節の内旋・外旋　　p.222

（15秒）

❾ 股関節の内旋・外旋　　p.222

（20秒）

❿ 前腕の回内・回外　　p.222

（10秒）

⓫ 肩関節の水平屈曲・水平伸展　　p.222

（15秒）

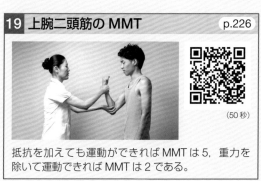

19 上腕二頭筋の MMT　　p.226

（50秒）

抵抗を加えても運動ができれば MMT は5，重力を除いて運動できれば MMT は2である。

20 腱反射　p.239

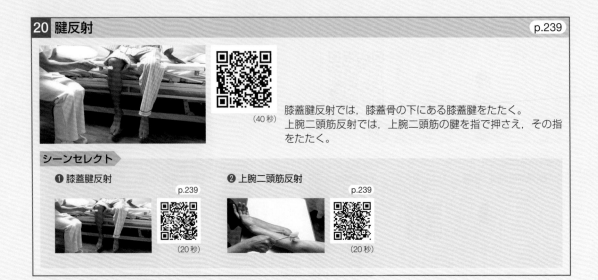

（40秒）

膝蓋腱反射では，膝蓋骨の下にある膝蓋腱をたたく。
上腕二頭筋反射では，上腕二頭筋の腱を指で押さえ，その指
をたたく。

シーンセレクト

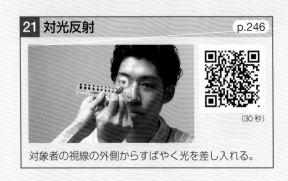

❶ 膝蓋腱反射　p.239
（20秒）

❷ 上腕二頭筋反射　p.239
（20秒）

21 対光反射　p.246

（30秒）

対象者の視線の外側からすばやく光を差し入れる。

索引